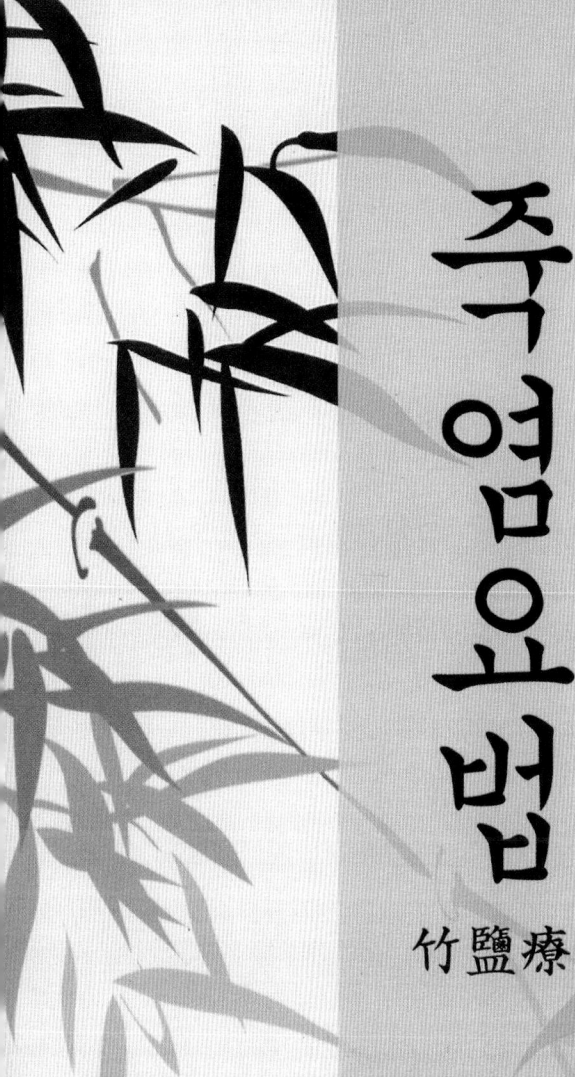

죽염요법

竹鹽療法

김윤세 엮음

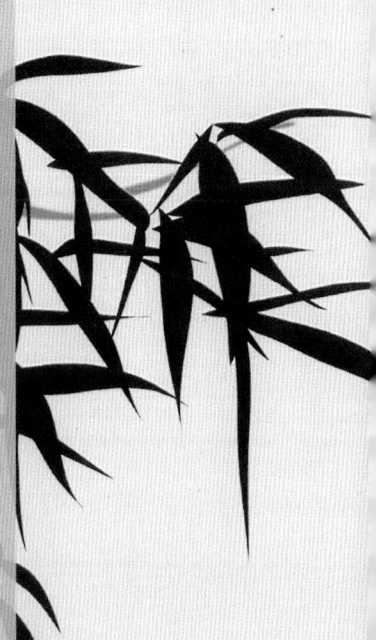

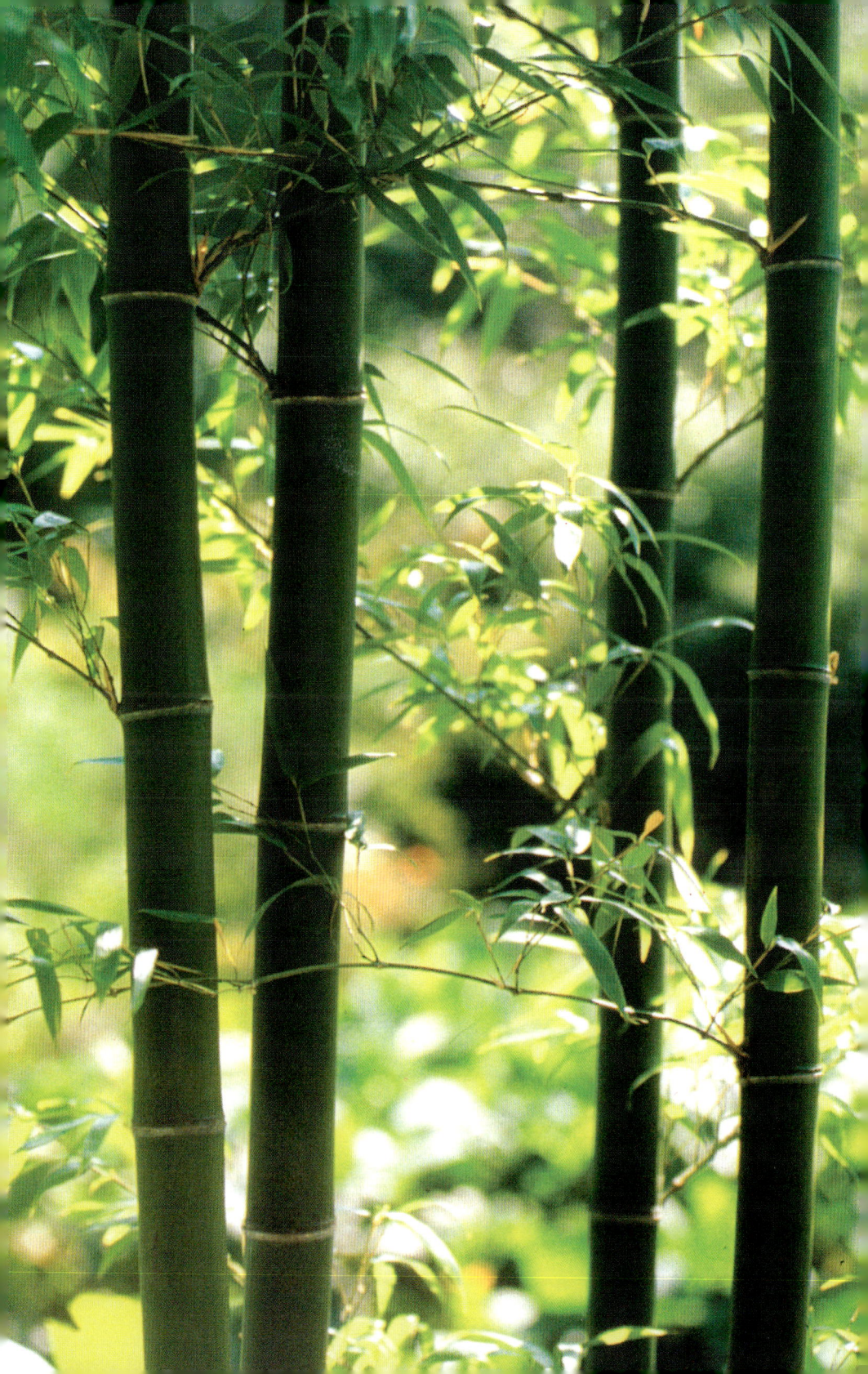

수천도 불길 속에서 다시 태어나는 소금의 신비

하얀 소금과 새파란 대나무, 빠알간 황토, 여기에 송진내 물씬 풍기는 소나무 장작의 시뻘건 불꽃이 만나 조화를 이루면서 죽염의 신비는 시작된다. 너무나도 흔하여 도리어 그 가치를 잃어버리게 된 소금이, 한

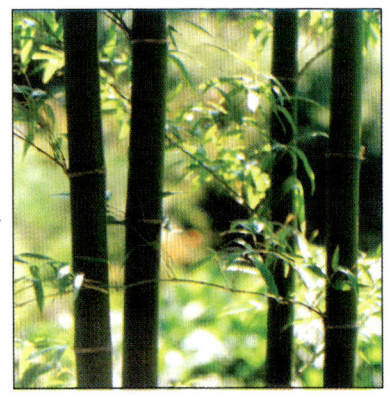

죽염을 만드는 과정

❶ 서해바다의 천일염을 가마니째로 서늘한 곳에 보관하여 간수를 빼낸 다음 죽염의 원료로 사용한다.

❷ 남해안 또는 지리산 부근에서 자란 왕대나무를 준비하여 그 마디를 잘라 통을 만든다.

반도에 가득 서려 있는 감로정(甘露精) 분자들과 어울려 살신성인(殺身成仁)의 염원으로 다시 태어나는 순간은 거룩하기조차 하다. 산 좋고 물 맑고 공기도 맑고 인심도 순후한 경남 함양의 삼봉산 심산유곡에 자리한 한 죽염제조장에서는 인류를 온갖 질병으로부터 구할 수 있다고 믿어지는 활인물(活人物) - 백금(白金)성분을 합성해내는 작업이 한창

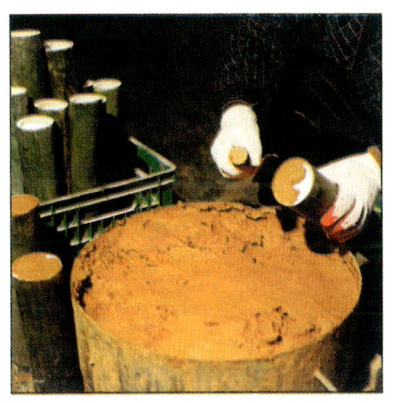

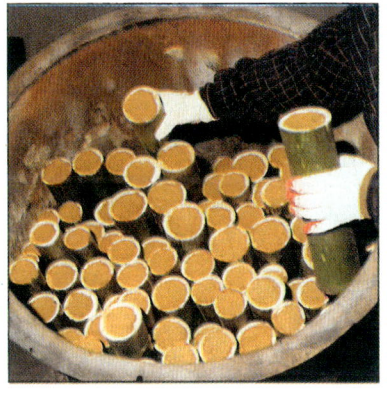

❸ 준비된 대통 속에 간수를 빼낸 천일염을 단단하게 다져 넣고 그 입구를 깊은 산중에서 퍼온 황토로 막는다. 황토는 모래나 자갈 등을 걸러내고 물로 걸쭉하게 반죽하여 사용한다.

❹ 소금이 든 대통을 쇠로 만든 가마에 차곡차곡 쌓아 둔다.

이다. 장생의 상징 대와 솔, 감로정의 보고 - 황토, 변치않는 진리의 상징 - 소금은 수천도의 불길속에서 이 땅에 사는 선각자의 지혜와 자비를 머금고 고결한 자태로 다시 태어나 병고로 신음하는 많은 사람들에게 희망을 선사하고 있다.

수백년의 노력 끝에 마침내 신비의 자태와 비색을 창조해냈던 고려청

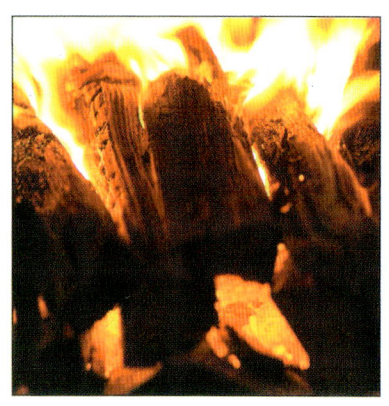

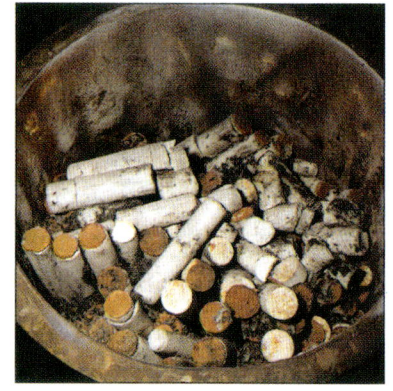

❺ 쇠가마에 소나무장작불을 지펴 굽는다. 이때 연료는 반드시 국산 소나무장작만을 사용한다.

❻ 이렇게 한참을 구우면 대나무는 타서 재가 되고 소금은 하얀 기둥으로 변한다. 그 소금기둥을 가루로 분쇄하여 다시 대통 속에 집어 넣고 황토로 입구를 막는다. 이렇게 하여 굽기를 여덟 번을 반복한다.

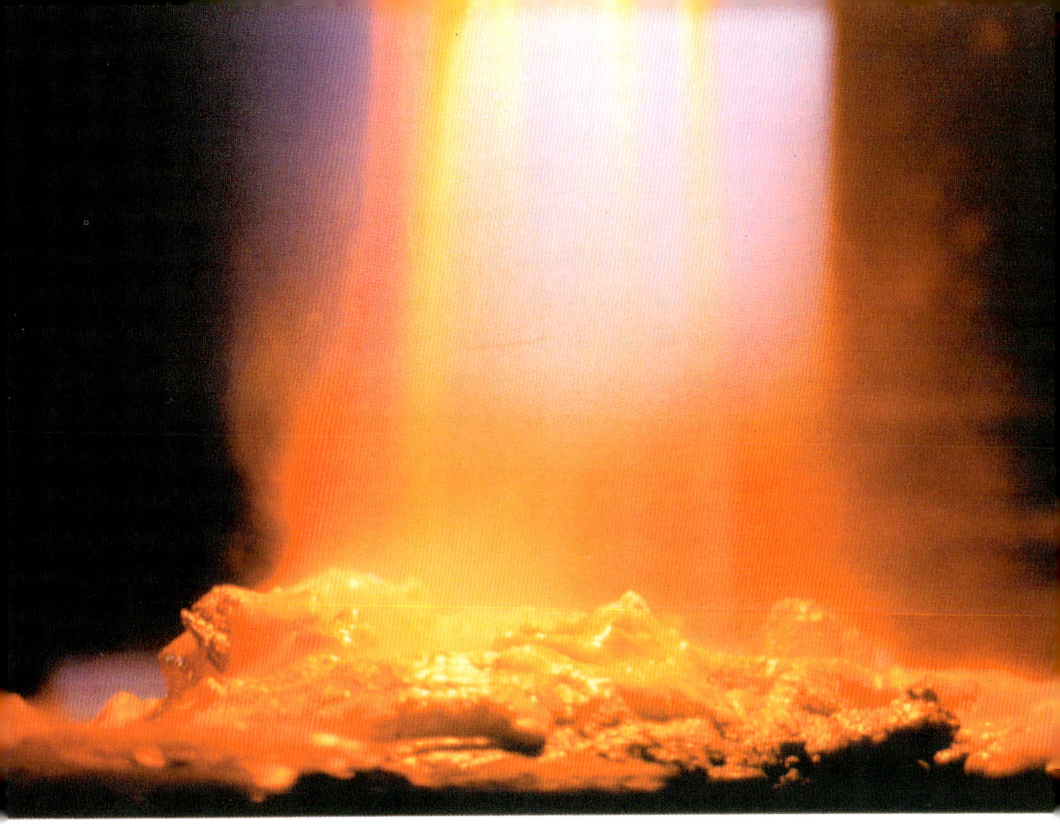

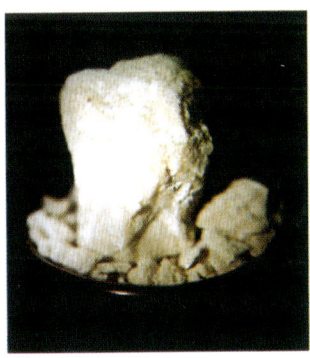

❼ 마지막 아홉 번 째 구울 때는 고열에 견딜 수 있도록 고안된 특수로(爐)에 여덟 번째 구워 대통에 넣은 죽염을 담아 불을 1천 4백도 이상으로 가열한다. 이렇게 하면 소금은 순식간에 녹아 마치 용암처럼 그 액체가 흘러내린다. 이것이 식으면 단단한 돌덩이로 변하는데, 이것을 분쇄하여 가루 또는 굵은 입자로 만든다.

자 도공의 예술혼은 면면히 이어져 내려와 이제는 황금보다 소중한 활인물(活人物) - 죽염을 빚는 어진 마음으로 이 땅에 살아 숨쉬고 있는 것이다.

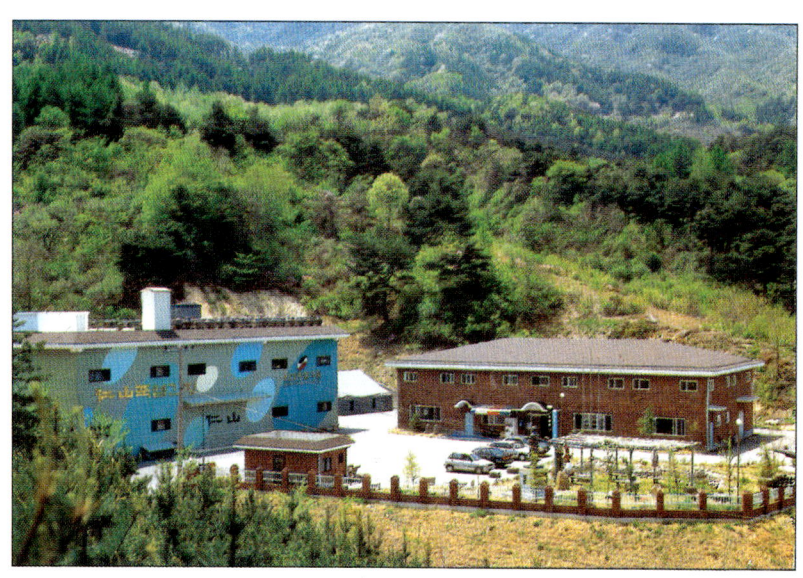

▲ 죽염제조업체 중 우리나라에서 가장 먼저 설립된 仁山 죽염 제조장. 경남 함양읍 삼봉산 기슭에 있다. 죽염은 공해 없는 산중에서 만들어야 제격이다.

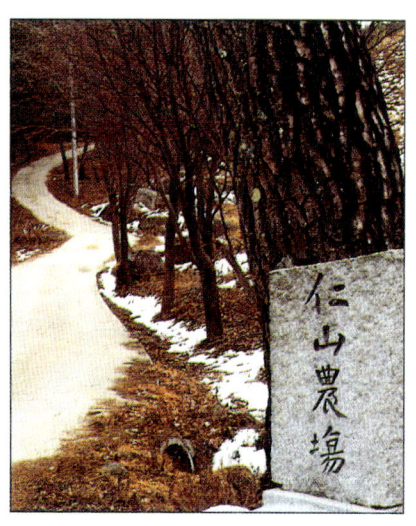

◀ 죽염 제조장이 있는 인산농장 들머리. 주위에 소나무숲이 울창하고 건너편에 있는 서리산을 바라보는 전망이 아름답다.

죽염요법
竹塩療法

김윤세 엮음

仁山家

序 – 한민족의 지혜가 깃든 만능 神藥

　시대를 초월한 '신의(神醫)'로 널리 알려진 인산(仁山) 김일훈(金一勳) 선생께서 우리나라 의학사에 큰 빛을 남기고 1992년 5월 19일 홀연 선계(仙界)로 떠난 지도 어언 7개월 남짓 되었다.
　덧없는 세월은 세상의 온갖 사물과 현상들을 삼켜 버리며 도도한 흐름을 이어 가고 있다. 꽃이 피었다가 지듯이 모든 생명 있는 것들은 태어났다가 사멸(死滅)하게 마련이다. 그러나 밝디 밝은 존재가 남긴 빛은 도도한 세월의 흐름과 세상의 공간적 한계를 뛰어넘어 오늘도 형형하게 빛나고 있음을 본다.
　유사 이래 처음으로 인류는 가공할 핵전쟁의 위험과 원인을 알 수 없는 괴질, 무서운 공해독 등으로 인한 난관에 봉착, 생존을 위협받고 있다. 지구촌 인류 전체의 운명을 송두리째 불살라 버릴 불씨가 조금씩 타오르기 시작할 무렵인 조선 순종 3년[1909], 북방 수성(水星) 분야의 큰 별 하나가 광대무변한 우주공간을 유영하여 지구의 간인방(艮寅方)에 하강하였다. 그 별 정기를 응하여 화생한 뒤 깊이를 알 수 없는 깊은 바닷속에 칩거해 있던 한 흑룡(黑龍) 역시 이 무렵 본거지를 떠나 함경남도 홍원군 용운면 번개늪 일대의 뭍으로 화현(化現)하였다. 옛적 우리 선조들은 용을 '미르'라고 불렀다. 미르는 빛을 지닌 존재로서 풍운조화를 주재하여 세상 만물을 화육하는 자비의 화신(化身)이다.

　지구촌 인류가 직면한 위험을 타개할 지혜와 자비의 존재는 이렇게 아무도 모르게 세상에 나타났다가 신화(神話)라고 밖에 달리 표현할 길 없는 기이한 발자취를 남긴 뒤 홀연 화거(化去)하였다.

　다만 모였다가 흩어지는 존재는 떠났어도 불생불멸(不生不滅)의 존재가 인류를 위해 남긴 신이(神異)한 의방(醫方)은 세월이 흐를수록 더욱 빛을 발하고 있다.

　그 의방과 여타 가르침에 의해 세상의 온갖 물질이 지니고 있는 자연 그대로의 약성의 비밀도 드러나게 되었고 약·독(藥毒) 공존의 물질을 법제하여 독은 제거되고 약성은 높아진 신물질을 얻을 수 있게도 되었다.

　공간 색소(色素) 중에 흘러다니는 무궁무진한 양의 기사회생(起死回生)의 묘약 분자와 무병장수(無病長壽)의 영약(靈藥) 분자들을 합성하여 병든 자에게는 재생(再生)의 기쁨을 안겨 주고 건강한 사람에게는 영육쌍전(靈肉雙全)의 영생(永生)을 가능케 하는 묘법 역시 오늘의 의과학자(醫科學者)들에 위해 멀지 않아 현실화될 것으로 보인다.

　이름하여 신인(神人)세계라 할 수 있는 이러한 세상을 창조할 수 있는 비밀은 이미 《신약본초》(神藥本草)를 통해 밝혀진 바 있다. 이 가운데 공해독이 만연하는 오늘의 시점에서 만인이 쉽게 실천하고 그 덕을 볼 수 있는 보편적 신약(神藥)으로는 단연 죽염(竹鹽)을 손꼽게 된다.

　유구한 역사를 지닌 우리 민족은 오랜 경험을 통해 온갖 질병으로부터 자신과 가족, 이웃의 건강을 보전할 수 있는 특이한 의료방법과 민간요법을 개발, 이용해 온 내력을 갖고 있다.

　이 가운데 매우 손쉬우면서도 효과가 뛰어난 몇 가지 요법은, 비록 공인된 의료방법은 아니지만 각종 암·난치병으로 고통받는 오늘의 인류에게 병고(病苦)를 효과적으로 극복할 수 있는 훌륭한 대안으로 점차 두각을 나타내고 있다. 죽염요법은 그 대표적 예다.

일부 지방의 소수 의료인 가정이나 산중 암자에 비전되어 오던 '구운 소금 요법'의 굽는 법을 획기적으로 개선하고 약성 및 이용방법을 극명하게 밝혀 오늘의 '죽염요법'으로 재창조한 인산 선생에 의해 최근 죽염요법은 일반 대중들에게 널리 인식되게 되었다.

1980년에 간행된 《우주와 신약》(宇宙와 神藥), 1986년에 간행된 《신약》(神藥), 1992년 7월에 간행된 유저(遺著) 《신약본초》(神藥本草) 등 인산 선생의 저서에서는 우주의 수정(水精)과 화기(火氣), 태백성(太白星)의 신철분(辛鐵粉), 한반도의 감로정(甘露精)이 한데 어우러져 빚어 내는 죽염 탄생의 비밀을 극명하게 보여주고 있다.

죽염은, 소금과 대나무라고 하는 흔한 물질을 신약(神藥)으로 재창조한 것이니만큼 누구나 쉽게 구득(求得)하여 이용해 볼 수 있으며 그 효능효과가 매우 광범위하고 탁월하면서도 아무런 부작용이 따르지 않는다는 안전성 때문에 점차 이용자가 늘어나는 추세다.

간혹 일부 보건관계 공무원이나 의료계 인사들 중에는 죽염의 성분과 효능효과에 대한 과학적 검증이 이뤄지지 않았다는 점을 들어 죽염의 가치를 의심하거나 신빙성 없는 것처럼 주장하는 예가 있으나 그것은 미개척 분야를 앞장서서 개척해야 할 과학자로서의 올바른 태도라고 보기 어렵다.

죽염의 약성과 효능효과에 대한 과학적 검증은 상당한 시간과 경비를 필요로 하는 작업인데 이러한 작업이 마무리되지 않았다고 해서 죽염의 사실적 약성이나 효능효과마저 부정할 필요까지는 없지 않겠는가.

건강 증진이나 질병 치료 또는 여타 목적으로 죽염을 이용하는 것을 편의상 모두 죽염요법(竹鹽療法)이라고 하겠다. 여기에는 미음에 소금이나 간장 대신 죽염이나 죽염간장을 타는 것과 죽염간장·죽염된장·죽염김치 등 죽염을 주원료로 하여 만든 제품을 이용하는 것, 또 다른 음식이나 약재와 죽염을 혼합하여 사용하는 모든 방법을 포함시킬 수 있다.

예를 들어 바이러스성 안질환[아폴로 눈병 등]에 걸려 고생할 때 증류수나 혹은 맑은 생수에 죽염을 물3 : 죽염1[혹은 물2 죽염1]의 비율로 타서 수시로 눈에 넣어 병고(病苦)를 극복하는 경우가 많은데 이런 것을 '죽염요법'이라 할 것이다.

또 악성 피부질환을 욕조의 뜨거운 물에 죽염을 진하게[맛보아 짜도록] 타서 수시로 몸을 담가 치료한다면 이것 역시 죽염요법이라 하겠다. 감기로 고생할 때 잠들기 전에 죽염간장을 밥숟갈로 한두 순갈 마시고 땀을 내면 다음날 거뜬함을 느끼게 되는데 이것도 죽염요법의 하나로 볼 수 있다.

이 책에서 제시하는 이러한 모든 죽염요법은 자연의 원리에 기초한 것이고, 이용자들의 경험론과 병고 극복 체험자들의 증언은 있는 그대로의 사실인 만큼 난치병이 창궐하는 오늘의 인류에게는 좋은 길잡이가 될 것이고 의학을 연구하는 이들에게는 훌륭한 연구자료가 될 것으로 믿는다.

각종 염증과 종양을 소멸하고 살균효과와 청혈(淸血) 해독(解毒) 작용에 있어서 불가사의한 효력을 발휘하는 죽염의 약성을 오늘의 의약품 또는 건강식품 소금의 제조 규격에 맞추려 든다면 죽염은 이 땅에서 사장(死藏)되어야 할 대상이 될지도 모른다. 요즘의 우리나라 염관리 규정과 보건 의료 관계 법규는 서양의 분석과학 이론에 근거한 것인 만큼 소금을 기계염·가공염·천일염 등의 규격으로 밖에 분류하지 못하고 또 의약품은 소화제면 소화제, 살균제면 살균제, 눈병약, 귀병약, 무좀약 등 병증에 따라 제각기 쓰이는 약이 다른데 죽염은 소화제도 되고 살균제도 되며 소염제도 되고 암치료제도 되며 눈병약, 코병약, 무좀약, 외상 치료제, 구강내 질환 치료제 등 온갖 병증에 두루 효과가 뛰어나므로 딱히 어떤 병증에 어떤 효과가 나는 약이라고 단순하게 규정짓기 어렵기 때문이다.

이 경우 죽염의 제조방법이나 물질적 특성상 가장 근사한 것이 우리나라 염관리법상의 가공염 규격이고 따라서 염가공 허가를 받아 제조하고 있는 것이 오늘날 죽염의 법적 현주소이다. 법적 위상(位相)은 가공염에 불과한 소금이고 물질 구조도 그와 대동소이하지만 죽염은 한민족의 오랜 의료 지혜와 경험이 깃든 민속의약품이요, 그 용법은 매우 훌륭한 민간요법임을 부인하기 어렵다.

죽염의 효능효과가 다양하고 탁월하다고 해서 이용자 또는 체험자들로부터 '만병통치제'라고 불리게 되자 어떤 사람들은 으레 또 하나의 형편없는 물질을 가지고 그것을 팔아 돈벌이나 하려는 협잡배들이 황당무계한 이론과 과대선전을 하는 것쯤으로 치부하기도 한다. 우리 사회에는 어느 틈엔가 벌써 이렇듯 불신의 벽이 높아져서 환자들은 자신의 질병 치료와 건강 증진엔 유용하다고 판단하여 죽염의 이용을 꾸준히 늘려 가고 있는데도 의료계는 수수방관하면서 비웃는 듯한 태도를 바꾸지 못하고 있다.

최근에는 유명기업체에서 '죽염치약'을 개발 시판하고 있고 또 어떤 업체에서는 죽염비누 등을 생산, 인기리에 보급 중이라는 고무적인 소식도 들린다. 죽염안약도 좋고 죽염연고도 좋고 뭐든지 죽염의 특성을 활용한 제품들이 계속해서 나와주기를 기대해 본다.

필자는 죽염이 어느 특정인의 돈벌이에 이용되는 단순한 상품이 아니라 병고로 신음하는 이들의 고통을 덜고 병치료를 도와주며 나아가 국민건강과 인류보건에 적지 않게 이바지할 수 있는 공기·물 다음의 귀중한 가치를 지닌 소금이라고 확신한다. 딱히 말하자면 빛이 담긴 소금이라고나 할까.

서양의학이건, 동양의학이건, 민간요법이건간에 병든 환자에게는 고통을 덜고 병을 근본적으로 물리칠 수 있는 좋은 약재와 의료방법이 곧 길이요, 진리요, 생명으로서의 가치를 지니게 된다. 환자에게 있어서 죽염은 머나먼 불안과 고통의 가시밭길을 함께 헤쳐 나갈 좋은 길동무이자 길잡이로서 역할과 기능을 할 수 있을 것으로 믿는다.

공기나 물은 특정인에게만 필요한 것이 아니듯 소금, 특히 독을 제거하고 약성을 합성한 '죽염'은 어떤 병에는 쓰고 어떤 병에는 못 쓰는 한정된 용도의 물질이 아니라 각종 질병의 치료나 예방, 건강 증진 등 어떤 목적으로도 이용할 수 있는 다양한 용도의 만능소금이다. 결코 죽염을 실제 이상 선전하려는 생각에서 이 글을 쓰지는 않는다.

세월이 흐르면 사실은 드러나게 마련이고 진실은 밝혀지게 마련이다. 죽염에 대한 과학자들의 태도가 매우 모호한 탓으로 일반 국민들은 호기심을 갖기는 하되 선뜻 이용하지 못하고 망설이면서 병증의 악화를 초래하기 일쑤다. 참으로 현명치 못한 처사로 인해 건강을 잃고 죽음에 이르는 안타까운 현실을 개선해 보려는 마음에서 이렇듯 내키지 않는 글을 쓰고 온갖 어려움 속에 원고를 모아 책으로 엮어 내는 것이다.

지난 1992년 12월 3일에는 우리나라의 모든 공식 죽염업체[7개社] 대표들이 모여 한국죽염협회를 창립, 죽염의 과학화와 죽염 관련제품의 광고·선전 자율심의 등을 결의한 바 있다. 죽염 관련산업의 발전을 통한 국민건강, 인류보건에의 기여와 외화획득에 일조(一助)할 수 있는 계기가 될 것으로 믿는다.

필자는 외람되게도 이 모임의 대표로 선출되어 죽염 관련산업의 발전에 미력이나마 봉사할 기회를 갖게 되어 어깨가 무거워짐을 새삼 느낀다. 아무쪼록 죽염을 애호하는 모든 이들의 변함 없는 관심과 성원을 당부드리며 이 기회에 보건당국과 의료계에 건의드린다.

필자를 비롯한 죽염업체를 위해 서가 아니라 진정 국민건강에 보탬이 될 '좋은 물질'이라는 죽염 이용자와 죽염 생산자들의 일치된 목소리를 일단 긍정적으로 받아들여 냉철하게 그 효능효과의 사실 여부를 확인해 주기 바란다.

다시 한 번 하늘을 우러러보고 땅을 굽어보고 정말 한점 부끄러움 없는 당당한 마음으로 한마디 드린다. '죽염은 역사깊은 한민족의 오랜 경험과 지혜가 깃든 위대한 소금이요, 만능의 신약(神藥)이라고.'

1993년 1월 5일

엮은이 김윤세

미륵성 神人의 神藥합성법 예찬

　인류의 진정한 행복을 지구에 꽃피워 결실하기 위해 천상(天上) 미륵성이 인간으로 화현(化現)하여 영역(靈域) 한반도에 왔으니 바로 인산(仁山) 선생이다. 그는 육신등천(肉身登天)하는 자력승전법(磁力乘電法)을 세상에 전했으나 세상은 아무도 알지 못했다.
　인류는 역대(歷代) 성자(聖者)들에 속은 위에, 혹세무민하는 가짜들에게 무수히 속아 왔기 때문에 진짜가 와도 모르게 되어 있으니 반드시 사후(死後)에 펴내라고 당부했다.
　1992년 5월 19일 선생이 타계(他界)하여 본디대로 환원(還元)한 지도 벌써 한 해가 가까워 오니 이제 선생이 전한 자연대도(自然大道) 자력승전법의 일부를 밝히는 책이 나오게 되었다.
　인간의 행복은 건강 장수를 전제로 하니 선생은 건강법부터 먼저 펴라고 했다. 현대 공해사회에서는 각종 화공약독(化工藥毒)에 의해 인류의 건강이 총체적으로 무너져 가고 있고 치료와 예방은 해독(解毒) 위주로 해야 하니 중화(中和) 해독법(解毒法)을 《신약》(神藥)이라는 책으로 이미 펴낸 바 있었지만 선생의 예견대로 과연 세상은 알지 못했다.
　신(神)은 일체중화자(一切中和者)라, 신(神)은 만물을 묘화(妙化)하니 성령정기신(聖靈精氣神) 오신(五神)의 힘을 이용하지 않고서는 오늘의 공해독(公害毒)을 제거할 수 없게 되어 만독(萬毒)을 일체 중화하는 '신'(神)이라는 글자를 넣어 《신약》(神藥)이라 명명했던 것이다.

그러나 동양과학의 근간인 '신'(神)의 정체와 개념조차 모르는 일반 사람들은 무당이나 점쟁이들의 전유물처럼 되어 버린 '신'(神)이라는 글자를 오해하여 미신으로 아는 사람도 많았다.

신(神)은 공간과 시간처럼 엄연히 존재하니 우리가 감지(感知)할 수 없으되 대각(大覺)한 대지(大智)는 확연하게 알 수 있는 존재이므로 이제 그 오신(五神)을 알게 하여 앞으로 열어 갈 지상낙원 신인세계와 우주촌 건설에 참여할 수 있도록 죽염(竹鹽)의 사용법을 널리 알리는 게 이 책 발간의 의도라 믿는다.

자력승전법은 오위(五位)니 아래 다섯 가지를 말한다.

1. 오신합성법(五神合成法)
2. 단전구법(丹田灸法)
3. 요소합성법(要素合成法)
4. 천지흡기(天地吸氣) 호풍환우법(呼風喚雨法)
5. 신통영통(神通靈通) 이산이수법(移山移水法)

기간(旣刊)의 《신약》(神藥)에서 공개한 죽염은 자력승전법 제1위인 오신합성법을 이용한 것이고, 오핵단(五核丹)은 제3위인 요소합성법을 응용한 것으로 유황(硫黃)·부자(附子) 등의 독성(毒性)은 해독하고 그 약성(藥性)을 보강하는 묘법이며, 동시에 유황 등 유독약재(有毒藥材)의 완전무결한 법제법이요, 약성을 50배나 강화하는 합성법이다.

이 원리는 신인(神人) 단군(檀君) 성조(聖祖)의 천부경(天符經)에도 있지만 세상이 알지 못하므로 단군 거후(去後) 4천여 년이 지난 오늘날

《신약》에 밝혔으되 신인(神人)의 자력승전법인 줄 아는 사람이 없었다.

석가세존의 법맥(法脈)과 법통(法統)이 아주 끊어진 지 천년이라. 오늘날 명산대찰(名山大刹) 명당터에는 살기(殺氣)·흉기(凶氣)가 뜰 뿐 아니라 대선사(大禪師)는 전무(全無)하고 소승(小僧)들의 굴혈(屈穴)이 되고 말았으니 속가(俗家)에서 신인(神人)의 건강법을 모르는 게 당연하다 하겠다.

사람마다 죽염을 복용하여 병든 자는 병을 치료하고 건강한 자는 병을 예방하여 1백세를 살아야 겨우 지각이 생긴다. 영력(靈力)이 있는 자는 2위법의 단전구법(丹田灸法)을 실천하고 영력부족(靈力不足)자는 1위법의 죽염으로 만병을 예방하고 중병에 걸린 자는 3위법의 핵약(核藥)으로 건강을 회복하라.

앞으로 천년 후는 신인(神人) 천제(天帝) 단군 손(孫) 중에 자력승전법으로 육신등천하는 신인(神人)이 시생(始生)한다. 천년을 살 수 있는 지혜자 될 수 있으니 세월은 어찌할 수 없다.

이제 이 글을 읽는 모든 사람이 이 법(法)을 따르면 최소한 1백세는 건강하게 살 수 있게 되니, 믿고 안 믿는 건 그 사람 자유라. 이 책이 널리 읽히기를 바란다.

1993년 1월 5일

태동한방병원 고문 崔 再 燻

차 례

序 — 한민족의 지혜가 깃든 만능 神藥 ························ 10
　　 미륵성 神人의 神藥 합성법 예찬 ···················· 16

제1장 죽염이란 무엇인가 ···················· 29

甘露精과 진리가 불속에서 이룬 仙藥 ························ 31
5천년 민족의학이 빚은 걸작 — 죽염 ························ 39
죽염 생성의 비밀과 그 물질 구조 ························ 55
　　● 水氣가 끓으면서 소금이 되는 원리　● 殺人物도 되고 活人物도 되는 核砒素
　　● 천연 소금을 아홉번 굽는 까닭　● 鹽性 보충으로 난치성 질병을 치료
　　● 5대 神藥원리 이용한 합성물　● 죽염 물질 구조와 그 재료의 특성
　　● 죽염의 다양한 용법

제2장 죽염의 생성원리를 밝힌다 ·············· 75

소금에 지혜가 가미되면 죽염이 되고 죽염은 인류 만병 퇴치하는 靈藥이 된다 — 죽염발명자 仁山 김일훈 옹의 '죽염원론' — ···················· 77
　　● 5천도 高熱에서 이뤄지는 神藥 — 죽염의 비밀
　　● 구강암 최고 약물은 죽염과 유황오리　● 위암의 묘방 — 玉池生津法
　　● 소금 생성의 비밀은 지중고열의 불기운에서 시작

- 치근암 치료에는 竹鹽이 효과적 ● 싱겁게 먹다 일찍 가버린 물리학 박사
- 毒液을 津液으로 화하게 하는 죽염의 妙 ● 竹鹽의 면역력
- 소금 없이는 모든 생물이 존재할 수 없다는 증거
- 대동아전 흑사병에서 한국인이 살아난 까닭
- 소금 속에는 太白星의 辛鐵粉이 있다
- 소금의 짠 맛은 金星에서 오는 白金기운 때문
- 5대 神藥원리를 이용한 합성물, 죽염 ● 산모·태아에 좋은 죽염 복용법
- 죽염은 痰을 삭이고 염증소멸
- 죽염 곁들인 돼지창자국은 北風 극약독도 해독
- 묘향산 노승의 식염 건강법 ● 죽염 제조에는 연평도의 천일염이 최상
- 전생의 잘못된 靈도 소금의 백금성분으로 치유
- 소금 속의 불순물 제거한 죽염 ● 죽염과 색소세계에 대한 비밀
- 소금의 불순물, 무우와 중화되면 신비의 약
- 누구나 할 수 있는 쉬운 건강법 ● 공해독 풀어주는 죽염
- 당뇨를 고치는 비밀, 죽염 속에 있다
- 5천도 고열에서 구워 낸 소금은 최상의 藥鹽
- 죽염을 침에 녹이면 신비한 癌藥 ● 당뇨에 죽염 쓰면 효과 신비
- 에이즈 神藥은 청색 녹반과 죽염 ● 미래 괴질 出血熱의 약은 죽염뿐
- 죽염은 백설풍에도 神藥 ● 피부암과 습진엔 죽염과 난반을 쓰라
- 백납은 호두기름과 죽염이 神藥 ● 설궤양증에는 죽염 물고 있으라
- 나병의 神藥 – 죽염 ● 나병 치료는 죽염·백반으로 한다
- 臘豬油와 녹반·죽염 이용한 나병 치료법
- 백내장을 수술 않고 치료하는 비법 ● 3대 神藥이란 죽염·홍화씨·산삼
- 죽염의 甘露精 기운은 1만1천분지 1 ● 죽염은 피를 맑히는 데 왕자
- 암세포 없애는 죽염, 홍화씨 ● 유근피 달인 물에 죽염 섞어서 암치료
- 눈병·습진·무좀에 손쉬운 처방
- 체질이 다른 건 몸속의 분자세계 차이

● 죽염 마지막 처리는 甘露精 합성법 ● 痰이 많아지면 癌이 생기는 증거
● 각종 궤양과 암에 신비한 식품 ● 죽염을 이용한 舌腫癌 치료법
● 원자병 약은 죽염과 마늘 ● 鹽性과 분자세계 생성의 비밀
● 病厄을 몰아내는 죽염과 단전쑥뜸의 妙 ● 鹽氣없는 채소는 濕病을 야기
● 서목태 죽염간장 만드는 법 ● 죽염간장은 核病 고칠 수 있는 靈藥
● 공해보다 더 무서운 원자핵독 ● 서목태 죽염간장의 효능과 주사법

제3장 현대인의 건강神話 – 죽염 대연구 ……151

竹鹽의 본초학적 고찰… 김윤우 …………………………………153

뿌리 깊은 민속약 – 죽염을 말한다 ………………………………175
　제1회 민속신약연구회 연구 발표회
　　발표 / Ⅰ. 죽염 속에는 극강한 해독력이 있으니… 인산 김일훈
　　　　Ⅱ. 五行의 精을 함유한 神藥 … 기경서 〈새벽 한의원 원장〉
　　　　Ⅲ. 소금 속의 생명력을 이해해야 … 전홍준 〈의학박사·외과의사〉
　　　　Ⅳ. 머리끝에서 발끝까지 활용되는 죽염의 이모저모 … 김종성 〈민속약 연구가〉
　　　　Ⅴ. 죽염의 활용사례 … 김종선 〈아산한의원 대표〉

"죽염은 모든 炎症 치료에 탁효가 있습니다" ……………………197
　– 죽염연구가 김종선 약사와의 대담 –

죽염 – 충치 예방 등에 효과 입증 …………………………………202
　연세대학교 손우성씨 논문 발표

일본 自然의학회 사무국장 知念隆一씨의 죽염론 ………………205
　"竹鹽은 소금 중의 소금이지요"

在美 한의사 박성은 박사 논문제출로 죽염에 관심 쏟는 美의학계……210

제4장 죽염의 활용법과 그 실례················217

죽염에 대해 알고 싶다····································219

죽염, 이렇게 이용한다····································233

이런 질병에는 죽염요법을 쓴다····························237
  1. 죽염의 주된 치료 활용방법··························237

    1) 위궤양·식도궤양·장궤양·
       초기위암
    2) 식도암
    3) 자궁암·직장암·대장암·
       소장암
    4) 에이즈[陰疽瘡]
    5) 脫陰·陰蝕瘡·陰邪病
    6) 치질·치루
    7) 항문출혈·자궁출혈
    8) 구강암·치근암·치골수암·
       설종암
    9) 풍치·충치·잇몸질환
    10) 갑상선암·임파선암
    11) 간질·정신분열·우울증·
        조울신경증 등 일체의 정신병
    12) 나병·악성피부병
    13) 백납·백전풍·자전풍·흑전풍
    14) 습진·무좀·피부질환·땀띠·
        벌레물린 데
    15) 백설풍
    16) 세균성 원형 탈모증
    17) 수지암·족지암
    18) 파골·절골·쇄골
    19) 출혈열
    20) 괴저병
    21) 일사병으로 졸도하였을 때
    22) 화상
    23) 탈수증·흑사병·장무리
    24) 독감·감기·열병
    25) 혈관암
    26) 백내장·녹내장·각막염·백태·
        충혈·다래끼·기타 안질환
    27) 축농증·중이염
    28) 야뇨증·노인실금증·유뇨증
    29) 인내·몸냄새
    30) 입냄새
    31) 관격·토사곽란
    32) 급곽란[=콜레라]
    33) 이질설사·급성설사·
        과민성대장염·변비
    34) 과음·숙취
    35) 성대보호
    36) 여드름제거·피부미용
    37) 자폐증
    38) 어린아이 중이염
    39) 소아·유아의 기관지염·폐염·
        폐선염·해수·천식
    40) 홍역·백일해·독감
    41) 소아체증
    42) 소아 신장병·신장암
    43) 어린이 혓바닥의 백태
    44) 아기가 밤에 우는 병

2. 죽염의 보조치료 활용방법 ·· 251
   1) 결핵 · 폐암　　　　　　6) 당뇨병
   2) 肺臟積病　　　　　　　7) 고혈압 · 중풍
   3) 진폐증　　　　　　　　8) 腎臟積病
   4) 뇌종양 · 뇌암 · 뇌막염　9) 농약중독
   5) 유방암　　　　　　　　10) 급성복막염

3. 楡竹液과 납저유를 이용한 자궁암 ·
   직장암 · 대장암 치료 詳論 ··· 256
   1) 유죽액을 이용한 치료법　　3) 주의점
   2) 납저유를 이용한 치료법

죽염을 활용한 治病사례 ··· 260
죽염요법과 胃癌神方 ··· 272
질병에 따른 죽염활용법 문답 ·· 278
죽염을 응용한 식품의약 ·· 305
맛도 나고 약도 되는 죽염요리 ·· 316

제5장 한국언론에 비친 죽염이야기 ············ 323

현대 難治病 解毒藥 연구에 平生 ··· 한국경제신문 ······················ 325
活人의 뜻에 80평생 건 韓方奇人 ··· 중앙일보 ··························· 333
"소금은 만병의 통치자입니다" ··· 여성동아 ······························· 337
소금상식의 虛實과 죽염건강법 ··· 여성중앙 ······························ 343
몸에 좋다는 건강소금 집에서 만들어 먹는다 ··· 여원 ················ 349
아홉번 구워낸 소금으로 난치병, 염증 등을 고친다 ··· 주부생활 ······ 352
그 검은 소금의 비밀 ··· 샘이 깊은 물 ······································ 355

높아지는 죽염 位相 건강염시대 개막 … 시사춘추 …………………… 360
아홉번 구운 소금으로 만든 만병통치약 … 오픈 …………………… 367

제6장 소금건강론 ……………………… 371

소금 — 뭇 생명의 건강에 필수적 요소 ……………………………… 373
알고보면 소금은 萬病의 통치자 ……………………………………… 383
문헌에 보이는 소금의 활용 …………………………………………… 399
자연염을 먹는 것이 건강에 이롭다 … 안현필 ……………………… 404
소금과 필요한 수분섭취는 최상의 보약 … 고달삼 ………………… 415
천일염에는 소화효소의 활동을 높이는 등의 다양한 효과가 있음이 주목되고 있다 … 누마따 이시무 ……………………………………… 421
천일염은 요리에 쓰면 맛이 더 좋아지고 부족한 미량원소도 무리없이 취할 수 있다 … 마쯔시게 가쯔미찌 ……………………………… 424
매일 이닦기와 양치에 천일염을 활용하여 지금은 치아도 매우 건강하다 … 나까야마 ………………………………………………………… 427
소금으로 이를 닦는 것만으로도 치조농루를 막을 뿐만 아니라 입냄새까지 해소된다 … 꾸와하라 다이지 ……………………………… 430
볶은 소금물로 눈을 씻으면 피로한 눈이 금방 낫고 老眼이나 백내장의 예방에 더 효과적 … 사까에 도오루 ……………………………… 433

제7장 죽염으로 되찾은 건강이야기 ………… 437

● 너무도 신비한 '검은 소금'의 비밀 … 강덕지 …………………… 439
● 각종 염증과 고혈압에 좋은 효과 … 강신화 ……………………… 442

- 생감탕과 죽염으로 3기초 위암 극복···강재석 ·················445
- 집안 위장병이 사라진 얘기···구정한 ·······················448
- 不治의 풍치를 죽염양치로 根治···권오윤 ··················451
- 회사내 화젯거리 '죽염치료담'···김귀룡 ····················453
- 단식요법에 죽염을 이용해 봤더니···김동극 ················456
- 오랜 치아질환 고통을 극복···김영자 ·······················459
- 아이 골수암을 神方과 죽염으로 퇴치···김용천 ············461
- 만성 위장병이 사라진 내막···김응삼 ·······················465
- 죽염이 우리집 최고의 상비약이 된 사연···김창헌 ·········468
- 15년 당뇨가 죽염요법 6개월에 正常···김태균 ··············472
- 죽염수 발라 고친 원형탈모증···남기민 ····················476
- 죽염과 자연요법으로 후두암 극복···문두환 ···············479
- 풍치와 소화불량을 동시에 해결···박동기 ··················483
- 위장병 동지들에게 편 '죽염布教'···박두원 ················487
- 대장염・중이염・감기를 극복···박영화 ····················490
- 老年 대장암 고치고 건강회복···박응담 ····················493
- 가족의 '신앙'이 된 죽염건강법···반재원 ···················496
- 죽염으로 면한 위장병 고생···백운경 ·······················499
- 28년 가족 건강의 동반자···변해림 ··························502
- 칠순에 새로 난 발톱 이야기를 하기까지 ··· 손윤락 ·······505
- 식도염・위궤양 치료결과에 감탄···유승용 ················508
- 20년 습진의 괴로움에서 해방···이국희 ····················511
- 뽕나무 뿌리와 소금물로 눈병 고쳐···이상돈 ··············514
- 위암수술 후유증, '마늘죽염'으로 好轉···이영모 ···········517
- 죽염과 '仁山神方'으로 2기말 유방암 根治···이애리 ······520
- 선천성 위장병을 쉰살에 고친 얘기···이인우 ··············524
- 짠 소금을 먹고 당뇨를 고친 사연···이종희 ···············527

- 어머니 고질병을 죽염간장으로 치유…조공성 ……………530
- 온갖 잡병 물리치고 건강회복…조성윤 ………………………532
- 술마시기 전후에 죽염을 먹였더니…최애린 …………………535
- 神方과 죽염으로 3기말 치주암을 치유…한철수 ……………537
- 끓는 물에 입은 화상, 신비하게 나아…허성자 ………………541
- 식사·운동·죽염요법으로 건강회복…황용진 ………………543

부록 / 韓·英·日 죽염 설명문 …………547

황금보다 소중한 건강염 – 죽염 …………………………………549

REVOLUTIONARY HEALTH SALT "JUKYOM" ………561

神秘なる健康食品「竹鹽」………………………………………569

28 죽염요법

제1장 죽염이란 무엇인가

甘露精과 진리가 불속에서 이룬 仙藥

5천년 민족의학이 빚은 걸작—죽염

죽염 생성의 비밀과 그 물질 구조
- 水氣가 끓으면서 소금이 되는 원리
- 殺人物도 되고 活人物도 되는 核砒素
- 천연소금을 아홉번 굽는 까닭
- 鹽性 보충으로 난치성 질병을 치료
- 5대 神藥원리 이용한 합성물
- 죽염 물질 구조와 그 재료의 특성
- 죽염의 다양한 용법

30 죽염요법

甘露精과 진리가 불속에서 이룬 仙藥

　일반적으로 짜게 먹는 식생활이 온갖 성인병을 발생하게 하는 중요 원인인 것처럼 주장되고 또 대부분 그렇게 믿고 받아들이는 데 인색하지 않다. 정말 짜고 맵게 먹는 식생활이 성인병의 원흉일까?
　만에 하나라도 이러한 의학적 견해가 잘못된 가설로 판명될 경우 이로 인해 건강상의 불이익을 받거나, 당하지 않을 수도 있었을 병액(病厄)을 당한 선의의 피해자들은 누구를 원망해야 할까.
　지금까지 의학계에서 세운 가설이 잘못된 것으로 입증된 예가 적지 않았음을 감안해 볼 때 이러한 가설을 믿고 섣부른 자가적 결론에 따라 좋다는 대로만 쫓아다니는 것은 아무래도 멀지 않아 경솔한 짓이 될 가능성이 높다. 만약 짜게 먹으면 건강에 좋지 않다는 생각에 따라 아예 싱겁게 먹는 식습관을 갖는다면 그로 인해 또다른 건강상의 위해(危害)를 가져올 수 있음을 염두에 두어야 할 것이다.
　소금에 대하여 바른 상식을 갖지 못하면 현대인의 '재산'목록 제1호인 건강[견해가 다를 수도 있겠지만]을 상실할 가능성이 매우 높다고 믿기 때문에 필자는 지금껏 배우고, 터득하고 생활 속에서 체험을 통해 실제로 확인한 '소금상식'의 개요를 숨김 없이 소개하고자 한다.
　미리 밝혀 두거니와 필자는 절대로 필자와의 이해관계에 영향을 미치게 하거나 '유식함'을 과시하려는 현학적 의도에서 이 글을 쓰지 않는다. 다만 지난 5월 19일, 84세의 일기로 작고(作故)하신 선친[仁山 金一勳]께서 평생의 경험을 바탕으로 확인한 값진 지적 재산의 전부를 세상에 공개한 그 활인구세(活人救世)의 참뜻을 펴려는 소박한 마음과 '상식부족'으로 병액(病厄)을 자초하는 이웃들의 건강에 실질적 도움을 주려는 생각에서 펜을 들었을 뿐이다.

계룡산 서남켠 기슭에서 태어나 두 살 되던 해에 아버지 어머니의 등에 업혀 서부 경남의 오지 함양의 삼봉산 기슭으로 옮겨가 살기 시작한지 두어 해 지나 동생[윤수]이 그 곳에서 태어났다. 동생이 태어난 해가 1959년 초여름이고 어머니께서는 30세의 나이로, 간신히 하늘만 보이는 심산 숲속 마을에서 한(恨)많은 삶을 마감한 때가 1960년[庚子] 여름이었으므로 동생은 자연 젖배를 곯았고 병약하게 되었다.

게다가 함양 삼봉산의 칩거가 이승만 정권의 말기적 발호를 피하기 위한 것도 하나의 원인으로 작용했던 만큼 4.19로 세상이 바뀌자 선친께서는 서울로 옮겨갈 발판마련을 위해 당시 고아나 진배 없었던 삼형제[9살, 6살, 2살]를 남겨 두고 자연히 서울에서 지내는 시간이 많았다.

그때 온종일 울어 대는 동생을 달래기 위해 이웃 코흘리개 누이들은 마른명태 오징어 등을 우는 아이 입에 물려 주었고 그로 인해 동생은 심한 횟배를 앓아 배가 남산만하게 부풀어 올랐고 대변뿐 아니라 입으로도 회충이 기어 나오곤 했었다.

선친께서 소식을 듣고 급히 내려와 첫번째로 하신 일은 천일염을 대나무통 속에 다져넣고 아홉 번을 구운 다음 이것을 절구에 빻아 당시 시판되던 활명수에 타서 동생에게 수시로 먹인 것이었다. 갓 돌지난 동생이 건강을 되찾은 것은 물론이었다.

이 일은 필자의 나이 여섯 살 때였으므로 동생이 계속 울어댔던 일과 배가 부풀어 올랐던 일, 입으로 회충이 나온 일, 동생의 변에서 수많은 회충이 우글거리던 일만이 눈에 선할 뿐 다른 기억은 전혀 나지 않는다.

뒷날 자라면서 선친으로부터 그때를 회상하는 얘기를 자주 듣고 알게 되었을 뿐이다.

그 뒤 1968년 무렵, 선친께서 충무로 5가의 허름한 목조건물 2층 10여 평을 세내어 한의원을 운영할 때 필자는 모중학교 1학년생이었는데 이때부터 대나무 속에 천일염을 다져 넣고 굽는 죽염(竹鹽) 제조작업을 직접 거들었으므로 연기에 휩싸여 눈물을 흘리면서 부채질하던 일과 불에 녹아 굳은 죽염 덩어리를 쇠절구에 넣고 온종일 빻던 일이 어제일인 듯 눈에 선하다.

어디든지 다쳐서 피가 흐르면 죽염가루를 상처부위에 흩뿌려 아물게 하던 일, 피부병이 생겼을 때 바르게 하던 일, 눈병이 생겼을 때 물에 타서 눈에 넣게 하던 일… 등등 죽염과 맺어진 깊은 인연은, 멀게는 유의(儒醫) 집안의 대를 이어 전해져 온 전통에 뿌리를 두었고 가까이는 30년 세월 속의 경험에 기초하고 있다.

이렇게 세상의 만물은 그것을 이용하는 사람의 지혜와 능력과 기술에 따라서 얼마든지 가치 있게 쓰여지기도 하고 또한 사장(死藏)되거나 악용되기도 하는 법이다.

독사의 독액이 사람의 목숨을 앗아 가는 독극물이기도 하지만 양의(良醫)의 손에서 법제(法製)되면 죽어 가는 사람을 살려 내는 묘약이 되고 사약(死藥)에 반드시 들어가는 맹독성 약재의 하나인 부자(附子) 역시 법제를 통해 독성을 제거하면 훌륭한 보약(補藥)이 되는 것은 좋은 예라 하겠다.

이치적으로 따져 본다면 소금 역시 예외일 수 없다. 잘못 쓰면 건강에 해로울 수 있지만 이용하는 사람의 지혜와 능력과 기술에 따라 얼마든지 유용한 물질이 될 수도 있는 것이다.

소금의 용도는 이미 알려진 것처럼 무궁무진하다. 한 백과사전은 소금이 1만 4천가지 용도로 쓰여진다고 기록하고 있다. 그러나 무엇보다도 인류에게 소금이 더 없이 중요한 까닭은 인체의 생리기능 유지에 직접 이바지하기 때문일 것이다.

사람의 체액[피, 임파액, 세포액]에 녹아 있는 0.9퍼센트의 소금은 세포 안에서 낡은 것을 밀어내고 새로운 것을 받아들이는 신진대사(新陳代謝)를 촉진하고 체액의 삼투압을 일정하게 유지하며 산 알칼리의 균형을 이루게 하는 등의 작용을 한다.

영양분을 운반하거나 신진대사를 하거나 물질이 이동할 때에는 체액의 농도차, 즉 삼투압이 중요한 역할을 하는데 소금은 체액의 삼투압이 균형을 유지할 수 있게 한다.

소금 성분 중 나트륨은 간장이나 지라나 창자에서 알칼리성의 소화액이 된다. 따라서 체내에 소금기가 부족하면 이들 기관에서 분비될 소화액이 줄고 식욕이 떨어지는 결과를 초래하며 체액의 삼투압의 균형이 무너져 병이 나거나 심하면 죽게 된다.

그러나 소금을 지나치게 많이 섭취하여 혈액 속에서 소금기가 짙어지게 되면 이 농도를 조절하기 위해 자연히 혈액 속으로 수분이 계속 유입되어 혈압이 오르고 다른 기관에도 무리를 주는 등의 부작용이 나타날 수도 있다.

소금의 여러 가지 역할과 기능을 고려하여 세계보건기구(W·H·O)를 비롯한 권위있는 의학연구단체에서는 10그램 정도의 염분 섭취가 가장 적정한 분량이라고 판단, 이를 지키도록 권장하고 있고 그대로 따르는 것이 세계적인 추세이다.

그러나 이러한 의학계의 판단은 한가지 주요한 사실을 간과(看過)하고 있다. 즉 천일제염에서 기계제염으로 소금 제조방법이 바뀌고 또 소금 속의 불순물을 제거하는 과정에서 인체에 필수적인 미네랄이 불순물로 간주되어 모두 제거됨으로써 순수 염화나트륨(NaCl)만 남게 된 것을 식용소금으로 쓰고 있다는 사실 말이다.

이렇듯 인체의 생리기능에 필요한 중요한 미네랄의 보충을 소금에서 해왔고 또 해야 된다는 점을 간과한 채 이를 불순물로 간주, 제거해버린 데에서 소금에 대한 오해와 편견이 싹텄음을 알 수 있다.

　물론 천연소금 속의 미량원소들이 모두 인체의 생리기능에 바람직한 영향을 미치는 것이라고는 보기 어렵다. 다만 다른 약이 되는 물질과 마찬가지로 독성과 약성을 함께 지니고 있다 하더라도 독성제거와 약성 보완의 과정을 거쳐 인류 건강을 위한 유용한 물질로 재창조할 수 있다는 얘기다.

　소금이 혈압을 오르게 하는 데 반하여 이를 특수 가공처리, 즉 아홉 번의 법제과정을 거친 죽염의 경우 고혈압은 내리게 하고 저혈압은 오르게 하는 혈압조절 작용을 하는 것은 좋은 예이다. 죽염은 하루에 30그램 이상을 섭취하여도 갈증이 전혀 나지 않음은 이러한 사실을 뒷받침한다.

　중국에서는 예부터 이런 점에 착안, 도자기 속에 천연소금을 넣고 구워서 약용으로 썼다는 기록이 있고 일본에서는 요즘 천연소금을 프라이팬에 볶아서 식용 약용으로 쓰는 가정이 부쩍 늘고 있다는 소식도 들려온다.

　우리 나라에서는 전통의학의 뿌리가 깊은 만큼 예부터 소나 돼지의 내장에 천연소금을 다져 넣고 구워서 약용 또는 양치용으로 썼다는 얘기가 전해오고 의가(醫家)나 사찰에서 대나무통 속에 소금을 다져 넣고 아궁이속의 밥짓는 불에 넣어 구운 소금을 소화제 등 약용으로 썼다는 얘기도 일부지방에 구전(口傳)되어 온다.

　오늘날 우리가 보통 죽염(竹鹽)이라고 부르는 법제한 소금의 원초적 형태는 이렇듯 우리 선조들의 높은 의학적 지식의 소산(所産)이었음을 알 수 있다. 다만 옛적의 죽염은 대나무통 속에 천연소금을 다져 넣고 한두 번 구워서 쓴 데 비하여 오늘날의 죽염은 독성의 완전 제거와 약성의 완전 합성을 위하여 아홉 번을 굽고 또 아홉번째에는 고온 처리를 통해 소금을 완전히 용해시키는 점이 다르다.

　이러한 방법을 처음 창안해 낸 이는 바로 필자의 선친 [仁山 金一勳]으로서 유의(儒醫)였던 우리 집안에 대대로 전해 내려오는 소금 굽는 법을 1917년 무렵 전면 개선하여 오늘날의 죽염 제조방법을 완성하였던 것이다.

선친께서는 독립운동에 투신하여 도피생활을 하셨던 관계로 광복후에사 본격적으로 십수 차례에 걸쳐 죽염을 제조, 약성을 실험한 뒤 1970년대 초 부터 간행물을 통해 죽염의 약성과 그 원리를 세상에 공표(公表)하신 바 있다.

그리고 1980년에 저술한 《우주와 신약》을 비롯, 1981년의 《구세신방》(救世神方), 1986년의《신약》(神藥) 등 저서를 통해 죽염 제조법의 전모를 상세하게 밝혔고 작고하신 뒤인 지난 1992년 7월 간행된 유저《신약본초》(神藥本草)에는 죽염의 원리에 대한 강의 내용이 가감없이 수록되어 죽염이해를 돕고 있다.

지난 89년 8월 31일 부산일보사 강당에서 행해진 선친의 제12회 공개강연 내용 중 한 부분이 '죽염이해'에 도움될 것 같아 이를 소개한다.

" …황토의 독기가 극성을 부리고 살기(殺氣)로 화해 가지고 모든 생물이 멸하는데 먼저 인간이 어떻게 되느냐? 그래 내가 5대 원리 속의 4대 원리를 이용하는데 그게 첫째 서해안의 소금이라.

서해안의 소금은 태평양물이기 때문에 자원이 무궁무진해. 나는 그걸 가지고 [인류를] 구해야 되겠다. 소금 속에서 인체에 해로운 걸 고열로 처리해 가지고 사용하면 공해독(公害毒)이 그 속엔 없어요.

또 공해가 없는 게 대나무인데 스물다섯 종류 중에 왕대나무가 제일 좋다. 왕대나무 죽력(竹瀝)은 시월달에 내는데 중풍에 걸려 가지고 말 못하는 사람도 그걸 어느 정도까지 먹으면 말을 해요. 그걸 이용하는 것이고 또 황토의 비밀과 소나무의 송진을 이용한다.

송진은 힘줄이나 뼈를 튼튼하게 할 뿐 아니라 종기(腫氣)와 염증(炎症)의 약이고 모든 썩어 들어가는 걸 방지하며 새살이 나오게 한다. 여러가지 어혈(瘀血)을 다스리고 혈압을 내리게 하고 좋은 데가 많아요.

소금하고 송진하고 대나무하고 송진불의 신비가 들어온다. 그 다음엔 강철 쇠통인데 거기엔 철분이 통하지 않고 철성(鐵性), 즉 쇠의 성분만 고열에 밀려나오게 되는데 그 고열에 밀려나오는 철성을 이용하는 거다.

그래 가지고 4대 원리 속에서 5대 원리를 이용하면 합성물이 뭐이 나오느냐? 공해 세상에 죽어가는 걸 열에 하나 살려도 살리는 거요. 다 살릴 수도 있지만 이리저리 째보고 사진 찍고 하다가 죽게 될 때나 오면 아무리 좋은 약이라도 그땐 효과가 나기 어려워.

그래서 죽염에 대한 비밀이 한이 없는데 내가 여러 가지를 실험하는데 안되는 거 하나 없어요. [안되는 것은] 방법이 서툴러 그래요…"

죽염이란 한마디로 정의하자면 우리 민족의 뿌리깊은 전통의학적 지혜와 한반도에 서린 감로정(甘露精)의 생기(生氣)가 소금에 가미되어 무한한 생명력을 지닌, 인류건강에 유용한 새로운 물질로 재창조되어 나온 것이라 하겠다.

선친께서 천부적이라 할 수 있는 혜안(慧眼)으로 지금껏 베일에 가려져 있던 천연물 의약(醫藥)의 신비를 밝혀 정리해 놓은 직관적이고 경험적인 의약론 가운데 매우 중요한 한 부분을 '죽염'이 차지하게 된 것은 아마도 그 광범위한 이용가치 때문이라 생각된다.

앞서 소금의 용도가 1만 4천가지에 달한다고 밝혔듯이 죽염의 용도 또한 무궁하리라고 생각되지만 그것은 오랜 세월을 두고 과학적 연구를 통해 한 가지씩 세상에 알려지게 될 것으로 믿는다. 최근 구강내 질환에 죽염의 효과가 입증되었듯이.

그러나 과학적 입증에 앞서 죽염 이용자들의 경험 예를 종합하여 볼 때 죽염은 유행성 결막염 등의 안질환, 축농증·중이염 등의 이비인후과 질환, 위궤양·위염·장궤양·장염 등 소화기계 질환, 고혈압 등 순환기계 질환, 무좀·습진 등 피부질환 등 각종 난치성 질환의 치료 내지 예방에 직간접으로 기여하였음이 증명된 바 있다.

아울러 국내는 물론 중국 일본 등지에서도 죽염의 질병 치료효과에 대한 과학적 구명작업을 벌이고 있는 만큼 멀지 않아 죽염의 짠 성분은 오히려 온갖 난치성 질병을 예방 내지 치료하는 유익한 것이라는 사실이 밝혀질 것으로 기대된다.

〈김윤세/ 월간 神市 발행인, 모닝캄 1992년 11월호〉

5천년 민족의학이 빚은 걸작 — 죽염
仁山 김일훈 선생, 제조비법 공개로 대중화

　죽염은 우리 민족이 오래전부터 각종 염증 및 소화기 계통의 질병을 치료하기 위해 만들어 온 '민속약(鄕藥)'이나 최근까지 이의 효능과 가치가 제대로 알려지지 않았었다.
　이 민속약을 '죽염(竹鹽)'이라는 이름을 붙이고 대중적 건강염으로 개발, 생산하기까지는 '신의(神醫)'로 알려진 한의학자 인산(仁山) 김일훈(金一勳) 선생의 공헌이 크다. 엄격히 말해 오늘날의 죽염은 김일훈 선생의 발명품이라고 할 수 있는데, 선생은 이전까지 민간비방으로 전해 내려오던 가공염(加工鹽)의 제조방법을 개선, 오늘날의 죽염이라는 신물질(新物質)로 재창조한 것이다.
　따라서 죽염이 탄생하게 된 데에는 소금의 약성과 그 응용방법을 잘 알고 있었던 인산 선생의 탁월한 약리학(藥理學)에 대한 혜안(慧眼)에서부터 출발한다. 그러나 선생이 병자구제(病者救濟)를 위한 합성신약(合成神藥)으로 죽염을 만들게 된 배경에는 대대로 유학자(儒學者)이자 유의(儒醫)였던 선생의 가계(家系)와도 관련이 있다.
　유의란 당시 의학의 최고 이념을 추구하는 유학자로서 의학의 정통이론과 치료법 및 양생(養生)의 도(道)를 연구 규명하여 의학 발전에 이바지하였던 이들을 가리킨다. 여기서 잠시 유의에 대해 알아 보면 이들은 대개 찾아오는 환자들에게 돈을 받지 않고 처방전을 써주어 약을 지어 먹게 하던 방식으로 인술(仁術)의 혜택을 베풀었던 지역 유지였다. 즉 '동네 의사'라고 부를 수 있는 이들이다.

우리 나라는 조선시대 전체를 통틀어 살펴보면 이름난 학자 치고 나라의 정치일선에 등용되지 않은 이 드물고 또 이름난 학자 치고 의학에 문외한은 거의 없었다.

향약집성방(鄕藥集成方) 편찬을 주도한 세종조의 노중례(盧仲禮), 경험방(經驗方)과 활인신방(活人新方)의 저자이며 중종조의 명의로 이름 높은 박영(朴英), 동의보감(東醫寶鑑)의 저자 허준, 유의(儒醫)로서 허준과 함께 동의보감 편찬에 참여하였던 정작(鄭碏)과 그의 형 정북창(鄭北窓), 선조 때 영의정을 지낸 유성룡(柳成龍), 숙종·영조조의 윤초창(尹草窓), 정조조의 이경화(李景華), 순조조의 정약용(丁若鏞) 등은 대표적인 이들이다.

이렇듯 우리 나라 전통의학의 맥은 주로 궁중에서 활동하였던 내의(內醫)·전의(典醫)·어의(御醫) 등의 의료인과 일반 민중의 구료(救療)를 위한 전의감(典醫監) 혜민국(惠民局) 제생원(濟生院)의 관헌들에게 전승되었다. 이 중에서도 적은 숫자에 불과한 국가의료기관의 혜택을 받을 수 없는 상황에서 많은 백성들에게 실질적으로 가장 많은 혜택을 베풀었던 의인(醫人)은 역시 동네 의사 역할을 하던 지방의 유의(儒醫)였던 것이다.

선생은 이같은 유의 집안에서 대대로 전해 내려오는 우리 고유의 전통의학 비방들을 특유의 혜안과 독특한 정신 세계에서 얻은 지혜로 하나하나 연구·실험하여 이의 효과를 직접 확인하고 또한 지금까지 없었던 특이한 약물(藥物)개발에 평생을 바칠 수 있었던 것이다.

이러한 배경을 바탕으로 '죽염의 역사'를 더듬어 보면 이야기는 선생의 조부(祖父)인 김면섭으로부터 시작한다.

김면섭은 1920년 무렵 75세로 함경남도 홍원에서 타계할 때까지 명망있는 유학자이자 고을 사람들의 병고(病苦)를 도와주는 유의였다. 그는 슬하에 외아들을 두었는데 그가 선생의 부친 김경삼(金慶蔘)이다.

김경삼 역시 평북 의주에서 소문난 유학자요, 거문고의 명인이며 한시(漢詩)와 문장에 능한 문학가였다. 그러나 김경삼은 문학과 거문고를 즐긴 반면 의학에는 깊은 관심을 보이지 않았으므로 유의(儒醫)의 맥은 자연히 조부로부터 곧바로 인산 선생에게로 이어졌다.

그러나 선생은 유의로서 가계의 맥을 잇기 보다는 인류 구제를 위한 신의학(新醫學) 창조에 평생을 바쳤다. 선생의 창조적 의술은 일찍부터 세상을 놀라게 했던 바 당시 70노인[김면섭]이 열 살도 채 안된 손자[김일훈]가 일러주는 기이한 처방을 채택하여 치료 불능의 환자들을 고친 일화는 하나의 신화(神話)를 이룬다.

선생이 죽염을 발명하게 된 직접적인 동기는 8~9세 무렵 조부인 김면섭이 대나무통 속에 소금을 넣고 구우면서 "이것은 말할 수 없이 좋은 약소금"이라고 하는 설명을 듣게 되면서이다. 선생은 이때부터 특유의 안목으로 전래되어 오는 선조들의 의약적 지혜의 실상(實相)과 그것의 한계, 또 그 한계를 극복할 수 있는 방법을 창안해 내기로 한 것이다.

당시의 죽염 발명 동기를 선생의 회상(回想) 내용을 토대로 재구성해 놓은《민의약》(民醫藥 : 90년 3월호) 잡지의 '두류산(頭流山)'을 보면 다음과 같은 이야기가 전개된다[당시 선생의 아명(兒名)은 운룡(雲龍)이었기 때문에 이야기는 운룡(손자)과 할아버지(김면섭) 사이의 대화로 전개된다].

……김면섭은 집안 대대로 소금을 대나무통 속에 넣고 구워서 이용해 온 전통을 이어 자신도 그렇게 구워서 써오고 있었다. 그 소금을 속이 불편할 때 먹기도 하고 또 신체 어느 부분이건 이상이 있는 곳에 바르기도 하였으며 그것으로 양치질을 한 뒤 그 침을 삼키거나 눈에 넣어 눈을 씻어 내기도 하는 등 여러 가지로 이용하였다.

대나무통 속에 소금을 넣고 구워서 쓰는 방법은 전래 민간의방의 하나로 예부터 비전되어 온 것이다. 체하거나 과식으로 속이 불편할 때 먹으면 속이 편해지고, 상처를 입어 출혈이 있을 때 바르면 지혈(止血)되고, 살균 소독효과가 있으며, 양치질하고 그것을 심키면 위와 장이 튼튼해지며 그것을 눈에 넣으면 늙도록 눈이 어두워지지 않는다는 등의 다양한 이용법이 전해진다.

해마다 간장 된장 고추장 김치 등을 담그는 것처럼 몇몇 집에서는 대나무로 소금을 구워 놓고 온 식구가 함께 이용하기도 하고 이웃에게 나누어 주기도 하는 것이 하나의 전통으로 되어 있었다. 급체 등 급하면 맨 소금을 그냥 복용하기도 하는 것으로 보아 소금이 조미식품으로서 뿐만 아니라 사람의 질병치료에도 매우 유용하게 쓰이는 물질임을 알 수 있다.

김면섭은 종전에 구워 놓았던 소금이 멀지 않아 떨어질 것에 대비, 며칠 전부터 대나무와 소금을 준비하여다가 굽기 시작한 참이었다. 그런데 이날 손자가 유심히 할아버지가 소금 굽는 과정을 살피더니 한마디 던진 것이었다.

"대나무통 속에 소금을 넣고 구우면 약이 된다고요?"

김면섭은 손자의 질문이 또 심상치 않게 시작되고 있음을 직감하고는 부채질을 멈추고 손자를 돌아보며 빙그레 웃었다.

"그래, 뭐가 또 잘못된 점이라도 있다는 거냐? 집안에 대대로 내려온 전통적 방법대로 굽는 것이란다. 이것은 내가 창조해 낸 방법이 아니고……."

동자는 또 할아버지께 훈계조로 이야기를 하려니 약간 멋적기도 하고 미안한 생각도 드는지 씩 웃었다.

"할아버지, 소금을 구우면 왜 약이 되나요?"

"글쎄……. 아마 소금 속에는 사람에게 좋은 영향을 주는 약도 있고 나쁜 영향을 주는 독(毒)도 있기 때문에 장작불로 구워 내면 독이 제거되고 약이 남는 그런 원리 아닐까? 소금을 그냥 먹어도 소화제가 되고 불에 데거나 상처 난 데 간장 된장을 바르면 약이 되는 것으로 보아 소금이 좋은 약이 된다는 건 틀림없는 것 같지 않니?"

할아버지는 이야기를 마친 뒤 손자의 입에서 또 무슨 기상천외한 이야기가 나올지 궁금해졌다.

"할아버지 말씀은 근사하긴 한데 온전치 않아요. 한반도 서해의 연평도 인근 해수(海水) 가운데는 신약(神藥)이 무궁무진하게 함유되어 있지요. 그것을 합성해 내면 인간의 모든 질병에 유용한 영약(靈藥)을 만들 수 있어요. 할아버지, 소금은 아시다시피 수정(水精)인데 왜 그것을 먹으면 갈증이 나는지 아시겠어요. 수의 정이라면 도리어 나던 갈증도 멎어야 하는 것이 원리입니다."

김면섭은 한참 더 부채질을 하여 장작불이 대나무에 붙어 오르기 시작하자 부채를 놓고 일어나 툇마루로 가서 걸터앉았다.

"그래, 소금은 수정(水精)이 틀림없는데 왜 갈증이 나는지 궁금해지는구나."

동자 역시 할아버지를 따라가 할아버지 옆에 앉는다.

"바닷물 속에는 각 하천에서 흘러 들어온 독극물과 불순물이 함유되어 있는데 그 물로 소금을 만들어 내기 때문에 그런 것입니다. 독극물은 화기(火氣)입니다. 화기를 지닌 독극물의 함유량이 높기 때문에 갈증을 심하게 나게 하는 것이지요. 소금 속의 이러한 독극물은 외부에서 고열을 가하면 독기가 제거 또는 완화되어 오히려 약리작용을 돕는 물질로 바뀝니다. 심한 갈증이 수반되는 소갈증[=당뇨]에 화기를 제거한 소금이 최상의 약으로 되는 것은 수정(水精)의 힘 때문입니다."

김면섭은 화로에서 연기를 뿜어 올리며 타는 대나무와 소금을 물끄러미 바라보았다. 대나무가 타는 과정에서 소금이 탁탁 튀는 소리가 들렸다. 이 세상에서 일어나는 미미한 현상, 그리고 그 배후에 광대한 우주의 인과(因果)관계를 거울 들여다보듯이 보고 있는 저 어린 아이는 도대체 인간인가, 신(神)인가 궁금하기만 했다. 동자의 약소금론은 계속되었다.

"일반 소금은 독극물이 적지 않은 힘을 쓰기 때문에 화독(火毒)이 잠재하여 장부에서 갈증을 일으키게 되지요. 그것을 완전히 제거시키면 소갈증의 명약(名藥)이며 나병의 신약(神藥)이 되는 것입니다. 나병은 화독(火毒)에서 오는 것과 습(濕)에서 오는 것으로 구분할 수 있는데 화독으로 오는 것은 뼈가 타서 마디가 녹아 들어가는 증세로 나타나고 습으로 오는 것은 짓무르는 증세로 나타나게 되지요."

　김면섭은 참으로 기상천외한 손자의 이야기에 기가 막혔다. 나병은 다만 천형(天刑)의 질환으로 알고 있을 뿐 의자(醫者)도 환자도 서로 못 고치는 병으로만 생각하는 병인 것이다. 그런데 자신이 만들어 여러 가지 용도로 사용하고 있는 대나무 소금이 나병의 신약이라니…….

　"대나무에 구운 소금이 나병의 신약이 된다는 이야기냐? 나병은 하늘이 내린 천질(天疾)인데 저 소금으로 그것을 고칠 수 있다는 말이냐?"

　"물론이에요, 할아버지. 나병은 일종의 화독(火毒) 습독(濕毒)이 핏속으로 유전되어 오기 때문에 발생하는 것인데 대나무 소금을 바르고 먹고 하면 아무리 악성질환이라도 5년 이내에 완치될 수 있는 법입니다. 물론 세상 사람들이 제 이야기를 믿으려 들지는 않겠지만 제가 죽기 전에 실험을 해보고 그것을 기록으로 남기면 덕(德)을 볼 사람들이 있겠지요."

　김면섭은 소금의 중요성에 대해 새로운 인식을 갖게 되었다.

　"저 소금이 그렇듯 어려운 병의 치료에까지도 이용될 수 있다는 말이지?"

　"할아버지, 소금은 물론 좋은 약이지만 완전무결한 약으로 만들려면 굽는 방법을 제대로 아셔야 합니다. 한두 번 구워서는 소금 속의 독극물을 완전 제거할 수 없어요. 따라서 아홉 번을 굽되 마지막 열처리 때 순간열을 5천도까지 높여 용해시켜야만 독극물이 완전제거 됨과 동시에 천상 태백성의 신철분(辛鐵粉)이 불기운을 따라 합류해 들어오게 되지요. 소금에 합성된 신철분은 바로 인체의 뼈를 이루고 힘줄을 만드는 원료가 되는 물질입니다. 백금(白金)이라고나 할까요?"

　이야기는 소금의 효용가치를 높여 건강보전에 활용한다는 것으로 요약된다. 즉 소금은 옛적부터 약용으로 써왔으나 소금 속에는 약성물질과 독성물질이 다같이 함유되어 있으므로 독성 제거, 약성 보완의 길을 모색, 소금의 의약적 이용가치를 극대화시킨다는 것이다.

　대나무의 진액은 죽력(竹瀝)이라고 하며 이것을 약으로 쓴다. 소나무 역시 송진을 약용하는 한편 소나무 태운 숯과 재도 다양한 의약적 효능이 있는 것으로 예부터 전해져 온다.

　1920년 무렵까지 우리 나라에 전래되어 오는 약소금의 제조방법은 대나무 통 속에 소금을 다져 넣고 구워 내는 것이었다. 밥 지을 때 아궁이에 넣고 굽기도 하고, 모닥불을 지펴 굽기도 하고, 어떤 이들은 왕겨를 덮어 놓고 은은한 불에 오랜 시간에 걸쳐 굽기도 했다(겻불에 구우면 다소 역한 냄새가 난다).

　이러한 방법은 아직도 경상남도 일원에서 사용되고 있기도 하다. 이 지역의 예순 살 넘은 노인들 중에는 약소금을 굽는 방법과 과거 선대 어른들이 그것으로 양치질하고 그 침으로 눈을 씻는 것을 보아온 이들도 적지 않다.

　선생은 이러한 전래의 방법이 일리는 있되 완전무결한 약소금의 생산방법으로는 미흡하다는 점을 파악하고 그 보완책의 하나로 굽는 횟수를 아홉 번 반복할 것과, 태우는 연료로는 소나무만을 사용할 것, 대나무에 소금을 넣은 뒤 구멍이 뚫려 있는 윗부분에 심산 속의 거름기 미치지 않은 정갈한 황토흙을 반죽하여 그것으로 봉할 것 등을 제시하였다.

　특히 아홉번째 구울 때에는 고열처리를 통해 완전 용해시켜야만 백금(白金)성분이 합성된다고 밝혀 누구든지 제조하여 쓰되 올바른 방법, 보다 더 지혜로운 방법으로 제조하여 가능하다면 자신과 가족의 건강 보전에 활용하라고 하였다.

　선생 자신이 약소금을 처음 구운 것은 지난 1926년(丙寅) 무렵 평북 영변군 북신현면 묘향산 기슭에서였다. 이듬해 정묘년에는 영변 구장에서 굽기도 하였는데 손수 풀무를 제작하고 드럼통을 구하고 전남 담양 대나무를 구하여 각각 50킬로그램들이 소금 50포대 정도씩 구워서 경비를 댄 친구들과 나누어 썼다.

　선생이 손수 기술한 《신약본초》(神藥本草) 원고에는 이 무렵 약소금을 활용한 사례 두 가지가 소개되어 있다. 그대로 인용해 본다.

　　동장진(東長津) 수력전기 6호항의 가스가 그 맥이 7호항간까지 연속하여 병인(丙寅) 정묘(丁卯) 무진(戊辰) 3년간[1926~1928]에 진폐증 환자가 생기니 가스연기로 인해 오는 진폐증 환자는 백약(百藥)이 무효이다. 진부(陳腐)로 오는 폐위증(肺萎症)을 진폐증(陳肺症)이라 한다. 진폐증 환자는 오직 혈청주사법(血淸注射法)과 중완혈, 관원혈에 약쑥으로 뜸뜨는 법을 이용할 수 있을 뿐이다.

그러나 당시 주사법은 할 수 없고 죽염 복용법과 약쑥으로 뜸뜨는 법을 이용하여 6개월 만에 생명을 구하고 일년 만에 완치되었다. 나는 시작만 해주고 그 후에는 가족에 의하여 계속하게 하니 완치되는 기간 중에 사경에 이른 적이 여러 번이다. 이는 몸을 보(補)할 수 없음으로 인해 원기부족이 주요한 원인이다. 나는 그 환자에게 1년간에 두 번씩 밖에 못 가보았다……[이하 생략].

60년 전, 황해도 봉산군에 석탄광산으로 봉산탄광과 사리원탄광이 있었다. 당시 나는 사리원탄광에서 채광도 하고 화방(火防)에서 소방화작업도 하다가 막장 채광까지 하였다.

탄광 속 깊은 곳에는 송진이 몰려 있어 언제나 불씨가 꺼지지 않고 있으므로 소방화 작업은 필수적이다. 탄광 가장 깊숙한 막장에서 조기통을 깔고 빅구로 채탄을 할 때에 광부들은 탄가루를 무한히 마시게 되므로 자연히 진폐증 환자가 생긴다. 그때 막장에서 함께 일하던 광부 중에 죽어서는 안 될 사람이 진폐증에 걸려 고생하는 관계로 나는 부득이 또다시 응급책을 쓰게 되었다.

백개자(白芥子)를 곱게 볶아서 분말하여 한근 반과 행인을 곱게 볶아서 분말하여 한근 반, 대추 한근 반, 생강 한근 반, 원감초 한근 반을 한데 넣고 달여서 하루 10여 차례씩 죽염과 함께 복용케 하였다. 환자는 10여 일 만에 호흡을 편하게 할 수 있게 되었고 우선 죽음을 면할 수 있었으나 완치되지는 않았다. 완치는 뜸밖에 없었으므로 나는 쑥뜸을 뜨라고 권하였고, 그의 가족들은 나의 권고에 따라 환자에게 쑥뜸을 떠주었다.

나는 가끔씩 들러 환자를 살펴보곤 했는데 그는 6개월 만에 깨끗이 죽음의 병, 진폐증을 고쳤다. 그 뒤 6개월 가량 더 머물다가 나는 그곳을 떠나게 되었는데 그때 그 사람의 건강은 아무 이상이 없었다[※民醫藥 89년 7월호 참조].

30여 년 전, 선생은 당시 이승만 정권의 부당한 정치적 제의를 거절하고 경남 함양군 휴천면 월평리 삼봉산 기슭의 살구쟁이 마을로 주거지를 옮겨 살 때였다. 당시 갓 태어나 극심한 횟배를 앓아 위기에 처한 삼남(三男)을 살리기 위해 약소금을 제조하여 동화약품에서 생산하는 활명수에 타서 먹여 살려냈었다.

그 뒤 1960년 4·19로 세상이 바뀌자 선생은 서울로 이사하여 삼양동 북한산 중턱에 땅을 파고 루핑으로 지붕을 만들어 덮은 토굴 속에서 한동안 살았다. 이때 선생은 중구 주교동 김의환이라는 고향 친지의 집에 머물며 소문을 듣고 찾아오는 수많은 난치성 질병 환자들을 쑥뜸과 약소금, 집오리 한약 등을 이용해 치료해 주었으며 그 뒤 종로 5가에 시중(施衆)한의원을 개설, 6개월 가량 의업(醫業)에 종사하였다.

이에 앞서 선생은 경인년[1950] 봄부터 임진년[1952] 여름까지 부산 동광동에서 세춘(世春)한의원을 개설, 세상 사람들이 '치료 불능'이라고 포기한 수많은 난치병 환자들을 고쳐 주었던 적이 있다. 선생의 증언에 따르면 언제나 약소금을 제조하여 환자들에게 써보면 효과는 좋았지만 당시만 해도 전쟁의 혼란기에다 경제사정들이 좋지 않아 거의 제조 경비도 건지지 못하기 일쑤였다는 것이다.

이후 선생은 함지박 깎는 일, 목물 등 막노동을 하면서 생활하였으므로 국가에서 기존 한의사 면허증을 갱신발급한다는 사실을 당시 한의사 시험관으로 있던 김영훈·방주혁·박성수·박호풍 등 친한 사람들에게 들었으나 수속을 밟지 않았다.

한의사 국가고시를 둘러싸고 초창기에 벌어지던 불미스러운 일도 익히 들어서 알고 있는 데다가 기존의 한방의서를 위주로 시험을 보이는 방식에도 찬성을 하지 않았기 때문이었다. 고전(古典)의 낡은 틀을 지금 타파하지 않으면 한의학 발전은 기대하기 어렵다는 것이 당시 선생의 주장이었다. 면허증 갱신발급을 받지 않은 까닭에 이 이후 선생의 의약실험과 환자 치료행위는 새로 발효되기 시작한 보건의료 관계법률에 의해 불법 의료행위로 간주되기에 이른다.

1968년 선생은 김모 한의사와 함께 중구 충무로 5가 충현교회 앞 2층에 방 두 칸을 빌어 성혜(聖惠)한의원을 개설, 잠시 의업(醫業)에 종사한 적이 있었다.

이때도 선생은 죽염을 만들곤 했는데 물초롱 아래 부위에 직사각 구멍을 내고 시렁을 걸어 놓은 다음 대나무통 속에 천일염을 넣고 산속의 황토흙 반죽으로 봉한 뒤 장작불을 지펴 때는 일도 하였다.

당시 성혜 한의원은 2층집이었으므로 충무로 5가 집앞 노상에서 주로 불을 지펴 태우곤 했다. 1층 집주인과 교회 사람, 지나가는 행인들이 "길거리에서 무슨 짓을 하는 거냐"고 힐난을 하면 선생은 일체 대꾸를 안하고 묵묵히 초롱의 아궁이에 부채질만 하곤 했었다. 또 백반을 사다가 솥에 구워 가루를 낸 다음 계란 흰자위에 반죽하면 뜨거워지면서 굳어졌다.

선생은 약소금과 계란고백반 가루를 일정 비율로 섞어 소화기 계통에 이상이 있다는 사람에게 주곤 했다.

선생은 이 무렵 종로구 가회동 부근에 있었던 계산한의원 홍원장의 요청으로 하동 화개장터에서 약소금을 제조한 적이 있고 또 2년 뒤인 70년 무렵에는 이강년(李康年) 소진선(蘇鎭璿) 등 선생께 다니며 역비전(易秘傳)을 공부하던 이들의 요청에 의해 하동 쌍계사 부근에서 약소금을 구운 적도 있었다.

선생이 지난 1980년 펴낸 《宇宙와 神藥》에서 약소금에 대하여 '대나무에 넣고 구워 낸 소금'이라는 의미로 '죽염(竹鹽)'이라는 명칭을 사용하면서 죽염의 대중적 인식이 가능하게 되었다.

따라서 대나무에 소금을 넣고 구워서 사용한 것은 예부터 구전(口傳)되어 오던 민간비방(祕方)의 하나이고 이의 전통을 이어 굽는 방법을 개선, 새로운 물질로 재창조할 수 있도록 체계화하여 세상에 공개한 것은 선생의 연구성과인 것이다. 《우주와 신약》142쪽부터 145쪽까지 수록되어 있는 죽염에 관한 내용은 한문(漢文)으로 표기되어 있어 다소 이해하기 어려운 점이 있다. 그러나 말로만 전해 오던 약소금에 최초로 죽염이라는 명칭을 부여, 세상에 공개한 기록이라는 점에서 역사적 의미가 있으므로 번거롭더라도 이를 원문 그대로 소개해 본다.

1. 竹鹽에 對하여
竹木과 胡鹽은 地上水精이 天上壁星精과 角星精을 應하여 化生한 物體이다. 竹木은 水精이니 十一月之氣라. 水中凝固者曰 鹽이니 水精이요, 鹽中之鹵曰 鹽性이요, 鹵中에 萬種 鑛石物之性曰 保金石이요, 保金石中에 有砒性하니 곧 水中之核이니라.
  核은 人間에게 用量이 太過則 殺人物이요, 適當則 活人物이니 卽 萬病通治藥이니라. 竹木은 壁星精이며 角星精이니 壁星精은 萬星中 水氣相通하고 地上水精相應하여 水中之核이 化成하고 角星精은 萬星中 木氣相通하고 地上木精相應하여 木中之火星인 硫黃精을 이룬다. 竹木은 硫黃精을 多量含有 故로 腫瘡에 神藥이요, 水精之核이라. 故로 上消燥渴病之神藥이요, 角星精에 有火星하니 苦酸은 健胃健脾之藥이며 消滯消化不良之藥이요, 中消虛氣症之仙藥이며 胃癌 脾癌藥이니라.
  脾胃氣旺則 土生金하고 金生水하니 水精之核故로 腎虛精不足에 良藥이며 補陽強壯劑라. 故로 糖尿下消에 神藥이니라.
  故로 絶陽者도 久服則 回陽하고 虛弱者는 健康回復하고 虛老者는 反老還少하고 虛陽者는 補虛強陽하니 前無한 神藥이니라.
  土生金故로 肺癌・氣管支癌・肺線癌藥이요, 水精之核이니 腎膀胱癌藥이며 腎臟炎과 膀胱炎藥이며 解毒에 王者라. 故로 毒感・熱病에 神藥이며 咳嗽喘息에 良藥이니라.

2. 竹鹽 製造法

天生萬物에 藥用은 許多하니 天恩을 天下諸賢은 感謝하라. 愚는 天意를 代言하고 天功을 代之하나니라. 牛膽竹鹽이 雖妙나 牛膽은 有限하여 天下共用이 難하고 竹鹽은 無限하여 用之無窮하니라.

三年 以上된 王竹을 切桶하여 竹孔에 胡鹽을 다지며 채운다. 山中黃土를 去沙[묽게 반죽하여 고운 채에 거른다]하고 반죽하여 소금 담긴 竹桶上孔을 封한 뒤 난로나 혹 드럼통 아래에 구멍을 뚫어 竹桶을 密立하고 숯불로 굽는다. 이때 火力을 增强키 위해 小量의 化工松脂를 집어 넣으면 강한 火力에 竹鹽이 鎔解되어 아래로 흐르면서 돌처럼 굳어진다. 불이 꺼진 뒤 이 소금을 粉末, 다시 竹桶에 채워 굽는 일을 九차례 반복하는데 七차례부터는 火力을 더욱 强하게 해야 한다[王소금 대두 한 섬을 굽는다].

《우주와 신약》이 출간된 이후 충무의 모 한의원 원장은 죽염 제조법에 따라 죽염을 제조, 자신의 만성 위장병[당시 위암이었다는 후문]을 고쳤다며 도봉구 수유4동 자택으로 선생을 찾아와 감사의 인사를 하기도 했다. 그때 그 한의사는 고마움의 표시로 강원도에 가서 마른 오징어를 상당량 사들고 왔다.

위에서 보아 알 수 있듯이 《우주와 신약》은 선생의 나이 72세 때의 저서인데 여덟 살 적부터 병고로 신음하는 난치병 환자를 치료해 오는 과정에서 경험을 통해 확인한 특효처방만을 공개한 것으로 한문으로 씌어 있어 일반인들이 읽기 힘들다는 평을 들었다.

많은 독자들의 요구에 의해 우리 글로 옮겨 1년 뒤인 1981년 9월 《구세신방》(救世神方)이라는 이름으로 간행하였다. 《우주와 신약》이 크라운판 2백38쪽인데 비하여 《구세신방》은 국판 4백16쪽 규모이다.

그러나 《구세신방》의 출간으로 한글화 목표는 달성하였으나 선생의 귀중한 처방들이 많이 빠졌고 직역(直譯)한 한글화 역시 이해하기 어려운 점이 많아, 계속해서 5년쯤 자료수집을 한 끝에 선생의 세번째 저서 《신약》을 1986년 6월에 출간하였다.

선생은 세상에서 '절대로 고칠 수 없는 질병'이라고 알려진 병들을 수도 없이 고쳐 주면서도 대가를 요구하지 않았고 찾는 사람들 또한 부유층이 아니고 대개 병들고 가난한 서민들이었던 만큼 집안 살림은 말할 수 없이 가난했다.

선생은 이에 앞서 《우주와 신약》 출간 이후 80년 가을 친지 김경상 씨와 경기도 수원의 한 농장에서 죽염을 제조하여 나눠 쓴 일이 있었고 《구세신방》 출간 이후 책을 출판한 도서출판 제일사 사장 김갑진 씨와 전라북도 금구의 한 농가에서 81년 겨울 또다시 죽염을 제조한 바 있다.

모든 경비를 마련해 드릴 터이니 제조방법을 가르쳐 달라는 거였고 선생은 이때 모든 불편을 무릅쓰고 자신이 개발한 새로운 죽염 제조방법을 소상히 알려주었다. 이때 제조된 죽염은 경비를 대었던 김갑진 사장측 몇 사람과 선생이 협의하여 나누어 사용했다. 선생은 이때 자신의 몫으로 받은 죽염을 집안의 상비약으로 두고 오랫동안 요긴하게 사용하였다.

그러던 중 86년 여름 《신약》 책의 출간을 계기로 뜻하지 않은 '죽염소동'이 일어났다.

책을 본 사람들이 출판사로 전화를 걸어 선생의 전화번호를 알고는 '죽염을 좀 팔라'고 조르는 것이었다. 《신약》에는 죽염을 하나의 장(章)으로 분류, 보다 더 소상하게 다루었던 것이다.

전국 각지에서 찾아와 갖고 있는 죽염을 팔라고 간청함에 따라 불과 두어 달 만에 가용으로 쓰던 죽염이 모두 떨어져 버렸다. 급한 환자들이 찾아와 병이 급하고 마음이 급해서 달라는데 감춰 놓고 주지 않을 수는 없는 노릇이다.

이렇듯 죽염의 대중 보급이 절실해지자 87년 선생을 따르던 사람들이 몇 사람 모여 죽염을 생산하기로 계획했다. 이들은 죽염을 합법적으로 생산하기 위해서는 우선 염제조허가를 얻는 것이 법 절차상 순서라는 것을 알고 죽염의 제조방법을 소상히 도식화하여 첨부한 허가신청서를 함양군에 제출, 87년 8월에 조건부 허가를 얻어냈다. 곧 군내 유림면 옥매리에 제조장을 건립했고 이듬해인 88년 봄부터는 죽염시제품을 생산하기에 이르렀다.

이때 처음 생산된 죽염이 바로 '인산죽염(仁山竹鹽)'으로 사실상 죽염 발명가인 김일훈 선생의 호를 상표로 딴 것이다. 당시엔 비록 염제조허가만을 받아 죽염이 생산되기 시작했지만 엄밀하게 말해 죽염은 '식염(食鹽)'이라기 보다는 '약염(藥鹽)'이라는 게 죽염을 아는 사람들의 말이다. 실제로 죽염은 현재 각종 공해독 피해의 예방 및 염도부족에서 오는 질병치료에 효과가 있는 것으로 전해지고 있다. 따라서 죽염은 소비자들에게 '건강염' 또는 '무공해소금'으로 인식되고 있는 실정이다. 이같은 죽염의 특성을 감안 애초부터 죽염을 의약품으로 허가받고자 했던 것이 사실이나 현행 염관리제도상 소금이 의약품으로 분류될 수 없는 점과 아울러 설사 죽염에 약성이 있다 해도 이에 대한 임상실험 등을 거쳐야 하므로 아직 영세성을 벗어나지 못하고 있는 죽염업체로서는 이를 의약품으로 허가받기에는 어려움이 많은 상태이다.

결국 죽염은 이처럼 특허화되어 있지 않을 뿐만 아니라 품목허가 없이도 염제조허가만 받으면 생산이 가능함에 따라 죽염업체의 난립상을 부채질하게 되었다.

88년 6월 전북 부안군에서 허가를 받아 생산하기 시작한 '개암죽염'은 죽염 제조비법을 밝힌 《신약》(神藥) 책의 발행을 맡았던 모출판사의 이(李) 사장으로 알려져 있으며, 같은 해 9월 경북 영덕군에서 나온 '민속죽염'은 선생의 의방(醫方) 연구모임이었던 '민속신약연구회(民俗神藥研究會)' 회원인 최(崔)모 씨가 생산하는 것으로 알려져 있다.

또 이듬해(89년) 5월 인천에서 나온 '원방죽염'은 인산죽염 제조회사와 개암죽염 제조회사의 영업부장을 지낸 이모 씨가 독립하여 생산한 것으로 전해진다.

이와 함께 '진죽염'(90.5.4)이 대일약품에서 나왔으며 용품도 다양하게 개발 '죽염비누', '죽염연고' 등도 시판되고 있다. 또 이에 앞서 '마한무공해죽염'(90.3.27) '정강죽염'(90.6.2) 등은 각각 전북 이리와 경남 산청에서 나온 죽염으로 모두가 인산 선생이 《신약》책에서 밝힌 '죽염 제조방법'을 통해 나온 것으로 풀이되고 있다.

그런가 하면 최근에는 제약업계에서도 점차 죽염에 관심을 갖기 시작, 죽염을 자체 생산하는 것은 아니지만 럭키생활용품 사업부에서 이를 원료로 치약을 개발, '죽염치약'이라는 이름으로 시판하고 있다.

이외에도 죽염은 자가적으로 제조돼 현재 서울 경동 한약상가나 종로5가, 대구 약전시장 등에 공급되거나 개인적으로 밀거래되고 있는 것으로 알려지고 있다.

이같은 죽염업체의 난립으로 그 동안 죽염업은 시장 가격의 불균형 및 상품의 품질관리 면에서 소비자들을 혼란케 했던 것이 사실이다. 업체 가운데는 공식 가격보다도 훨씬 싼 가격에 덤핑 판매해 문제가 됐던 경우도 있으며, 개중엔 '식염'이라 하여 대나무에 한 번 구워 낸 소금을 아주 싼 가격으로 공급하는 업체도 있다.

사실 죽염은 몇 번 구워 냈는가에 따라 그 원가가 크게 달라지는데 이는 죽염의 품질을 좌우하는 것이다. 즉 원가에도 못 미치는 싼 금액으로 공급되는 죽염도 있는데 과연 그 죽염이 제조공정을 제대로 거친 것인가를 의심하지 않을 수 없다.

이와 함께 죽염은 그 특유의 약리작용이 있음에도 불구하고 그 동안 과대광고라는 비난을 받아 시장성 확보에 어려움이 많았다. 앞서 밝혔듯이 현재 죽염은 물질특허 없이 상표로만 등록되어 있기 때문에 법적으로 따지자면 의약품도 식품도 아닌, 단지 광물질로 분류되는 '소금'일 뿐이다.

지난 90년 건강식품업계의 과대광고를 규제하기 위해 당국에서 일제조사를 한 적이 있는데, 이때 죽염업계는 치명타를 입기도 했다. 당시 '개암죽염'측에서는 일간신문 광고 및 TV소개가 문제되어 그 책임자가 구속되기도 했는데 이는 죽염이 의약품으로 오인될 과대광고 혐의가 있었기 때문이었다.

인산 선생은 일찍이 《신약》 책을 통해 국민건강에 이바지하는 숭고한

취지로 오랜 세월 각고의 노력 끝에 확인한 온갖 난치·괴질의 특효 비방을 아는 대로 모두 공개하였으나 그것을 이용하는 사람들의 자질에 따라 선용(善用)되기고 하고, 혹은 악용(惡用) 되는 수도 있다.

　과거 우리 선조들이 단 몇 가지 특효비방만 있어도 이를 비밀리에 자손이나 친분 있는 소수에게 전하던 '상감청자' 정신의 소유자들이 적지 않았던 점으로 미루어 볼 때 자신이 아는 모든 가치 있는 의방(醫方)과 약물제조 비법을 허심탄회하게 공개한 선생의 '구세(救世)정신'은 높이 평가해야 마땅하다.

죽염생성의 비밀과 그 물질구조

水氣가 끓으면서 소금이 되는 원리

　죽염의 신비에 대해 말하기 전에 그 주된 원료인 소금이 생성된 원리를 밝히고자 한다. 만물이 생성된 원리를 요즘의 과학이론이나 지식으로 설명할 수는 없다. 사물을 과학적으로 탐구하는 것만으로는 보이지 않는 자연계의 비밀을 완전히 알 수가 없을 뿐더러 오늘날의 언어로는 자연세계의 비밀을 표현할 수가 없기 때문이다. 분석을 통한 과학적 검증보다는 심오한 관찰을 바탕으로 한 직관이 사물의 원리를 통찰하는 데 더 큰 도움을 줄 수 있다.
　인산 김일훈 선생은 심오한 직관과 독특한 철리를 바탕으로 소금의 생성원리를 다음과 같이 설명하고 있다. 선생이 알고 있는 것을 표현할 언어가 없는 만큼 그 설명은 지극히 제한될 수밖에 없다. 본디 참된 도(道)는 말로 표현할 수가 없으며 이심전심(以心傳心)으로 이해할 수밖에 없다.
　"태양의 인력(引力)에 모든 우주진(宇宙塵)이 끌려가 높은 열에 녹으면 용액(溶液)이 되고 용액이 많이 모이면 분열되어 흘러나가 별세계가 이루어진다. 토성(土星)의 흙가루와 화성(火星)의 잿가루가 태백성(太白星) 신철분(辛鐵粉) 속에 합류되어 태양의 인력에 끌려 들어가 높은 열에 녹으면 용액이 되고 그 용액이 공간으로 흘러나와 식으면 용암(熔岩)이 되는데, 이렇게 해서 이루어진 것이 지구(地球)이다.

즉 지구는 태백성의 신철분과 토성 우주진과 화성 우주진이 태양 고열에 용해되었다가 다시 생겨난 화기변성체(火氣變成體)인 것이다. 이 화기변성체가 내부의 고열과 외부의 극냉(極冷)으로 습도(濕度)를 이루고 그것이 수기(水氣)로 변하면서 3억6천만년 동안 끓으면 수정체(水精體)인 소금이 생겨난다.

수기가 끓으면서 소금으로 화(化)하는 과정은 이렇다. 지구 내부의 화구(火口)에서 나오는 고열, 곧 불은 맛이 쓴데 그 쓴 맛이 수성(水性)에 스며들면 화극금(火克金)의 원리로 철분을 흡수한다. 철분을 오래 흡수하여 금성(金性)에서 오는 백금(白金) 성분이 다량으로 생길 때 다시 금생수(金生水)의 원리로 수성의 흑기(黑氣)가 따라 들어와 소금으로 변한다.

그러므로 소금은 금성의 백색 기운을 띠지만 그 맛은 수미(水味)인 짠맛이 나는 것이다. 결국 태백성의 신철분이 태양열을 받아 분해되어 땅속으로 스며들면 지중광맥(地中鑛脈)을 이루고 물속으로 스며들면 수중광맥(水中鑛脈)을 이룬다. 수중광맥을 이루는 것이 바로 소금이요, 지중광맥을 이루는 것은 철분인 것이다."

선생의 이같은 소금생성 원리는 일반적인 지식으로는 이해하기 어려운 내용이지만 우주를 꿰뚫는 놀라운 통찰력이 깃들어 있음을 알 수 있다. 죽염은 이같은 우주의 원리를 바탕으로 만든 것이다.

殺人物도 되고 活人物도 되는 核砒素

죽염은 이름 그대로 대[竹]와 소금[鹽]을 주원료로 하여 만든 것이다. 조수(潮水)와 땅 밑에 있는 광석물의 영향을 받아 특유의 암약 성분이 많이 들어 있는 서해안 천일염. 이 천일염 속의 핵비소(核砒素)와 대나무 속에 들어 있는 맑은 물속의 핵비소를 추출·합성하여 만든 것이 죽염이다. 죽염의 주원료인 대나무와 서해안 천일염은 지상(地上)의 수정(水精)을 응하여 화생한 물체로 그 특성을 살펴보면 다음과 같다.

물을 이루는 원료인 금(金)을 신(申)이라 하고 그 모체(母體)인 토(土)를 진(辰)이라고 하며, 진의 힘을 얻어 신으로 이루어진 수정(水精)을 자(子)라고 한다. 대는 이 신·자·진(申子辰) 수국(水局) 가운데 수정(水精)인 자(子), 즉 동짓달 기운을 근원으로 화생한 물체다. 땅속의 유황정(硫黄精)을 흡수하여 자라므로 종기나 창증(瘡症)의 치료제인 유황 성분이 많이 들어 있으며 보음(補陰)·보양(補陽) 효능도 지니고 있다.

또한 물 가운데서 응고(凝固)하는 수정(水精)이 곧 소금인데 소금의 간수(澗水) 속에 만 가지 광석물 성분을 지닌 결정체를 보금석(保金石)이라 한다. 보금석 가운데 비상(砒霜)을 이룰 수 있는 성분을 핵비소라고 하는데 이것이 곧 수정(水精)의 핵(核)이다. 이 핵비소는 지나치게 섭취하면 살인물(殺人物)이 되며 적당하게 섭취하면 활인물(活人物)로서 만병의 신약(神藥)이 된다.

바닷물 속에는 지구의 모든 생물이 의지하여 살아갈 수 있는 무궁한 자원이 간직되어 있다. 이러한 자원 가운데 가장 요긴한 약성을 지닌 것이 바로 핵비소이다. 핵비소는 처음 바다가 이루어진 뒤 바닷물이 오랫동안 지구 속의 불 기운을 받아 독소(毒素) 중의 최고 독소로 변한 것이다. 이 핵비소는 색소의 합성물인 인체를 병들게 하는 모든 독소 가운데 왕자(王者)이므로 몸안에서 암 등 갖가지 질병을 일으키는 모든 독성이나 세균을 소멸할 수 있는 힘을 가지고 있다.

우리 나라 서해안 천일염전에서 만든 소금만이 유일하게 이 핵비소 성분을 함유하고 있다. 이는 서해안 연평도 부근의 땅 밑에 신비한 광석물이 있는데 이 광석물 기운을 따라 하늘의 목성(木星)권 내에 있는 세성(歲星) 기운이 왕래하기 때문이다. 서해안 천일염을 섭씨 1천도가 넘는 고열로 처리하면 만 가지 광석물 가운데 인체에 가장 이롭게 쓸 수 있는 핵비소를 얻을 수가 있다. 이 핵비소의 힘으로 죽염은 갖가지 질병에 폭넓게 쓰이는 신약(神藥)이 되는 것이다.

지구 밖의 공간을 세 층으로 나누어 보면 지구에서 가장 멀리 떨어진 공간층에는 독소(毒素)가 있고 그 아래층에는 영소(靈素)가 있으며 지구와 제일 가까운 공간층에는 색소(色素)가 있다. 공간의 독소와 지중(地中) 독소가 서로 합하는 때에는 색소 또한 병균으로 화(化)하여 암이나 그 밖의 괴질을 일으킨다. 이렇게 공간 독소와 지중 독소가 합해 지상 생물에 갖가지 질병을 일으킬 때에 핵비소를 쓰지 않으면 치료가 거의 불가능하다.

따라서 공해독(公害毒)이 점점 늘어가는 현대인들에게 핵비소는 없어서는 안될 필수약이다. 이 핵비소는 죽염에서 얻을 수 있다. 소금 속에는 갖가지 불순물과 독성이 들어 있다. 즉 하늘의 형혹성(熒惑星)·하괴성(河魁星)·천강성(天罡星)에서 내려오는 대독성(大毒性)이 태양 광선을 타고 모두 바다 속으로 스며들고 지구의 모든 공해·새·짐승·초목·물고기 썩은 것들이 모두 바다로 흘러들어 수정체(水精體)인 소금에 함유되는 것이다. 죽염은 이같은 소금 속의 독성을 제거하고 약성을 보완하여 합성한 것이다.

천연 소금을 아홉 번 굽는 까닭

죽염은 대나무통 속에 천일염을 넣고 아홉 번을 구워서 만든다. 만드는 방법을 여기 자세하게 적는다. 이는 인산 김일훈 선생이 저서 《우주와 신약》(宇宙와 神藥), 《신약》(神藥) 등에서 이미 밝힌 적이 있다.

먼저 3년 넘게 자란 왕대[王竹]를 마디마다 잘라 그 대통 안에 서해안에서 난 천일염을 단단하게 가득 다져 넣는다. 그리고 깊은 산에서 파온 붉은 황토를 모래나 자갈 등을 걸러내고 물로 걸쭉하게 이겨 대통 입구를 막는다. 다음에는 이 소금을 다져 넣은 대통을 쇠로 만든 가마에 넣고 소나무 장작으로 불을 때서 굽는다.

 한 번 구우면 대는 타서 재가 되고 소금은 녹으면서 굳어 하얀 막대기처럼 되는데, 이 소금덩어리를 가루로 빻아 다시 새 대통 속에 넣는다. 그러고 나서 진흙으로 대통 입구를 막고 쇠가마에 소나무 장작불로 굽는다. 이같은 방법으로 아홉 번을 거듭하여 굽는데 한 번씩 구울 때마다 소금 빛깔이 흰 빛에서 회색으로 짙어 간다.

 마지막 아홉번째 구울 때에는 송진으로만 불을 때고 특별히 고안한 기구를 써서 불의 온도를 수천도로 올리면 소금이 녹아서 용암처럼 흘러내린다. 이것이 식어 굳으면 시커먼 돌덩어리나 흰 얼음덩어리처럼 된다. 돌덩어리처럼 되는 이유는 수기(水氣)가 다하면 토기(土氣)가 생기게 되는 화생토(火生土)의 원리로 설명된다.

 이 죽염 덩어리를 쓰기 편하도록 작은 알갱이나 가루로 만들거나 느릅나무 진을 섞어 알약 모양으로 만든 것이 완성된 죽염이다. 이같은 방법으로 굽지 않거나 아홉 번을 구워 내지 않은 것은 죽염이라고 할 수 없다.

 굽는 방법은 나름대로 연구해서 여러 방법으로 할 수 있다. 적은 양을 구울 때에는 난로를 쓰고 많은 양을 구울 때에는 드럼통을 쓰면 편리하다. 그러나 제대로 죽염을 구우려면 특별히 제작한 설비를 갖추어야 한다. 소금을 고열처리하면 불의 화독(火毒)이 소금 속에 있는 독이나 몸에 해로운 중금속을 제거하고, 바닷물 속의 핵비소와 대나무 속의 유황정을 합성하는 묘법(妙法)이 고열 속에서 서로 합하고 서로 생(生)하는 가운데 이루어진다.

 소금을 극도의 고열로 녹여 내면 수분은 사라지고 화기(火氣)는 성(盛)하므로 화생토(火生土)→토생금(土生金)의 원리로 금(金)·은(銀)·납[鉛]·구리[銅]·철(鐵)의 성분이 재생되어 신비로운 약이자 식품인 죽염이 만들어진다.

 소금을 센 열로 아홉 번 굽는 이유는 공간 중에 있는 백금 성분을 합성하기 위한 것이다. 공기 중에는 불을 따라 들어가는 백금 성분이 있는데 아홉 번을 굽는 동안 많은 양의 금속 성분이 소금 속으로 들어가게 된다. 또 강철로 만든 가마에서도 철정(鐵精)과 화기(火氣)가 함께 들어간다. 이 백금 성분이 만병을 치료하는 힘이 된다. 특히 아홉 번째 구울 때는 화력을 극강하게 하여 소금이 녹아 물처럼 흐르게 해야 한다. 수천도의 고열로 눈 깜빡할 사이에 용해시켜야 하는 것이다. 그렇지 않으면 다른 재료를 완벽하게 갖추어도 완전한 죽염을 만들어 낼 수 없다.

물속에는 수정(水精)의 힘이 있고 불속에는 화신(火神)의 힘이 있는데 그 정(精)과 신(神)의 힘이 마지막 고열처리 때 백금(白金) 기운을 따라가서 정기신(精氣神)이라는 신비의 세계를 만들어 낸다. 이렇게 해서 감로정(甘露精)이 죽염 속에 합성된다. 죽염 속에는 감로수(甘露水)가 1만1천분지 1이 들어 있다. 죽염을 손끝에 조금 묻혀 침으로 맛을 보면 매우데, 이는 감로수 기운 때문이다. 같은 감로수 달고 향기가 나는 기운이 들어있는 산삼이나 홍화씨도 이와 마찬가지로 단맛이 나고 향기가 있다.

죽염 원료로 소금은 반드시 우리 나라 서해안 염전에서 난 천일염을, 대나무는 남해안에서 난 왕대를 써야 한다. 이는 우리 나라 서해안 옹진반도나 연평도 땅 밑에 신비한 광석물이 있어 이 광석물의 기운을 따라 뭇별 가운데 세성(歲星) 기운이 왕래하여 서해안 바닷물 속에 특이한 약성분을 가장 많이 함유하고 있기 때문이다.

대 역시 우리 나라 남쪽 지리산 근처에서 자란 대나무는 감로정의 기운으로 유황성분을 가장 많이 함유하고 있다. 요즘 수입되는 대만이나 일본에서 난 대로는 제대로 효과가 나는 죽염을 만들 수 없다. 또 열에 약하여 대통이 쉽게 터져 버리므로 사용할 수도 없다.

鹽性 보충으로 난치성 질병을 치료

죽염이 암을 비롯 갖가지 질병을 예방·치료할 수 있는 것은 인체에 부족한 염성을 보충해 주기 때문이다. 만물은 염성(鹽性)의 힘으로 화생(化生)한다. 봄철 초목의 새싹이 돋고 잎이 피고 꽃들이 피어날 때 지구상의 염성은 대량 소모되므로 지상(地上) 생물은 염성 부족으로 인해 쉬 피곤함을 느끼며 질병에 쉽게 걸린다.

이를테면 나무는 봄에 새순을 돋우고 꽃과 잎을 피우느라 자체 내의 염성을 많이 소모하므로 입추(立秋)가 지나 완전히 염성을 회복하기 전까지는 체목(體木)이 견고하지 못하다.

따라서 이를 잘라서 재목으로 쓰면 오래 가지 못하고 쉬 썩는데, 그것은 염분 속에 철분(鐵分)이 있기 때문이다. 봄에 소금·간장 등이 싱거워지는 것도 만물 화생으로 염성이 대량 소모될 때 손실을 입기 때문이다. 사람도 봄에 소모된 염성을 원기 부족 등으로 완전히 회복하지 못하면 각종 질병이 생기게 된다.

염성 부족으로 공해독(公害毒)의 피해를 견디어 내지 못하므로 암 등의 갖가지 난치병이 생기는 것이다. 모든 생물이 썩지 않는 것은 '염성의 힘' 때문인데 몸안 수분(水分)에 염성이 부족하면 수분이 염(炎)으로 변하여 갖가지 염증을 일으키고 염증이 오래되면 이것이 갖가지 암으로 변하는 것이다. 피에 염성이 부족하면 혈관염(血管炎)이 오며 혈관염이 심화(深化)되면 혈관암(血管癌)이 된다. 죽염은 이같이 염성이 부족하여 생기는 갖가지 질병을 예방·치료하여 준다. 부족한 염성을 보충하여 세포조직의 변질과 부패를 막고 핵비소의 독으로 갖가지 암독을 소멸하며 유황정이 생신력(生新力)을 강화하여 새 세포를 나오게 함으로써 난치 중의 난치병인 암까지도 치유할 수가 있는 것이다.

5대 神藥 원리 이용한 합성물

죽염은 인체에 부족한 염성을 보충하여 주는 것 외에, 5대 신약(神藥)

원리를 이용한 합성물이기 때문에 사람의 체질과 질병의 종류에 관계 없이 모든 질병에 두루두루 쓸 수가 있다.

죽염은 동방목기(東方木氣)를 지닌 푸른 대나무, 남방화기(南方火氣)를 지닌 소나무 장작불, 중앙토기(中央土氣)를 지닌 황토, 서방금기(西方金氣)를 지닌 소금, 그리고 대·소금·황토에 공통으로 함유된 북방수기(北方水氣)를 모두 갖추고 있는 특수한 합성물이다.

지구는 화기변성체로 하나의 커다란 알[土卵]인데 모든 생물은 이 알에서 생겨난 것이다. 생물이 병들었을 때는 모체인 지구의 조성분(造成分)인 신철분[鐵精]과 황토 성분, 그리고 화기(火氣)를 보충하여 주면 회복된다. 죽염을 만들 때 강철 쇠통에 넣고 황토로 대통 입구를 막아 고열로 처리하는 것은 바로 이와 같은 원리를 응용한 것이다.

이를 구체적으로 설명해 보자. 대나무는 공해가 없는 것으로 죽력(竹瀝)을 시월에 내면 중풍(中風)에 신효하고 또 당뇨 시초인 조갈증(燥渴症)을 치료하는 양약이다. 또 소나무는 초목 중의 왕자로 송진(松脂)은 힘줄과 뼈를 튼튼하게 하고 종기(腫氣)와 염증(炎症)을 다스린다. 거기다가 거악생신(去惡生新) 작용으로 나쁜 것들을 제거하고 새살을 빨리 돋아 나오게 하므로 어혈(瘀血)을 다스리고 혈압을 내리게 하며 당뇨 말기인 하소(下消)에 양약이 된다.

그리고 황토는 보수력(保水力)이 강하고 수정분자 세계의 감로정(甘露精)을 함유하고 있어 지중(地中)의 모든 보석이 전부 이 황토에서 이뤄진다. 뿐만 아니라 보중익기(補中益氣) 재료로 비위(脾胃)를 도와주면서 폐(肺)의 원기를 도와주는 힘이 있다. 따라서 허기증(虛氣症)이 심해 늘 먹어도 배고파 하는 중간 당뇨에 도움을 준다. 또 한 가지 송진과 죽력이 황토와 합하면 신비한 힘이 들어가 수정체인 소금에 합성돼 불순물을 제거한다.

마지막으로 강철 쇠통은 고열로 인해 철성(鐵性)이 밀려 나오는데 그 철 성분 속에는 철정(鐵精)이 있다. 이것은 소금 속의 백금(白金) 기운을 도와준다. 여덟 번 불을 때다가 마지막 고열처리하는 과정에서 이 백금 기운에 따라 소금의 수정체와 불속의 화신체(火神體)가 합성돼 정기신(精氣神)의 신비가 생긴다. 또 철정뿐만 아니라 화력(火力) 역시 모든 보양의 근본이 되며 화생토(火生土)의 원리로 비위(脾胃)에 최고 약이 된다. 이 철정에 또 하소(下消) 당뇨의 피곤을 막아 주는 힘이 있다.

 이처럼 죽염은 5대 신약(神藥) 원리를 모두 응용해 만든 것으로 어떤 색소(色素)와도 합성이 가능하다. 따라서 죽염은 어떤 체질의 사람에게도, 어떤 질병에도 두루 쓰일 수 있는 것이다.

죽염 물질 구조와 그 재료의 특성

 현대 과학기술이 아무리 발달했다고는 하나 죽염의 물질구조 구명에는 별다른 의미를 주지 못한다. 다시 말해 물질구조를 기계적으로 분석하는 것은 어떤 특정 성분의 분량을 알아내는 데 도움이 될는지 모르지만 죽염이 인체에 미치는 영향을 밝히는 데는 여전히 한계가 있다.

 죽염이나 천일염 속의 비소(砒素) 또는 철(鐵) 함유량이 각각 얼마인가는 쉽게 알 수 있다. 그러나 그것의 약성이나 인체에 미치는 영향을 제대로 파악하기는 쉽지 않다.

 천일염 속의 비소는 분량의 많고 적음에 따라서 인체에 치명적 손상을 가하는 독극물이 되기도 하지만, 죽염 속의 비소는 독성이 제거 또는 중화되어 인체의 질병 퇴치와 건강 유지에 도움을 주는 약물로 바뀐다. 한 예로 천일염 속의 비소는 분량의 많고 적음에 따라서 인체에 치명적 손상을 가하는 독극물이 되기도 하지만 죽염 속의 비소는 비소의 독성이 제거 또는 중화되어 인체의 질병퇴치와 건강유지에 도움을 주는 약물로 전환되었음을 천명한 죽염 발명자의 이론에 대해 부정도, 입증도 할 수가 없다.

 비소 문제 말고도 천일염 속에 함유된 광물질 중에는 이를 상시 섭취할 경우 인체의 생리기능에 악영향을 미칠 가능성이 매우 높은 것이 적지 않음에도 죽염 애호가들은 적게는 10g에서부터 많게는 50~60g에 이를 정도로 많은 분량을 수년 동안 상시 복용하면서도 건강악화에 대한 어떤 부작용도 나타난 적이 없다고 증언하고 있다.

따라서 과학적인 기술이 덜 발달된 까닭에 아직 죽염은 비과학적이고 신비적인 식품의약으로 여겨지는 것은 당연하다. 그러나 전체적인 과학기술의 수준 향상에 따라 죽염은 민속약(民俗藥)에서 첨단 의약품으로서 그 진가(眞價)가 밝혀질 것으로 보인다.

죽염의 구성 성분과 그 작용에 대해서는 아직 학자들의 깊이 있는 연구가 적은 까닭에 왈가왈부할 단계는 아니다. 그러나 최근 한국과학기술원과 일본식품분석센터의 성분 분석을 보면 죽염은 천일염보다 인체에 중요한 역할을 하는 필수 광물질의 함량이 훨씬 높은 반면 인체에 해를 미치는 납·비소 등의 성분은 검출 한계치 이하인 것으로 나타나 있다.

광물질이 인체에 미치는 생리작용 및 약리작용에 대해서는 아직 제대로 연구가 되어 있지 않은 상태이나 광물질은 갖가지 영양소가 제대로 이용될 수 있도록 하고 질병의 치료와 해독 등 고유의 작용도 대단히 많은 것으로 밝혀져 있다.

천일염에는 칼슘·마그네슘·철·망간·인·유황 등 갖가지 광물질이 포함되어 있는데 죽염으로 구우면 이들 광물질의 함량이 상당히 변한다. 나트륨·칼륨·염소·칼슘·마그네슘·철·망간·인·실리콘·유황·아연의 함량이 상당수 많아지는데 이 중에서 아연의 함량이 크게 증가한다. 죽염에는 종합 미네랄이라고 해도 좋을 만큼 많은 광물질이 들어 있는 것으로 나타났다.

몸안에 광물질이 부족할 때 신경과민·구루병·발육부진·빈혈·성기능 저하 및 성기관 발육부진·근육위축·피부병·뼈의 성장 장애·저항력 감소 등 여러 가지 질병이 나타난다고 한다. 주요 광물질의 인체 내에서의 작용을 알아보면 죽염의 효과를 이해하는 데 도움이 될 것이다.

제1장 죽염이란 무엇인가 65

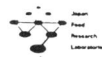

分析試驗成績書

第 43071661-001 号
平成 02 年 08 月 02 日

依 頼 者　　株式会社 青い海

供 試 品　　仁山竹塩

表 記 事 項　　*****

日本食品分析センター
東京本部 〒151 東京都渋谷区元代々木町52番1号
大阪支所 〒564 大阪府吹田市豊津町3番1号
名古屋支所 〒460 名古屋市中区大須4丁目5番13号
九州支所 〒812 福岡市博多区下呉服町1番12号

平成 02 年 07 月 20 日当センターに提出された上記供試品について分析試験した結果は次のとおりです。

分析試験結果

分析試験項目	結果	検出限界	注	分析方法
リン(인)	83.1mg/100g			バナドモリブデン酸吸光光度法
鐵(철)	110mg/100g			o-フェナントロリン吸光光度法
カリウム(칼륨)	328mg/100g			過マンガン酸カリウム容量法
ナトリウム(나트륨)	37.3%			原子吸光光度法
カルシウム(칼슘)(Ca)	765mg/100g			原子吸光光度法
マグネシウム(마그네슘)	673mg/100g			原子吸光光度法
鹽素(염소)	56.6%			モール法
ヒ素(As₂O₃として)(비소)	0.3ppm			DDTC-Ag吸光光度法
イオウ(이온)	0.40%			硫酸バリウム重量法
鉛(납)	0.65ppm			原子吸光光度法
スズ(주석)	検出せず	1ppm		ポーラログラフ法
銅(구리)	5.70ppm			原子吸光光度法
亞鉛(아연)	57.1ppm			原子吸光光度法
バリウム(바륨)	12ppm			ICP発光分析法
ケイ素(규소)	5,710ppm			モリブデンブルー吸光光度法
アルミニウム(알루미늄)	570ppm			原子吸光光度法
リチウム(리튬)	1.0ppm			原子吸光光度法
ヨウ(요오드)	検出せず	5ppm		よう素滴定法
臭素(브롬)	232ppm			よう素滴定法
フッ素(불소)	検出せず	10ppm		LAC吸光光度法
ホウ素(붕소)	14ppm			クルクミン吸光光度法
モリブデン(몰리브덴)	9ppm			ICP発光分析法
ストロンチウム(스트론튬)	84ppm			原子吸光光度法
炭素(탄소)	検出せず	0.1%	1	
窒素(질소)	検出せず	0.01%	1	

注1. CNコーダーによって測定した。
일본 식품분석 연구소의 죽염분석표

以上

아연

아연은 인체의 피부와 골격 발달, 모발 유지에 크게 영향을 미치는 것으로 알려졌다. 소화와 호흡에도 관계가 깊으며 인슐린 분비와 미각작용·

생식작용에 관여하여 화상이나 상처 치료를 돕는 역할도 한다고 한다. 또한 단백질 대사를 돕고 뼈를 단단하게 하는 작용도 한다.

아연이 결핍되면 식욕부진 · 발육부진 · 체중감소 · 피부병 · 생식기관 발육부진 · 임신장애 · 뼈가 작고 약해짐 · 탈모증 · 갖가지 질병에 대한 저항력 약화 · 상처가 회복되지 않는 등의 증상이 나타난다고 한다. 암 ·

한국과학기술원 분석결과

시료번호	나트륨 (Na)	염소 (Cl)	칼륨 (K)	칼슘 (Ca)	마그네슘 (Mg)	철 (Fe)
천 일 염	32.0	51.9	0.26	0.33	0.95	0.0047
죽염(1회)	37.4	57.7	0.22	0.49	0.73	0.0054
죽염(3회)	35.7	57.4	0.37	0.43	1.11	0.0058
죽염(6회)	35.6	57.7	0.41	0.41	1.10	0.0072
죽염(9회)	37.4	57.5	0.55	0.50	0.52	0.0093

시료번호	망간 (Mn)	아연 (Zn)	구리 (Cu)	비소 (As)	인 (P)	실리콘 (Si)
천 일 염	0.0007	0.0001이하	0.0001이하	0.00001이하	0.01이하	0.11
죽염(1회)	0.0012	0.0001이하	0.0001이하	0.00001이하	0.01이하	0.11
죽염(3회)	0.0016	0.00022	0.0001이하	0.00001이하	0.01이하	0.11
죽염(6회)	0.0024	0.00027	0.0001이하	0.00001이하	0.01이하	0.13
죽염(9회)	0.0026	0.00085	0.0001이하	0.00001이하	0.01이하	0.056

시료번호	납 (Pb)	게르마늄 (Ge)	유황 (S)	탄소 (C)		
천 일 염	0.00005이하	0.00001이하	0.98	×		
죽염(1회)	0.00005이하	0.00001이하	0.86	×		
죽염(3회)	0.00005이하	0.00001이하	0.88	×		
죽염(6회)	0.00005이하	0.00001이하	0.78	×		
죽염(9회)	0.00005이하	0.00001이하	0.86	×		

분석일자 1992년 11월 26일

동맥경화·백혈병·간질환·심장병 등은 아연 결핍 때 나타나기 쉬우며 스트레스를 많이 받는 사람은 혈장내 아연 함량이 현저하게 낮아진다고 한다.
　술을 마시면 아연이 소변으로 배설되거나 간에서 파괴되며 임산부에게 아연이 결핍되면 기형아를 낳게 된다. 어린이에게 아연이 결핍되면 뇌기능에 치명적인 손상을 가져오며 뼈가 가늘고 연약하게 된다. 아연은 인체의 면역 작용에 중요한 역할을 맡고 있다.
　천일염에는 아연함량이 1이하이나 반복해서 구울수록 늘어나 아홉번을 구운 죽염에는 아연함량이 5.6이나 되는 것으로 나타나 있다. 죽염이 뼈를 튼튼하게 하고 상처를 치료하며 면역을 강하게 하는 등의 작용은 아연의 증가와 관련이 있는것 같다.

나트륨
　나트륨은 양이온으로 몸안에 존재하는 3분지 1은 체액에, 3분지 2는 뼛속에 들어 있다. 나트륨은 혈액 속의 산·염기의 평형과 삼투압을 조절하는 작용을 한다.
　또한 신경의 자극을 전달하며 쓸개즙의 흡수에도 관여하는데 나트륨이 결핍되면 뼈가 약해지고 각막이 각질화하며, 성기능이 떨어지고 부신비대, 세포기능 변화, 혈압저하, 체액과 혈액의 감소 등의 증상이 나타난다. 성장이 부진해지고 입맛이 없으며 근육경련·구토·설사·두통 등의 증상도 나트륨 부족으로 나타나는 증상이다.

염소
　염소는 뇌척수의 체액과 위액에 염화물 형태로 많이 존재한다. 염소는 세포 내에 음이온으로 존재하며 위액의 성분인 염산을 만들고 삼투압을 조절하고 산·염도의 평형을 조절한다.
　염소가 결핍되면 식욕이 떨어지고 소화가 안되며 구토나 설사가 나는 등의 증상이 나타난다.

칼륨

칼륨은 세포의 생물학적 반응의 촉매제 역할을 한다. 에너지 발생과 글리코겐 및 단백질 합성에 관여하는데 세포에 나트륨이 많아지면 칼륨의 촉매효과는 감소된다. 신경자극 전달에 중요한 역할을 하며 근육을 부드럽게 한다.

칼륨이 결핍되면 근육이 약해지고 소화가 잘 안되며 심장·호흡기 근육이 허약해지며 마비·구토·설사·짜증·두통 등의 증상이 생긴다.

칼슘

칼슘은 인체의 뼈 발달에 절대적으로 필요하며 99퍼센트가 뼈조직을 만들고 유지하는 데 쓰이고 나머지 1퍼센트가 혈액 속에 이온으로 존재하며 효소 활성화·혈액응고·심장과 신경조직을 활성화하는 등의 중요한 역할을 한다.

칼슘이 부족하면 다리가 굽고 뼈의 연결 부위가 비정상적으로 커지며 걸음을 잘 걸을 수 없게 되고 골다공증에 걸린다. 체내 칼슘이온 농도가 내려가면 근육에 경련이 일어나고 근육이 마비되고 손가락과 손목이 뒤틀리는 등의 증세가 나타난다.

인

인은 칼슘대사와 깊은 관련이 있어서 뼈의 형성과 유지에 큰역할을 한다. 부갑상선 호르몬을 조절하고 뼈에서 칼슘과 결합하여 뼈를 튼튼하게 하고 세포대사에도 중요한 역할을 한다.

결핍증상은 그다지 알려져 있지 않지만 식욕부진 등이 나타나는 것으로 보고된 바 있다.

마그네슘

마그네슘은 뼈와 치아에 많이 들어 있는데 세포의 수백 가지 작용에 촉매역할을 하여 세포의 호흡에 필수적인 작용을 한다. 단백질 합성을 돕고 혈액 내의 산과 알칼리의 농도를 일정하게 조절한다.

마그네슘이 결핍되면 원형탈모증, 피부병, 성장지연, 번식장애, 소화불량, 골연화증, 간장장애, 성기능장애, 신경과민, 혈압강하, 말초신경이완, 이밖에 신장이 돌처럼 되거나 심장질환도 생길 수 있다.

술을 마시면 마그네슘이 부족해지기 쉬우며 마그네슘이 많이 들어 있는 물을 마시는 사람은 심장병이 거의 생기지 않는다고 한다.

유황

유황은 단백질 합성을 도와주고 각종 호르몬 분비와 비타민 활성화 에 크게 도움을 준다. 또한 독성에 대한 중화력이 있어서 유독성 미생물 감염에 대한 저항력을 키워 준다. 골격 형성에도 중요한 역할을 한다. 몸안에서 중금속과 결합, 독성을 완화하며 인슐린 합성에도 필요하다. 담즙 생산에도 필수적이며 결핍증은 소화불량과 성장부진 등이 보고되어 있다.

철

철은 몸안에서 산소와 전자를 운반하는 헤메(heme)의 구성 성분으로 철이 부족하면 몸안에 영양물과 산소 공급이 적어진다. 구리가 결핍된 음식을 먹으면 간과 비장에 철이 축적되기 쉽다.

철이 결핍되면 빈혈, 권태, 피로, 구내염 부전실어증, 식욕부진, 세균감염에 대한 저항력 약화 등이 나타난다. 미국 임산부의 58퍼센트가 철 부족으로 빈혈증상이 있는 것으로 나타났는데 철 부족은 어린이나 젊은 여성에게 잘 나타난다.

망간

망간은 골격형성과 생식기능 및 중추신경 기능에 큰 영향을 미친다. 결핍증상은 비타민 K의 결핍과 함께 나타나는데 뼈의 길이가 짧아지고 다리가 굽고 성기능이 떨어지며 불임, 고환이 퇴화되는 등의 증상이 나타난다.

　이밖에 죽염에 들어 있는 것으로 나타난 갈륨(Ga)이나 규소, 스트론튬 등에 대해서는 전혀 연구되어 있지 않으며 또 죽염에는 기계 분석으로 나타나지 않는 성분도 있을 것이기 때문에 죽염의 성분과 효능을 밝히기에는 앞으로도 많은 시간이 걸릴 것으로 보인다.

　이와 함께 죽염을 만드는 데 쓰는 소금·대나무·소나무·황토 등에 대한 문헌을 고찰해 보는 것도 죽염의 신비를 푸는 열쇠가 될 것이다.

소금

　본성은 따뜻하고 맛은 짜며 독이 없다. 귀고(鬼蠱), 사기(邪氣), 독기(毒氣)를 죽인다. 중악(中惡 ; 악기에 감촉 손상되어 생기는 병 중 갑자기 환상이 보이며 졸도하여 인사불성이 됨)과 심통(心痛)을 주관하며 곽란과 심복졸통(心腹卒痛)을 그치게 하며, 하부닉창을 치료하며, 흉중담벽(胸中痰癖), 묵은 음식을 토하게 한다.

　오미(五味) 본래의 맛을 더하여 준다. 많이 먹으면 폐를 상하여 기침이 난다. 끓여서 창(瘡)을 씻으면 종독(腫毒)을 소멸시켜 준다. 바닷물을 끓여서 만들어 눈처럼 흰 것이 품질이 좋다.《동의보감》

　"소금은 소염살충제(消炎殺蟲劑)이며, 장근골제(壯筋骨劑)이며, 고치경골제(固齒硬骨劑)이며, 해갈해독제(解渴解毒劑)이다"《민의약 1989.7.》

대나무 기름[竹瀝]

　대나무 기름은 성질은 아주 차고 맛은 달며 위경, 심경에 들어간다. 열을 내리고 담을 삭이는데, 담열로 인한 기침, 중풍으로 담이 성할 때, 경풍, 전간(간질), 파상풍 등에 쓴다. 그냥 마시거나 졸여서 엿을 만들어서도 먹고 알약을 만들어서도 먹을 수 있다. 비(脾)가 약하여 설사하는 데는 쓰지 않는 것이 좋다.《동의학사전》

　새파란 대나무의 제일 겉층에 있는 아주 단단한 껍데기에는 백금(白金)

기운이 들어 있는데 거기에 신비가 있다. 그것을 죽여(竹茹)라고 한다. 또한 대나무의 진액으로 죽력이라고 하는 것이 있는데, 그 속에는 아주 미묘한 염분이 들어 있다.

대나무 속에 소금을 9번 구워 내는 동안 그 소금 속에 죽력이 스루스루 배어 들어가 신비의 효능을 발휘하는 것으로 추정된다. 이들은 바로 해독(解毒)·해열(解熱)·치풍(治風)의 약성을 지니고 있다.《민의약 1989. 7.》

송진

맛은 쓰고 달다. 본성은 따뜻하고 독이 없다. 오장을 편하게 하고 열을 제거하며 풍비(風痺)와 사기(死肌)를 다스리고, 모든 악창·두비(頭痺)·백독(白禿)·개소(疥瘙)를 주치하고, 이농(耳濃)과 치아의 풍치로 인한 구멍을 다스리고 모든 창에 붙이면 피부가 생(生)하고 통증이 그치고, 충(虫)을 죽인다.

일명 송고(松膏) 또는 송지(松脂)라 한다. 6월에 스스로 흘러나오는 것을 취하는 것이 굳은 것을 따거나 혹은 달여서 취한 것보다 낫고 통명(通明)하여서 훈육향(勳陸香)과 같은 것이 좋다.《동의보감》

소나무는 독이 없기 때문에 소나무 장작으로 불을 땐다. 연탄불로 밥을 하면 밥에 탄 냄새가 밴다. 대통 위에 송진을 뿌려 주는 것은 온도를 높이는 역할도 하지만 송진 기운이 소금으로 스며 들어가게 하는 역할도 한다.

송진은 곧 장근골·치어혈(齒瘀血)·소염·소종·소창·살충하며, 눈을 밝게 하여 주고, 썩은 살을 제거하는 동시에 새살이 나오게 하는 약리적 작용을 한다. 송진이 죽염에 합성되어 그 힘을 얻으면 모든 생물체에 아주 좋다. 피가 맑아지고 뼈가 견실하게 된다.《민의약 1989. 9》

진흙

황토는 본성이 화평하고 맛이 달며 독이 없다. 설사와 적리(赤痢)·백리(白痢)와 배안의 열독으로 인하여 뒤틀리듯이 아픈 병증을 주치하여 준다. 또 여러 약독 및 육독·합구초독·야균독을 풀어준다. 또 쇠고기 말고기의 육독과 간중독(肝中毒)을 풀어 준다.

대개 흙의 석 자 이상을 분(糞)이라고 하고, 석 자 이하를 토(土)라 한다. 마땅히 위의 오물을 제거하고 물기가 스미지 않게 한 것이라야 진토(眞土)이다. 토지는 주로 만물의 독을 수렴하고 옹저(癰疽)가 등에 발하는 것과 졸환으로 인한 급황(急黃 ; 급성황달 따위)과 열이 성한 병을 다스린다. 《동의보감》

대나무 입구에 봉한 황토는 고열로 인하여 흙물이 녹아 죽염 속에 배어 들어간다. 만약(萬藥)의 성분을 다 가지고 있는 것이 황토이다. 황토는 보중익기(補中益氣)의 약리적 작용을 한다. 황토에는 토생금(土生金)의 원리로 백금(白金) 성분이 조성된다.

대나무 껍질에는 태백성정(太白星精)이 있고 소금 자체도 태백성정으로 온다. 이들의 백금 성분이 매개체가 되어 공간에서 유황성분이 따라와 죽염 속에 합성된다. 천연 유황성분이 약 30퍼센트 정도 합성된다. 때문에 죽염은 유황 냄새가 물씬 나는 것이 좋다. 《민의약 1989. 7》

죽염의 다양한 용법

죽염은 제조시 그 신비의 약성을 합성시키는 까닭에 어렵고 복잡한 비법이 따르지만 일단 구워낸 죽염을 약용으로 활용하는 데는 특별한 제한을 두지 않는다. 환자의 질병과 건강 상태에 따라 죽염의 복용 및 응용은 다양하다.

그러나 죽염 복용 체험자들의 임상결과 다음과 같은 사실을 주의할 필요가 있다.

즉 환자나 체내에 담(痰)이 많은 사람은 처음 죽염 복용시 가슴이 울렁거리거나 심할 경우 구토증세와 함께 토하기까지 하는 경우가 있다. 이는 각종 화공약독 및 공해로 인하여 현대인들 누구나가 체내에 담을 가지고 있는데 여기에 거악생신(去惡生新) 작용이 강한 죽염을 넣으면 담을 삭이는 과정에서 일시적으로 일어나는 현상이다. 다시 말해 죽염이 담을 진압하는 과정에서 외부에서 들어온 침입자에 항거하는 담과의 충돌이 구토현상으로 나타나는 것이다.

따라서 죽염이 좋다는 것은 사실이지만 그것을 처음 먹을 때는 면역을 들여야 할 필요가 있는 것이다. 처음 쌀알 만큼씩 조금 먹다가 아무 이상이 없을 경우 점차로 양을 늘려 나가는 것이다.

그렇게 하여 죽염을 한 순가락씩 퍼먹을 정도가 되면 거악생신 작용을 통해 몸의 건강을 완전히 회복시켜 줄 수 있는 것이다.

그러나 말기 암에 들어가서는 하루에 열 순가락을 퍼먹어도 암의 타조직 전이 및 확산을 막기 어려운 만큼 암세포가 회복이 어려울 정도로 퍼지기 전에 서둘러 대책을 세움이 바람직할 것이다.

제2장 죽염의 생성원리를 밝힌다

소금에 지혜가 가미되면 죽염이 되고
죽염은 인류 만병 퇴치하는 靈藥이 된다
―죽염발명자 仁山 김일훈 옹의 '죽염원론'―

- 5천도 高熱에서 이뤄지는 神藥―죽염의 비밀
- 구강암 최고 약물은 죽염과 유황오리
- 위암의 묘방―玉池生津法
- 소금 생성의 비밀은 지중고열의 불기운에서 시작
- 치근암 치료에는 竹鹽이 효과적
- 싱겁다 먹다 일찍 가버린 물리학 박사
- 毒液을 津液으로 화하게 하는 죽염의 妙   • 竹鹽의 면역력
- 소금 없이는 모든 생물이 존재할 수 없다는 증거
- 대동아전 흑사병에서 한국인이 살아난 까닭
- 소금 속에는 太白星의 辛鐵粉이 있다.
- 소금은 짠 맛은 金星에서 오는 白金기운 때문
- 5대 神藥원리를 이용한 합성물, 죽염
- 산모·태아에 좋은 죽염 복용법
- 죽염은 痰을 삭이고 염증소멸
- 죽염 곁들인 돼지창자국은 北風 극약독도 해독
- 묘향산 노승의 식염 건강법
- 죽염 제조에는 연평도의 천일염이 최상
- 전생의 잘못된 靈도 소금의 백금성분으로 치유
- 소금 속의 불순물 제거한 죽염
- 죽염과 색소세계에 대한 비밀
- 소금의 불순물, 무와 중화되면 신비의 약
- 누구나 할 수 있는 쉬운 건강법   • 공해독 풀어주는 죽염

- 당뇨를 고치는 비밀, 죽염 속에 있다
- 5천도 고열에서 구워낸 소금은 최상의 藥鹽
- 죽염을 침에 녹이면 신비한 癌藥
- 당뇨에 죽염 쓰면 효과 신비
- 에이즈 神藥은 청색 녹반과 죽염
- 미래 괴질 出血熱의 약은 죽염뿐 • 죽염은 백설풍에도 神藥
- 피부암과 습진엔 죽염과 난반을 쓰라
- 백납은 호두기름과 죽염이 神藥
- 설궤양증에는 죽염 물고 있으라 • 나병의 神藥—죽염
- 나병 치료는 죽염·백반으로 한다
- 臘猪油와 녹반·죽염 이용한 나병 치료법
- 백내장을 수술 않고 치료하는 비법
- 3대 神藥이란 죽염·홍화씨·산삼
- 죽염의 甘露精 기운은 1만1천분지 1
- 죽염은 피를 맑히는 데 왕자 • 암세포 없애는 죽염, 홍화씨
- 유근피 달인 물에 죽염 섞어서 암치료
- 눈병·습진·무좀에 손쉬운 처방
- 체질이 다른 건 몸속의 분자세계 차이
- 죽염 마지막 처리는 甘露精 합성법
- 痰이 많아지면 癌이 생기는 증거
- 각종 궤양과 암에 신비한 식품
- 죽염을 이용한 舌腫癌 치료법
- 원자병 약은 죽염과 마늘 • 鹽性과 분자세계 생성의 비밀
- 病厄을 몰아내는 죽염과 단전쑥뜸의 妙
- 鹽氣없는 채소는 濕病을 야기
- 서목태 죽염간장 만드는 법
- 죽염간장은 核病 고칠 수 있는 靈藥
- 공해보다 더 무서운 원자핵독
- 서목태 죽염간장의 효능과 주사법

소금에 지혜가 가미되면 죽염이 되고
죽염은 인류만병 퇴치하는 靈藥이 된다
― 죽염 발명자 仁山 김일훈 옹의 '죽염원론' ―

5천도 高熱에서 이뤄지는 神藥 — 죽염의 비밀

그래서 내가 약(藥)으론, 거기에 약이 있는데 우선 많은 사람이 이용하는 가치가 어디 있느냐? 연평도 천일염(天日鹽)인데, 연평도 바다의 물로 만든 천일염. 이걸 가지고 우리 나라 왕대[王竹]에다 구워 나가는데, 마지막에 5천도 이상 고열(高熱)로 처리하면 그 5천도의 고열에서 따라오는 우주의 모든 색소(色素)가 그놈이 다 색소가 들어오는데, 들어오게 되면 그 고열에서 이루어지는 게 뭐이냐? 그 분자라는 건 고열에서 다 녹아서 파괴돼요.

그런데 불속에서 생기는 분자가 있다. 그게 뭐이냐? 암치료 약이다 이거야. 또 포자가 있다. 그게 뭐이냐? 인간 생명을 다시 존속시킬 수 있는 힘이 있다.

그래서 그 5천도 고열 속에서 생기는 분자와 포자는 상상을 못할 수 있는 비밀이라. 그러면 이 색소하고 분자하고 포자하고, 이 세상에서 하늘엔 색소, 또 중간엔 분자, 생체를 하나 만들어 놓으면 포자. 이 세 가지 중에 어느 거고 고열에서 이루어지게 되면 암을 치료하는 거라. 그래서 암약(癌藥)은 거기서 나와야지 나올 데가 없다.

〈제3회 건강강연회: 1986. 11. 28. 한국일보 강당〉

구강암 최고 약물은 죽염과 유황오리

구강암이라는 것은 대체로 어디서 오느냐? 혀는 심장부(心臟腑)에 관계되지만 심장부에 직계관계가 아니고 비장에도 직계관계가 있어요. 화생토(火生土)의 원리로, 이러구. 구강에 암이 오는 정도는 식도에 오는 사람이 있고 구강에 오는 사람이 있으니 그것이 대체로 독립적이라.

그래서 내가, 많은 사람이 식도암(食道癌)으로 고생하고 구강암으로 고생하는데 치근암(齒根癌)은 달라요. 콩팥에서 와요. 그러구 또 이틀에서 오는 것도 비장(脾臟)에서 많이 와요, 이런데. 구강은 천장에, 입천장에서 시작하는 사람, 혓바닥에서 시작하는 사람, 이틀에서 시작하는 사람, 구강암이 여러 종류가 생기는데. 그 중에 대개 입천장에 오는 구강암은 만성구강암이라. 이틀에서 오는 건 치근암이 악성구강암이라. 치근암은 최고의 어려운 암인데 암 중에도 암 중의 암이라. 그것도 잘 낫게 하는 법이 있어요, 그런데.

구강암에 약물은 뭐이냐? 이제 그 유황을 멕인 오리 없다면 오리를 삶아서 지름[기름]을 싹 거둬요. 식혀서 지름 거두고, 백지를 가지고 마저 거두고 그리고 오리 고은 국물을 따끈하게 해서 늘 물고 있을 거. 또 고 짬에는 죽염(竹鹽)이 있어요, 죽염. 죽염을 구할 수 있는 대로 구해 가지고 그 죽염을 입에다가 항시 물고 있어야 돼요.

물고 있으면 그 구강암에 대한 진물이 흐르는데 그게 침이라. 그 진물이 뭐이냐? 모든 균(菌)이라. 그 악성 병원균인데 그 악성 병균이 죽염 속에 들어가면 아주 악성암을 고치는 암약(癌藥)이 돼요. 그게 뭐이냐? 이 결핵 환자의 침을 받아 가지고 단지에 넣어서 땅속 여섯 자 아래로, 땅에 지름이 통하는 데다가 1년을 묻었다가, 그 침을 꺼내면 노랗게 되는 것도 있고 하얗게 되는 것도 있어요.

그걸 폐암에 좋은 약을 구해 왔다고 해서 구해 멕이면 맛이 습습하고 별로 독한 건 없어요. 그걸 한 세 홉만 먹어도 호흡이 편해요. 그건 며칠 멕이면 죽는 사람이 없어요. 다 살아요. 그러니 이 암약을 제조하는데 어떤 신비도 다 돼요. 거게 구강에서 흐르는 그 염증, 그것이 타액(唾液)하고 합류해 가지고 있는데 거게 죽염이 들어가면 그게 기막힌 암약이라.

그걸 다른 사람이 먹어도 암약이요, 본인이 그걸 자꾸 삼키고 뱃속에서부터 암에 대한 세포가 녹아 나고, 또 그게 입 안에서 자연히 나아 들어가면 낫는데 이게 3주일이 되면 완전히 좋아지는 걸 눈으로 보니까. 부지런하게 물고 있고, 마시기는 오리 고은 국을 마시는데 이 유황을 멕인 거는 확실히 신비해요.

그렇지 않아도 오리는 소염제(消炎劑)라. 염증을 소멸시키는 거. 오리 소염제만 아니고 창(瘡)에도 멕이면 좋아요. 소염치창(消炎治瘡)에 좋은 약이라. 또 보음보양(補陰補陽)도 조금 하고, 전혀 안하는 건 아니고. 이러니까 이렇게 치료하면 모르게 모르게 나아 가요. 구강암 고치는 덴 완전무결해요. 해보면 알 거고. 한 뒤에는 판명이 날 거니까.

위암의 묘방 – 玉池生津法

위에 대해서 위벽이 상해 들어가는 위암, 또 위의 산성으로 위가 차 가지고, 담(痰)이 성(盛)하다 보니까 위가 무력해 가지고, 무력증으로 위가 쳐져서 위하수(胃下垂)라 한다. 위가 무력하게 되면 위신경마비라. 그래서 위하수로 오는 암이 있고 또 음식물을 부주의해서 위확장(胃擴張)으로 오는 암이 있고, 또 술이나 이런 걸 과히 먹다가 상처가 심해서 위궤양(胃潰瘍)으로 오는 사람, 또 위가 완전히 상해서 위염(胃炎)으로 앓는 암이 있어요.

그런 암 중에 혈액형을 모르곤 얘기가 어려우니, 그 혈액형 모르는 데는 간단하게 석고(石膏)를 안 넣고 일반이 통할 수 있는 약을 일러줘도 됩니다. 오리를 내가 말하는데 집오리 두 마리를 터러구[털]만 뽑구, 창자의 똥을 깨끗이 씻구 그러구서는 쓸개도 버리지 말구 오리 발톱에 있는 비밀이 상당히 커요. 오리란 놈이 물에서 살기 위해서 발톱에 정신과 힘을 모아, 또 무얼 먹기 위해서 머리에 힘을 모을 적에 그 오리 주둥이에 가. 그 오리 끝, 부리 그 끝이 아주 묘한 약이 돼요.

내가 고것만 따로 실험한 적이 있어요. 그러니 다 버리지 말고 터러구하고 똥만 싹 씻고서, 그러구 그걸 두 마리를 흠씬 고아서 기름은 짜 버리고, 저 기름은 식혀서 걷어 버리고 그러고는 거기에다가 금은화(金銀花) 서 근 반을 넣고 포공영(蒲公英)을 너 근 반을 넣어요. 하고초(夏枯草) 두 근 반을 넣고. 그리고 백개자(白芥子) 서 근 반에, 행인(杏仁) 서 근 반, 그렇게 넣구서 그걸 흠씬 고아 가지고 짜질 말아요.

왜 짜질 말아야 되느냐? 금은화 같은 건 산천에서 채취하니까 화공약 피해가 없지만 하고초 같은 것도 산천에서 키우는 게 있구. 대싸리 하고초는 집에서 키우는 거 있어요. 그런 건, 농약을 일년 내 치고 키운 걸 어떻게 짜 먹겠어요.

그러면 포공영도 지금 원래 귀하니까, 재배하는 거 있어요. 그러나 포공영은 버럭지 덜 먹어요. 화공약을 덜 치는데, 이 하고초만 주의해야 되고 또 백개자 같은 것도 겨자인데 그건 농약이 심하게 가요. 행인은 살구씨인데 그것도 나무에 농약을 안 치고 키우긴 어려울 거요, 지금엔. 난 그거 키우지 않아서 모르거니와 다른 건 키워 보니 농약 안 치곤 다 먹어 버려요, 버럭지가.

그러니 그 농약이란 파라티온 독이 원래 강하기 때문에 끓는데 얼른 녹아 나오지 않아요. 그러니까 그걸 끓이되 오래 두고 끓여요. 오래 두고 끓이면서 짜진 말아요. 짜게 되면 찧어 가지고 그 파라티온 독이 나와요. 그건 수은이라. 수은을 짜 먹을 거까진 없어요. 인체에 원래 해로우니까.

그래서 내가 일러주는 건 이 많은 약을 왜 합성시키느냐? 이 물도 얼마를 두게 되면, 물도 오래 끓여야 되는데 오래 끓이면 물속에서 이는 정기(精氣), 불속에서 오는 정기, 수화(水火)의 정기를 모아 가지고 그 약물의 힘을 보조하고 인간의 모자라는 생명을 구해요.

모르고 듣는 사람들은 오해도 많아. 그러나 난 그 오해와 욕을 평생에 우

쉽게 알아. 내가 아는 대로 가르쳐서 안 되면 말구, 욕하면 욕하고. 그건 왜 그러냐? 여기 모든 비밀을 동원해도 생명을 구하기 힘든데 막연하게 책을 보고 그대로 할 수 없으니. 막 짜 먹어라? 그 속에서 생명을 구한다는 건 난 안 믿어. 그러기 때문에 내가 아는 방식대로만 하니까 자연히 인간에 이해 안 가요. 일반은 아무리 오해해도 난 그걸 무관심하게 생각해.

그러니 그렇게 알고서 위암에 대해서 그렇게 약을 쓰되 거기에 죽염을, 반드시 죽염은 조금씩 조금씩 실험해 가지고 침이 모든 액물로 변해서 그게 옛날에 옥지생진법(玉池生津法)이 있어요. 구슬 '옥'(玉)자 못 '지'(池)자. 침을 옥지(玉池)라고 해요. 또 입에 오래 물고 있으면 호흡을 하게 되면 그 침이 진액으로 변해. 좋은 진액이 돼. 이룰 '성'(成)자 성진(成津)도 있고, 옥지생진도 있어요.

옛날에 신선들이 쓴 책엔 여러 가지로 말씀했는데. 그래서 옥지생진법(玉池生津法)이 거기서 쉽게 화(化)해요. 호흡을 가지고 이뤄지기 전의 타액(唾液)이 옥지생진이라. 그런 묘한 약물로 변하니까. 그걸 약물을 마시고 난 뒤에 죽염을 조금씩 물고 그 침을 무시(無時)로 먹어요. 그래서 하루 천 번이고 만 번이고 생명을 구할 수 있다면 구할 수 있도록 노력해요.

그 약을 실험하면 실험 도중에 죽은 뒤엔 실험 못해요. 살도록만 노력하라, 이겁니다. 나는 단순하게 말해요. 말 안 들으면 죽어라 이것뿐이야. 그러니 누구도 약물이라는 건 실험하지 말구 악착같이 먹여야 돼. 조금씩 조금씩 자주 침으로 화(化)해서 신비한 약물을 먹으면 나아요. 그러고도 신비한 약물을 계속 먹으면 오리 고은 물이겠다? 그렇게 하면 돼요.

〈제5회 건강강연회: 1987. 5. 23. 프레스센터〉

소금 생성의 비밀은 지중고열의 불기운에서 시작

흙이 생기기 전의 이야기겠다? 그 돌이 내부의 고열(高熱)과 외부의 극냉(極冷)으로 해서 습도가 수기(水氣)로 변하면서 끓는 것이 3억6천만년을 끓으면 소금이라는 게 생겨요. 그 소금이 생기는데 어디서 생기느냐?

거 내부의 화구(火球)에서 고열이, 불은 쓴 맛이 있는데 그 쓴 맛이 자꾸 스며 나와 가지고 물속에 스며 들어오면 그 쓴 맛이 모든 철분을 함유하게 돼 있어요. 그래 가지고 거기서 백금(白金) 성분이 다량으로 생길 때에 소금이라는 게 생겨, 그래서 거 염분이 생기는데, 염분이 생긴 연후에 그놈이 변질돼 나오는 변화가, 산소(酸素)라는 것이 거기서부터 생기기 시작해.

산소라는 색소가 생겨 가지고, 건 청색소(靑色素)인데 거기서 분자(分子)가 화해요. 색소에서 화하는 모든 만물(萬物)이 화생(化生)하는 원소에서 생기는 분자. 그걸 뭐라고 해야 되느냐? 그걸 핵(核)으로 된 분자라고 할 밖에 없는 놈이 있어요.

그러면 물은 증발돼 가지고 비가 오게 되면 그 빗물이 땅속으로 스며 나오는 건 샘이니까, 맑을 '담(淡)' 자 담수(淡水). 거기에도 모든 초목이 나올 수 있는 청색소가 있기 때문에 건 담수소(淡水素).

또 소금물이 강한 덴 염수(鹽水)가 돼 있는데 그게 함수(鹹水)라, 짤 '함'자 함수소(鹹水素).

그런 함수소라는 원료가 먼저 생기는 건 대장간에서 거 쇠를 담그는 물이 오래게 되면 그것이 맛을 보면 처음엔 매워요. 매우면서 짜고 쓰고, 거기에 필경엔 단 맛까지 있어요.

그래서 소금이라는 거이 생기기를 애초에 지중고열(地中高熱)에서 불의 맛이 들어오다가 그것이 백금(白金)으로 화(化)한 연후에 백금분자가 우주에 들어오는 철분이 있어요.

그건 백색소(白色素)라. 그놈이 들어와 가지고 소금이 화하는 건 완전무결한 사실이지마는 이건 과학의 능력이 아직 미달(未達)이기 때문에 비과학적이지.

치근암 치료에는 竹鹽이 효과적

지금 이야기하는 소금이라는 건 그렇게 신비스러운데, 그것을 내가 실험을 안할 순 없다? 그건 왜 그러냐? 백금이 분명하냐 안하냐 이거야. 그래서 소금을 1천도에 녹이면 전부 소금 속에 잡철(雜鐵)이요, 1천도에 용해시켜 가지고 그 소금을 분말하면 좋은 지남철(指南鐵) 갖다가 대보시오. 전부 잡철이 새카맣게 붙지 않나, 이러고.

2천 5백도 이상 고열로 나오면 잡철은 싹 용해돼 가지고 일체 붙지 않아요. 그래서 잡철이 붙지 않는 건 순백금이라. 그것이 가장 좋은 진품(眞品)이라. 진품을 고를 적에 소금가루에 고도의 지남철이 있는 데 갖다 대보면 잡철이 약간 붙으면 그건 진품에 조금 모자라고 잡철이 전연 없는 건 진품인데, 이 소금을 그대로 분말해도 소금 속엔 잡철이 약간 있어요. 영 없는 거 아니에요.

그러면 그 소금의 용도는 그렇게 되면 뭐이냐? 첫째 인간의 제일 어려운 문제가 위장(胃臟) 문제라. 위장문제인데, 그 소금 속에 뭐이 있느냐? 가장 고열에서 시작된 불속에서 나온 힘인데, 그 불속에서 나온 힘을 화생토(火生土)의 원리로 위장에 최고의 약이 되고, 그 다음은 뭐이냐? 백금의 힘은 폐(肺)에 가장 좋은 약이라, 그래서 내가 한 생전에 인간의 힘으로 고칠 수 없고, 모든 약으로 해결지을 수 없는 병, 그게 어디 있느냐? 치근암(齒根癌)이라. 이틀이, 이틀뼈가 전부 썩어 가지고 몽땅 녹아나가면 육신이 재가 돼 버려요. 죽기 전에 새카맣게 숯이 돼 가지고 재로 변해요. 그런 치근암이 있는데, 그 치근암을 고치는 데는 그것밖에 없어.

싱겁게 먹다 일찍 가버린 물리학 박사

우주 전체적인 비밀 속에 소금은 백금(白金)으로 되었느니라, 이것과 지금도 광복 후에 내게서 소금에서 백금을 얻어간 미국 사람들은 지금도 연구 실험해. 백금 속엔 암을 고칠 수 있는 능력이 최고의 능력 가진 건 사실이다. 그런 걸 어떤 책에도 썼다고 나왔대요, 작년에. 이러니, 그건 연구에 과학적으로 결과도 사실로 판명되었고 나는 완전무결한 실험으로 판명했고.

또 지금 세상에 짜게 먹으면 안 된다. 그러면 짜게 먹으면 안 된다는 건 나도 반대하지 않아요. 그런데 많은 친구가 유명한 박사 중에 물리학 박사라면 건 웃을 일이지마는 의학박사도 날 보고, "아, 인산 선생님은 너무 짜게 잡숫는데요?" "그래 난 짜게 먹어." "꼭 암에 죽습니다. 그것도 오래 안 가서 죽습니다." "아, 그럴 테지. 그렇지만 식성을 따르지 어떡하나?" 이러고 마는데.

그 사람이 나보다가 열한 살이 아랜데 50살에 중풍이 들리더니 그대로 못 고치고 가버려. 이건 원래 소금을 일체 입에 안 대니까, 약 먹어 가지고 모든 흡수의 반응이 전연 마비돼 버렸어, 이런데.

그런 사람들이 하나냐 하면 상당수야. 그걸 볼 때에 소금을 일체 안 먹고 오래 사는 사람들이 있으면 건 좋은 약을 먹을 거요. 내가 그런 사람 지금 보고 있어요. 세계 최고의 약이라는 건 다 갖다 먹고 있지. 그래 가지고 겨우 지금 육십이 넘도록 살았어요.

〈제6회 건강강연회 : 1987.11.21. 한국일보 강당〉

毒液을 津液으로 화하게 하는 죽염의 妙

그래서 내가 광복 후에 죽염에 대해서 거 하늘의 별기운, 수성(水星) 기운이 비치는 데 가서, 염전이 천일염인데 거, 광복 후에 그것 가지고 많이 실험했어요. 그래 죽염 맨들어 가지고 많은 사람의 시험을 거쳤는데 확실히 좋아요, 좋구. 앞으로 우리 나라에 농약을 흩치지 않고 키울 수가 없으니 식품은 약까지도 전부 농약이라.
 이러면 이걸 떠나고 그런 식품이 아닌 거이 뭐이냐? 태평양에서 연결된 소금. 바닷물엔 농약기운이 그렇게 있을 수 없는 거. 짠물에 들어가면 녹아버려요. 그래서 나는 많은 사람의 어려움을 구하기 위해서는 태평양물이 제일이다 이거요. 우리 나라에 대나무는 재배하면 얼마든지 재배돼요. 가을에 버히고[베고] 봄이면 또 나오곤 하니, 그건 끊어질 수 없는 거고 많이 재배하면 되게 돼 있어요. 게을러서 안하는 건 할 수 없고.
 그런데 그걸 내가 많은 사람의 실험인데, 만일 화학섬유질에서 오는 방사능독에 죽어 가는 사람은 아픈 데도 없이 뼛속이 다 녹아 나. 그럼 병원에서 알 수 없으니 이건 골수암일 게다 하고 만다? 그러고 죽고 마니. 내가 그런 데 대한 실험은 뭐이냐?
 저 사람의 침은 진액(津液)은 없다, 전부 독액(毒液)이다. 독액은 어떻게 해야 되느냐? 그래서 죽염을 1분에 쌀알만한 걸 세 번 집어넣는다. 그러면 그 힘으로 독은 풀린다. 독이 풀리면 반을 풀든지 3분지 1을 풀든지. 풀고 난 뒤에 오는 그 침이 넘어가면 독액은 면(免)한다! 어떻게 면하느냐? 절반이 풀리면 벌써 절반은 진액으로 화(化)한다. 염분의 힘인데. 그것이 뱃속에 자꾸 들어가 가지고 60시간 후에는 그 침이 전신으로 돌게 돼 있으니까, 그 침이 전신으로 다 돌게 되면 그 후에는 면역(免疫)이라는 걸 말하는 거라. 인이 배는데, 흡수력이 그만침 강해 온다 이거요.
 흡수력이 그만침 강해지면 그때부턴 사시숟가락[沙匙 ; 사기로 만든 숟가락]으로 한 반 숟가락씩 떠 넣어도 토(吐)하거나 그러지 않는데. 대체로 맞는 사람도 있고 안 맞는 사람도 있기 때문에. 그렇게 흡수력이 강해질 때까지는 면역을 얻어야 되는데. 그것이 죽염을 먹는 복용방법인데, 그래서 내가 독액이 진액으로 화하는 시간을 보면 60시간 지낸 후부터는 확실히 시작해요, 진액으로 시작하는데. 그것이 1주일이 지나면 사시숟가락으로 반 숟가락 먹어도 돼요. 그럴 때는 위청수나 활명수 같은 걸 마시며 먹어도 되는데.

그 암이라는 자체가 전신 피가 다 썩어 가니까 1초를 공백간을 주면 그 사람은 1초에 악화 더 돼 가는데. 나는 1초도 공백을 주지 말아라. 1초간에 네 생명을 빼앗는 힘은 무섭게 커진다. 그러니 그걸 알고 복용해라. 그 후부터 내 말을 들은 사람은 거의 약효(藥效)가 오기 전에 숨 떨어지는 정도는 안되고 약효 오기 전에 생명을 유지할 수 있으면 다 기적을 보게 되니까 내가 그 기적을 통계를 내겠다는 사람이 많이 오는데, 걸 통계를 내 가지고 그 사람들 복용법, "거 먹구서리 효(效)보는 법을 전체 알아 가지고 이 세상을 공개하면 안 좋습니까" 이건데.

내가 반대하는 건 뭐이냐? 절로 되는 걸 바라지, 공개하는 건 좋은데 공개한 후에 내게는 뭐이 오느냐? 미안한 일이 많이 와요. 그건 뭐이냐? 열에 열이 다 구해 낸 건 아니고 가상 10분지 3이다, 10분지 4다 이 정도로 구해 냈으면 그 10분지 6에 대해서는 면목이 없는 일이라. 마음이 편안치 않고. 그래서 나는 영원히 구할 방법이 없느냐 하는 걸 오늘까지 생각해 내는 거이지, 내일도 그렇고. 내가 살아서는 내내 그건데.

竹鹽의 면역력

그러고 죽염을 먹는 데에는, 면역이라는 건 60시간 후에 체내에 완전히 흡수력이 생기니까 그때부턴 조금 더 먹어도 창자가 끊어지게 토하지 않아.

거기에 부작용을 면할 수 있으니 부작용 안 오는 사람은 대번 많이 먹을 수 있지만 그런 사람은 열에 하나 되기 힘들고 부작용이 올 수 있는 사람은 많으니 어찌하든지 대중에 대해서 복용법은 면역이 오도록, 면역은 60시간 안에 안 와요.

60시간이 지나면 완전한 흡수력이 시작해요. 흡수력이 시작하게 되면 그 뒤에는 생명을 구할 수 있는 여유가 생겨요.

소금 없이는 모든 생물이 존재할 수 없다는 증거

태평양물을 잘 이용하면 모든 건강은 확실한 거요. 그럼 그건 뭐이냐? 죽염(竹鹽)이라는 건데, 죽염을 가지고 얘기하면 지금 현실은 소금은 해롭다? 그러면 자연은 어떻게 되느냐? 소금이 없이는 모든 생물이 존재할 수 없다. 그 증거는 뭐이냐?

저 큰 산 밑에 나뭇잎이 필 적에 곡우(穀雨) 때부터, 곡우 입하(立夏)에 배를 타고 나가며 보았고, 또 소금 염전하는 사람들한테 물어본다. 나뭇잎이 필 적에 바닷물 1톤에서 나오는 소금량이 얼마고 가을에 가서 나오는 소금량이 얼마다. 이러면 그걸 계산을 해보면 이제 바로 큰 산 밑의 바다엔 대개 0.5%가 줄었다는 증거인데 몇천 미터에 나가게 되면 약간은 줄어요.

그런데 집에서 가마니에 넣어 둔 소금은 대개 36%가 줄어요. 그래서 그 소금으로 장을 말면 똑같은 물 한 초롱에 소금 서 되를 넣는다? 과거와 같이 하면 그 장은 완전히 썩어요. 거 부인들은 경험자라 다 알고 있는 거고. 그러면 얼마나 가산하느냐? 36%를 가산하라 이거야, 1백%에서, 그러면 체내(體內)의 염분 감소량이 얼마냐? 36%다.

그러면 밥맛도 나뭇잎 필 시기 임박하면 떨어지고 몸은 피곤하고 결국 여러 가지 몸살, 감기가 잘 온다. 그 시기 지나서 가을에 완전히 환원(還元)되면 건강은 확실해지는데, 내가 동지(冬至)에 오는 눈을 저 묘향산이나 백두산에서 졸여 보는데 군불을 땔 적에 오래 졸여 가지고 결과에 만분지 일이나 몇만분지 일을 졸여 놓구서 그걸 먹어 보면 완전히 소금맛이야. 장을 말 수 있는 소금은 못되나 아주 찝찔해요. 사람이 땀을 흘리게 되면 땀이 염분이기 때문에 찝찔하듯이. 그건 무슨 이유냐? 동지 후에는 명년(明年)에 풀이 나오고 나뭇잎 필 것을 하늘은 완전 준비하고 있다. 자연의 이렇게 거짓이 없는 사실이 사람의 눈에 띄게 돼 있어요.

그런데 인간은 그 소금을 이용하는 걸 오히려 규칙적으로 못하고 있어요. 그래서 우리 조상은, 증조는 내가 못 봤는데 할아버지 말씀이 그 이상으로 내려오면서 소금 양치를 아침 저녁으로 하기 때문에 팔십 후에 눈이 밝아 있더라 이거야.

그리고 할아버진 아침 저녁으로 소금 양치하고 그 침으로 눈을 닦는데 그 침을 뱉는 법이 없어요. 조상 이래로. 그러게 되니까 자연히 짜게 먹는다? 그럼 난 어려서부터 짜게 먹으니까 싱겁겐 식성에 맞지 않아 못먹어. 그럼 어찌 되느냐? 아무데 터져도 염분이 강하니까 외부의 균은 침입할 수 없고 침입해야 번식이 안 돼. 내부에서 균이 생기질 않고, 그러면 안팎에서 균의 피해를 받지 않는 한 평생에 건강은 확실하고 그 대신에 우리 할아버진 구십이 넘어 1백세 가차운 데도 [가까운 데도] 귀가 밝고 눈이 밝았어.

그럼 내가 지금 귀가 어두우냐, 눈이 어두우냐? 그런 건 없어요. 그러면 팔십 이후에 내가 앞으로 할아버지 나이 넘어서 똑같은가 하는 건 그때 봐야 될 거고. 오늘까지는 할아버지보다 눈이 어둡고 귀가 어둡고 뭐 이런 거 없어요, 없고. 감기 몸살에 걸리거나 이런 것도 없는데, 40대보다 못하다는 증거는 확실한데. 또 40대보다 못한 것 같기도 하고 비슷한 것 같기도 하고, 이게 이유가 뭐일까? 난 일체 조상이 하는 방법을 그대로 따르는 것뿐인데. 날 보고 한 육십 시절에도 걱정한 친구들, 의학에는 현실에 박사인데, 날 보고 염분을 너무 섭취하면 앞으로 명(命)대로 못 삽니다 이거라. 그런데 그 사람들은 나보다 나이 모두 아래인데, 20년 전에 다 갔으니 그 사람들 말이 옳다는 증거는 하나도 없어요.

대동아전 흑사병에서 한국인이 살아난 까닭

그리고 오늘까지 모든 생물세계를 볼 적에 집에서 기르는 오리가 있는데 그건 자연히 염분이 강해요. 하늘의 28수(宿) 중에 허성(虛星)이 있는데 그건 수성(水星), 수성분야의 칠성 중에 허성이 있는데 허성정을 받아 났기 때문에 그건 상당히 짜요, 짠 물체인데.

그놈은 병에 걸리질 않고 어디 다쳐도 곪질 않아요. 그놈 쇠꼬챙이 같은 거 먹으면 소화를 못시켜 죽어도, 병 걸려 죽는 일은 없어요. 저희끼리 밟아 죽고 잘 먹이질 않아 굶어 죽고 이런 건 봐도, 병나 죽는 일은 없어요. 그러면 그 염분이라는 게 도움이 되느냐 안 되느냐?

그리고 풀속에 민들레라고 포공영(蒲公英)이 있는데, 그것도 짜요. 그러면 버러지가, 민들레를 심어 놓고 보면 버러지가 해칠려고 애써도 요즘에도 해를 잘 안 받아요. 그래서 전체적으로 그걸 다 이야길 하려면 상당수가 많아요. 내가 한세상을 팔십이 넘는 오늘까지 경험해. 염분이 해롭다 하는 건 나는 모르고 있는데 세상에선 소금이 해롭다?

그러면 일본 사람들이 싱가포르에 갔을 때 대동아전(大東亞戰)에 그 한 사단(師團)이 흑사병(黑死病)으로 죽어 가는데 이 전라·경상도 출신 한국인은 고추장에다 밥을 비벼 먹는다. 그래서 그때 일인들 말이 "저사람들은 고추장 단지다."

그 사람들은 한 사람도 흑사병에 죽은 사람이 없고, 총에 맞아 죽은 사람 제외하곤 다 살아왔어요. 난 그걸 눈으로 봤고.

또 일본놈들이 합방 때 오면 그 사람들은 먼저 피병실(避病室)을 지어요. 설사나 이질배앓이에 걸린 것 같으면 집어넣어 버려요. 그래서 죽으면 화장해서 재를 보내고, 그렇지 않으면 갖다 묻어 버리는데, 우리 나라 사람들은 설사나 이질 배앓이를 우습게 알아.

그건 무슨 이유냐? 고추장 같은 걸 잘 먹어서 그런다 이겁니다.

고추장을 안 먹고 반대하는 사람들이 확실히 건강하다면 내가 잘 못 알고 있는 걸로 보겠으나, 난 자연의 섭리로 전부가 나쁘지 않다는 걸 잘 알고 있어서, 내 육신에는 종처(腫處)가 생기지 않고 평생에 사는 이유가 뭐이냐?

그것이 염분의 덕이다 이겁니다.

소금속에는 太白星의 辛鐵粉이 있다

그래서 죽염에 대한 이야기는 이제 복용법까지 말했고 그 제조방법에 들어가서는, 책에도 나와 있지만 이것은 근원을 캐게 되면 태백성(太白星)에서 소금이 생겨요. 태백성 별에서 소금이 생긴다? 건 누구도 곧이 안들어요. 그러니 이거 어려운 얘기 아니겠어요? 태백성에 매울 '신(辛)'자 쇠 '철(鐵)'자, 신철분(辛鐵粉)이라는 쇳가루가 나와요.

태백성엔 쇳가루가 많아요. 그래 나오는데, 이 쇳가루가 나오면 토성(土星)의 우주진(宇宙塵)과 화성(火星)의 우주진이 합류해요. 합류하면 태양 고열의 인력은 어느 거리까지는 통해요. 그래서 태양으로 몰리는데, 그러면 태양에 들어와서 이것이 용액이라는 액물이 생겨요. 용액이란 액물은 뭐냐? 땅에 지표가 되는 용암, 흙속에 있는 바위. 이 바위 속에 이제 쇳줄이 다 있어요, 있는데. 그게 태백성에서 온 신철분이라. 그게 녹아서 화한건데. 그러면 소금 속엔 그런 가루가 있어요.

그런데 그 소금을 가상(假想) 9백도나 열을 올려 가지고 구워 내면 그 신철분 속에 있는 잡철이 완전히 남아 있어요. 그렇게 해서 분말해 가지고 아주 강도가 높은 지남철 갖다 대봐요. 싹 올라붙어요. 그건 뭐이냐? 태백성에서 온 잡철분이라. 그러니 이것을 2천도 이상 고열로 녹이면 잡철은 싹 용해돼서 천상으로 가버리고 여기에 백금(白金) 성분만 남아요. 5천도 이상에 용해시키면 순 백금이 나와요. 이건 뭐이냐? 태백성 신철분이라.

그래서 그 죽염 제조에 가장 많은 재료를 들이지 않고는 신철분에 대한 원료는 안 돼요. 그건 누구도 아주 미국 같은 데서 최고의 강철을 주문해다가 우리 나라 사람은 용접 잘 못해요. 아무리 용한 용접공이라도 포항제철에선 1천2백도에서 1천6백도 이상 강철을 못 만들어요. 그 사람들 기술 가지곤 5천도 올리는 강철을 용접 못해요. 코쟁이들이 와야 돼요.

그래서 그건 너무도 비용이 들어요. 비용 들고. 그건 몇 번을 중첩해야 그 열이 올라 가지고 복판의 열은 5천도까지 오르게 할 수 있는데, 그러면 그걸 하나 가지고 하느냐? 그 통이 커야 되고, 그 밖에 보조하는 열을 올리는 통이 얼마나 커야 되느냐?

그렇게 만드는 덴 상상을 할 수 없이 힘들어요. 그래서 드럼통 같은데 한 9백도 1천도에 올리는 거이 제일 무난해요. 거긴 잡철이 많아요. 그래도 사람한테 상당히 좋은 약물이 돼 있어요. 그것도 진액을 조성하는 덴 가장 좋은 약물이 돼요. 그래서 사람들은 독액을 떠나서, 독한 액물을 떠나서 침이 진액이 돼야만 완전한 건강체. 진액이 화하기 전에 생명을 재생시킨다? 그건 말이 안돼요.

〈제 7회 건강강연회: 1988.1.15. 한국일보 강당〉

소금의 짠 맛은 金星에서 오는 白金기운 때문

금생수(金生水)의 원리로 북방(北方)의 흑색(黑色)이 들어오는데, 그 북방의 흑색은 흑기(黑氣). 흑기가 들어오는데 흑기가 황기(黃氣)를 만날 때 뭐이 되느냐?

흑색소(黑色素)로 화하는데 그 흑색소는 인간의 장부(臟腑)나 동물의 장부에는 콩팥인데, 그 수가 동물세계에서는 단 콩팥 하나인데 북방에서 들어올 때에 물 '수'자 수성(水星)에서 들어오는데, 그 수성기운(水星氣運)이 들어와 가지고 콩팥 하나를 이루면서 그 속에 따라서 부수되는 조직물이 상당히 많은데, 뼈도 거기서 시작하는 거고. 모든 염분(鹽分)이 소금이 거기서 시작하는데.

그러면 북방수성(北方水星)에서 염분이 시작할 적에 금성(金星)에서 들어오는 백금기운(白金氣運)이 흑기(黑氣)를 따르면 염분으로 변하는데 그 색소가 흑색이 염분으로 변하면 그건 짜게 돼 있는데, 그래 염분은 짜다고 보나 그 빛은 결과에 백색이 주장을 하기 때문에 희지만 그 기운은 흑색을 따르지 않을 수 없고 흑기에 벗어날 수 없어서, 그래서 북방흑기의 힘을 모아 가지고 이뤄진 것이 소금인데.

그러면 그 소금이 우주에는 태백성(太白星)의 백금기운을 위주해 가지고 수성기운으로 화(化)할 때에 거기에 제일 중요한 역할은 어디서 하느냐? 남방적색(南方赤色)하고 동방청색(東方靑色)인데, 이 들어와 가지고 화할 적에 소금이란 자체가 우주에 있는 모든 별세계에서 오는 기운을 종합해 가지고 이뤄지는데, 이 속엔 사람으로서는 얘기할 수 없이 어려운 묘(妙)한 물체가 많이 들어와 있어요.

그래서 짠 맛을 완전제거하면 거기에 별한 기운이 남아 있어요. 그건 상당히 신비의 약이라.

〈제10회건강강연회 : 1989. 5. 27. 서울 천도교 교당〉

5대 神藥 원리를 이용한 합성물, 죽염

황토의 독기가 극성을 부리고 살기(殺氣)로 화(化)해 가지고 모든 생물이 멸하는데 먼저 인간이 어떻게 되느냐? 그래 내가 5대 원리 속의 4대 원리를 이용하는데, 그게 첫째 서해안의 소금이라.

첫째 서해안의 소금은 태평양물이기 때문에 그건 우리 힘으로 말릴 수가 없어. 자원이 무궁무진해. 그래서 나는 그걸 가지고 구해야 되겠다! 소금 속의 모든 비밀을 내가 세밀히 아니까. 거기에서 인체에 해로운 걸 고열(高熱)로 처리해 가지고 사용하면 좋다는 걸. 공해독(公害毒)이 그 속엔 없어요.

또 대나무가 있는데 그 공해가 없는 게 대나무인데, 대나무가 25종류 중에 왕대나무가 제일 좋은데. 그거 왜 그러냐? 왕대나무 죽력(竹瀝)은 시월 달에, 시월 달에 죽력을 냅니다. 그건 왕대나무 죽력을 시월 달에 내기만 하면 그 중풍(中風)에 걸려 가지고 말 못하는 사람도 그걸 어느 정도까지 먹으면 말을 해요. 그래서 그런 건 나는 늘 죽력에 대한 거, 시월에 지키고 왕대나무 죽력을 가지고 실험하는 거.

또 황토에 비밀을 이용하는 거. 그 다음에는 소나무의 송진(松津), 송진은 힘줄이나 뼈를 튼튼하게 하는 것만도 아니고 종기(腫氣)에 붙여도 약이 돼요. 그게 염증(炎症)을 다스리는 거고, 그 다음에 거악생신(去惡生新)이라. 모든 썩어 들어가는 걸 방지하고 새살이 나오게 해. 그게 여러 가지 어혈(瘀血)을 다스리고 혈압(血壓)이 내리고 좋은 데가 상당히 많아요. 그러면 그 송진을 이용해 가지고 구워 낸다.

또 다음에는 소금하고 송진하고 대나무하고 거기에, 송진불의 신비가 들어오는데 그런 네 가지의 최고가 있고……. 그 다음엔 강철 쇠통인데 거기엔 철분이 통하지 않고 철성(鐵性), 그 쇠의 성분만 고열에 밀려 나와요. 고열에 밀려 나오는 철성을 이용하는 거라.

그래서 가지고 4대 원리 속에서 5대원리를 이용하면 합성물이 뭐이 나오느냐? 이번에 공해 세상에 죽어 가는 걸 열에 하나 살려도 살리는 거요. 다 살릴 수도 있지만 왜 못 살리느냐? 이걸 가지고 가서 이리저리 째보고 사진 찍고 하다가 죽게 될 때 나오면 아무리 좋은 약이라도 그땐 효과가 어려워.

산모·태아에 좋은 죽염 복용법

그래서 죽염(竹鹽)에 대한 비밀이 한이 없는데, 내가 여러 가지를 실험하는데 안되는 거 하나 없어요. 방법이 서툴러 그래요. 애기를 밸 적에 태모가 그 조금씩 먹어 가지고 애기한테 나쁜 영향이 미치지 않도록 해야 돼요.

어른처럼 생각하고 많이 먹어 놓으면 애기가 핏속에서 뼈가 이뤄지는

데 그 뼈의 석회질이 염분이 너무 다량이면 애기가 나오지 못해요. 뼈가 쇳덩이리처럼 굳어지면 애기가 나오지 못하게 돼 있어요. 돌지 않아요. 돌지 않고 난산(難産)으로 죽어요.

또 무에 있느냐? 죽염이란 자체가 힘줄은 아주 쇳덩어리 돼요. 그것은 사람들이 자기가 알기 위해서는 며느리한테 실험해 보고 새댁들은 자기 애기 밸 적에 실험하면 애기 낳을 때까지 건강하고, 그 애기 나오게 되면 잔병은 일체 없는데 대체로 그걸 상식적으로 잘한 이들은 애기가 홍역하는 예가 없어.

〈제11회 건강강연회 : 1989. 7. 8. 서울 한국일보 강당〉

죽염은 痰을 삭이고 염증 소멸

그러고 지금 농약독에 대한 이야기는 미리 하지 않으면 그것이 홍보되는 시간까지는 많은 사람을 죽이니 오늘까지 죽은 수가 상당히 많아도 그건 할 수 없고. 그거 다 운이 없는 거라. 내가 말하고 싶은 시기가 아니니까. 그건 아주 어려운 시기에 말해 줘야지. 암에 걸려서 죽는다고 할 적에 일러주면 약을 먹어도 암이 걸리기 전에 암에 걸리니까 이렇게 해라 하면 안 듣고 욕해요.

그래서 죽염에 대한 복용법은 될 수 있으면 처음엔 조금씩 먹어서 그 모든 담이 죽염을 흡수하는데 이상이 안 오도록 흡수하게 되면 그 흡수력이 강해진 후에는 소금이 그 담을 다 삭쿠고[삭이고] 담이 없어져 버려요. 담이 없어지게 되면 늑막염도 오지 않아요. 늑막염이라는 게 어혈에서 담이 성해 가지고 염으로 돌아가는데 담이 없으면 늑막염이라는 게 안 와요.

모든 염증은 담이 없는 후에 오게 돼 있지 않아요. 그래서 죽염을 먹되 처음엔 애기들은 좁쌀만큼씩이 혓바닥에 발라 주다가 조금씩 늘구면[늘리면] 애기도 능히 콩알만한 걸 먹을 수 있어요. 그런데 그건 소금인데 그 소금을 내가 처리하는 고열은 다른 사람 만든 죽염과 달라요. 그 고열은 열통을 이용해 가지고 제조하는 거라. 그 마지막에 열통을 이용해 가지고 눈 깜빡하면 싹 물이 돼야지, 그렇지 않으면 소금이 너무 많아요. 여기에 보통 자꾸 구워 놓으면 소금이 소금대로 있어요.

거기에 죽력(竹瀝)이 있고 황토흙이 있고 송진이 있고 화력이 있고 쇠통 있어도 그 오행이 구비하지 않아. 그건 아주 고열로 눈 깜빡 순식간에 싹 처리해 버리면 그 속에 있는 모든 부정물, 중금속도 싹 쓸어 버리고 소금 기운이 3분지 2는 없어져야 해. 또 완전히 5천도 고열은 소금 기운이 전연 없어야 돼. 1백%가 소금은 없어야 돼.

그러고는 피주사를 하게 되면 피가 멎지 않아요. 지금 쓰는 건 혈관에 주사하게 되면 심장에 협심이 돌아오는 시간도 있고 판막이 정지되면 심장마비로 죽어 버리니까. 그래서 그런 위험한 주사법은 쓰질 않고 관장주사만은 시키는 거. 그건 뭐 안전하니까, 이런데. 그래서 그 죽염을 가장 비밀리에 복용해야 돼. 사람마다 달라요. 거, 애기는 좁쌀 만큼씩 실험을 했지만 어른도 좁쌀 만큼씩 실험하지 않으면 안 될 사람이 많아요.

뱃속에 담이 많아 가지고 신경통 관절염 별게 다 있는데 이런 사람들은 담이 많은 사람들이니까 아주 쪼끄맣게 쌀알처럼 이것을 먹어 가지고 면역이라는 인이 배는 건데. 면역이 완전히 들어온 후에 자꾸 늘려 먹으면 그때는 많은 양을 먹어야 되니까 그게 상당히 좋아지는데.

그 죽염에 완전히 좋지 않은 불순물이 개재된 소금은 그 속에 없으니까 조금 짜게 먹어도 되는데, 인간이나 동물이 생길 적에 소금 기운이 왜 앞서느냐? 콩팥이거든.

그럼 뼈는 왜 콩팥이 메워 있느냐? 콩팥이 허하게 되면 뼈가 삭아 들어가거든. 그래서 내가 소금이라는 것은 뼈를 만드는 원료고 소금이라는 것은 뼈를 튼튼하게 하는 근본이니까 소금 기운이 없어 안 된다 하는 걸 말하지만, 그거이 사실이 아닌 내가 생각해 하는 말이냐 하면 그렇지 않아

〈제1회 특별건강강연회 : 1989. 8. 14. 함양 인산농장〉

죽염 곁들인 돼지 창자국은 北風 극약독도 해독

　북에서 지금 거기 몇 km 오게 되면 어느 지역이 전멸이다. 고걸 지금 측량을 다 해놓고 땅속에서 이용하느냐? 그걸 땅속에서 이용하느라고 많은 인력들이고 돈을 들여 보니 땅굴은 저놈들이 쥐 '자'(子) 자요, 또 그놈이 임자생(壬子生 ; 1912년생, 즉 김일성의 生年) 지금 일흔 여덟이야. 그런데 자라는 것은 12지(支)에 속하는 첫머리이기 때문에 저놈들이 땅굴을 바다 밑까지 열 둘을 파 놓고 계산을 다 세우고 훈련을 다 해놓고 보니 북풍(北風)이 불 적에 바람에 날려 보내는 어떤 극성(劇性)을 이용하는 것[북한의 독가스 공격]만 못하다. 그걸 계산에 다 넣고 그 흉한 놈들 머리속에 지금 고게 완성되는 시간만 남아 있어요.
　거 완성되면 어느 날 저녁 바람은 이런 바람이 올 땐 죽느니라 그거지. 그 지역은 거 약 기운이 도착하는 지역은 전멸이야, 이러니. 지금 농약에 대해서만 필요하냐? 그런 약기운이 죽일 수 있느냐 없느냐? 돼지 창자국 속에 작은 창자국은 상시(常時) 먹고 있는 사람한테, 호흡으로 모든 심장을 마비시키든지, 간에 피가 멎든지 이건 잘 안 돼. 그러면 그 사람들 장난질이 필시 온다는 건 확정한 거고 그런 생산품이 지금 계속한다는 것도 확정한 거고.
　그러면 거기서 내가 도와줄 게 뭐이냐? 돼지창자, 작은 창자국을 죽염(竹鹽)을 맞춰서 늘 먹어라. 이건 아무것도 모르는 미개한 인간 사회에서는 몰라도 들어주면 돼. 또 얼마든지 지금 양돈을 극성스레 하게 되면 얼마든지 먹고 살어. 돼지를 지금 똥금으로 하는 건 몰라서 그래.
　앞으로 북풍에 날아오는 무슨 약 성분은 돼지창자국 얼마 먹은 사람 안 죽고, 얼마 먹은 사람 죽는다, 얼마 먹은 사람 병난다 고런 게 정확해요. 그러니 미련하게 먹어 두는 게 제일 좋아. 고런 걸 수학으로 따지고 현미경으로 따지고 한다면 죽는 거야. 그저 우자(愚者)가 호랭이 잡아. 자꾸 먹으면 살아.

〈제2회 특별건강 강연회 : 1989. 8. 15. 함양 인산농장〉

묘향산 노승의 식염 건강법

 암자(庵子)에서 노장(老長)들이 혼자 끓여 먹는데 사방에서 신자들이 간장이나 고추장이나, 저 묘향산 가게 되면 잣짠지라는 것, 짠 것 있어요. 그런 걸 모두, 된장도 해다 주는데 그걸 가지고 짜게 먹고 또 육식(肉食)을 못하니까, 항상 궁핍해 가지고 궁핍한 허기증 면할 수 없어 가지고 소금을 조금씩 먹다가 그 좋은 생수 두어 사발 마시는 걸 보는데. 그래 그 노장들 곁에서 가만히 보니 자기를 위해서 많은 경험을 쌓더라 이거야.
 그래 내가 웃으며 노장님은 그만한 머리를 가지고 날 보고 승적하면 어떠냐? 건 노장님이 중 되어 가지고 고작 소금이나 주워먹고 늙어 죽으니, 거 소금이나 주워먹다 죽을라고 중 된 사람은 정신이 좀 돈 사람이 아니오. 난 우스갯소릴 했어.
 그러나 그 영감은 구십 나도 정신이 아주 맑아 있어요. 정신이 맑아 있는 건 찬은 적당히 먹고 소금을 항시 먹고 있어요. 그리고 물 두어 사발 먹고 하루 지내고. 그러니까 그 영감 뼛속에 있는 골수와 뼈의 백금(白金)성분이, 하얀 백금성분이 얼른 삭아 버리지 않아.
 그걸 항시 보충하는 걸 나는 보고 정확하게 알지는 못해도 이 양반이 모든 경험이 그렇게 하고 넘어가니까, 여름에 못 먹어도 현기증도 없고 걸어 다녀도 몸이 가볍고. 거 상당히 좋은 걸 그 양반이 알고 실험한다? 그래서 나는 그 양반은 배우지 않아도 경험으로 잘 안다고 봐요.

죽염 제조에는 연평도의 천일염이 최상

 내가 53년 전에 친구들 암을 살리기 위해 태평양물, 연평도의 천일염(天日鹽) 지금 가면 달라요. 지금은 비닐을 치고 천일염을 만들지만 그

때는 비닐 안 치고 백사장에다가 황토흙을 갖다 펴고 천일염을 만들 때야. 그런데 그때의 천일염은, 연평도 밑에는 광석물이 신비한 광석물. 그 광석물 기운을 따라서 하늘에 목성(木星) 기운이 비쳐요, 세성정(歲星精)이.

그래서 나는 그걸 가지고, 그땐 담양에서만 나무 가져 오고, 이 진주나 남해의 여기 하동 대나무를 있는 거를 제대로 써보지 않아 모르고, 전라도 담양 대나무는 그때도 저 북에까지 선전되어 있어요. 그래 사람 보내서 담양 대나무를 가지고 완전한 죽염(竹鹽)을 구워 냈어요. 건 참으로 어려운 노력 해야 돼요.

그래 구워 내어 가지고 많은 사람을 도와줬는데, 거기에 신비를 잘 아는 건 이 태평양이 넓어 가지고 우주진(宇宙塵)이 전부 태평양으로 오고 지구에 있는 티끌이 전부 태평양으로 모이고, 지구에 있는 오물은 전부 태평양으로 모여요. 어느 강물이 태평양 가지 않는 강물이 없어요.

지구의 오물은 다 그쪽으로 스며드는데, 그러면 거기에 불순물 처리를 어떻게 해야 하는가? 모든 중금속을 어떻게 하면 완전히 용해시키고 그 불순물이 인체에 터럭끝만한 하자가 없을 거다. 나는 어려서 그걸 다 알고 세상을 위해서 필요로 전하는데 요즘엔 진짜가 아닌 것도 나오겠지.

그렇지만 그것도 불에 자꾸 구워 놓으면 거기에 불순물이 다소간 줄어들어요. 싹 줄어들지 않더라도 다소간 줄어드니까 내가 완성품 한 것만 못하더라도 세상에 큰 해(害)는 없어요.

〈제12회 건강강연회 : 1989.8.31. 부산일보 강당〉

전생의 잘못된 靈도 소금의 백금성분으로 치유

내가 열 살 전의 일인데, 나하고 아는 집안에 슬픈 일이 온다. 그게 뭐이냐? 딸을 낳아서 키우는데 그 이상하게 노린내가 어느 정도 심한지 동네에서 이사를 보내도록 돼 있어요. 그래 살 수 없어. 그 애가 커 가지고 시집을 보냈는데, 시집에서는 모르고 데려 갔기 때문에 신랑도 싫다. 가족이 그 손에 밥한 걸 먹을 수 없다. 그래서 결국은 은근한 방에 혼자 있다가 친정으로 쫓겨가야 된다.

그러면 이 새댁은 친정에 가도 친정에서도 살 수 없고, 그러면 가히 시집왔으니 시집 귀신이 되겠다고 시가(媤家)에서 목을 매어 죽을 계획을 세우고 있다. 그래서 시가에서는 문앞에서 지키고 있는 거라, 죽을까 보아. 친정에 보내려고 해도 가지도 않고, 먹지도 않고. 죽기로만 결심한 걸 보고 애타 하는데.

그래 친정 부모들이 그 일 때문에 속 끓이는 거라.

그러면 거 한 사람이 죽는 문제보다가 친정 어머니는 따라서 하도 가운(家運)이 불행하고 전생의 큰 죄업이 남았다는 그런 관념으로 죽지 않으면 모두 안 될 그럴 입장에 있다고 해.

그래서 내가 어린 생각에 알면서 그걸 죽인다? 내가 몰라서 세상을 구하지 못하는 건 과실이 아니나, 알고도 구하지 않는 건 내게도 책임이 있어. 내가 지구에 왔으면 지구의 사람인데 지구의 불행을 보고도, 알고도 외면한다? 그걸 어려서 생각해도 너무도 어처구니 없어요. 그래서 내가 그 친정 어머니한테 가서 "본인을 가 데리고 오라. 그러면 깨끗이 낫게 해주마." 그 친정 어머니는 "네 힘으로 그 어떻게 그럴 수 있느냐?" "우리 할아버지 의술이 밝은 줄 모르시오?" "그래, 너 할아버지 고쳐 주겠다고 결심하면 데려와야지." "그래 빨리 가 데려 오시오." 그래 목을 매 죽기 전에 데려 온 거라.

그래서 새댁은 깨끗이 낫고 좋은 사람이 될 수 있으니, 나는 할아버지 심부름 듣고 있으니 내 말을 들어라. 그러니 내 말을 듣는 거라. 할아버지가 시키지 않고 내가 한다면 "저놈의 새끼, 철없이 돌아다니며 헛소리 한다"고 욕만 할 게니, 그래서 그 어머니한테, 세 가지 법이 있는데 제일 좋은 한 가지 중완혈(中腕穴)에다 5분 이상 뜸을 뜨게 되면 아주 신비하나, 그 친정에서 살을 태우고 왔다고 또 구실을 삼으면 쫓겨 간다.

그럼 약으로 고쳐야 하는데 한 가지는 대나무 소금을 만드는 법은 지구에 나만 알고 있으니 그걸 해야 되는데 그건 지금 시켜도 곧 할 수 없다. 그러면 쉬운 걸로 하자. 뭐이냐?

그땐 천일염이 청염(靑鹽)이다. 호염(胡鹽)이라 해요. 그래 호염을 갖다가 대두 한 되를, 토종계란이니까 옛날엔. 계란 흰자위 한 서른개 까지고 그 흰자위에다 소금 버무려서 하루 저녁 두어라. 그러면 그 흰자위 속에 뭐이 있느냐? 석회질이 있다. 석회질 속엔 백금성분(白金成分)이 있다. 이런데.

거기에 계란 흰자위하고 그 호염하고, 반죽해서 24시간을 두었다가 그 소금을 솥에다가 볶는데 그 계란은 바싹 타야 돼. 계란이 바싹 타게 되면 석회질이 타게 되는 거고, 거기서는 백금은 어디로 가야 하느냐? 화력이 강하니까 찾아가는 거이 백금이 소금이라. 소금은 수정(水精)이니까. 금생수(金生水)의 원리로 찾아가는 건 의지가 자식 밖엔 없어. 그래 자식을 찾아드는 거이 자연의 원리라.

그럼 백금은 소금 속으로 스며들었고. 화력이 강하니까, 화극금(火剋金)의 원리로 소금은 수정이라. 수극화(水剋火)의 원리로 서로 상극(相剋)이 되어 가지고, 그 속에서 소금 백금을 상생시킨다. 그러면 이 백금의 힘이 무슨 일을 해야 되느냐? 그 못된 냄새 나는 그 전생의 이상한 영(靈)이 와서 그런 냄새를 피우는 것이겠다? 그러면 전생의 영력이 모르게 물러가 금생의 사람으로 온 영혼이 앞장을 서게 되어 있다.

그러면 수정(水精)의 힘과 불속에는 화신(火神)의 힘이 있다. 그 정(精)과 신(神)의 힘이 백금(白金)의 기운을 따라 가지고 정기신(精氣神)이라는 신비의 세계가 거기서도 생겨요.

그래서 그 소금을, 그 새댁이(손가락으로) 물을 풀어 가지고, 손가락으로까지 냄새가 진동해. 전신에 바르고 헌옷을 입고 자고 수시로 쉬질 않고 먹고. 그렇게 해서 뼛속에 있는 전생(前生)의 독(毒)을 제거하고,

금생(今生)의 영혼(靈魂)이 재생(再生)하는 그런 법을 썼더니 한 달이 되니까 냄새가 흔적도 없어. 그래 깨끗이 낫는데.

그러면 한 달을 더 먹으면 도지진 않을 거다. 애기 낳은 후에도 애기한테 그런 냄새는 안 날 거다. 그래서 그 여자는 자식을 잘 두고, 가서 잘 사는 걸 내가 눈으로 보았어.

소금 속의 불순물 제거한 죽염

소금의 불순물이 태양광선을 따라오는데, 형혹성(榮惑星)하고, 하괴성(河魁星), 천강성(天罡星)에서 내려오는 대독성(大毒性)도 있고 화성(火星) 같은 그런 데서는 우주진(宇宙塵)이 많이 와. 그러면 그 놈이 전부 바다속에 스며들고 지구의 모든 공해(公害)는 바다로 스며든다?

그러면 금수(禽獸)가 썩은 거나, 초목(草木)이 썩은 거나 어별(魚鼈)이 썩은 거나 전부 바다 속에 있으면 그놈은 소금에 있는 거라. 소금 속에 묻혀 있다.

그건 지금, 요새 폐수 같은 독극물이 전부 바다에 들어가는 거니까. 그러면 소금 속에 있는 불순물은 도대체 어떠냐? 중금속은 얼마가 오염되고 형혹성 속에 있는 독, 하괴·천강에 있는 독은 얼마나 오염되어 있으니 소금 속의 이 오염을 제거하지 않고 쓰게 되면 좋은 약은 될 수 없다.

그래서 나는 대나무 소금은 황토와 대나무의 힘으로 그 오염도를 완전 제거할 수도 있어요. 그러나 소금을 3분의 1이상으로 줄여야 돼. 그러면 그건 4~5천도 고열(高熱)에 처리해야 되는데 처음에 여덟 번은 순수한 소금을 굽는 거고 아홉 번 만에는 비법(秘法)이 나와야 된다 이거야.

그래서 비법은 뭐이냐? 그 화력(火力)을, 고속(高速)에 달하는 바람으로 화력을 팽창시키면 그 화력의 팽창은 돌아가는 바람이 힘 있듯이, 그 신비의 영향을 발하는 건 나는 귀신(鬼神)보다는 못하겠으나 비슷은

할거요.　　　　　　　　　〈제13회 건강강연회 : 1989.10.15. 부산일보 강당〉

죽염과 색소세계에 대한 비밀

　내가 소금은 그대로 먹어서는 안 되는 걸 알기 때문에 지금 이 공해 속에서 공해에 대한 좋은 처방도 되고, 또 공해로서 공해로 이루어지는 이야기를 다 하면 그건 너무 어려운 소리라, 쉬우면서. 이 숨쉬는데 들어오는 공해. O형은 적색분자(赤色分子) 속에 뭐이 있느냐? 천강성(天罡星) 독이 들어 있어요. 그걸 하루 얼마를 흡수하게 되면 O형 핏속의 진성은 어떤 임파선 속에서 어떤 병세가 시작한다.
　그러면 허약한 부분에 가서, 12장부 속에 어디서 무슨 병이 온다. 그러면 O형 호흡에서 흡수하는 적색소의 분자 자체가 뭐이냐? 그 분자가 불속에서도 녹지 않는 분자 있어요. 그거이 적색소에서 이루어지는 분자라. 그건 왜 그러냐? 쇳물이면서 쇳물이 아닌 싹이 트는 분자가 있어요, 그 속에. 이건 과학의 능력은 상상도 못할 이야기겠지.
　그러고 또 A나 B형 속에 흑색분자가 이루어지는 거. 또 B형 속에는 청색 분자지. 청색소를 흡수해서 청색분자 이루어지는 거. 또 AB형이라고 하는데 그 AB형은 태양인이 아니고, 태양인은 극히 드물어요. 그러면 태양인은 백색분자인데. 그 태양인의 백색분자 합성법은 그건 이 색소 중에 백색분자는 1만분지 1이 안 돼요. 그건 가장 희귀한 체질이라.
　그래서 이 태양인은 백색분자 흡수에 골몰하기 때문에 자연히 병들면 약이 없어요. 그러고 치료에 아주 곤란하고. 그래서 그 치료는 죽염이 된다. 그걸 내가 어려서 알기 때문에, O형도 화장부(火臟腑)가 더러 있어요. 그런데 그건 죽염이 된다. 죽염은 감기 같은 독감이 들었을 때에 생강, 감초 달인 물에 죽염을 타서 마셔 보고 땀을 좀 내봐요. 거기에 솔잎땀을 내면 열병(熱病)도 낫지, 이런데.

이렇게 죽염의 비밀이 많아요. 그런데 옛날 양반이 대나무에 넣어서 구워 먹으면 거기에 대한 비밀은 모르는 건 확실해, 내가 어려서 보니까. 그러면 여기에 대나무는 그대로 쓰는 거지만 심산의 황토를 갖다가 백금을 이용해라 그거고. 그러면 백금성분이 그 통에서 금성분하고 합류해서 고열의 화기(火氣)를 접하게 된다. 그 다음에 소나무를 때라, 송진을 이용해라. 그래서 모든 비밀을 거기에다가 합성시켜 놓으면 앞으로 이 공해 세상에서 죽을 때에 꼭 필요해. 그래서 나는 이 공해 세상에서 죽을 때에 필요한 얘기를 지금한 지 오라지.

그래서 이 죽염이 필요하다. 모든 색소세계에서 죽염은 어떤 색소고 합성 돼요. 그 필요를 따라서 응(應)하는데. 고건 점점 이야기가 잘못되어 가지만 곧 세밀히 이제 또 이야기할 거요.

소금의 불순물, 무우와 중화되면 신비의 약

그러면 이제는 내가 무우 가지고 이야기할 텐데. 그전에도 무우 얘기를 했어요. 인삼정(人蔘精)이라고 한 얘기 있어요, 그런데. 무우를 옛날엔, 지금 무우 아니겠다? 아주 매워요. 매운 놈을 소금을 두게 되면 소금 속에 그 불순물이 많은 걸 내가 잘 알면서도 소금을 두어 가지고 하루를 절군 후에, 그 이튿날 아침에 국물을 좀 떠먹어 보면 그 국물이 구수해요, 구수한데.

어려서 그걸 맛을 보면 이 속에 있는 힘이, 굉장히 무서운 힘이 있구나. 무우는 인삼이 화(化)해서 무우가 됐는데 여기에다가 절궈 놓게 되면 매운 맛은 싹 물러가고 구수한 맛이 들어오는 이유는 뭐이냐? 소금이거든, 소금인데.

소금의 불순물 중에 가장 나쁜 가스가 있어요. 그 가스가 무우 매운 데 들어가면, 그렇게 좋은 중화 재료가 돼. 그래 그걸 보고 야, 이것도 써먹을 데 참 많구나. 그러면 여기에다가 죽염을 넣게 되면 어떻게 되느냐? 죽염을 넣게 되면 그 가스를 대신해 가지고 신비한 약이 되는데. 이것은 신비한 약이 되게 되면 어떤 힘이 있느냐? 모든 임파선이 암세포를 이루고 있을 적에, 이놈이 들어가게 되면 암세포가 스루스루 녹아 없어진다.

그러면 앞으로 화공약이 극에 달해 가지고 사람마다 죽을라고 할 적에 김치를 담아 먹는 판에는 이렇게 해먹어라. 그럴라면 이 소금을 구워 낼 적에는 이렇게 죽염을 만들어 가지고, 죽염을 만들 때에는 고열로 처리하되 그 죽염을 제조하는 도라무통[드럼통]을 밖에다가 딴 열통을 설(設)해라. 그래가지고 가속(加速)시키는, 그 아주 속도에 무서운 바람이 들어가서 그 불을 파헤치게 되면 불이 돌아요, 불이 도는데. 불은 돌기만 하게 되면 1천도의 열이 1만도에까지 팽창할 수 있어요.

누구나 할 수 있는 쉬운 건강법

이렇게 우리 나라에 먹기 좋은 식품이 있는데도 가서 째고 자르고 죽고 이게 일이라. 이런 일은 앞으로 없어야겠지. 없어질라면 민속신약이라고 해놓고 《민의약》(民醫藥)에서 그런 법을 우선 세상에 공개하지 않고 딴 이야기만 할 수는 없는 거요. 이건 아무도[누구라도] 먹어야 되고 먹으면 좋고. 다 효(效) 나는 거. 이건 혈액형도 필요 없어. 혈액형이 뭐 무우 먹고 죽는 혈액형은 없으니까, 누구도 먹으면 되니까.

그래서 사람마다 먹어서 될 수 있는 거. 거,《동의보감》한 질 외워 일렀다고[읽었다고] 되는 것도 아니야. 이건 그저 엉터리로 전세계가 다 공감이 될 수 있는 법이 늘 나와야 되는데. 난 전세계가 유·무식을 막론하고 건강은 확보하고 살아라. 무식한 사람이 건강을 위해서 모든 의서를 다 볼 수도 없고 또 건강식품에 대한 요리법을 다 공부할 수도 없고. 이건 그저 육두문자(肉頭文字)로 아무도 할 수 있어야 된다, 이거야.

그래 내가 전하는 건 석가모니 당시는 육두문자라. 그 당시에 뭐 붓 들고 써줄 수 없고, 책으로 전해 줄 수도 없고. 그러니 말로만 평생 댕기며 애쓰다 가셨지만 내야 지금 어쩌다 한번 이야길 해도 영원히 세상을 통할 수 있으니, 내야 식은 죽 먹기라는 말 있잖아요. 거저 먹기라. 그래서 지금 나이에도 이런 자리에 이런 말 할 수 있지. 옛날 석가모니 시절에, 내 나이에 이렇게 이럴 수 없어요.

그러면 지금은 이 무우 같은 신비의 식품이 있겠다. 거기에 생강, 마늘을 넣고[먹으면] 그렇게 만병에 통치되는 거. 또 인간의 몸에 건강은 그 이상의 건강을 더 추구하지 말고, 또 병 고치는 데도 항암제처럼 맞다 맞다 죽어버리는 그런 건 하지 말고. 아무가 해도 되는 법.

그래서 내가 지금 이야기하는 중에 많이 잊어버린 거 있겠지. 그렇지만 그건 잊어버린 게 있어도 무우 이야기만이라도 확실히 사람을 구할 수 있는 힘이 있어요. 거기에 죽염이 그렇게 신비해요. 신비하니, 그 죽염으로 그렇게 하도록 하고.

〈제3회 특별건강강연회:1989. 11. 5. 서울 천도교 회의실〉

공해독 풀어주는 죽염

지금은 화공약의 공해독을 제일 어렵게 생각하는데 거기에 대한 대책이 뭐이냐? 대나무로 만드는 죽염(竹鹽)이라는 거이 있소. 그건 다 앞으로 써보고 들으면 아는데, 대나무의 지름 속에는 죽력(竹瀝)이라는 것이 있는데 중풍에 쓰는 약이고, 중풍에 청신경이 마비되면 귀가 못 듣게 매련이고, 또 성대신경 마비되면 말을 못하는 거. 그래 구금불음(口噤不音)이라 입을 열지도 못하고 말도 못하게 될 때엔, 그 대나무 지름, 죽력이 좋은 약인데.

거기에 죽력에 있는 힘을 소금에다가 이용하고, 소금이라는 건 지구에 있는 모든 오물과 독극약은 다 모아들어서 이뤄지는 게 소금이라. 그럼 불순물이 제일 많고 중금속이 있지 없는 건 아닌데, 거기서 하늘에서 천강성(天

罡星)의 무서운 독이 화성(火星 ; 형혹성)을 따라 내려오는데 그 독이 다 바다에 와서 땅속에서 올라오는 가스하고 합류해서 잠복하고 있는데. 그게 결국에 이용은 소금으로 이용된다.

그러면 소금에 합성된 걸 우리는 오늘까지 먹어 온다 이거야. 그 오늘까지 먹어 오면 거기에 피해자는 누구냐? 지구에 사는 우리 가족들이야. 지구엔 무슨 족속이 있던간 인간이야. 인간은 인간의 한 식구야. 인간이 인간을 식구로 생각 안하는 건 있을 수 없는 생각이고 그건 잘못된 일이라. 아무리 유색종(有色種)을 다르다고 보나 사람은 사람이야.

유색종도 사람이고 유색종 아닌 사람도 사람이야. 그러면 황색종(黃色種)이 토생금(土生金)에서, 백색종(白色種)은 황색종에서 이뤄진 사람들인데 그렇다고 해서 그걸 차별을 둔다? 그건 있을 수 없고. 옛날의 중국 사람은 차별을 두었어요. 그렇지만 그건 영감들이 잘못 생각한 거고, 오늘날에 백색이 또 다른 색을 차별두면 그것도 생각이 잘못된 거지. 잘된 거 아니예요.

그러면 내가 볼 적에는 어느 색이든지 병들면 병 고쳐야 되고 또 공해에 걸려 죽지 않도록 일러주어야 되는 건데, 어느 색종은 공해에 걸려도 좋다는 건 없어요.

당뇨를 고치는 비밀, 죽염 속에 있다

그래서 대나무의 비밀이, 그 죽력이라는 데에 있어요. 그건 아주 좋은 약인데. 그런데 오래도록 못 고치는 조갈증(燥渴症)을 고치는데 그건 당뇨병이지? 당뇨를 고치는데 당뇨 시초는 대나무 지름 죽력이 좋은데. 그러고 아주 어려울 적에는 황토에서 이뤄지는, 황토는 보중익기(補中益氣) 재료인데. 황토에서 이뤄지는 기운은, 중간 당뇨에 들어가게 되면 허기증(虛氣症)이 심해요. 늘 먹어도 굴풋한[배고픈] 허기병 걸렸는데 그건 황토에서 들어

오는 힘이 그 병을 고쳐 주고.

그리고 마지막으로 그 쇠통에서 구워 내기 때문에 전부 그 속엔 쇠가 근본이오. 밑에도 쇠그물을 치고 전부 쇠가 근본인데 그건 최고 강철이라. 3천도 고열에 얼른 녹아 흐르지 않도록 1천6백도면 다 녹는데. 그게 녹을라면 몇 분 거쳐야 녹는데, 눈 깜빡할 사이에 용해시키고 그만두는 마지막 처리법이 있는데, 그 쇳물이 쇠기운이 많이 우러나와서 그건 마지막 하소(下消)에 가서 피곤을 막아 주는 힘 있어요.

그러면 당뇨에 제일 시초에 조갈을 막아 주고 그건 대나무고. 중간에 허기증을 막아 주는 건 황토이고. 저 심산(深山)에서 파 오는 황토, 거기엔 백금 기운이 많아요. 그 다음에 마지막에 철분으로 철정(鐵精)을 취해다가 마지막 못 고치는 당뇨 고치는 하소(下消)의 치료법인데. 그러면 거기에 가장 협조가 당연한 것은 뭐이냐? 소나무 장작을 때다가 송진으로 마지막 처리를 하는데. 송진은 치어혈(治瘀血)하고 거악생신(去惡生新)하고 장근골(壯筋骨)하니까 당뇨에 재발이 오지 않는다 이거야.

5천도 고열에서 구워 낸 소금은 최상의 藥鹽

완전무결한 치료법을 세상에 전하기 위해서 그게 필요하고, 그 다음에는 또 이 공해병에 죽어 가는 사람을 살려야 되니까 거기에 또 필요하고, 모든 사람의 건강을 위해서, 미국에도 무우 심어 먹으니까, 무우에다가 죽염을 쳐 가지고 절궈서, 약간 짜야 돼요. 짠 것은 석회질에 합성되기 때문에 뼈가 여물게 되면, 뼈가 야물어서 굳어진 사람은 중풍이 잘 안 와요. 신경통 관절염이 잘 안 오고.

그래서 오리는 뼈가 짜기 때문에 그건 죽을 때까지 잡된 병에 걸려 죽은 적은 없어요, 없고. 이 지렁이가 근본이 짜죠. 짜기 때문에 지렁이는 병 걸려 죽은 지렁이는 없어요. 1만년도 살지. 그리고 나무에, 묘향산에 가면 많아요.

정목(楨木), 정목이 짠데 그건 땅에 누워서 백만 년도 가요. 만리장성 문틀에 제일 귀중한 문틀의 나무는 정목으로, 묘향산에서 뻬이다[베다가] 한 거요, 진시황이.

그러니 그 죽염은 소금의 불순물을 제거한 겁니다. 몇천 도 고열에 불순물을 싹 제거하고 보니, 그건 진짜 소금이 있는데, 그래도 그 속에 천분지 일이라도 있지 전혀 없을 수 없는데, 천분지 일도 없이 하는 건 뭐냐? 아초[애초]부터 몇천 도 열에 구워 내다가 5천도 열을 올려 가지고 소금만이 나오면 그 소금은 진짜 태백성(太白星)에서 오는 금성(金星) 기운으로 이뤄지는 금생수(金生水)의 원리라.

그러면 이 쇠라는 건 결국에 짠, 매운맛이 오는데 고놈이 짠 맛을 이룰 때에는 거기에 여러 가지 오미(五味)가 합성돼서 짠 맛이 이뤄져요. 이 불에서 쓴 맛이 들어와 가지고 짠 맛이 이뤄져요. 땅속에서 올라오는 화구에서 화기가 맹독을 가져 와도 그 소금에 와서는 중화가 돼요. 그래서 그 쓴 맛이 들어 오면서 매운 맛하고 그 사이에서 생기는 게 소금이라. 그래서 그 소금을 그렇게 구워 내면, 그 소금은 완전히 식염(食鹽)으로 손색이 별로 없어요. 약간 있다는 거지 전연 없는 건 아니겠지.

내가 고걸 구울 적에 이 정도에 멎어지지, 이 이상은 모든 시설이 가장 어려워. 지금 힘으론 잘 안 돼요. 미국서 구해 와도 그 5천도 열을 올리는 건 상당히 힘들어요. 그 통 속에 있는 불을 돌리는데, 1초에 1천 회전 돌리면 몇 도의 열이 가해지고, 1만 회전을 돌리면 몇 도의 열이 가해지는 걸, 그걸 회전을 따라 가지고 열이 달라져요. 그러면 1천도의 고열이 1초에 몇천 회 돌 수 있다면 그 불은 금강석(金剛石)이 금방 녹아 없어져요.

그러기 때문에 그런 불을 이용하는 데는 통에 그 불이 들어가는 날이면 통은 전부 물이 돼 없어지는데, 그런 쇠는 미국에 있긴 있으나 그것도 5천도 열을 올려 가지고 오래 있으면 바싹 내려앉아 버려요. 그래서 가장 어려운 것은 지금 그런 완벽한 시설을 가지고 조금도 불순물이 털끝만치도 있어선 안 된다고 하지만, 다 처리하는 덴 그렇게 어려운 여건이 있어요, 지금도. 이 과학사회에도 그래요.

그래서 가상, 천에 하나가 나쁜 것이 있으면 천 속에서 힘을 못쓰고 중화되어 버려요. 그래서 많은 놈은 적은 걸 흡수해서 중화시키니까 사람한텐 하자는 없다고 보나 아주 없는 것만 못할 거요.

죽염을 침에 녹이면 신비한 癌藥

그래서 그 죽염을 가지고 무우를 약간 짜게 절궈 가지고, 그것도 채판 같은데에 쳐서 짜게 절궈 가지고 꼭 덮어 두었다가 한 24시간 후에 그 물을 떠먹어 봐요. 얼마나 좋은가? 위궤양이나 장궤양, 위염 같은 데 아주 좋은 소화촉진제고 염증을 다스리는 데 좋고 상처가 생긴 궤양증에 아주 좋은 약인데, 그거이 할 수 있지 없는 거 아니야. 누구도 하면 돼요.

그 비밀을 다 아는 덴 시설이 너무 어려워서 그 불을 1초에 1백회를 돌리면 몇 도의 열이 나오니라 하는데, 그것까지 모두 한다는 건 상당한 어려운 문제고, 기성물이 가짜가 많아도 먹으면 해롭진 않아요. 그것도 무우하고 중화시켜 가지고 몸에 들어가면 흡수할 적에 중화되는 예가 많으니, 그 과학자의 말이 철부지인 것이 뭐이냐?

돈을 헤는데[세는데] 돈엔 대장균이 많으니 손가락에다 침을 바르면 대장균이, 돈에 있는 대장균이 범한다. 그건 다 철부지라. 침이라는 건 모든 균에는 맹독이요, 돈에 있는 세균이 몇조 억이래도 한번 침을 바르면 전멸인데, 전부 녹아서 물이 됐는데, 거기서 사람을 해칠 병균이 되게 되어 있느냐 하면 없어요.

그건 뭘로 경험하느냐? 지네 같은 독한 놈을 잡다가 고 머리에다 침을 한번 뱉어 봐요. 그 뇌가 녹아서 죽지 않나? 또 지렁이 같은 놈 잡다가 허리에다 침을 뱉어 봐요. 뚝 잘라지지 않나? 그러면 침같은 균에 있는 맹독이 돈에 있는 세균에 오염이 된다? 이게 얼마나 답답한 소리야. 강아지 여럿이면 호랭이는 종자 없이 다 잡아먹을 게다 하는 생각은 그건 철부지라, 그렇게는 되지 않아요.

그러면 그 죽염을 입에 물고 있으면 그 침이라는 건 가장 신비한 암약으로 변하는데, 암에 걸린 사람이 죽염을 자꾸 물고 있다가 그 침을 항시 넘기면 침은 암약으로 변해서 첫째 구강암, 구강암을 이빨 뽑아 놓으면 치근에서 들어오는 파상풍(破傷風)으로 치골수암(齒骨髓癌)이라고 이 광대뼈 속에 있는 골수가 썩어 버려요. 그래 가지고 뼈가 시커멓게 썩어서 빠져요. 그러면 뇌가, 뇌암이 생겨 가지고 눈도 어두워 버리고 눈알도 다 상하고 귀도 어둡고, 치골수암같이 무서운 거 없어요. 그게 파상풍으로 와요.

그런데 구강암을 이빨을 뽑아 가지고 파상풍을 만들면 죽는다는 것을 몰라. 그런 위험한 세상이라. 그러면 죽염을 물고 있다가 자꾸 넘기게 되면 구강암이 낫는 반면에 치근에 있던 모든 풍치(風齒) 충치(蟲齒)는 없이 다 나아요. 염증도 낫고, 독으로 암이 이뤄지는 것도 나으니까, 입안에 있는 암이 싹 나으면 치골수암까지도 다 나아요. 그러다 보면 축농증에서 비후염이 있고 비후염에서 또 암이 있는데 그 비후암을 고치는 데도 입에 물고 자꾸 넘겨도 나아요.

당뇨에 죽염 쓰면 효과 신비

내가 막연하게 책을 봤으니 옛 양반이 그러더라 그거 아닙니다. 외삼촌 서울 봤다고 해서 댕기며 서울 자랑해 가지고 욕먹는 건 나도 하느냐 하면 안해요. 그러면 죽염을 가지고 그렇게 해먹으면 만병에 안 될 건 없어요. 모조리 돼요.

모조리 되는데, 당뇨병에는 《신약》(神藥)이라고 내가 그전에 쓴 책에 생진거소탕(生津去消湯)이라는 약이 있어요. 그 약은 당뇨약인데, 그 약을 달여 먹으며 죽염을 항시 부지런히 좀 양이 많도록 계속 먹으면, 죽염은 처음 먹으면, 사람의 뱃속엔 다 담이 있고 또 위액이 간에서 나오는 산(酸)이고 오장(五臟)에서 나오는 산인데, 오장에 산이 모아 가지고 소화를 시키도록 하는데 거기에 죽염을 너무 많이 먹어 놓으면 그 산이 갑자기 녹아 버리니까 토합니다. 그리고 창자가 막 뒤틀리고.

조금씩 먹어 가지고 하자가 없도록 하면 인이 배 가지고 면역이 생긴 후엔 숟가락으로 떠먹어도 돼요. 그렇게 면역이 오도록 시작해 가지고 모든 건강을 완전하게 도와주는 반면에 당뇨에는 신비한 약의 하나요.

지구에서 당뇨를 고치느냐 하면, 그건 있을 수 없어. 못 고쳐요. 그런데 아까 죽염의 제조법을 말한 그대로 대나무에서 갈증이 없어지는 약이 나오고, 황토에서 허기증이 없어지는 약이 나오고, 모든 철분에서 피곤한 하소가 없어지는 약이 나오는데, 그런 전체적인 모든 약을 소금 속에다가 합성시켜 가지고 먹게 하는데, 그렇게 하면 완전무결한데, 그 항암제처럼 살인약이 되느냐 하면 안 돼. 방사선처럼 독약이 되느냐 하면 안 돼. 왜 안전한 약을 두고 사람 위험한 약을 계속하게 해주겠느냐? 내가 살았으니 그걸 자연히 말을 해주는 거요.

에이즈 神藥은 청색 녹반과 죽염

그런데 에이즈(AIDS)라고 하는 병이 있겠다? 다 아는 거, 미국 조야(朝野)가 들썩하는 거. 그 병 자체도 알 필요 없고 고치는 법만 알면 돼. 그건 뭐냐? 약물론 보잘 것 없는 약물. 그건 오리에다가 금은화(金銀花)하고 포공영(蒲公英), 그 다음에 석위초(石葦草), 호장근(虎杖根)이라고 지팡이 장(杖)자지, 손바닥 장(掌)자는 안 돼요.

호장근 그 다음에 통초(通草), 으름나무, 그것을 생강까지 생강·감초까지 넣어서 푹 달여서 그 물을 먹으면서 거기다가 죽염을 먹되, 죽염에 녹반이라는 거이 있는데, 그 청색이오. 청색 녹반을 오래 구워요. 24시간을 엎어 놓고 제쳐 놓고 구워 가지고 완전히 태워요.

　처음에 진짜 녹반을 구우면 사람이 근처를 못 가게 아주 독해요. 그 독기를 싹 뽑고. 그래 구워 가지고 그걸 분말하고, 분말해 가지고 거기다가 오골계라고 백색 오골계가 진짜요. 그런데 요새 그 시커먼 오골계는 가짜지만, 토종닭 폭은[정도는] 돼요. 토종닭이 그렇게 잔잔해요.

　그 오골계를 산에다가 놓아 먹여서 솔씨도 먹고 모래도 주워 먹고 해 가지고 버럭지[벌레]도 좋은 걸 많이 먹고, 그래 가지고 그 오골계의 흰자위를 쓰는데, 노른자는 진짜 백닭 오골계는 솔밭에서 키우면 노른자위가 한 두 자쯤 위에서 땅에 떨어져선 조금 넓적해지지 탁 터지지 않아요. 그런데 요즘 오골계는 땅에 떨어지면 두 자 정도에서 떨어지면 탁 터져 버려. 그게 좀 신통치 않은 건데.

　그 흰자위 가지고 반죽을 하면 그 반죽에 새파란 불이 잘 안 나요. 진짜 오골계는 새파란 불이 나는데, 그 녹반을 그렇게 구워 가지고 녹반 6백g에 그 오골계 계란을 흰자위를 13개를 넣고 반죽해 봐요. 손은 금방금방 타 버려요, 이런데. 그걸 반죽해 놓으면 흰자위 속에 있는 그 흰, 백정(白精)을 말하는 거지. 흰 정, 그건 타 버려요.

　그걸[그것이] 타 버리면 그 속에서 남는 게 뭐이냐? 금기(金氣)가 남아. 백금 기운이 남아요. 그건 백금이 있기 때문에 계란 껍데기가 석회질로 완성돼요. 백금이 없어지면 석회질이 흙이 되고 말아요. 그래서 그걸 그렇게 해 가지고 그것을 식은 연후에 분말하게 되면 그 분말이 에이즈의 신약(神藥)이라.

　그런 쉬운 게 있는데, 여기도 녹반은 있을 게요. 최고 좋은 녹반 있어요. 수정 같은 거. 그리고 백반은 수정 같은 거 백반인데 명반이라고 한다. 그러면 그 백반도 이제 그대로 해 가지고 백반 6백g에 오골계 계란 흰자위가 13개면 13개 분량을 거기다 반죽해 놓으면 고열이 나요. 그러나 백색 오골계, 솔밭에서 키운 건 새파란 가스불이 올라오는데 그건 신비의 약이라. 그런 약을 먹는 법만 알면 된다.

죽염 5대 1이 백반이고, 백반으로 만든 약이고, 또 백반 3대 1이 녹반이라. 그러면 죽염 15대 1이 녹반이고, 죽염 5대 1이 백반이라. 고걸 명확하게 하면 에이즈의 신약이란 그거인데, 그걸 그렇게 해 가지고 캡슐에 넣어 가지고 식전에 한 알 먹고 식후에 한 알 먹고 그래서 하루 여섯 알을 먹는데. 점차 며칠 후에는 돋궈 가지고 10알씩이 먹어도 돼요. 한번에 그렇게 먹어 가지고.

〈제14회 건강강연회 : 1989. 12. 2. 미국 뉴욕 후로싱〉

미래 괴질 出血熱의 약은 죽염뿐

앞으론 더 무서운 병이 나올 걸 나도 짐작을 하고 있어요. 독성이 극에 달하면 핏줄은 결국 상해 가지고 터져서 사방으로 피가 쏟아지고 죽게 돼 있는데 그 시기를 어떻게 구하느냐? 그거이 죽염하고 백반 법제하고 녹반 법제로써 배합해서 살리는 이외엔 살릴 방법이 없어.

그래서 토종오골계가 꼭 필요한데 한국엔 지금 유(類)가 적어 가지고 기르는 사람들이 있으나 그것 가지고 하대명년(何待明年), 언제쯤 수억 마리를 길러 가지고 많은 죽어 가는 사람을 구하느냐? 죽염은 태평양 오대양 물 가지고 만들 수 있지만 그건 그렇게 할 수 없어. 우리 힘으로 길러야 돼.

자연의 힘은 소금 만드는 거와 소금에 있는 모든 공해 물질을 제거하면 되는데 계란 같은 건 우리 나라의 백닭 오골계 같은 거, 하루 이틀에 번식할 수는 없으니까 그게 조금 아쉽고, 토종오이 같은 건 우리가 구할 수 있지만 지금은 드물고. 그거이 번식하기 쉬우니까 그런 건 번식이 될 거고 토종홍화씨도 구할 수 있는 거고, 앞으로 자꾸 번식하니까, 이런데.

내가 볼 적에, 최고의 지금 급한 것은 출혈열(出血熱)인데, 과거의 출혈열이라는 병하곤 [요즘의] 출혈열이 근본적으로 달라요. 독기(毒氣)가 간(肝)에서 심장으로 들어올 땐 누구도 죽어요. 그러니 그런 사람이 더러 있어서 죽염을 쉬질 않고 퍼먹으니까 살아 있어서 지금 산 사람이 여럿이 있어요. 그런데 내게 안 온 사람이 죽고, 온 사람이 산 걸 보면 약 되는 것도 확실해요.

죽염은 백설풍에도 神藥

그런데 머리 빠지는 사람들 있어요. 그 사람들이 중국에서 나오는 약, 좋은 생발수(生髮水), 결국 완전하지가 않더래요. 그런 사람들이 백설풍(白屑風)이라고 머리에 하얀 눈같은 가루가 있는 병 있어요. 백설풍에 걸려 가지고 내게 사정하기에 죽염을 갖다 진하게 풀어서 늘 머리에 발라 두라 했는데, 아니 이거 백설풍이 나왔는데 이상하게 머리가 나왔더라 이거야. 그래서 또 빠지려니 하고 기둘려도[기다려도] 지금까지 안 빠진 사람들이 있어요. 그래서 죽염은 틀림없이 생발(生髮)의 신약(神藥)이라.

그래서 난 지금 머리 나오길 원치 않으니까 바르지 않았어요. 지금 나와서 내게, 뭐 이제 나와 가지고 좋을 일이 털끝만치도 없지. 다 빠져도 할 수 없고. 그래서 난 바르지를 않아서 내가 경험한 걸 말하는 건 아니야. 다른 사람들이 모두 그렇게 약을 많이 써서 머리 나오지 않던 데다가 백설풍(白屑風)에 걸려 가지고 죽염물을 진하게 풀어서 늘 바르다가 언제 머리 나온 것도 모르게 머리 나오고 지금 완전하다고들 하니 거, 여러 사람 보고 난 우스갯소리 해요. 난 안해 본 외삼촌 서울 구경 이야기하듯이 나도 그런 말 해요. 머리 나왔다고 모두 와서 자랑하니 거, 아마 나오는 것 같구나 나도 그래요. 백설풍은 확실히 나아요.

또 그러고 상상도 할 수 없는 이상한 피부질환, 그게 습진으로 오는 것도 있고 그런데. 그걸 죽염하고 난반을 적당히 배합해 가지고 항시 물에다가 진하게 풀어서 발라 두면 처음에 바르면 기막히게 아프다고들 해요. 그래도 잠깐이지 오래 안 가는데. 그거 아무 뭐 못 고치는 피부병이다 하지만 피부암이다 하는데 피부암에 그걸 가지고 여하간 되나 안 되나 해보라 하면 끈질기게 해서 안 되는 사람이 없어. 그럼 그게 약이다, 이거야.

피부암과 습진엔 죽염과 난반을 쓰라

그래서 피부암에 좋거니와 또 다리의 습진에 그렇게 좋은데, 습진으로 오는 무좀이 있어요. 일반 무좀은 발가락이 조금씩 뚫어지는 무좀인데 그건 쉽고, 습진으로 와 가지고 발가죽이 훌렁 벗어지는 무좀, 거기다가 난반을 배합해 가지고 훑치면 처음엔 다리를 들고 눈물이 뚝뚝 떨어지더래. 그러나 얼마 안 가서 싹 나으면 40년이 된 사람이 있어요? 광복 전에 이북에서 나왔는데, 그 사람이 날 따라 넘어왔는데, 지금 늙어도 도지지 않아.

그런 걸 볼 때에 약 되는 건 확실하고, 내 발에 그런 습진이 온 걸 난 만주에서 발을 하도 얼구어서 발가락이 다 끊어져 나간 사람이라. 습진이 와 가지고 아주 그건 무좀이 아닌 습진이 다리를 잘라야 될 판인데 아, 그 죽염을 자꾸 발라서 아프긴 해도 참으니까 깨끗이 나은 후에 지금 아무리 양말을 신고 오래 댕겨도 그런 흔적이 없어요, 오늘까지. 그걸 봐서 약이 좋다는 건 사실이고. 그런 좋은 약을 두고 앓는다는 건 몰라서 그러겠지.

백납은 호도기름과 죽염이 神藥

백납이 두 종류인데 하나는 백전풍, 하나는 백납. 백납이라는 건 쉬운데 백전풍은 난치라. 그런데 어느 거인지는 나도 지금은 모르는 대답인데 백납은 가을에 호도가 알이 영글기 전에 기름을 짜 가지고 그 호도를 막 찌끄뜨려 가지고 껍데기는 독해요, 껍데기까지 한꺼번에 기름을 짜 가지고 그 기름을 바른 위에다가 죽염을 살이 좀 아프도록 비비는데 그래 자꾸 비비게 되면 모세혈관이 정상으로 돌아올 때까지 그렇게 해요.

설궤양증에는 죽염 물고 있으라

설궤양의 증상은 심장의 열인데, 심장열이 두 가지로 있어요. 한 가지는 혓바닥에 음성적(陰性的)으로 생기는 백태 끼인다는 말이지. 백태 끼는 것처럼 종기도 아니고 종기 비슷하게 생기는 거고, 한 가지는 병적으로 머리도 아프고 전신에 열이 생기며 종처가 사방에 나는 거.

그게 심장열 중에 양성(陽性的)적으로 나오는 것, 종처 같은 거이 사방에 나오고 음성적으론 혓바닥에 백태 같은 걸 끼는 걸 말하는데 그것은 두 가지 다 죽염을 가지고 고치면 돼요. 죽염 가루를 조금씩 혓바닥에 흩쳤다가 그 침을 뱉든지 넘기든지 그건 자유고, 침을 넘겨도 균은 없어졌기 때문에 상당히 위장엔 좋아져요. 그 침을 뱉어도 병은 나아요.

〈제5회 특별건강강연회 : 1989. 12. 6. 미국 LA 한국회관〉

나병의 神藥 — 죽염

죽염에다가, 죽염엔 난반(卵礬)이라는 약이 있는데, 청색 난반을 거기다가 가미해 가지구, 나병은 그거 없이는 못 고쳐요. 그래서 캡슐에다 넣어 가지구 먹는데, 15대 1이라는 거이 죽어 가는 암에 써서 낫는 사람들이 그거거든, 이런데.

그러면 이 죽염 속에 내가 왜 심산(深山)의 황토(黃土)를 갖다가 제대로 하게 하느냐? 토성분자의 하자를 보충시키는 거야. 난 나병을 고치기 위해서 토성분자의 결함을 보충시키는 약을 제조하는데 세상 사람은 웃는 거야. 아무 흙이고 파다 하면 되지, 왜 거 꼭 심산 양지(陽地)쪽의 황토를 씁니까 하는데, 건 세상이 날 알아 줄 수는 없는 거라. 내가 날 아는 것도 너무도 힘든데, 세상이 나를 알아 달라구 할 수는 없잖아? 그러니까 늘 인간 대우를 못 받고, 사람 행세를 하구 살 수는 없는 거야, 없는데.

근데 지금 와서는 이젠 정체가 자꾸 드러나. 천지개벽 후에 내가 왔다면, 나병 고치는 법을 일러주지 않고 당뇨 고치는 법도 일러주지 않고 암 고치는 법도 안 일러주었겠느냐? 안 왔다는 거야. 내가 와 볼 적에는 안 왔어. 옛날 양반 의서(醫書)를 다 보면 화학 사회에는 화공약이 극성 부릴 땐 생각 못할 병이 오는데, 무명괴질이라고 추수(推數)의 점괘(占卦)에만 나왔다.

그래서 비결만 내려오구. 이조 말에 무명괴질이 판을 친다고 했는데. 그리고 거긴 약두 없다. 그러면 완전히 아는 분이면 약을 일러주었을 거야. 지금 이 코쟁이 정도에서 배워 가지고 박사돼 가지구야 어떻게 그런 약물을 세밀히 알게 돼 있나. 귀신 외엔 모르는 걸 사람이 알게 돼 있나, 이런데.

그래서 이 황토라는 거이 가장 나병에 신비약이 죽염으로 이루어지는데 그걸 내가 지금 앞으로 세밀히 거기에 대한 얘기를 해 가지구. 이게 지금 그 거거든, 해 가지고 나병치료를 완전무결하게 일러주고 가야 되는 거야. 역대 역사가 만 년이 넘는 나라가 많은데 나병치료에 정확한 처방을 일러주고 간 사람은 없어. 그런데 그 하나만이래두 정확한 사람이 없는데 천만 가지의 약을 정확하게 일러줄 수 있느냐 하면 없어.

나병 치료는 죽염 · 백반으로 한다

그건 뭐이냐? 첫째 나병 당뇨 에이즈 이런 걸 아주 신비한 약물로 다 고치도록 일러주고, 암이구 전부 일러주고서 그러고는 그 약물 제조법이 간단해야 되니까. 간단해야 되구, 또 양이 무궁해야 돼. 그건 태평양 물 가지구 제조한다. 그게 태평양 물이 마르도록 오대양이 마르도록 약 만들 힘 있나? 그런데 양은 무궁해.

무궁무진한 양으로 원료를 가지고 약 제조하니 문제는 간단해. 대나무다, 뭐 이런 거, 송진이다, 이런 건 해마다 나와서 크니까, 그것도 또 무궁무진해, 이런데. 그래서 내가 그런데 머리를 쓰는 거구. 고 다음에 그런 걸 보조해 가지구 암을 완치시킨다든가, 나병, 당뇨 완치시킨다든가 이런 약물 보존은, 절대 이 공해하고 거리가 먼 약들이야.

과일도 공해, 채소도 공해, 쌀도 공해, 그럼 우리는 어떻게 살아야 되느냐? 이런 건 먹긴 먹되, 이걸 완전무결하게 해결짓는 법은 죽염에다가 백반을 구워 가지구, 아주 토종계란 흰자위로 해라. 그런데 어떤 박사들은 약사 보구 절대 계란 흰자위로 하는 건 백반이 제대로 약이 되지 않는다, 백반 그대로 구워 가지고 쓰면 제대로 약이 된다, 우리 분석해 봤다.

근데 그게, 내가 그 소리 들은 사람 보구, 그게 약간 미친 사람이 아니구 조금 도수가 높은 사람이야. 그렇게 도수가 높은 미치광이를 가지곤 믿진 말아라. 그런 말 하는데 그건 왜 그러냐? 이 백반을 구워 가지고 입에 대고 조금 대고 먹어 보면 그렇게 시질 않아요. 생걸 먹어 보게 되면 시면서, 그 속에 좋지 않은 맛이 많이 들어 있어요. 그 불순물이라. 그런데 이걸 오래 구워서 불순물이 싹 제거되면 신 맛이 덜해져요. 훨씬 고백반 오래 구워 가지고 먹어 봐요. 훨씬 시질 않아요, 이런데.

아주 좋은 촌 계란 흰자위 가지고 그 흰자위 속에 있는 석회질 그 완전무결한 석회질이라. 그건 공해 있을 수 없어요. 그건 땅속에서 파낸 게 아니니까. 그러면 이걸 가지구 법제해라. 그러면 고열이 일어난 뒤에 백반을 그때 먹어 보면 요게 진짜 백반이야. 아주 시구 뒤에 뒷맛이 향기 나요. 그러면 이런 신비의 세계가 열린다구. 나는 신인(神人) 세계를 열구 간다고 한 사람이야. 창조하구 간다구 했거든, 이런데.

그런 걸 나는 맛을 보면서. 기계로 분석하는 건 과학잔데. 난 입에 맛을 보구, 완전무결하게 알구 있으니, 세상에 내놓고 얘기하긴 좀 힘들어. 그래서 과학자가 처음엔 날 보구 저보다 못한 줄 알구 얘기하다가 핵심처에 들어가면, 아주 혼내 주면, 그땐 무서워서 '아이구 이게 귀신이지 사람이 요렇게까지 무섭게 알 수 있느냐'해요, 이러니. 지금은 머리 어두워서 순서있게 말은 못해도 핵심처에 들어가면, 아주 또 순서있게 말하는 재료가 상당수 많아요.

이제 고백반 같은 거, 근데 요거 암약(癌藥)의 보조약이지, 이런데. 그러면 요 죽염에다가 이건 왜 5대 1이냐? 죽염 다섯 숟가락에 요거 한 숟가락 이게 되면, 죽염의 부족처를 완전히 보충시켜요. 그러구 또 이 약에는 죽염 두 공해가 있을 수 없구, 이 약에는 공해가 전연 있을 수 없어. 닭의 뱃속에서 나온 계란 흰자위 속에 공해가 왜 있겠어. 그러기 때문에 또 백반을 고도의 불에다가 바싹 태웠는데, 그 속에 공해 있을 수 있나, 부족 물품은 전연 없어요.

臘猪油와 녹반·죽염 이용한 나병 치료법

그래서 이 나병을 완전무결하게 고치는 법이 죽염인데 여기에 난반을 보조해라. 또 여기에 청색 난반, 녹반(綠礬)이라는 거이 가장 좋은데, 그대로는 독해요, 그런데. 내가 실험하는 애들이 유죽액(楡竹液)으로 해서 사용하니 그렇게 좋더라 해서, 그거 참, 잘 알아냈구나 했는데, 다른 사람들이 실험하는데 그건 안 됩니다 해서 그 실험 오래 해보고 여러 번 해보고 하는 말은 그건 불신할 순 없어요. 그래서 나도 그런가 하는데, 내가 한 것은 다르다.

그건 뭐이냐? 앞으로 이 납일(臘日)이라는 거 있어요. 납일날 납일 드는 시간에 잡은 돼지 있어요. 그 돼지기름을 가지고 녹반하구 에이즈약을 반죽해 가지구 부인들이 에이즈에 걸리면 자궁에 관장(灌腸)해두 되거든. 남자들이 에이즈에 걸리면 청색 난반을 옳게 해 가지구 섞어서 그걸 뜨끈하게 끓이면 아주 물이 돼요. 그건 돼지기름에다 한 거니까 난 그 생각을 못했더라 그거야.

유죽액은 느릅나무 물에다 해논 건, 기름이 아니야. 그러니까 이거 굳어져서 안 되겠어요 해서 가만히 생각하니 나는 납저유(臘豬油)에다 해 가지고 전부 고친 병인데 이건 딴 얘기거든. 그럼 애들이 실험한 데 혹 거기에 미비점이 있구나 하는 걸 지금도 알구 있는 거이 그겁니다, 그런데. 여러 사람들이 문의하기 때문에 그것도 알게 되지. 그래 내 말을 많이 경험하라 그거야.

나는 지금 납저유만은 써 봤으니 납저유에다가 해라 하는데, 이거 지금 납일날이 오기 전에 죽어 가는 사람 언제 납일날 기두르고 약 쓰겠나. 그건 죽으라는 말밖에 안 되잖어? 봄날에 아파도 금년 납일날 돼지기름에 해라, 그것도 안 되고. 여름에도 그러고. 지금도 납일이 아직도 얼마 더 남았지. 이러기 때문에 내가 쓴 것은 완전무결하게 해놓고 쓰면서 그걸 일러주는 데는 시간 차이가 있고 절후(節候)의 문제라 안 됐거든.

거 하두 찾아와서 모두 졸라대니까 그걸 가지고 할 수 없고 그저 유근피는 파서 얼마든지 할 수 있으니까 일러준 건데 거기에는 하자가 있어요 분명히. 그 사람들이 "끓이니까 떡이 돼 가지고 물러지지 안 돼요" 하는 걸 듣구선, "난반을 넣으니까 되는데 청색 난반 녹반은 절대 안 됩디다." "그래 알겠다, 절대 안 되는 걸 가지고 내가 모르구 된다고 했구나. 난 납저유 가지구 한 사람이라, 거기에 대해서 경험 안하니까, 다른 사람 경험을 믿었구나, 알겠구나." 지금 와서 그렇게 말했지요, 이런데.

앞으로 납일이 오니까 납일날 돼지기름을 좀 많이 해두면 그건 굳어져도 일 없어요. 녹이면 물이 되니까 거기다가 하는 겁니다. 거기다 하면 아무리 몹쓸 병에 관장주사 하든지 멕이든지 참으로 좋아요. 나는 그걸 가지고 그전에 모두 고쳤거든. 그래서 그 생각을 내가 미처 못한 일이 있어요.

그래서 이 나병치료에도 녹반을 이용할 때에는 납저유에 하는 것이 원치료법이라. 그거 없으면 그냥 캡슐에 넣어서 먹으면서, 주사는 난반만 죽염하구 해서 하는 게 좋구. 그건 자궁이구 직장 대장 소장이지, 이런데.

이 나병 약은 주사구 뭐이구 필요 없어요. 그건 캡슐에 넣어서 먹으며 치료하면 돼. 안 낫는 법이 없어요. 그러구 이 당뇨가 안 낫는 예는 없구.

〈제6회 특별건강강연회 : 1990. 1. 1. 함양 인산농장〉

백내장을 수술 않고 치료하는 비법

백내장 초기가 여러 가진데 시신경의 염증도 여러 줄로 들어오는데 시신경, 음성으로 된 시신경, 양성으로 된 시신경, 또 음성 양성에서 합작 염증이 있어요. 그건 양눈이 다 폐양(廢陽)되는데. 그러면 그 백내장은, 어떤 양성·음성 중에 어느 거든지 혈액형도 막론하고 죽염을, 가장 좋은 죽염을 구해 가지고, 좋은 죽염이라는 건 믿을 만한 9번 처리하고도 마지막에 고열로 완전무결한 죽염.

그런 걸 구해 가지고 입에 물고 있다가 죽염이 완전히 녹아서 침이 된 후에 그 침을 자고 일어나면 눈에다 바르고, 저녁에 잘 적에 바르고 그렇게 해 가지고 눈이 완전히 맑아지는 날까지 고쳐요. 그건 날이 오라[오래 걸려]도 낫는 것.

빨리 낫는 건 애들이고, 애들 눈에 다래끼를 어른이 침에다가 물고 있다가 그걸 애들 다래끼에다 발라줘도 금방 낫지만, 다른 유근피 삶은 물이나 그런 데에 개 가지고 다래끼에 바르든지 가루 그대로 발라도 서서 보게 되면 30분 안에 싹 없어져요.

그러니 백내장은 그렇게 치료해요. 그리고 단전에 뜸을 떠서 낫는 것도 확실하고, 단전에 뜸 뜰 사람은 뜸 떠 고쳐도 되고 그렇지 못하면 죽염을 물고 있으면 침을 가지고 아침 저녁 발라서 낫게 해도 돼요.

〈제15회 건강강연회 : 1990. 3. 2 광주 시민회관〉

3대 神藥이란 죽염 · 홍화씨 · 산삼

내가 앞으로 《신약본초》(神藥本草)에 대한 원고 마무리하기 위해서 오늘까지 여러 번 얘길 했는데 아주 어려운 데 들어가면 이해가 참 어렵고, 알기 쉬운 말로는 극히 어려운 예가 많아요. 그게 뭐이냐? 지금 삼대 신약(三

大神藥)을 오늘은 세밀히 설명 해야 되는데 그 말 앞에 내가 원고에 잊어버릴 뻔한 걸 생각해 가지고 또 한 마디 드릴 일이 있고, 삼대 신약이 뭐이냐?

첫째 죽염(竹鹽)이라는 거 있어요. 여기 모인 분들도 아는 분 있을 거요. 그러고 둘째 홍화씨[紅花仁]라는 거 있어요. 옛날 학설로 설명이 없는. 그건 내가, 자신이 모든 경험을 토대로 한 경험방인데, 홍화씨라는 신비의 약과 고 다음 셋째 우리 나라 전역에 산삼이라는 거 있어요.

그 산삼의 비밀이 셋째로 가는 이유가 뭐이냐? 건강의 최고인데. 그건 만병을 고치는 데 가장 신비한 것은 죽염이 첫째고 또 장수하는 데는 홍화씨가 첫째고. 그러면 죽염은 만병을 고치는 데 첫째고 장수에도 둘째 가고, 홍화씨는 만병을 고치는 데 죽염보담 둘째 가고 장수엔 첫째 가고, 산삼은 장수에 셋째 가면서 건강에는 첫째 가고.

그래서 사람의 원기를 돋구는 데, 모든 신경을 강화시키는 비밀과 신경 강화되는 이유는 장부(臟腑)의 온도를 증가시켜 가지고 신경을 강화시키고. 그러면 그 신비의 약물이 세 가지가 있는데 그게 삼대 신약이라. 그러면 그 삼대 신약에 대해서 왜 기준을 정한다고 말하느냐? 그건 내가 어려서 알고 있는 거라. 기준이 확실히 정해져 있어요.. 이 우리 나라엔 지구에 없는 감로수(甘露水)가 있어요.

그 이야길 다 할라면 한이 없으니 안 되고 책으로 더러 나오는 걸 보면 알 겁니다. 근데 감로수가 있는데, 감로수라는 건 한 잔을 먹으면 무병장수하고 불로장생한다. 그런 신비의 물이 있어요. 그 물을 먹기 힘든다는 것 뿐이지 없는 건 아니라.

죽염의 甘露精 기운은 1만1천분지 1

그래서 죽염이 만병통치한다고 하면, 그 혹 법에서도 웃는 소린데, 모르면 호랭이도 강아지만 못하다고 할 수 있는 거요. 죽염에 뭐이 들어 있느냐? 모든 땅에서 저녁에만 솟아나는 감로정(甘露精)이 있는데 감로수의 기운인데, 그 감로정의 물이 흘러 가지고 우리 나라 바다 연안에 모아 있는데, 연안에 이르면 그 물을 퍼다가 소금을 만들어. 그거이 염전에서 이루는 거지. 소금을 만들면 그 소금 속에 모든 독극물도 있겠지마는 모든 오염, 모든 독극물, 모든 불순물, 금속물이 다 있어요. 중금속이 다 있는데. 그 속에 감로수라는 게 유독히 있다. 그게 얼마냐? 1만1천분지 1이 있다.

그러면 홍화씨의 감로수 기운은 얼마냐? 1만2천분지 1이 있다. 산삼의 감로수 기운이 얼마를 가지고 있느냐? 1만3천분지 1이다. 그러면 수명장수에 왜 홍화씨가 첫 손가락 가느냐? 감로수 기운이 1만2천분지 1인데 그 홍화의 약성은 가장 장수에 대해서 앞서 있고, 만병을 치료하는 덴 뼈가 가루 되든지 애기가 뼈가 없든지 이런 데 뼈를 만드는 신약(神藥)이지마는, 만병을 고치는 신약엔 죽염만 못해요. 죽염에 감로수의 신비는 만병을 고치는 데 앞장서 있고 장수에는 둘째 간다? 홍화씨는 만병을 고치는 덴 둘째 가고 장수에는 앞장선다. 이런 신비를 가지고 있어요.

그래서 내가 아는 것이 얼마나 나도 믿을 수 없느냐를 경험하기 위해서 개나 송아지나 다리를 분지르고 먹여 보면 거 신비인데, 거 우리 나라 토산 홍화씨야. 그건 애기들이 운동 철봉대에서 떨어져 팔이 부러지던지 다리 부러지던지 허리 부러진 데, 국민학교 학생들은 10시간 안에 깨끗이 회복되는 신비의 약이고 짐승 다리 부러진 건 세 시간이면 뛰 댕겨요[뛰어다녀요] 이러니.

이걸 볼 때에 옛날 양반이 의서(醫書)를 쓸 때 이건 확실히 몰랐구나. 그건 하늘에 별기운이 내려오는데 해 '세'(歲)자 쓰는 세성(歲星), 목숨 '수'(壽)자 수성(壽星)인데, 수성정(壽星精)이 통하는 풀이 바로 홍화라. 그래서 홍화씨의 신비를 나는 이용했고, 그게 또 확실해. 그러면 애기가 뼈 없이 생긴 애기를, 그걸 먹이는데 불에다 잘 곱게 볶아 가지고 절구에 찧어 가지고 폭 달이면 그 물이 아주 고소하고 향내가 나.

그게 뭐이냐? 감로수 기운이다 이거야. 그리고 죽염도 쬐금 좁쌀보다 작게, 손끝에 조금 묻히고 침을 가지고 맛을 보면 죽염도 아주 달고 향내가 있어요. 그러면 그게 감로수 기운이라. 산삼도 쬐금 떼서 맛을 보면 달고 아주 향내가 나요. 그러니 산삼도 많은 건 쓰고 조그만 건 달아요. 그러구 향내는 진동해요. 거 감로수 기운이라.

그러면 삼대 신약이 왜 오늘까지 빛을 못 보고 이렇게 세상 사람이 모르고 있느냐? 그건 내가 《신약》(神藥)을 쓸 때 우선 써야 되는데, 죽염 이야기 했지마는 그 신비의 세계를 열어 주지 않는 이유가 뭐이냐? 내가 써 놓으면 앞장서는 사람들이 있어. 죽염도 가짜를 맨들어 가지고 많은 사람에 불미스러운 일이 오더라도 돈밖엔 모르는 사람이 많아요.

그런데 하필이면 불자(佛子)도 그 속에서 가짜 죽염 제조에 자기가 아는 것처럼 그런 짓을 해요, 그런데. 그러면 그런 사람들이 온다는 걸 모르고 안다는 건 거짓말이라. 내가 발표한 후에 죽염에 대한 가짜가 많이 성할 거다. 그 원리는 뭐이냐? 돈에 눈이 어두운 사람도 있고 체면이 어두운 사람도 있어요. 그 체면에 어두운 사람들은 돈밖엔 몰라. 또 눈이 어두운 사람은 다른 거이 보이지 않고 돈만 보여. 그래서 내가 발표한 후에 가짜가 많이 나오면 법에 금지받을 시간도 올 거다. 그걸 기두르고[기다리고] 있었는데, 한 번은 지나갔어요.

그래 한 번 지나간 후에 완전히 그 비밀을 완전 공개하면 다음에는 일반 사람이 속지 않아야 되니까, 이제는 한 번은 속았으니 두 번 속는 건 미련해서 속는 사람도 있고, 또 곁의 사람한테 꼬임에 속는 사람도 있겠지? 그러나 내 말을 들은 후에 가짜를 꼭 믿을 순 없다고 나는 생각했어. 죽염의 정체를 완전무결하게 파헤치면 그 정체는 참으로 신(神)의 세계요.

죽염은 피를 맑히는 데 왕자

육식을 많이 하는 부자의 자식이나 또 미국 사람 정도는 성불(成佛)하기 힘든다. 건 뭐냐? 응지선분자를 완성시키면 불(佛)은 안 된다. 곧 도(道)를 못한다. 우리 나라 옛날에 지혜가 많은 건 영지선 분자세계에서 이뤄지는 거지, 이 풀같은 거 먹고 채소를 좋아하고, 뭐 참기름 들기름을 좋아하니까. 그건 육식을 덜 했기 때문이야. 육식을 많이 해 가지고 핏줄에서 피가 자꾸 걸어 들어가면 응지선분자라고 하는데, 그것은 모든 풀 속에서 올라오는 지름 세계의 방해물이라.

그건 왜 그러냐? 소나 양이나 풀을 뜯어먹으면 풀 속에서 올라오는 지름은 소나 양의 몸에 있는 거지. 그래서 그런 건 오래 살면 점점 영물(靈物)이 되는데 그 고기를 먹으면 그건 간접적으로 취(取)하는 거라. 직접 취하는 건 풀이나 과일이나 이런 거고, 간접으로 취하는 건 그걸 먹고서 이뤄진 걸 다시 먹는 거라.

그래서 응지선 분자세계에는 절대 성불을 못하고 도통(道通)을 못한다. 그러고 석가모니는 육식을 하지 말라는 건, 살생을 금지하는 데도 필요하겠지만 육식을 많이 하면 그 분자세계에서 방해물이 크면 절대 안 되는 걸 말하는 거라. 그래서 나는 응지선 분자세계엔 반드시 도를 통하는 길이 멀어진다.

그러면 그건 뭐냐? 약쑥으로 떠야 하는데, 약쑥으로 떠 가지고 응지선 분자를 완전 파멸시켜야 되는데 살이 멀겋게 진 사람, 불로 떠봐요. 그 피부에 지름 기운이 많아서 불기운이 가면 반은 죽지 않는가. 그렇게 응지선 분자세계에서는 성불하기도 어렵겠지만 건강을 유지하는데 뜸 뜨긴 힘들어요. 거 약물로 해야 되는데, 그 약물 속에 뭐이 있느냐?

홍화씨하고 산삼을 못 먹으면 홍화씨하고 죽염을 먹어라. 죽염은 피를 맑히는 데 왕자라. 그래서 피를 맑히면 응지선의 지름 기운이 모르게 모르게 서서히 물러가요. 많이 먹어서 다 물러가면 그땐 머리가 점점 비상해져. 그래서 공부하는 사람도 잠이 덜 오고, 또 일하는 사람도 몸이 덜 무거워.

그래서 죽염세계는 반드시 필요한데 이거이 내가 세상에 전했기 때문에 지지부진(遲遲不進)해, 이병철이 전했으면 금방 될 수 있는 법이 많았을 거요. 그건 돈이라. 난 돈이 없고, 또 이 모든 파란곡절(波瀾曲折)을 미리미리 예측해 놓으면 지지부진해요. 그 가짜들이 나와서 설친 뒤에 가르쳐 줘야 가짜의 해를 면할 수 있는 거.

그건 양잿물 간장과 달라서, 큰 해는 안 보더래도 불미한 점이 많아요. 가짜에 들어서 불미한 점은 그 응지선분자의 소멸(消滅)이 어떻게 되느냐? 그런 어려운 점을 들고 이야기하긴 어려워요.

그러면 이 세상에서 첫째 병 없어야 하고, 병나면 고쳐야 하고, 고친 후에는 건강해야 되고, 건강 후에는 모든 활동을 자유롭게 하니까 행복할 수 있다.

행복한 후에는 오래 살아야 된다. 그러면 홍화씨의 비밀, 죽염의 비밀, 산삼의 비밀, 이 세 가지인데. 이 세 가지를 떠나고 되는 건 뭐냐? 육식(肉食)보다 채식(菜食)이 낫다. 채식을 하되 채식엔 채독(菜毒)이라는 게 조금씩 다 있어요. 그러면 들기름이나 참기름을 조금씩 먹는데 거기다 쳐 먹는 게 유리해요.

암세포 없애는 죽염, 홍화씨

우리 몸에 모든 핏속에 있는 맑은 피가, 우리가 숨쉬는 여기서 지금 공해 물질이 얼마를 하루에 흡수되느냐? 이걸 10년 동안에 내 몸에 암세포가 얼마나 조직체계를 이루고 있느냐? 그러면 50년 안에 완전히 암에 걸리느냐? 40년 안에 걸리느냐?

이걸 모르니까 죽염을 부지런히 먹어 놓으면 암세포 조직은 완전히 이루질 못하고 없어지고, 또 홍화씨를 심어 가지고 부지런히 볶아서 먹어도 암세포 이뤄지지 않아요. 그러고 오래 살 수 있는 비결인데.

우리가 산삼을 구해 먹고 오래 산다, 그건 말이 안 돼. 산삼이 우릴 먹으라고 그렇게 뭐, 저 무우뿌리처럼 수북한 것도 아냐. 그러니까 홍화씨는 얼마든지 우리가 심어서 만들 수 있고, 또 죽염은 얼마든지 정밀하게 제조해 가지고 완성품을 만들 수가 있어요. 거 필경엔 감로수의 수정분자를 합성시 킨다면 감로수, 감로분자라. 그래서 수정분자하고 정반대인데, 그런 감로정 분자세계를 이루게 해주면 거 얼마나 좋으냐? 산삼에서 얻을 수 있고, 홍화 씨에서 얻을 수 있고, 죽염에서 얻을 수 있으니, 죽염하고 홍화씨는 우리가 노력하면 먹을 수 있는 거라.

유근피 달인 물에 죽염 섞어서 암치료

죽염을 유근피를 달인 물에, 누룩나무라고 있어요. 느릅나무라고도 하고. 느릅나무 껍데기 벗겨다가 달인 물에다가 죽염을 타 가지고, 그 주사를 암에 다가 계속 놓으면서 좋은 약물을 계속 먹으면 확실히 좋아져요. 그리고 자궁 암·직장·대장·소장, 이런 데는 전부 관장 주사법으로 하고. 치질(痔疾) 이, 못 고치는 치질이 많은데 수술을 자꾸 해 가지고 치핵(痔核)이 이뤄지 면 잘 고쳐지지 않아요.

그럴 적엔 페니실린 주사 가지고 그 유근피 물에다가 죽염을 타 가지고 주사를 한번에 1cc 정도 한 1cm 속으로 주사 놓아 주면, 고걸 며칠 놓게 되 면 그 속에서 곪아서 빠지는데 아주 노란 대추씨 같은 거이 빠지면 뿌럭지 가 빠지는데, 수술을 오래 한 사람은 대추만한 뿌럭지 있어요. 노란 뿌럭지 가 있는데 그게 치핵이야. 그거이 빠지기 전에 완치는 안 돼요. 걸 다 빠져 서 완치된 후에는 그땐 분명히 치질이란 재발이 없어요.

치핵으로 그대로 두고 겉충만 다스리면 또 오란[오랜] 후에 얼마 안 가 서, 몇 해 안 돼서 또 나와요. 그렇게 자꾸 나오면 그 치질은 결국에 암(癌) 으로 돌아가고 마는데, 그런 일이 없이 할라면 전반적으로 주사를 잘 이용하 고. 유방암 치료법은 가장 쉬운 것 같으면서 그 치료법을 잡지가 나온 걸 늘 계속 찾아서 보고서 그 치료법을 배워 가지고 하면 쉬워요.

눈병 · 습진 · 무좀에 손쉬운 처방

그러고 이 눈에 백태(白苔)가 끼는데 백태 끼는 건 안구(眼球)의 조직신경이 전부 녹아 나가는 백태가 있고, 안구에서부터 시작하는 백태 있고, 겉층에 덮인 백태가 있는데. 그건 죽염을 식전에 입에 물고 있다가, 침뱉기 전에 물고 있다가 그 짠 침을 눈에다 자꾸 발라요. 양쪽 눈에 자꾸 바르고, 한참 바르다가 그 침은 뱉어도 되고 넘겨도 되고. 저녁에 잘 적에 그러고, 그건 몇 번에 싹 벗어지느냐 해보면 아는 거.

그리고 한 열댓 살 먹었을 때에는 약쑥으로 눈알 떠 가지고 고치는 법이 있는데 그건 나도 지금 정신이 희미해서 그 온도의 비밀을 지금은 일러줄 수 없고.

그래서 제일 무흠(無欠)한 거이 죽염을 입에 물고 있다가 눈을 닦아라. 세 번이고 네 번이고 닦고 침을 넘기든지 뱉든지 하고. 그러고는 한잠 누워 자도 좋고 그대로 일해도 좋고, 저녁에 잘 땐 여러 번 닦고서 그대로 누워 자면 얼마 안 가서 그게 싹 고쳐져요.

그리고 눈에 피[피가] 선 건 죽염만 그대로 조금 넣어 둬도 나아요. 침에 그렇게 하면 더 빨리 낫고, 또 다래끼 난 데도 그렇게 빨리 낫고, 또 아랫다리에 습진이 있어 가지고 전부 물이 흐르는데 죽염을 흩치면 너무 아파요.

그러면 유근피 달인 물에다가, 느릅나무 껍데기지요. 달인 물에다가 죽염을 좀 연하게 타 가지고 처음엔 바르다가 그 다음엔 자꾸 진하게 타서 바른다. 몇번 그렇게 하면 싹 나아요. 죽을 때까지 안 도져요.

이 습진으로 오는 무좀도, 발에 무좀도 그거요. 처음에 대번, 가루로 흩치면 발을 들고서 한참 궁글고 죽는 짓을 해요. 그러나 한두 번에 나아요. 느릅나무 달인 물에다가 연하게 타서 담아 놓고 있다가 또 진하게 타서 바르곤 하면 몇 번에 싹 낫는데 건 1백살 먹어도 도지지 않아요.

〈제16회 건강강연회 : 1990. 4. 13. 대구 어린이회관〉

체질이 다른 건 몸속의 분자세계 차이

그러면 공해를 흡수해서 오는 거와, 또 음식물의 공해독을 먹어서 오는 거와, 몸의 털구멍에서 들어오는 공해독을 받아 가지고 피부의 별 암(癌)이 다 생기고 별 염증이 다 오는데. 그러면 이런 것을 하나하나 완전무결하게 제거하는 방법이 뭐이 있느냐? 내가 죽염을 가지고 퇴치하는 수밖에 없다. 오대양 물의 힘이면 만족하게 될 거다. 그래서 거기에 모든 불순 공해물을 완전 제거하고, 우리가 행복하게 사는 날이 오고, 행복하게 살게 되면 그 행복을 누리기 위해서 수명도 좀 연장시켜 주는 거이 도리 아니냐?

그래서 나는 지구에 처음이자 마지막인 의서와 의학과 약학, 치료법. 치료법은 어린 애기라도 가족을 고칠 수 있는 간단한 법이 아니면, 그걸 가지고 세상에 내놓긴 힘들어요. 아주 의서에 나온 것처럼 치료법이 어렵고 《본초강목》(本草綱目)에 나온 약을 다 고대로 외워 내 가지고 오늘 공해독에 죽는 암세포에 대해서 도움이 되느냐? 거 어려워요.

그러면 이제 내가 말하는 죽염 같은 건, 건 별 것도 아닌데 그 비밀의 내용을 알게 되면 그게 신비라. 요술쟁이 장난하는 거 보면 별 것도 아니지만 거기도 신통력이 있어요. 도술 말고도. 그런데 이 물체라는 건 개별적으로 분산시키고 연구하면 거기에 별 신통력이 다 있어요. 그러기 때문에 그 죽염은 만드는 법이 별 것도 아닌데 거기에 합성 예가 상당히 신비해요, 신비한데. 그러면 그 속에 뭐이 있느냐?

사람의 몸에 형이 4가지 있어요. 서양놈 말로 O형 B형 있는데, 우리 나라 말로는 소양인(小陽人) 소음인(小陰人) 이런 거 넷이 있어요, 있는데. 그런 혈액형들이 죽염에 대해서 오라게 되면 가상 소양인 체질은 소양인의 흡수하는 대기층이, 소양인 대기층이 따로 있어요. 소양인 대기층이 따로 있는데 소양인 대기층엔 뭐이 있느냐? 적색소에서 이뤄지는 대기층이 있어요. 거기에는 소양인만이 해당되는 분자(分子)가 있는데 그 분자가 뭐이냐? 그 전분(澱粉) 속에 있어요.

공기 중에 색소(色素)가 있고 색소 중에 전분이 있고, 전분 속에서 분자가 이뤄져요. 그러면 그게 지금 소양인 분자, O형 분자지? 거 이뤄지는데. 그 분자세계에서 불순물이 개재되니 O형은 불순물 속에서 많은 사람이 먼저 죽어요, 이런데. 죽염을 부지런히 조금씩 자주 먹어 가지고 죽염에 대한 효능을 얻는 날이면, 그 대기층에 조직된 분자세계가 내거 되고 말아.

그러면 왜 나도 지구의 한가족인데, 또 우주에도 한가족인데 우주가 날 버렸을 리 없고. 지구의 한가족인데 지구가 날 버리느냐? 동물세계에도 한가족인데 동물세계에선 인간이 왕자라. 왕자 노릇 할 수 있는 분자세계에 투철해야 돼. 그러면 이런 건 모든 고대나 현대나 학술에 없는 소리기 때문에 상당히 모두 듣기 힘들고 알기도 힘들어요.

그렇지만 앞으로 이제 잡지가 나오고 저 녹음 테이프를 자꾸 들어보면 머리속에서 하나하나 열리면 그땐 도움이 돼요. 그리고 B형도 그러고 A형도 그러고 또 AB형도 그래요. 그런 세계가 열려요, 열리는데. 그건 이제 잡지 속에서도 내가 쓴 원고 속에도 나올 거니까, 이런데.

그러면 A형은 태음인(太陰人)에 가차우는데 태음인 분자세계가 어떻게 이뤄지느냐? 이건 수정체(水精體)로 이뤄진다. 그리고 소음인 분자체는 뭐이냐? 이건 산소(酸素)로 이뤄져요, 이뤄지니. 그러면 이 태양인(太陽人) 분자도 마찬가지라. 건 산소가 아니고 그건 전분 속에서 백색소(白色素)가 따로 있어요.

백색소에서 이뤄지는 걸 죽염을 많이 먹게 되면 폐가 강해 가지고 그 색소를 흡수할 적에 색소 중에 있는 전분이 그 태양인 피를 만들고 태양인 체질을 돕는 태양인 색소가 흡수된다, 흡수되는데. 그때에 모든 공해물이 따라 들어간다. 따라 들어가는데, 그걸 어떻게 처리하느냐?

이 죽염 속에서는 이 금성분이 가장 많은 황토, 또 철정(鐵精)을 이용해요. 거 아주 좋은 강철통을 이용해요. 그러면 이 철정의 도움, 또 황토 속에 있는 백금 기운의 도움, 이런 거이 충분해요.

그러면 나는 지구에 사는 가족을 위해서 내 세상을 끝내는데. 내 자신도 그래, 내가 아는 거이 범연(凡然)히 알 거냐? 귀신이 무서워서 내 앞에서 의학이나 약학에 아는 척 할 순 없다. 그렇다면 귀신도 명함 못 드릴 인간이라면 사람 세계에서 어떻게 사느냐 이거야. 사람들이 날 지구에 처음 온 자라고 할 리도 없고. 지구에 처음 온 자 머리속에 어느 정도 안다는 걸 말할 사람도 없고. 이 대기층에 몇 천 억의 대기층 속에 어떤 분자세계가 어디가 중심부다, 그걸 안다고 해서 우리 눈에 보이느냐 하면 안 보여.

죽염을 많이 먹어 가지고 자기 육신이 완전히 건강할 때엔 중심부위에서 어떤 역할을 하게 된다는 게 나와요. 그래서 자기가 자기를 알게 해줘야지, 내가 저 캄캄한 사람 데리고 장 그런다고 이뤄질까? 그래서 단전에 따라. 그건 신비의 세계엔 꼭 필요해요. 죽염을 부지런히 먹어라, 또 그건 건강하고 장수하고 병 고치고 꼭 필요하고.

죽염 마지막 처리는 甘露精 합성법

지금 우리 나라 소금이 좋느니라. 그건 왜 그러냐? 이 바닷물이 수정체인데 여기에 우주 공해와 지구의 공해물이 전부 모아드는데 우리 나라는 밤 12시가 되면 감로수(甘露水)라는 감로수 기운이 떠요. 12시면 떠요. 그걸 감로정(甘露精)이라고 하지, 이런데. 그 감로정이 올라오면 새벽엔 모든 공기가 맑아요. 아주 신성해요. 그 감로정 때문에 그래. 그런 감로정이 오르는데.

痰이 많아지면 癌이 생기는 증거

그런데 사람은 뭐이냐? 담(痰)이라는 게 있어요. 모든 진액(津液)이, 공식적으로 이뤄지게 되면 진액이고 공식적으로 이뤄지지 않으면 담(痰)으로 변해요. 침이 담이 되는 거지. 그래 가지고 뱃속에 담이 지금 몇 %가 생겼느냐? 그 %수에 따라서 그걸 좀 많이 물고 있으면, 죽염 많이 물면 역해요. 넘기게 되면 막 토하고. 그런 사람들은 뱃속에 있는 담이 40%를 초과했다. 그러면 앞으로 이상한 암이 오겠구나, 그 증거요.

누구도 처음에 먹으면 울렁거리기는 하나 확 토하거나 이러지는 않아요. 그거이 담이 뱃속에 조금도 없는 사람은 죽어요.. 그런데 너무 많으면 또 병이라. 그래서 20%를 초과할 때부턴 울렁울렁 해요. 40%, 50% 초과하면 창자가 끊어지게 토해요. 그러니 조금씩 조금씩 먹어 가지고 담이 다 소멸되면 토하는 일은 전연 없어요.

그리고 암에 걸렸다, 암에 걸리면 그걸 조금만 먹어도 막 울렁거려요. 그러기 때문에 건 왜 울렁거리느냐? 그 침 속에 진액이 전부 없어지고 살속의 전부, 진액이 조성될 수 있는 조직이 다 망가져 들어가. 그럼 그게 뭐이냐? 모든 독극성을 띠고 있는 독액이라. 독액이라는 건 암세포가 조직됐다는 증거요. 그래서 그걸 조금 입에다 물고 있으면 그 침 속에 있는 독이 고만한 양은 줄어든다. 그 침을 넘긴다. 그럼 뱃속에 벌써 고만한 독은 물러갔다. 그걸 자꾸 집어넣고 자꾸 넘기면, 하루에 1천번 이상 1만번이 더 좋겠지. 더 좋게 그렇게 자꾸 먹어 놓으면, 그 침이 1만번 넘어가면 벌써 독은 1만 번 동안에 얼마 물러갔다는 증거가 있어. 그럼 그때에는 쌀알만 한 게 콩알만 하고 콩알만 한 게 도토리만 하게 된다.

그러면 그때엔 독액이란 스루스루 없어지고 살속에서 다시 조직으로 완성해 가지고 재조직이 이뤄지면 그 침 속에 진액이 조성돼요. 그 진액은, 모든 피부에 암이 걸렸다 하면 암이 전체적으로 퍼져 가는데 그런 진액엔 퍼져가지 않아요. 자꾸 줄어들어요. 그럼 그런 세포에 진액이 조성되면 암세포는 모르게 모르게 오그라 들어가요, 줄어든다는 말이지.

그래서 완전히 물러간 뒤에는 밥은, 쌀맛이 입맛이 좋으면 달아요. 꿀같이 달아요. 밥맛이 달고 소화가 정상으로 되고 모든 대 · 소변이 정상이면 그 사람은 완전히 나은 사람이야. 그렇지도 않고 죽어 가던 게 조금 나으면 나았다고 생각하면 그 세포에서 완성되지 않은 조직이 다시 병을 일으키는 시간이 와요.

〈제17회 건강강연회 : 1990. 6. 11. 중국 연길과학원〉

각종 궤양과 암에 신비한 식품

밭마늘에 대해서도 얘기했지만 거 못 들어 본 사람도 많겠지만 건 세밀한 이야기는 안했을 거요. 세밀한 이야기는 밭마늘을, 밭에 심은 마늘을 가스불에다 구워가지고, 장작불이 더 좋겠지.

장작불에 구워 가지고 껍데기를 벗기고서 죽염을 좀 심하게 찍어 가지고 먹기 좀 역할 정도로 짜게 찍어 먹으면서 걸 계속 먹어 봐요. 위궤양에 얼마나 신약이며, 식도궤양·위궤양·장궤양에 신비이려니와 식도암·위암 시초에는 백발백중 안 낫는 예가 없어요. 그렇게 신비스러운데.

그 마늘을 우리 나라에 없어서 죽느냐? 달러를 주고서 시원찮은 약을 사다 먹고 죽는 것보다 자기 집에 있는 걸 먹으라 하면 미쳤다고 욕할 수밖에 없어. 거 어떻게 미쳤느냐? 자기가 미쳤다고 안하고 나를 미쳤다고 해. 내가 어려서부터 그 소리를 늘 들어 왔어요. 그런데 밭에 심은 마늘의 신비는 대단해요. 그런데 위가 헐든지 장이 헐든지 식도가 헌 데다가 그 생마늘을 찍어 먹으면 쓰리고 아파요. 구워서 먹으면 좀 부드러워서 통증이 적어요. 그러기 때문에 나는 그걸 수백 수천을 경험한 사람이지만 모르는 사람 먹으라고 하면 욕해. 종창에도 신비하고 암에도 신비하고.

그런 모든 암에 신비한 약을 두고서 왜 우리는 달러만 소비하고 종합병원에 들어가 죽어야 되느냐? 항암제는 왜 그런 신비의 약을 식품 중에 두고 사용해야 되느냐? 이건 뭔가 그 머리엔 좀 이상 왔어요. 거, 난 그 머리에 이상 왔다고 보는 거요. 그게 왜 그럴 거냐? 안 그럴 수가 있어요. 그런데도 불구하고 오늘까지 사용하지 않는다.

죽염을 이용한 舌腫癌 치료법

요도염에 그렇게 신비하고 그런 약이 있는데 거기에 뒷받침하는 것도 앞으로 책으로 나올 거요. 석위초(石葦草)란 거 있어요. 거 오줌통에 돌이 들든지 콩팥에 돌이 들든지 그 요도에 돌이 든 거 돌이 오줌통보다 커도 녹아 버려요. 그런 여기 약초가 기록돼 있어요. 석위초랑 통초(通草) 몇 가지 있어요.

그리고 죽염에 대해서 사건이 많고 욕먹고 하는 약인데 그거이 식품이라고 해서 오이가 신비한 약이라고 해서 오이점(店 ; 오이 가게)을 입수할 순 없는 거, 마늘이 신비한 암약이라고 해서 마늘을 마늘상(商 ; 마늘가게)에 가 압수할 수도 없는 거. 이건 우리 나라 제도의 잘못이지, 마늘장사가 약으로 파는 거 아니라. 죽염도 식품으로 팔지 약으로 파는 건 아니라. 그러나 만병통치로 돼 있으니 마늘도 암을 고쳐서 암약으로 되면 식품으로 사다가도 암을 고치면 되는 거 아니냔 말이지.

그래서 죽염에 대한 이야기는 죽염 속에 들어 있는 감로수의 신비가 얼마나 무서운 힘을 가지고 있느냐? 그러면 그게 장생약(長生藥)이 되며 불사약(不死藥)이 되는데. 화공약의 피해, 또 공해독의 피해, 최상의 약인데. 그러고 수련을 오래 해서 혜안(慧眼)이 열리는 데 뒷받침이 최상이라. 그런 수도자의 뒷받침을 잘 하는 최상의 식품이 왜 이것이 나쁘냐?

병신은 아무데 가 앉아도 육갑한다고, 우리 나라의 잘못은 아무데 가 앉아도 육갑하는 인물이 너무 많아. 그래서 난 욕은 잘하지만 무턱대고 하지 않아요. 맞아 죽을 짓 하는 사람 욕 한마디 했다고 큰 일은 아니라. 건 참 살려두기 힘든 인간들이 많아요.

그런데 거기에 뭐이 있느냐? 이 구강암 속에 설종암(舌腫癌)도 있고, 설종암만 있느냐 하면 혀 '설'(舌)자 콩팥 '신'(腎)자 설신암(舌腎癌)이라는 이상한 병이 또 있어요. 콩팥하고 동시에 썩어 버리는 혀가 있어요. 그래서 설종암은 혀에 종처가 나 가지고 암종인데, 혓바닥에 나 가지고 암종이 있든지 혀 위에 나든지 혀 옆구리에 나는데. 설신암이라, 콩팥이 썩으면서 혓바닥이 동시에 썩어. 이건 있을 수 없는 병이라. 또 고치겠다는 생각을 할 수도 없고.

이런 병에 그 보리차랑 가지고 하는, 그걸 항시 멕여 가지고 콩팥의 신장암은 콩팥이 썩어 없어지는 건 고쳐야 되고. 또 혓바닥이 썩어 없어지는 건 죽염을 숟가락으로 떠서 물고 있다가 견디기 힘들면 요강에 뱉아 버리고 또 떠 넣고 하는 걸 계속 24시간을 자지 말고 계속해 가지고 그것이 일주일 안에 낫지 않으면 일주일 안에 안 나으면 죽으니까 일주일 안에 나아요. 그래서 그건 만 사람의 하나 안 낫는 사람이 없을 거요.

그러면 세상에 이야기도 안 되는 설신암이 있다. 그것도 구강암이라고 볼 수 있어요. 혀가 전부 녹아서 다 썩어 버리는 거. 목젖까지 다 썩어요. 그러면 이것이 많으냐? 지금 스루스루 시작합디다. 그런 설신암의 약은 하나는 신부전의 약을 해야 되고 신장암 약을 하고, 하나는 죽염을 그렇게 물고 있으면 혓바닥에서 썩어 들어가는 거이 싹 나으면 콩팥도 나아요. 그래서 고쳐 본 뒤에 확신이 서니까 하라는 거요.

난 확신이 서지 않는 말은 하진 않아요. 거기에도 운(運)이 나쁘고 수(數)가 불길(不吉)해서 안 되는 사람이 개중에 있으리라고 봅니다. 그러고 그 난 일곱 살부터 그런 병만 다스려 와서 그런 병에 억천만년 가도 나는 지구에 그런 병 고치는 덴 왕자라. 그런 병의 약물에도 왕자고. 그런데 만일 눈이 아프다, 눈에는 입에다 물고 있다가 그 침을 눈에 자주 발라도 백태(白苔)가 없어져요. 또 다래끼 같은 거 난 건, 거 물고 있다 침을 발라 놓으면 금방 거울 보면 시간 안에 없어져요.

그런데 입에 구강암 속에 여러 가지 종류. 이틀이, 바로 이빨이 박혀 있는 이틀이 썩어 들어가는 건 내가 책에는 이, '치'(齒)자 뿌리 '근'(根)자 치근암 이라고 했겠다. 그런데 이틀암이라, 이뿌리 아니고 이틀이라. 그 뼛속이 썩어요. 그러고 치골수암이라고 하는 건 뭐이냐? 사람의 얼굴에 광대뼈라고 볼따구에 있어요. 광대뼈 속에 암이 들어요. 그게 지금 상해 들어가는데 그건 뇌암도 동시에 오고, 치근암이라는 치골수암이라는 건 치근암도 동시에 오고 구강암도 동시에 오고 설종암도 동시에 오는데.

그러나 설신암은 동시에 오지 못해요. 설신암은 마지막 병이니까. 그런 사람들이 죽염을 물고 있다가 뱉곤 하는 걸 일주일간 계속해 보면 된다 안 된다 판단 나와요. 죽은 예는 별로 없어요. 난 많은 사람이 내가 시키는 대로 해서 죽은 사람은 없어요. 날 우습게 여기고 죽는 건 할 수 없고. 그래서 중이염에도 좋고 축농증에도 그 이상 좋은 약을 찾지 말아요. 그 이상 좋은 약이 없어요.

〈제18회 건강강연회 : 1990. 9. 8. 서울 천도교 교당〉

원자병 약은 죽염과 마늘

세상 일이라는 건 학술 이야기는 어디까지나 학술에 기재(記載)된 것만 탐구하고 끝나지, 이 자연 전체에 있어서는 학술 가지곤 되지 않아요. 이 모든 의학이 책으로만 본다면 오늘 화공약이 지금 어떤 형, 체질엔 어떤 조직을 이루고 있으니 그 사람은 몇 살쯤 되면 어떤 형(型 ; 혈액형) 어떤 조직 속엔 암이 되니라.

그런데 지금 원자병이 전반 이젠 성해요. 내가 여러 사람을 보고 있는데 지금도 가끔 와요. 처음에는 몸속에 있는 지름이 몽땅 내의(內衣 ; 분비물이 속옷에 묻어 나옴)로 옮아요, 노오랗게 옮아요. 옮다가 그것이 어느 한도 차게 되면 벌건 피로 변해요. 그 다음엔 살속에서 털구멍으로 피가 나와 가지고 옷이 전부 벌겋게 물들어요. 그런데 죽을 임박해서는 아무리 솜바지 저고리를 입어도 하루 저녁에 안팎에 벌겋게 물들어요. 그게 죽을 때라.

그래서 내가 원자병으로 그걸 내 이야기 원자병이라고 합니다. 그건 모두 화공약으로 죽으니까. 원자병으로 죽는 사람 수효를 내가 많은 사람을 보는데, 내게 온 사람은 다른, 여기에 그 농약을 친 약(藥 ; 농약을 치면서 재배한 약재) 가지고 산다곤 안 해요. 그걸 좀 보조할 수 있으니 지어다 먹고 마늘을 구워서 죽염을 찍어 먹는 건 배가 불러서 터지도록 먹지 말고 토하도록 먹지도 말고 먹을 수 있는 한도 내에서는 하루에 백 통이고 천 통이고 먹어 내라. 어째 되나 보자.

그래 가지고 그 지금 몸에 노오랗게 늘 나오던 사람이 이제는 붉은 빛이 있습니다 해서 일러줬는데, 그 일러준 지 한 달이 안 됐는데 핏기운은 싹 멎었습니다. 거 죽염이 지혈 기운이 많으니. 그래서 핏기운은 멎고 지름은 아직도 멎지 않았습니다. 그래 조금 더 먹어 봐라. 마늘 속에 있는 성분이 그 지름을 완전히 흡수하니라. 그래서 요 며칠 사이엔 소식 못 들었어요. 그러니 내가 볼 적에 자기 집에서 자기를 살릴 수 있는 약 있는데 왜 돈 주고 사 먹느냐? 난 그걸 답답하게 생각해요.

〈제 7회 특별건강강연회 : 1990. 11. 10 서울 천도교 회의실〉

鹽性과 분자세계 생성의 비밀

또 물하고 불에 대한 이야기를 이제 시작인데. 물은 뭐이냐? 세상이 다 아는 게 물이오. 물이라는 건 우리가 보는 물은 물 '수'(水)자, 형이라는 '형'(形)자 수형(水形), 수형은 물이고. 또 수정체(水精體)는 소금인데 수정체는 소금이오. 또 소금엔 지구상의 온갖 불순물이 다 모아들었지만 거기엔 신비한 핵(核)이 들어 있어요.

그러면 수정체에서 변하는 건 도수라는 '도'(度)자의 염도(鹽度), 염도에 들어가 놓으면 염도라는 건 상당히 신비한 핵이 들어 있어요. 건 소금 속에서 나오는 핵이 있는데. 그 핵은 우리가 모든 동물이 사는데 뼈 그건데, 뼈가 이뤄지는 핵이 염도라. 염도의 힘으로 뼈가 이뤄져요.

그리고 염도의 변화는 뭐이냐? 짤 '함'(鹹)자 함성(鹹性). 함성은 뭐이냐? 공기 중에 산소, 산소의 모체가 함성. 함성의 힘으로 산소는 분자세계를 이루고 있다. 그러면 그 분자세계를 이루는 산소의 모체는 뭐이냐? 염도. 그러면 합성과 염도, 이것은 하나이 둘 돼 나오는 이야긴데. 그 염도라는 속에서는 뼈에 석회질이 굳어지는 백금성분(白金成分)이 들어 있는데, 이거이 신비의 세계를 이루는 데 요소라.

그래서 염도의 부족처가 이 모든 공해를 처리할 수 없어서 암(癌)이 오기로 되어 있다. 그러면 세계적으로 암이 많기는 40대에 죽는 생명이 한국이 최고고, 암이 많기는 식구가 많지 않은 데서 숫자가 세계적으로 최고로 가는데. 또 거기서 골 속에 냉수 들어간 의학 박사가 세계적으로 최고 많아. 이건 완전한 뇌수 가지곤 그런 박사가 나올 수 없어. 짜게 먹으면 암이 생긴다고 하고, 저희가 짜게 먹고 얼마나 건강하냐 하는 걸 세상에 알려 보이면 좋은데, 날 짜게 먹는다고 걱정하는 의학 박사는 지금 하나도 없어요. 다 죽었어요.

그걸 볼 적에 20년 된 사람 10년 된 사람인데 나보다도 더 아는 사람이 어찌 가족을 그렇게 구할 힘이 없느냐? 가족을 구할 힘이 없는 사람이 지구의 가족을 구할 순 있느냐? 이것이 수수께끼의 하나라. 소금 먹으면 못쓴다는 사람이오. 그런 사람이 전반적이지, 이런데.

病厄을 몰아내는 죽염과 단전쑥뜸의 妙

또 쑥뜸을 떠라. 내가 아까 화신체가 기름인데 사람의 몸속에 있는 기름이 습도가 많아 가지고 습(濕)이 생겨서 살이 멀겋게 붓는 사람은 그거이 화신체의 부족처인데, 그 부족처를 보존할려면 막 불로 지져라. 그것도 혈을 따라서 불로 지지면 그 화력이 화신체의 부족처를 충분히 살려 줘. 그래서 몸속에 있는 기름이 완전무결해져.

그렇게 되면 그 기름은 피가 될 적에 하나도 습도가 범하지 않아요. 그래 가지고 심장에서 적혈을 조성하는 비선(脾腺)이 64선(線)이고 그전에 말한 것, 그 이뤄지는 법도 다 그전에 설명했을 거요. 설명 안했으면 내가 다시 참고해 보고 후제에 세밀히 보고 일러줄 수 있어요.

그리고 백혈을 조성하는 폐에서 36선. 이것이 피를 만들어 낼 적에 수분이 있으면 그 수분은 사람한테 습(濕)이 생겨 가지고 상당히, 부증병(浮症病 ; 신장병)도 오고 혈압도 오고 중풍도 오고 별게 다 오는데, 이런 일이 없도록 내가 약쑥으로 좀 뜨라. 지금은 공해독을 풀어야 되겠고.

또 모든 화신체가 기름인데, 기름이 화신체로 이뤄져야 하는데 화신체로 이뤄지지 못하고 습도가 강하면 그건 병액(病厄)이라. 병액을 물리치는 건 불로 막 지져라. 그걸 약으로 한다면 어려운 사람이 그 회복되는 때까지 그 비싼 약을 어떻게 먹으며, 산삼 같은 것 먹으면 좋으나 혈액형에 안 맞는 사람은 못 먹어요. 그리고 지금 인삼은 중금속이 있어요. 불순물이 개재돼 가지고 농약독의 피해를 보고 있으니 그거 먹어 좋다고 난 하고 싶지 않아요, 이런데.

약쑥으로 뜸을 뜨게 되면 농약독이 없어요. 농약독이 없고 화공약독이 없어요. 싹 풀어 줘요. 농약독이나 화공약독을 풀어 가지고 화신체가 완성될 수 있으니 이런 세계를 부탁하는데 이거이 뜸 뜨는 건 너무 힘들어. 너무 힘드니까 죽어서 화장하는 셈 치고 모의화장을 해보라 하는 건데 내가 죽느냐, 안 죽느냐? 내가 단전에다 35분짜리 떠보고 안 죽는다는 걸 내가 체험해 보고 지금도 세상에 그렇게 떠본 사람 있어요. 절대 죽지 않아요. 35분짜린 상당히 화력이 강한데 그러면 창자가 익어서 뭉그러지느냐, 터지느냐? 그런 것 없어요.

그래서 세상에다 권하는데 화공약독을 피할 수 있는 법, 또 모든 몸에 있는 화신체를 살리는 묘법이니까 수정체를 살리는 염(鹽)은 내가 직접 만들어서 먹어 보라는 죽염(竹鹽)이고 화신체는 지금 직접으로 만들 수 나도 없어요. 기름은 다 있지만 그것만 먹어 가지고는 화신체가 완성되진 않아요. 그래서 약쑥으로 떠라. 그건 완성돼요. 그건 신비의 하나라.

내가 힘든 걸 알고 남을 시키는 거니까 힘들다는 건 아무나 할 수 없어요.

그래도 악을 쓰고 뜨게 되면 김유신 장군의 화랑정신처럼 정신력이 고도에 달하면 굉장히 무서운 인간이 돼. 거 뭐 강대국 사람 보고 땅에 엎드려 벌벌 떠는 그런 사람은 안 되고. 또 영이 다 축소돼 가지고 개구리나 뱀이 되어 가지 않아요. 지금 천당을 간다? 영(靈)이 축소돼서, 즉 다시 돌아올 힘이 없는데 천당을 갈 힘은 있나? 이런 세상은 나는 권하지 않아. 거 안 된다는 증거를 나는 알고 있어요.

쬐그만 데 쥐같은 거 돼 가는 것도 천당인가? 영력을 자꾸 감소시켜서 완전 축소판이 이뤄지면 쥐같은 거 돼 가고, 토끼나 노루 같은 거 돼 가는데 그거이 천당이 될 수 있느냐? 이거이 인간적으로 완전치 못한 일은 하지 말라 이거야. 난 일러주는 게 전체적으로 완전한 걸 일러주니까. 완전한데도 하자가 있느냐? 결점이 없다 이거야.

그래서 화신체에 들어가서 기름을 완전한 기름을 만들 법이 있어도 그건 먹어 가지고 몸속에 있는 기름을, 완전하게 하는 건 힘은 상당히 요원하고 어렵고 약쑥으로 떠제끼면 바로 이룰 수 있어요. 그래서 수정체에 들어가서는 완전한 수정체를 이뤄질 수 있는 모든 뼈가 순백금으로 이뤄지도록 죽염을 만들어서 마늘에 찍어서 침이 완전 진액이 되어 가지고 뱃속에 들어가는데 하자가 없느라.

鹽氣 없는 채소는 濕病을 야기

그리고 이 양대 능력이 세력인데 수화(水火)라. 여기 아까 수정체 화신체, 여기에 대한 근본을 다시 살속으로 들어가는 이유를 세밀히 말했는데, 거 세밀하진 않지만 대략은 말했는데. 우리가 살속에 지금 모든 분자세계에서 산채(山菜)를 많이 먹을 적에 이뤄지는 피에서 된 살이 어디 제일 주로 많으냐? 이런 걸 생각해 가지고 죽염을 앞세우면, 마늘하고. 그 여러 가지 공해독이 물러가기로 되어 있어요.

그래서 어족(魚族)에 대한 기름, 또 음식물에 대해서 여러 가지 기름, 이 것 가지고 이뤄지는 살이 달라요. 또 산채나 야채나 채소에서 이뤄지는 살이 달라요. 채소가 장수에 좋다고 하는데 살은 뭐이냐? 습도가 강해요. 살이 물러요, 허여멀끔해요. 거 덮어놓고 좋다고 하는 건 잘 못된 거, 덮어놓고 좋은 건 없어요. 그래서 채소도 절궈서 김치를 먹는 덴 그렇게 나쁠 거 없으나 김치를 먹지 않고 생채(生菜)를 요새 좋아하데? 생채를 먹어 가지고 그 이상한 습진에 걸려 들어가면 그 습진은 고칠 수 없어요. 살이 전부 물렁살이라. 내가 많은 사람을 눈으로 보고 지금 하는 소리인데. 그런 걸 채소를 먹되 적당히 절궈 먹고, 김치 같은 거 해서.

소금 기운이 없는 채소를 먹어 가지고 습(濕)이 걸리게 하는 거, 그거이 습이 얼마나 무서운 병인데 무서운 병을 만들며 살아야 되나? 그렇게 사는 걸 산다고? 그건 미리 죽은 사람이야. 그래서 그런 건 가장 생각해 볼 필요 있으니 그건 주의해야 될 겁니다.

〈제19회 건강강연회 : 1990. 12. 8. 서울 천도교 교당〉

서목태 죽염간장 만드는 법

그래서 이 서목태라는 콩나물콩, 그 분자냥에 대해서 신비는 상상을 초월해요. 그 상당한 신비요. 그게 뭐이냐? 거 시커먼 기장, 그 시커먼 기장을 거서(秬黍)라고 하는데 그 시커먼 기장의 신비와 마찬가지로 이 서목태의 신비는 인간의 생명을 위해서는 더이상 없어요.

그걸 키울 때 어떻게 키우느냐? 우선 유황을 비료보다간 조금 더 쳐야 돼요. 유황을 비료보다 더 치고 거기에다가 비료를 하고 싶으면, 그러면 알맹이 잘아도 조금 더 크고 수확이 많아요. 그 수확이 많으면 그 콩이 다 큰 연[연후]에 거두게 되면 그 알맹이를 삶아 가지고 메주 쑤는데. 그 알맹이를 오래도록 삶으면 그것이 완전히 퍼지는데 그 퍼질 적에 이상한 김이 나옵니다.

처음에는 허연 김이 쏟아져 나오다가, 다른 김은 물이 다 줄어들 때에 누런데 이건 물이 줄 때에 붉은 기운이, 누런 기운하고 합쳐서 나온다. 거기에 신비를 표현하는 거고. 그래 나올 적에 누런 기운이 어느 정도까지 나오면 물이 다 말라붙을 때인데. 물이 말라붙을 때에 솥에다가 귀를 대고 들으면 바작바작 소리가 나요. 그때 불을 바짝 치우고 오랜동안 뜸을 들이면 밑의 물은 바짝 말랐고 그 중간 지점에 있던 수분이 스루스루 다 없어지는데.

그런 후에, 그건 몇 시간 있어야 되니까 뜸을 푹 들이고 난 뒤에 그 콩을 누룩으로 슬쩍 반죽해 가지고 띄우는데, 그 누룩은 어떤 누룩이냐? 물론 밀가루겠지. 그 밀가루에다가 우리가 쌀로 술을 해 가지고 아주 좋은 전내기[물을 조금도 타지 않은 순수한 술]가 있는데 그 전내기는 25°에서 30°[알콜度數] 가는데 그 전내기 술을 가지고 반죽해요. 그 술을 가지고 반죽해서 띄우면 실수 없이 잘 뜨고 곰팡이 전혀 없고, 곱게 뜨는데.

그 누룩이 뭐이냐? 밀가루는 밀가루고 전내기는 쌀로 빚은 술인데 그거이 뜰 적에 그 효소(酵素)라는 거이 생기는데, 곰팡이인데. 효소가 생길 수 없고 그 곰팡이는 영양소로만 화(化)해 있다. 그래서 노오랗게 떠 가지고 냄새를 맡으면 아주 고소해요. 이것이 완전무결한 누룩이라. 그게 진짜배기라. 그 누룩을 말리어 가지고 분말해서 그 서목태 콩으로 삶아서 만든 메주를, 그걸 가지고 가상 쌀 한 말에 술을 하게 되면 누룩이 얼마 든다. 그걸 계산해서 비슷이 넣으면 그 빨리 떠요, 얼른 띄우는 건데. 둘 다 사람 몸엔 상당히 도움이 되는 거고.

그래서 띄울 적에 그 아끼바리 같은 볏짚은 돼요. 이 통일볏짚 같은 건 상당히 나쁘니까. 볏짚을, 30°C 온도를 구들을 맞춰 가지고 온돌에다가 볏짚을 깔고서 거기다 여섯 치 가량 두껍게 펴 놓고[콩을] 그게 내가 세상에서 개발한 개량 메주법이오. 이번 세상엔 그거 없이 사람 살릴 순 없어요. 그래서 이제 위에다가도 볏짚을 죄금 깔고서. 그리고 지금은 좋아요, 옛날엔 없어서 종이에다가 밀을 먹여서 했지만 지금은 비닐을 덮고, 비닐이 아무리 화공 물질이래도 그 위에 갑바[천막] 덮고 그러고 두꺼운 요나 이불 덮어서 흠씬 띄우면 그 흠씬 띄우는 동안에 효소가 발하니까. 그 효소는 순전히 영양소지. 건 곰팡이 아니라. 곰팡이래도 영양 곰팡이라, 이런데.

이것이 한 사흘쯤 있다가 열어 보면 흠씬 떠 가지고 아주 진짜 메주 잘 뜬 것처럼 진이 나요. 그런데 아주 진이 잘 나도록 제대로 폭 뜨면 냄새도 아주 고소한 내 나요. 그게 아주 잘 뜬 연에[연후에] 사흘이면 되고 사흘 더 되면 나흘이면 끝나는데 그 메주를 바짝 말리어요. 바짝 말리는데, 그 바깥에 갖다 펴 놓으면 태양에 바짝 마르는데, 말리어 가지고 분말하면, 제분해 놓은 거지? 분말하면 그걸 두고 죽염간장을 가지고 간장을 담그는데, 장을 마는데.

죽염간장을 만드는데 죽염은 어떻게 해야 되느냐? 집오리, 술간장 한 동이에 집오리 두 마리씩 둔다. 건 터러구[털]는 뽑고 창자의 똥을 깨끗이 씻고 발도 깨끗이 씻어 가지고 더러운 껍데기는 싹 벗기고서 깨끗이 씻어서 몽땅 넣고 솥에다가 한 열두 시간 이상 고아 놓으면 거기에 살은 전부 죽이 된다. 그럴 적에 이제 간장 한 동이에 마늘을 한 접을 넣는다[강연 후 1991. 10. 1. 마늘 한 접을 두 접으로 정정했음]

마늘 한 접을 까서 넣고 같이 끓이면 마늘이 먼저 죽이 되지만 괜찮으니까, 오리고기도 죽 되고. 그런 연에 그걸 기계로 꼭 삼베자루에 넣어서 짜가지고 그 물을 두고 서목태 간장 담으는 거야.

죽염간장은 核病 고칠 수 있는 靈藥

분말한 가루를 거기다 넣고 그 물을 소금 몇 되에 간장 한 동이 되느냐, 그걸 부인들은 잘 아니까. 난 지금 잊어버렸어. 이야길 잘 못하면 많은 웃음거리 되니까 건 많이 해본 부인들이 지금 살고 있는데, 간장 한 동이에 소금 몇 되 들어가면 쉬가 안 나도록[파리 알이 안 슬도록] 짜다.

그렇게 쉬가 안 나도록 짜야 돼요. 그렇게 해 가지고 솥에다가 몇 시간 푹 달여 가지고 퍼 두고, 그것은 이 원자병보다도 더 무서운, 앞으로 핵병(核病) 고치는 데 있어야 되는 거야. 누구도 머리가 하늘님보다 더 밝아도 그 병에 들어가서 그거 없이 산다? 그건 잠꼬대야. 돼도 않아.

그런 간장을 담가 가지고 그 간장의 힘이 피부암은 피부암, 뭐 입 안이고 목이고 뱃속이고 육신의 암은 전부가, 뼛속의 암이고, 그걸 먹을 적에 아침 저녁 뭐, 공복 어느 때고 할 수[거] 없이 숟가락으로 조금씩 떠 먹는데. 그거이 된장 나온다? 그 된장도 약은 분명하겠지.

또 그 가루를 가지고 고추장 담가도 약이 되겠지, 죽염으로 하면. 이런 게 간장이라. 그 간장의 신비를 내가 어려서 할머니 하고 이야길 해서 이 신비의 간장은 내가 죽을 적에 일러주고 죽을 거니 해봅시다 해서 하니, 머리 좋은 할머니는 날 귀신인 줄 아니까 귀신이 일러주는 걸 실험 안 할 수 없고 하면 되는 거. 그래서 해서 할아버지도 생전에 맛을 본 일이 있어요.

그러고 저놈은 사람이 아니고 귀신이니 저런 귀신 같은 놈이 오래 사는 놈이 있을까 했어요. 그래도 나는 지금까지 살았어. 귀신 같은 놈이, 귀신이 빨리 죽나? 귀신이 뭐, 전염병 걸려 죽은 귀신은 없어요. 사람이 귀신 같으면 아무데나 걸려 죽을 순 없잖아?

그래서 내가 그걸 경험해 보고 된다는 거요. 핵병이 걸려 가지고, 원자병 걸리는 건 못 고치는 정도겠지만 핵병 걸리면 못 고치는 것보다 전신이 녹아 가지고 뼈만 하얗게 죽어 나가는 걸 사람이 본다.

그 시기가 오는 줄 알면서 지금부터, 지금 오고 있으니까. 그걸 전해 가지고 받아들이지 않는 사람은 죽으면 되는 거고 죽기 싫은 사람은 받아들이는 거야.

지구에 사는 사람 치고 저 죽는 걸 외면하고 죽을라고만 할 사람은 없어요. 몰라서 실행을 못하는 거. 알기만 하면 덤비는 게 인간이라. 급할 적에 급한 줄 알면 달려들어요. 그건 인간의 피할 수 없는 사실이라. 그것도 자연이라, 이러니.

만약 거기에 뭐이 있느냐? 죽염을 그렇게 해서 죽염간장 가지고, 서목태 죽염간장이지? 이걸 가지고 만병통치는커녕 귀신이 사람으로 변할 수도 있을 거요. 귀신이 안 먹어 그러지. 거 먹었다면 사람 될 거요. 그런 신(神)의 세계인데, 그거이.

그걸 앞으로 내가 한 말이 녹음에 기록돼 있으니까 그걸 세밀히 그대로 세상 사람이 알도록 말을 해 가지고, 난 어떤 땐 발음이 좀 서툴고 말이 좀 시원찮아요. 그건 늙어서만 그런 거 아니라. 젊어서 고생을 너무 해서 육신은 뭐인가 완전치 못해요.

그러니 그걸 다시 해석해 가지고 쓰는 사람들이 정신 들어서 잘 써 놓으면 오늘 하는 이야긴 아무렇게나 써서는 안 되는 이야기들이요, 전반이. 거기다가 뭐이 있느냐? 마늘에 대한 이야기, 그 마늘 가지고 마늘을 구워서 이제 죽염 알약 만들어서 그걸 겸복하라 이거요. 그걸 겸복하면서 간장은 국 끓여 먹든지 그냥 퍼먹든지. 축농증 뭐, 안병(眼病) 중이염 할 것 없이 전부 신(神)의 약이라.

공해보다 더 무서운 원자핵독

그렇지만 핵병 악화된 후엔 뭐이고 없어요. 뜸 떠도 안돼요. 최고의 치료법이 통하지 않아요. 내가 지금 죽어 가는 사람 여럿을 보고 "중완·단전에 족삼리까지 떠라" 해도 못 고치고 죽었어요. 그건 아무것도 통하지 않아요. 그건 핵병인데. 전신 살이 전부 독이 뻗쳐 가지고 싹 녹아 죽는 건데.

그래서 독사를 많이 먹고 독에 걸려 죽는 사람보다는 핵병은 무서워요. 그래서 이 핵병에 치료약이 있느냐? 없다고 봐요. 시초에는 서목태 간장은 만능의 요법이니까 되는데, 또 예방도 잘 되고. 죽을 땐 절대 안 된다 이거라.

그래서 이 마늘을 가지고 제조한 죽염환을 계속 먹으면 그 비밀의 간장,

거 비밀의 간장입니다. 그 속에 있는 성분은 상상을 못해요. 원래 무서워요. 불에 데어 죽을 적에 조금 먹이고 발라 봐요. 다른 간장은 아파서 꼼짝을 못하는데 그 간장은 아프지 않아요. 거기에 오리 고은 국에다가 만들어서 더 하고, 상당히 좋아요. 그걸 내가 늑막염(肋膜炎)에다가 그걸 조금 먹여 봤는데, 어려서 집에서 만들어 놓은 걸 늑막염으로 죽는다는데, 옛날엔 늑막염이 내종병(內腫病)이라. 내종으로 죽는다고 해서 눈까지 다 곪아 있어요.

그래서 그 약으로 이제는 고칠 시기 지났다고 무서워할 적에 내가 할머니하고 이야길 하고 그 간장을 한 병을 넣어다 주었어요. 그 간장 한 병을 한 절반 먹으니까 살았어요. 그 신비의 이야기는 절반 먹고 나아 가지고 몸에 병이 싹 없으니까 음식을 돼지처럼 잘 먹어. 그래서 내가 신비의 약이 있구나 하는 건데.

내가 신비의 세계를 개척한다는 말 해놓고, 막연한 사람이 그런 말 했으면 거짓말쟁이라. 난 어려서 다 경험해 놓고 한 말이오. 지구엔 전무후무다. 그밖에 또 나올 건 있질 않아요. 인간의 생명을 위해서 가장 건강하게 살고, 가장 병 없이 살고, 오래 살고 행복하게 살고. 그런 비밀은 죽염간장 속에서 얻어라 이거야. 해서 경험한 거니까.

〈제20회 건강강연회 : 1991. 2. 23. 서울 천도교 교당〉

서목태 죽염간장의 효능과 주사법

그래서 이 서목태 간장에 들어가서, 주사는 만 가지 주사를 놔도 되는데 처음에 많이 놓게 되면 아주 전신에 열(熱)이 불같이 되더래요. 그래서 위험하다 말해도 절대 안 죽는다, 위험하지 않다, 사람 먹는 간장이 사람 죽이겠느냐? 그래도 불덩어리 같애 가지고 고생 좀 했대요. 그래서 조금씩, 처음에 링겔 같은 데 한 반cc, 1cc 섞여서는 아무 흔적 없어요. 상당히 효과는 빠르고, 어디고 섞으면 효과는 빠르고 부작용이 없어요.

그런데 섞는데 처음에 혈관에 주입할 적에 서서히 힘을 쓰게 해야지, 갑자기 뭐 전신이 불덩어리 되게 해 가지고 사람 골병들이는 건 미련한 거고, 그런 미련은 없도록 하고. 또 먹을 적에 한 곱뿌 쭉 마시면 반은 죽어요. 그 알콜 기운이, 정신은 마취되고 육신은 불덩어리 돼요. 그렇게만 안하면 조금씩 조금씩 맛을 봐 가며 병 고치는 덴 신비의 약이라.

그래서 만 가지 암(癌)에 안 되는 데 없어요. 안 되는 데 있으면 그걸 내가 전하지 않아요. 죽염만 그대로 두고 있지, 이건 죽염보다는 무서운 약이오. 그래서 전번에 그걸 일러줬고, 고걸 경험이 없어 가지고 너무 시간이 오라든지 너무 두껍게 하고 너무 덥게 해 가지고 부패하든지 그러지 않으면 곰팽이가 심하든지 이건 있어서 안 돼. 그저 진이 나면 돼요. 그 진을 써먹은 거니까.

진이 약이고 콩을 쓰는 거 아니에요.. 콩은 된장으로 나가요. 그래 내가 그걸 일러주는데 경험을 다 했어도 지금 와서 처음 듣는 거고, 세상에 모르는 걸 하니까 자연히 처음에 실패한 사람이 더러 있어요. 거 실패하고서 다시 해보니 된다는데 이예 진이 조끔 제대로 나는 때 얼른 말리워야 돼요. 실패하지 않아요. 아무리 두꺼워도 실패는 안 해요. 건 누룩이니까 누룩하고 반죽한거라. 두꺼우면 두꺼울수록 빨리 떠요.

그러니 두껍게는 하지 말고 얇게 해도 그저 진이 나면 얼른 말리워야지 곰팽이가 나도록 두지는 말아요. 효소가 메주에 좋은 거지만 그 속에도 불순물은 있어요. 진이 약간 나 가지고 제대로 된 상 부르면 불순물이 전연 없어요. 그거이 묘한 약물인데 난 어려서 그런 걸 완전 실험하고 지금 늙어서 망령이 들어오기 전에 일러주는 건데 전연 캄캄한 소리는 안 해요.

소금 속에 있는 간수의 害

미국에서 죽염하고 비슷한 식염을 발명했는데 거 세계특허가 나와 가지고 아주 세계에서 상당히 선전되고 있습니다 하는 걸 미국의 어느 교포가 와서, 선생님이 그런 신비한 죽염이 있는데 이건 그저 비하니, 자기가 먹어보니 아무것도 아닌 거지만 지금 사람들이 염분이 부족해 가지고 링겔을 가지고 살아갈 수 있는 사람들은 그게 상당히 좋은 효과를 본다고 합니다, 이거라.

그건 그 사람들 세계이고, 우리 세계는 우리가 개척해야 하는 거야. 우리가 개척 못하면 거기서 도입해 들여도 하겠지, 나 그저 그런 말만 했어요. 고건 얼마 안 됐어요. 지금 90도(度 ; %) 이상의 소금을 60도로 염도(鹽度)를 낮추니까 그렇게 좋더라 이거요. 그래서 내가 그 사람이 진리를 물어보기 때문에 상세히 일러주었어요.

소금에 수정체(水精體)가 1백도이면 간수가 20도가 있다. 그 말을 해주었어요. 간수가 20도가 있는데 간수 속에 뭐가 있느냐? 이 지상의 육대주의 모든 독극물이나 불순물이 전부, 초목도 썩고 곤충 미물이 다 썩고 물속에는 어별(魚鼈)이 다 썩어 가지고 독극물이 전부, 독성이 거기에 포함돼 있는데 그게 바다 연안에 가면 그 물을 바로 퍼 가지고 염전에서 소금을 만들었다.

그러면 소금 속에 있는 간수 20도 소금은 수정체가, 염이 1백도. 염 1백도 속에 간수 20도가 불순물, 중금속 독극물이 다 들어 있어서 그 간수의 피해가 있지, 없는 게 아니다. 그럼 소금을 분석하면 독극물이 들어 있다. 중금속, 불순물이 다 들어 있다. 그럼 소금을 나쁘다고 볼 수 있지 않느냐?

우리 나라 박사애들은 연구 결과에, 더 알아볼 생각은 안하고 쥐끔 알고는 얼른 발표부터 하니 그 애들이 전부 사람 죽이는 덴 필요한 애들이다. 병 고칠 애들은 못된다. 난 공공연하게 그런 말을 해요. 그러니 그 사람들이 그걸 세밀하게 알아 가지고 독극물에 대한 출처는 지상의 폐수에서도 나오는 거고 다 나오는데 그렇다면 이거이 어디 가서 먹어 있을 수 있느냐?

소금 속에 들어가면 소금은 수정체라, 수정체에 들어가면 독극물이 자연히 분산돼서 밖으로 쫓겨 나가요. 거기 먹어 있을 곳은 간수 때문에 간수 속에 들어가서 먹어 있어요. 그래서 소금 속엔 간수가 사람한테 해(害)고, 간수 속엔 독극물이 해고.

 그런데 이 골빈 세상에 두부를 먹으면 좋다, 건 일반 건강체에는 영양 도움은 받으나 간이 허약한 사람은 대번 눈이 어둡고 벙어리 되고 동맥경화로 쓰러지고 이런 일이 와요. 그건 뭐이냐? 간수 속에 있는 독극물 때문에 그래. 그래서 당뇨환자는 당(糖)이 소모되면 간(肝)에서 정화작업을 할 수 있는 수정체가 부족해요. 그런 사람한테 두부를 먹어라 하는 사람들이오. 두부 속에 있는 독극물이 그 사람들 죽이는 덴 최고인데 그럼 당뇨를 못 고친다. 이런 답답한 사람들이오.

〈제22회 건강강연회 : 1991. 5. 9. 서울 천도교 교당〉

제3장 현대인의 건강 神話―죽염 대연구

- 竹鹽의 본초학적 고찰 ························· 김윤우
  뿌리 깊은 민속약―죽염을 말한다
    제1회 민속신약연구회 연구 발표회
    발표/Ⅰ.죽염 속에는 극강한 해독력이 있으니 ···인산 김일훈
        Ⅱ.五行의 精을 함유한 神藥
            ···················· 기경서〈새벽 한의원 원장〉
        Ⅲ.소금 속의 생명력을 이해해야
            ···················· 전홍준〈의학박사·외과의사〉
        Ⅳ.머리끝에서 발끝까지 활용되는 죽염의 이모저모
            ···················· 김종성〈민속약 연구가〉
        Ⅴ.죽염의 활용사례 ·········· 김종선〈아산한의원 대표〉

  "죽염은 모든 炎症 치료에 탁효가 있습니다"
  ―죽염연구가 김종선 약사와의 대담―

  죽염―충치 예방 등에 효과 입증
  ―연세대학교 손우성 씨 논문 발표―

  일본 自然의학회 사무국장 知念隆一씨의 죽염론
  ―"竹鹽은 소금 중의 소금이지요."―

  在美 한의사 박성은 박사
  논문제출로 죽염에 관심 쏟는 美 의학계

竹鹽의 본초학적 고찰

이끄는 말

　죽염(竹鹽)이란 만(萬)의 용도를 가진 한 신약(神藥)으로서, 집집마다 의료기관이 되고 사람마다 의료인이 되어 "의료기관도 의료인도 의료기술도 처방도 필요없는 사회" 바로 '질병없는 사회'의 구현을 제창한 인산(仁山) 선생이 세상에 내놓은 신비의 식품의약이다.
　이 죽염이 세인의 주목을 끌게 된 것은 그리 오랜 일은 아니다. 바로 인산(仁山) 선생의 저서인《신약》(神藥)이 지난 86년 6월에 출간된 이래 세간의 비상한 관심을 모으며 비소설류의 베스트셀러로서 이미 수만 부가 세상에 보급되면서부터 죽염(竹鹽)은 크게 주목받기 시작하였다.
　《신약》을 보면 죽염을 비롯하여 암치료약으로 일컫는 삼보주사(三寶注射)와 오핵단(五核丹) 등 전대미문의 특이한 신약(神藥)의 제조 및 활용방법이 자세히 설명되어 있으며, 그 밖에도 각종 난치병에 대한 신비방(神秘方)이 공개·서술되어 있다.
　그런데 삼보주사와 오핵단, 또는 여러 비방의 원료로써 이용되는 웅담·사향 및 산삼·녹용 등의 약재는 워낙 희귀하여 구하기가 어렵기 때문에 이것으로 수많은 서민들을 온갖 질병의 위험속에서 구원한다는 것은 지

극히 어려운 일이다.

그러나 죽염(竹鹽)은 바닷물[海水] 속에 내재한 함성(鹹性)을 추출하여 만든 소금[天一鹽]을 주원료로 하므로 이는 전인류를 질병의 위기로부터 구원하고도 남을 만큼 그 원료가 무궁무진하다.

그러면서도 죽염은 위와 장(腸) 등 소화기 계통의 제질환과 눈병, 입안의 제병, 축농증·중이염·치질·독감·종창 및 뇌막염·기관지염·폐염 등의 각종 염증으로부터 심화된 여러 암병에 이르기까지 인체의 거의 모든 질병에 두루 불가사의한 효능을 발휘하고 있다. 이러한 점 때문에 바로 죽염이 세인의 주목을 받게 된 것이라 하겠다.

그렇다면 죽염 속에는 과연 어떠한 약성들이 합성되어 있길래 그와같은 신비의 효능을 발휘하게 되는지 매우 궁금하여진다. 본고에서는 이에 죽염(竹鹽)의 본초학적(本草學的)인 고찰을 통하여 죽염 속에 내재되어 있는 제약성을 한 번 구명(究明)하여 보려고 한다.

죽염의 기원

죽염의 주원료는 소금이다. 소금은 인간식성과의 밀접한 관계로 인하여 아득한 옛날, 지구가 빙하시대(氷河時代)로부터 벗어나 육지가 드러나고, 초목이 생하고, 인류가 탄생되었을 때부터 인간에 섭취되었을 것으로 추측된다.

바다의 염도나 무기질의 농도가 사람의 체액과 비슷하다는 생리학적 연구발표가 있는데, 이는 동물들이 옛적부터 바다로부터 육지로 올라왔을 것이라는 사실을 유추할 근거가 되기도 한다. 이러한 견해는 인산(仁山) 선생의 말씀에 의해서도 그 추리가 가능하여진다.

선생은 곧 "지구의 1겁(劫)은 12만9천6백년으로, 이를 1원(元)이라고도 하며, 1겁은 자·축·인·묘·진·사·오·미·신·유·술·해(子丑

寅卯辰巳午未申酉戌亥)의 12회(會)로 나뉜다. 이 중 술회(戌會)・해회(亥會)・자회(子會)에는 지구가 수중(水中)에 잠기어 있는 시대이다. 지구가 수중시대에 있다가 축회(丑會)에 이르러서야 비로소 물 속에서 나오게 되며, 인회(寅會)에 이르러 초목(草木)이 화생(化生)하고 이후 어족지류(魚族之類)가 상륙 진화(上陸進化)하여 동물 세계를 형성하면서 이무렵에 인류도 그 탄생을 보게 된다. 묘회(卯會)에 이르러 만물의 성장과 인류의 문화가 대성(大成)하여 가다가 진회(辰會)에 이르러 수고장(水庫藏)이 되면서 다시 수중시대로 들어간다. 사회(巳會)에 다시 만물이 시생(始生)하여 오회(午會)에 이르러 인류문화가 대성하고[문화예술사회], 미회(未會)에 이르러 신천지(新天地)의 문화가 이룩되는데[불로장생사회], 지금은 미회(未會)초이다. 신・유회(申・酉會)를 지나 술회(戌會)에 이르러 다시 수중시대로 들어간다"고 말씀한 바 있다[《민속신약》, 창간호, 68쪽 참조].

위의 술・해・자회(戌・亥・子會)의 수중시대를 지금의 용어로 표현하면 곧 빙하기이고, 진회(辰會)의 수중시대는 간빙하기(間氷河期→間氷期)라 하겠다. 또한 위의 축회(丑會)와 인회(寅會)의 변화에 대한 말씀은 곧 '지벽어축 인생어인(地闢於丑 人生於寅)'이라고 한 동양사상적인 견해에 기초한 것이 아닌가 생각된다.

아무튼 선생의 말씀에 의하여 추리해 보더라도 인류는 바다와 아주 밀접한 관련이 있으며, 그 바닷물 속에 내재하고 있는 자연생명력(自然生命力)은 인간의 체내에 있어서 매우 귀중한 역할을 할 것으로 추리해 볼 수 있다.

이로서 볼 때 소금은 아득한 옛날부터 인간에게 필수불가결한 것으로 식용(食用) 또는 약용(藥用)으로 이용되어져 왔을 것으로 생각해 볼 수 있다. 후한(後漢) 화타(華陀)의 제자인 오보(吳普)가 편술한 《신농본초경》(神農本草經), 융염조(戎鹽條)에

융염(戎鹽)[=胡鹽 : 중국에서 나는 굵고 거센 소금]은 눈을 밝게 하고

눈의 통증을 주치(主治)하여 주며, 기운을 돕고, 피부와 뼈를 견실하게 하며, 독충(毒蟲)을 제거하여 준다. 대염(大鹽)은 사람으로 하여금[惡物 따위를] 토하게 한다. 노염(鹵鹽)은 맛이 쓰고 본성이 차다. 심한 열과 소갈(消渴)·광번(狂煩)을 주치하여 주고, 사기(邪氣)가 하부에 미친 해독을 제거하여 주고, 피부를 부드럽게 하여 준다"고 한 것을 보면 동양에서는 일찍부터 소금의 의약적 측면에 대해서 주목하고 있었음을 알 수 있다.

그런데 소금을 약용으로 쓰는데 있어서는 이를 구워 쓰는 것이 아주 탁월한 효능을 발휘하는 것으로 보인다. 본고에서 다루고자 하는 죽염도 3년~5년 된 왕대나무 속에 서해안의 천일염을 다져 넣어 소나무 장작불에 구워낸 소금임을 생각할 때 그 기원은 바로 이 점에 기초한 것이라 볼 수 있다. 그러나 역대 문헌기록상에서 이 죽염이라는 용어가 쓰인 예는 전혀 찾아볼 수 없다.

필자는 '죽염'이라는 용어의 전거에 대하여 한 번 찾아본 일이 있다. 곧 사전류로서 《대한화사전》(大韓和辭典;총12책)과 《중문대사전》(中文大辭典;총10책) 및 《중국의학대사전》(中國醫學大辭典 : 一名 東洋醫學大辭典), 그리고 유서(類書)류의 책으로서 청(淸)나라 진몽뇌(陳夢雷)가 편찬한 6천1백부 1만권의 《고금도서집성》(古今圖書集成), 청나라 성조(聖祖)의 칙찬(勅撰)으로 총4백50권의 《연감류함》(淵鑑類函)과 의방서(醫方書)로서 명(明)나라 이시진(李時珍)의 《본초강목》(本草綱目), 명나라 이정(李挺)이 편집한 《의학입문》(醫學入門) 및 우리 나라의 의방서(醫方書)로서 조선 세종(世宗) 15년(1433)에 완성된 《향약집성방》(鄕藥集成方)과 선조(宣祖) 때 허준(許浚)이 편찬한 《동의보감》(東醫寶鑑) 등에서는 죽염이라는 용어, 또는 소금을 대나무 속에 구워 약용으로 쓴 예를 찾아볼 수 없었다. 또한 우리 나라 최고(最古)의 문헌이라 할 수 있는 《삼국사기》(三國史記)·《삼국유사》(三國遺事)에서도 대나무 속에 소금을 넣어 구워 쓴 예는 고사하고 소금을 약용으로 이용하였다는 용례조차 전혀 찾아 볼 수 없다.

소금을 약용으로 구워 쓴 기원을 구체적으로 밝히기는 어려우나 대체로 고려 시대부터 민간요법으로 조금씩 구워 쓰다가 조선 시대에 와서야 비로소 적극적으로 활용하게 된 것으로 대략 추정된다.

곧《향약집성방》〈권3, 風門 中風半身不隨條〉에는 고려시대 김영석(金永錫:1079∼1166년)이 편찬한《제중입효방》(濟衆立效方)의 처방을 인용하여 "송엽(松葉) 5되 가량에 소금 2되 넣어, 증열(蒸熱)한 뒤에 그것을 전대 속[帒中]에 담아 수족불수(手足不遂)한 동통(疼痛)의 부위에 찜질을 한다"고 한 것을 볼 수 있고, 조선 시대에 이르러서는《향약집성방》〈권76, 鄕藥本草槪論, 諸品藥石炮製法度條〉에 "식염(食鹽)은 약간 볶아서 미세하게 갈아쓴다[炒過硏細]"고 한 예와《구급간이방언해》(救急簡易方諺解:성종(成宗) 20년에 완성된 민간요법적 한방의서)에는 각종 질병치료에 소금을 불에 볶아 쓴다는 말로서 '초염(炒鹽)' 또는 '오염(熬鹽)'의 허다한 용례가 있음을 살필 수 있다.

이를 보면 조선 시대에 이르러서는 이미 활발하게 소금을 약용으로 볶아 쓴 예를 살필 수 있다. 더군다나《구급간이방언해》〈권2, 九窮出血條〉에는 잇몸 출혈이 그치지 않는 병증의 처방으로 "울금(鬱金)·백지(白芷)·세신(細辛)을 각각 똑같이 나누어 가루로 만들어 이[齒牙]에 비빈 후 죽엽(竹葉)·죽피(竹皮)를 진하게 달여 소금을 조금 넣어 입에 머금고 있다가 삼킨다. 또는 소금을 볶아서[炒鹽] 붙이기도 한다."고 하여 민속약(民俗藥:鄕藥)의 하나로 죽염이 탄생될 수 있는 가능성을 엿보이게 한다.

중국에서도 예부터 소금을 불에 구워 쓴 예는 많이 살필 수 있다.《본초강목》〈石部, 권11〉, 식염조(食鹽條)를 보면 "소금은 온갖 병[百病]의 주장으로, 백병에 이를 쓰지 아니함이 없다…… 심장을 돕는 약으로 초염(炒鹽)을 쓰는 것은 심장이 괴롭고 허하여 짠 것으로서 그것을 돕기 때문이요, 비장(脾臟)을 돕는 약으로서 초염(炒鹽)을 쓰는 것은 허하면 그 어미를 도와야 하는데, 비장은 바로 심장의 아들이기 때문이다."라고 언급하고 있다.

또 같은 책 같은 조항의 부방조(附方條), 연염흑환방(鍊鹽黑丸方)에 의하면, 매우 특이한 방법으로 소금을 구워 쓰는 예를 볼 수 있다. 곧 "소금가루 한 되를 자기병[瓷瓶] 속에 넣고 잘 다져서 가득 채운 다음 병의 입구를 진흙으로 막은 후 처음에는 잿불[糠火]로 태우다가 점차로 숯불[炭火]을 가하되 병이 깨어지지 않게 한다. 아주 빨갛게 달아오르기를 기다려 소금이 수즙(水汁)과 같이 되면 곧 불을 제거하고 굳어지기를 기다렸다가 식으면 병을 깨고 소금덩어리를 꺼낸다"고 하였다.

이는 본래 당대(唐代) 유우석(劉禹錫)의 전신방(傳信方)에 전하는 최중승(崔中丞)의 연염흑환방(鍊鹽黑丸方)이다. 연염흑환이란 곧 위와 같이 구워낸 소금을 다른 약재와 함께 섞어 꿀에 개어 오동나무씨 크기 입구로 환(丸)을 지은 검은 알약을 지칭하는 말이다.

위와 같이 소금을 구워내는 방법은 죽염을 제조하는 방법과 매우 흡사한 일면을 살필 수 있다. 그러나 필자가 과문한 탓인지는 모르나 중국의 문헌기록에서는 죽염처럼 왕대나무 속에 소금을 다져 넣고 진흙으로 대의 입구를 봉한 다음 이를 불에 구워 쓴 예는 찾아볼 수 없다.

이로써 볼 때 소금을 불에 구워 약용으로 쓰는 것은 동양에서는 이를 초염(炒鹽), 오염(熬鹽), 연염(鍊鹽) 또는 속칭 구염(灸鹽)이라고도 하여 각국이 다 비슷하게 행해져 왔지만, 이를 왕대나무 속에 다져 넣고 불에 구워 제조한 '죽염'은 바로 한국인의 독특한 지혜 속에서 창조된 것임을 알 수 있다. 바로 이 죽염이 문헌기록상에서 최초로 등장한 것은 곧 1980년 7월, 동문출판사에서 간행한 인산(仁山) 선생의 저서《우주와 신약》(宇宙와 神藥)에서이다.

이 책은 곧 선생의 독특한 우주론(宇宙論)과 의약론(醫藥論)에 대한 저서로서 제자들의 간청에 의해서 선생이 생애 처음으로 저술한 것이다. 바로 이 책의 후편(後篇)《신약의 비밀》(神藥의 秘密)에서 비로소 죽염에 대한 제조방법과 의학적인 활용법을 논한 것이다.

필자는 어려서부터 선생이 죽염을 만들어 두었다가 집에 찾아오는 환자들에게 대부분 돈을 안받고 그냥 주시는 경우를 많이 보았는데, 그때는 그냥 '소금약'이라고만 하였다. 그러다가 《우주와 신약》이라는 저서의 원고를 친히 집필하시면서 그 원고에서 처음으로 소금약을 '죽염(竹鹽)'으로 문자화한 것을 볼 수 있었다.

　죽염의 문헌적 근거에 대하여 항시 궁금해 하던 필자는 얼마 전 이에 대하여 선생께 한 번 여쭈어 보았더니, 곧 다음과 같이 말씀하였다.

　"죽염이란 말은 내가 창조한 말인데 문헌에 나올리가 있겠느냐? 우리 조상들은 예부터 소금을 불에 구워 양치소금으로 쓰고, 눈병에는 눈에 넣고, 중이염에는 귀에 넣고, 혓바닥에 백태가 끼면 그것으로 바르기도 하였다. 예전에는 소금을 대나무에 다져 넣은 후 진흙을 바르기도 하고, 또는 바르지 않은 채 그냥 불에 구워 썼다. 그런데 할아버지께서는 흙을 바르는 것이 좋다고 하시면서 반드시 심산에서 진흙을 캐다가 대나무의 입구를 바른 다음 겻불[모닥불]에 묻어두고 불로 태웠다. 3일 후 겻불이 다 사위면 소금 덩어리가 나오는데 그것을 꺼내어 약용으로 썼다. 그때는 지금처럼 약이 별로 없는 시대라 어떤 이는 급하면 양재기에 소금을 넣고 그냥 불에 구워 쓰는 등 별 짓을 다 하였다. 그런데 할아버지의 방법과 같이 겻불에 한 번 구워 쓰는 것은 내가 볼 때는 큰 신비가 나오지 않을 것으로 생각되었다. 한방에서는 전통적으로 약재를 법제함에 있어 '구증구포'(九蒸九曝) '구전영사'(九轉靈砂)라 하여 9번 법제하는 것이 원칙이다. 때문에 나는 죽염을 만들 때 예전의 방법과는 달리 송진[松脂] 등으로 불의 온도도 고도로 높이고 불에 구워내는 횟수도 9번으로 늘리어 약용으로 쓴 것이다. 물론 한 번 구워낸 것도 약용으로 쓸 수는 있으나, 9번 구워내어야만 그 속에서 진정한 신비가 이루어진다."

　한방의 전통적 법제에서 9번을 행하는 것이나, 또는 도가(道家)에서 장생불사(長生不死)의 단약(丹藥)을 만들 때 9번 달구어 만든 선약(仙藥)을 '구전단'(九轉丹) 또는 '구전금단'(九轉金丹)이라 하여 단약(丹藥)을 9번 순환변화시키는 것[九轉]이나, 선생이 죽염을 9번 구워낸 것은, 곧 '9

(九)'는 수의 끝[數之終], 또는 양(陽)이 끝나는 수로서의 양(陽)의 변수(變數), 또는 9(九)자가 굽어서 끝나는 형상을 상징한 글자라고 하는 동양사상적 수리관(數理觀)에 기초한 방법이 아닌가 생각된다.

88년 4월 30일, 제1회 '민속약 연구발표회'때 발표자의 한 분인 전홍준 박사[외과 전문의]는 다음과 같이 말한 바 있다.

"지난해 본인은 일본의 암 센터와 미국 하버드 대학의 공중보건대에서 1년 가량 연구할 기회가 있었다. 그 때 한국의 죽염에 관해 소개하였더니, 일본이나 미국의 의사들은, 죽염은 한국 사람 최고의 지혜라고까지 극찬을 아끼지 않았다."

본초학적 고찰

죽염이란 3년 이상 된 왕대나무를, 한쪽은 뚫리고 한 쪽은 막히도록 마디와 마디 사이를 차례로 자른 다음, 그 대나무통 안에 서해안 천일염(天日鹽)을 잘 다져 넣고 심산 속의 거름기 없는 진흙[黃土]으로 입구를 봉한 후 소나무 장작 등으로 불을 때며 대나무가 타는 불 위에 송진[松脂]을 뿌려가면서 극도의 고열로써 천일염을 구워내되, 같은 방법으로 9번 구워낸 천일염을 지칭하는 말이다. 이는 곧 대나무의 죽력(竹瀝)·죽여(竹茹)의 약성과 소금[食鹽:天日鹽]의 자연생명력이 내재된 생명소(生命素)와 소나무의 송진[松脂]과 진흙[黃土]의 약성이 종합되어 이루어진 합성신약이다.

이 글에서는 각종 질병에 두루 신비한 효능을 발휘하고 있는, 죽염속에 내재된 종합적 약성을 구체적으로 조명해 보기 위하여 위의 4종의 약재에 대한 본초학적(本草學的)인 고찰을 시도하여 보기로 하겠다.

대나무

 필자는 인산(仁山) 선생에게 대나무는 죽염에서 어떠한 약리적 작용을 하는지에 대해서 여쭈어 보았더니, 곧 다음과 같이 말씀하셨다.
 "새파란 대나무의 제일 겉층에 있는 아주 야문 깍데기에는 백금(白金) 기운이 들어 있는데, 거기에 바로 신비가 있다. 그것을 죽여(竹茹)라고 한다. 또한 대나무의 진액으로서 죽력(竹瀝)이라고 하는 것이 있는데, 그 속에는 아주 미묘한 염분이 들어 있다. 대나무 속에 소금을 9번 구워 내는 동안 그 소금 속에 죽력이 스루스루 배어 들어가 신비의 효능을 발휘하는 것이다. 이들은 바로 해독(害毒)·해열(解熱)·치풍(治風)의 약성을 지니고 있다."
 선생은 또《신약》(神藥) 책〈36쪽〉에서 다음과 같이 말씀한 바 있다.
 "물을 이루는 원료인 금(金)을 신(申)이라 하고, 그 모체(母體)인 토(土)를 진(辰)이라고 하며, 진(辰)의 힘을 얻어 신(申)에 의하여 이루어진 수정(水精)을 자(子)라고 한다. 대나무는 이 신자신(申子辰) 수국(水局) 중 수정(水精)인 자(子), 즉 동짓달 기운을 근원으로 화생한 물체인 것이다. 땅속의 유황정(硫黃精)과 수분 속의 핵비소(核砒素)를 흡수, 성장하므로 종기나 창증(瘡症)의 치료제인 유황성분을 다량 함유할 수 있게 되며 특이한 보음(補陰)·보양(補陽) 효능도 지니고 있다."
 선생의 이러한 말씀에 근거하여 죽여(竹茹)와 죽력(竹瀝)에 대한 약성을 전통적 한방의서(漢方醫書)에서 살펴보면 다음과 같다.

竹茹

중국의학사전(中國醫學大辭典, 11획 淡字條)
 담죽여(淡竹茹) : 성질…맛이 달고, 약간 차며 독이 없다. 공용…피를 청량하게 하고, 열을 제거하며, 온기(溫氣)·한열(寒熱)·상한(傷寒,寒邪가 인체를 손상시켜 발하는 병증)·노복증(勞復症 : 병이 치유된 뒤에 너무 일찍이 노동하여 재발되는 것)·토혈(吐血)·타혈(唾血 : 唾液에 피가 혼합된 것). 폐위(肺萎 : 열이 상초(上焦)에 있어서 해수가 나며 심하면 침 가운데 붉은 실과 진한 피가 섞여 나오는 병증)·위열(胃熱)·열격(噎膈 : 식도암 등 음식물을 삼키기 어려운 병)·구얼(嘔噦 : 구역질과 딸꾹질)·상초(上焦)의 번열(煩熱)·오치(五痔 : 5가지 치질, 곧 숫치질·암치질·腸痔·血痔·脈痔)와 부녀의 붕중(崩中 : 심한 자궁출혈 또는 血崩)·태동증(胎動症 : 임신 중 하혈하면서 복통이 생기는 것 또는 태아의 위치가 움직이지 아니하는 것)과 소아의 열간(熱癎)을 치료하여 준다.

편주의학입문(編註醫學入門, 內集 권2, 治熱門)

죽여(竹茹) : 본성이 약간 차다. 허번(虛煩 ; 가슴이 답답하며 편안치 못하여 누워도 불안하고 일어나 앉아도 불안한 것)을 다스리고, 폐위(肺痿)·육혈(衄血 : 코피가 나는 것)·혈붕(血崩 ; 다량의 자궁출혈)을 맑게 한다. 또 구얼(嘔噦)을 치료하며, 열격(噎膈)을 소통시키며, 상한노복증(傷寒勞復症)에 음근(陰筋 ; 外生殖器의 근육)을 유익하게 한다. 〈원주〉(原註)

죽여(竹茹)는 곧 대의 푸른 껍질을 긁어 버린 것이다. 담죽(淡竹)·근죽(菫竹)이 다 좋다. 맛은 달고 독이 없다. 주로 열옹(熱壅)·허번불면(虛煩不眠 : 가슴이 답답하고 불안하여 잠을 못자는 것)과 온기(溫氣)로 인한 한열(寒熱)을 내리게 하며, 폐위(肺痿)·타혈(唾血)·코피·토혈(吐血)·붕중(崩中)·구얼(嘔噦)·열격(噎膈)과 상한노복증(傷寒勞復症)으로 음근(陰筋)이 종축(腫縮)하며 복통(腹痛)이 나는 것을 멈추게 하고, 오치(五痔)와 임신 중에 놀람으로 인한 심통(心痛)과 소아간질과 구금(口噤 : 입다물고 말하지 못하는 병증)과 체열(體熱 : 身熱)을 겸하여 다스려 준다.

동의보감(東醫寶鑑, 湯液篇 권3, 木部 菫竹 葉條)

　죽여(竹茹) : 구얼(嘔噦)과 해역(咳逆 : 딸꾹질)을 다스리고, 폐위(肺痿)와 토혈(吐血)·타혈(唾血)·비육(鼻衄 : 코피)·붕중(崩中)을 그치게 한다. 곧 푸른 대의 껍질을 긁은 것이다. 《본초》(本草)

竹瀝

중국의학대사전(11획 淡字條)

　담죽력(淡竹瀝) : 성질…맛이 달고, 본성은 크게 차며 독이 없다. 공용…화기(火氣)를 내려주고, 담(淡)를 내리게 하고, 건조한 것을 윤활하게 하고, 피를 길러주고, 위(胃)를 맑게 한다. 번민(煩悶)·소갈(消渴)·자한(自汗 : 무시로 땀이 나며 운동하면 더욱 심한 병증)·중풍·구금(口噤)·실음불어(失音不語 : 産後의　無語症)·풍담(風淡)·허담(虛淡)·담미(痰迷)·전광(癲狂 : 정신병. 癲은 음증, 狂은 양증)·해수(咳嗽 : 痰이 없는 기침)·폐위(肺痿)·흉중대열(胸中大熱)·반위(反胃 : 음식물이 위속에 다 들어가지 못하고 오래 자라서 다시 反出 되는 병증·풍비(風痺 : 풍에 의한 신경마비의 증세)·풍경(風痙 : 풍에 걸려 등이 굳어진 병증)·노복(勞復)·임부자모(姙婦子冒 : 임신중의 감기)·산후허한(産後虛汗)·소아적목(小兒赤目)을 치료하여 준다. 사망독(射罔毒 : 부자즙을 달인 것의 해독, 곧 부자독)을 풀어주고, 단석(丹石 : 광물성 약물)의 독이 발동하는 것을 그치게 한다.

편주의학입문(內集 권2, 治燥門)

　죽력(竹瀝) : 맛이 달고 본성이 차다. 가장 자음(滋陰)하는 작용이 있고, 갈증과 땀을 그치게 하며, 심번(心煩)을 제거한다. 구창(口瘡)과 눈의 통증을 치료하며, 태산(胎産)에 발하는 제병증을 구치(救治)하고 중풍의

담옹(痰壅)과 실음불어(失音不語)를 치료하여 준다.〈원주〉(原註)

주단계(朱丹溪)가 말하기를 '독이 없고 본성이 완화(緩和)하여 능히 음허대열(陰虛大熱)을 제거하고, 본성이 크게 차서 소갈(消渴)·구갈(久渴)·자한(自汗)·다뇨(多尿)·흉중번열(胸中煩熱)·광민(狂悶)·경계(驚悸 : 놀라면서 가슴이 두근거리는 병증) 및 구창(口瘡)·목창(目瘡)·두풍(頭風)·두통(頭痛)·중풍실음(中風失音)·풍비(風痺)와 일체의 담화(痰火)로 인하여 기혈이 허하게 되어 소식(小食)하는 자에 마땅히 써야 할 것이다.'

또 이르기를 '담(淡)이 사지에 있는 경우 이것이 아니면 개통시키지 못한다'고 하였다.

부인태전(婦人胎前)의 자번(自煩)과 머리가 돌아 졸도하거나 태동불안정(胎動不安定) 및 산후(産後)의 강직(强直)·구금(口噤)·소아경간(小兒驚癇)·천조(天釣 : 불안정하고 눈이 뒤집혀 동자가 올라가며 두목(頭目)을 치켜보는 등 고기가 낚시에 올라오는 것과 같은 형상을 하는 병증)·야어(夜語)를 치료하고, 겸하여 금창(金瘡 : 외상, 상처, 쇠·칼날 등에 의한 상처로 생긴 창증)으로 입다물고 죽으려 하는 것, 시행(時行 : 유행성 질환)과 온역(瘟疫 : 疫癘·유행병)으로 정신이 미민(迷悶)한 것을 치료하여 준다.

대저 본성이 차나 능히 보(補)하여 주니 반드시 그 찬 성질만을 의심할 것이 아니다.

동의보감(湯液篇 권3, 木部)

죽력(竹瀝) : 사나운 중풍과 흉중대열(胸中大熱)·번민(煩悶)과 갑자기 발병한 중풍으로 인한 실음불어(失音不語)와 담열혼미(痰熱昏迷)·소갈(消渴)을 다스리고, 파상풍·산후발열·소아의 경간(驚癇)과 일체의 위급한 질병을 다스린다. 고죽력(苦竹瀝)은 구창(口瘡)을 다스리고 눈을 밝히고, 구규(九竅)를 통리(通利)하여 준다. 죽력은 생강즙이 아니면

경(經)에 운행하지 못하니, 죽력 6푼에 생강즙 1푼을 넣어 쓴다.《입문》(入門).

소금

　인산(仁山) 선생께 죽염의 주원료인 소금은 어떠한 약리적 작용을 하는지 여쭈어 보았더니, 다음과 같이 간략하게 말씀하여 주었다.
　"소금은 소염살충제(消炎殺蟲劑)이며, 장근골제(壯筋骨劑)이며, 고치경골제(固齒硬骨劑)이며, 해갈해독제(解渴解毒劑)이다."
　선생은 또 다음과 같이 소금에 대하여 논급한 일이 있다. "물 가운데서 응고(凝固)하는 수정(水精)이 곧 소금이다. 소금의 간수 속에 만 가지 광석물의 성분을 가진 결정체를 보금석(保金石)이라 하고, 보금석 가운데 비상(砒霜)을 이룰 수 있는 성분을 핵비소(核砒素)라고 하는데 이것이 곧 수정(水精)의 핵(核)이다. 핵비소는 양을 지나치게 섭취하면 살인물(殺人物)이며 적당량을 섭취하면 활인물(活人物)로서 만병의 신약(神藥)이 된다. 바닷물 속에는 지구상의 모든 생물이 의지해 살아갈 수 있는 무궁한 자원이 간직되어 있다. 이러한 자원 가운데 가장 요긴한 약성을 지닌 것이 바로 핵비소이다."
　이에 대하여 전통적 한의서에서는 소금의 약리적 작용에 대하여 어떻게 언급하고 있는지를 한 번 살펴보기로 하겠다.

본초강목(本草綱目 권11, 石部, 食鹽條)
　대염(大鹽) : 〈기미〉(氣味) 달고 짜다. 본성이 차나 독이 없다.〈주치〉(主治) 장·위(腸胃)의 결열(結熱 : 實熱이 속에 맺힌 상태)·천역(喘逆 : 숨이 차고 氣가 거꾸로 오르는 증세)·흉중병(胸中病)은 사람으로 하여금 토하게 한다. 본경(本經), 상한(傷寒)·한열(寒熱)에 쓴다. 흉중의 담벽(痰癖 : 胸膈間의 水病)을 토하게 하고, 심복졸통(心腹卒痛)을 그치게 한다. 귀고사주(鬼蠱邪疰)의 독기(毒氣)와 하부닉창(下部䘌瘡 : 陰瘡, 膣膿瘡 따위)을 죽인다. 피부와 뼈를 튼튼하게 한다.《별록》(別錄)

풍사(風邪 : 감기 따위)를 제거하고 오물(惡物)을 토하거나 내리게 한다. 살충하며, 피부의 풍독(風毒 ; 轉移性 膿腫 또는 脚氣 따위)을 제거한다. 장부를 조화하며, 묵은 음식을 소화시킨다. 사람으로 하여금 건강하게 한다. 장기(臟器) · 수장(水臟 ; 腎臟 또는 膀胱) · 심통(心痛) · 금창(金瘡) · 눈을 밝게 하는 일을 돕는다. 풍루(風淚 : 눈물이 과다한 병증. 바람을 쏘이면 눈물이 나는 병)와 사기(邪氣)를 그치게 한다.

일체의 충상(蟲傷) · 창종(瘡腫) · 화작창(火灼瘡)에 살이 나게 하고 피부를 보(補)한다. 대소변을 소통시켜 주고, 산기(疝氣 : 허기 또는 아랫배가 붓고 아픈 병)를 치료하며, 오미(五味)를 증진시켜 준다. 공심(空心)에 이[齒]를 문지르고 그 물로 눈을 씻으면 밤에도 잔 글씨를 본다. 견권(甄權)·독기를 풀어주고, 피를 청량하게 하며, 건조한 것을 윤활하게 한다. 통증을 진정시켜 주고, 가려움증을 그치게 한다.

일체의 시기(時氣 ; 寒署濕冷 등의 시후(時候)에 감염되어 앓는 병, 또는 전염성 질환 따위) · 풍열(風熱 : 풍과 열이 相合된 상태) · 담음(痰飮 ; 水毒으로 기인되는 모든 질환 또는 체내의 진액이 변해서 초래되는 병, 또는 胃腸내의 停水 따위) · 관격(關格 : 소변불통과 吐逆하는 병증)의 여러 병에 토하게 한다. 시진(時珍).

편주의학입문(內集 권2, 治熱門)

식염(食鹽) : 콩팥에 들어간다. 맛이 짜고 본성이 차다. 능히 한열(寒熱)을 제거하며, 완강한 담(痰)을 토하게 한다. 심복통(心腹痛)을 그치게 하며, 고독(蠱毒 : 小腹이 답답하고 열이 나고 아프며 前陰으로 온갖 통증이 새어 나오는 증상)과 주(疰 : 질병. 十疰가 있다.《東醫寶鑑》참조)를 죽인다. 닉창(䘌瘡)과 치혈(齒血)도 능히 말려 낫게 한다. 〈원주〉(原註)

식염(食鹽)은 곧 먹는 소금이다. 염(鹽)은 담그는 것[淹]이다. 물질을 담가두면 괴멸하지 않는다. 독이 없고 능히 다른 약을 끌고 콩팥에 들어간다. 주로 상한한열(傷寒寒熱)을 치료하며, 흉중담벽(胸中痰壁)을 토하게 하며 심복졸통(心腹卒痛)을 그치게 한다. 귀사(鬼邪)·고독(蠱毒)·주독(疰毒) 및 하부닉창(下部䘌瘡)의 충(虫)을 죽이거나 감살(減殺)하며, 치아를 단단하게 하며, 잇몸의 출혈을 그치게 한다.

또 초염(炒鹽)을 청포(靑布)로 싸서 부인음통(婦人陰痛) 및 화작창(火灼瘡)을 다림질 하듯이 한다. 용해시킨 탕수(湯水)로 지렁이 독을 씻는다.

소아가 갑자기 오줌을 누지 못하게 되는 경우 소금을 배꼽 가운데 놓고 뜬다. 공복(空腹)에 소금으로 이를 닦고 그 물을 토해내어 눈을 씻으면 밤에도 작은 글자를 볼 수 있다.

동의보감(湯液篇 권3, 石部)

식염(食鹽) : 본성은 따뜻하다[필자註 : 우리 나라의 의서인 《동의보감》·《향약집성방》에서는 중국의 《본초강목》·《의학입문》등에서 '차다'고 한 것과 견해를 달리 하고 있다].

맛은 짜며 독이 없다. 귀고(龜蠱)·사주(邪疰)· 독기(毒氣)를 죽인다. 중악(中惡·惡氣에 감촉, 손상되어 발하는 병증.갑자기 환상이 보이며 졸도하여 인사불성, 四肢厥冷, 口鼻出血 등의 증상이 수반됨) 과 심통(心痛)을 주관하며, 곽란(霍亂)·심복졸통(心腹卒痛)을 그치게 하며, 하부닉창 (下部䘌瘡)을 치료하며, 흉중담벽(胸中痰癖) 묵은 음식을 토하게 한다. 오미 (五味)를 맛나게 한다.

많이 먹으면 폐를 상하며, 기침이 난다.

끓여서 모든 창(瘡)을 씻으면 종독(腫毒)을 소독시켜 준다. 바닷물을 끓여서 만들어 눈처럼 흰 것이 품질이 좋다.

소나무

 죽염을 제조함에 있어서 불을 땔 적에 소나무 장작으로 때며, 또한 소금을 다져 넣은 왕대나무 통이 불에 탈 때 그 위에 자주 송진[松脂]을 뿌린다. 그 이유에 대하여 인산(仁山) 선생께 여쭈어 보았더니, 다음과 같이 말씀하여 주었다.

 "소나무는 독이 없기 때문에 소나무 장작으로 불을 땐다. 연탄불로 밥을 하면 밥에 탄냄새가 밴다. 대통 위에 송진을 뿌려주는 것은 고도로 온도를 높이는 역할도 하지만, 송진 기운이 소금으로 스며 들어가게 하는 것이다. 송진은 곧 장근골(壯筋骨)·치어혈(治瘀血)·소염(消炎)·소종(消腫)·소창(消瘡)·살충(殺蟲)하며, 눈을 밝게 하여주고, 썩은 살을 제거하는 동시에 새 살이 나오게 하는 약리적 작용을 한다. 송진이 죽염에 합성되어 그 힘을 얻으면 모든 생물체에 아주 좋다. 피가 맑아지고 뼈가 견실하게 된다."

 이에 대하여 전통적 한의서에서는 송진[松脂]의 약성에 대해서 어떻게 언급하고 있는지를 살펴보기로 하겠다. 지면 관계상 한국과 중국의 대표적 의방서인《의학입문》과《동의보감》에서만 살펴보기로 한다.

편주의학입문(內集 卷2, 治瘡門)

 송지(松脂) : 맛은 쓰며 달다. 본성은 따뜻하며 독이 없다. 풍비(風痺)와 악풍나창(惡風癩瘡:모진 풍병과 나병에 의한 창증)과 아울러 두창(頭瘡)·백독(白禿:白癬菌에 의하여 생기는 전염성 피부병)을 치료한다. 위장복열(胃腸伏熱)을 깨끗이 제거하며, 심폐(心肺)를 윤택하게 하고, 진액을 생하게 하며, 치아를 견고하게 하고, 귀와 눈을 밝게 한다.〈원주〉(原註)

 소나무의 진이 땅으로 흘러 엉켜서 된 것이다. 주로 악풍(惡風)으로 인하여 역절준통(歷節疼痛:관절의 동통)·풍비(風痺)·사기(死肌)·옹저(癰疽:큰 종기 및 피육이 굳어지면서도 종기가 일어나지 않는 병증의 총칭)·악풍나창이 발생하는 것과 소개(瘙疥:옴)·두양(頭瘍:머리가 허는 병증)·백독(白禿)을 치료한다. 전고(煎膏)로 만들어 제창누란(諸瘡屢爛:여러 창증이 새로 문드러진 데)에 붙이면 농(膿)이 배설되고, 피부가 생하고, 통증이 그치고, 풍(風)이 추출되고, 살충된다.

위장 속에 잠복한 열을 제거하고, 심폐를 윤택하게 하며, 생진(生津)·지갈(止渴)·고치(固齒)·총이(聰耳)·명목(明目)케 한다. 자보약(滋補藥)에 넣어 혼합하여 복용하면 양기가 건장하여지고 음경(陰莖)을 충실하게 하여 사람으로 하여금 자손을 두게 하고, 오래 복용하면 몸을 가볍게 하며, 나이를 연장시켜 준다.

동의보감(湯液篇 권3, 木部)

송지(松脂) : 본성이 따뜻하다. 맛은 쓰고 달며(苦甘, 一云平), 독이 없다. 오장을 편안하게 하고, 열을 제거하고, 풍비(風痺)의 사기(死肌)를 다스리고, 모든 악창(惡瘡)·두비(頭痺)·백독(白禿)·개소(疥瘙)를 주치하고, 사기(死肌)를 제거하고, 이롱(耳聾)과 치아의 풍치로 인한 구멍을 다스리고, 모든 창(瘡)에 붙이면 피부가 생하고, 통증이 그치고, 충(虫)을 죽인다. 일명 송고(松膏) 또는 송방(松肪)이라 한다. 6월에 스스로 흘러 나오는 것을 취하는 것이 굳은 것을 따거나 혹은 달여서 취한 것보다 낫고, 통명(通明)하여서 훈육향(熏陸香)과 같은 것이 좋다.

黃土

황토는, 죽염을 제조할 때 깊은 산에 있는 질이 좋은 것을 취하여 소금을 다져 넣은 왕대나무통 위를 봉하는데 쓰인다. 예전에는 대나무 속에 소금을 구울 때 진흙으로 봉하지 않고 그냥 굽기도 하였는데, 인산(仁山) 선생은 죽염을 만들 때 반드시 봉한다. 그 이유에 대해서 한 번 여쭈어 보았더니, 다음과 같이 말씀하여 주었다.

"대나무통 아구리에 봉한 황토는 고열로 인하여 흙물이 녹아 죽염 속에 배어 들어간다. 만약(萬藥)의 성분을 다 가지고 있는 것이 바로 황토이다. 황토는 보중익기(補中益氣)의 약리적 작용을 한다. 황토에는 토생금(土生金)의 원리로 백금(白金) 성분이 조성된다. 대나무 껍질에는 태백성정(太白星精)이 있고, 소금 자체도 태백성정으로 온다. 이들의 백금(白金) 성분이 매개체가 되어 공간에서 유황성분이 따라와 죽염 속에 합성된다. 죽염에는 천연성의 유황성분이 약 30% 정도 합성된다. 때문에 죽염은 유황 냄새가 물씬 나는 것이 좋다."

이에 대하여 한방의서에는 황토의 약성을 어떻게 언급하고 있는지를 한 번 살펴 보기로 하겠다.

중국의학대사전(12획, 黃字條)

황토(黃土) : 성질…맛이 달고 평평하며 독이 없다. 공용…갑자기 눈이 어두워지는 병증과 계종심통(瘛瘲心痛 : 계종은 어린아이가 경풍(驚風)으로 맥박이 빨라지는 증세)과 냉열(冷熱)로 인한 피똥설사·이질과 배안의 열독으로 비트는 것처럼 아픈 통증과 하혈과 소아가 흙을 먹는 것과 오사경풍(烏痧驚風 : 콜레라 따위로 인한 경풍)을 치료하고 여러 약독과 육독(肉毒)·합구초독(合口椒毒)과 야균독(野菌毒)을 풀어 준다.

동의보감(湯液篇)

호황토(好黃土 : 좋은 누런 진흙)본성이 화평하고, 맛이 달며 독이 없다. 설사와 적리(赤痢)·백리(白痢)와 배안의 열독으로 인하여 비틀리듯 아픈 병증을 주치하여 준다.《본초》(本草). 또 여러 약독 및 유독·야균독을 풀어 준다. 또 쇠고기·말고기의 육독과 간중독(肝中毒)을 풀어 준다.《본초》.

대개 흙의 석 자 이상을 분(糞)이라 하고, 석 자 이하를 토(土)라 한다. 마땅히 위의 오물을 제거하고 물기가 스미지 않게 한 것이라야 진토(眞土)이다.

《본초》. 토지는 주로 만물의 독을 수렴하고, 옹저(癰疽)가 등에 발하는 것과 졸환으로 인한 급황(急黃 : 급성 황달 따위)과 열이 성한 병증을 다스린다.

이상으로써 한국과 중국의 대표적 한방의서를 통하여 죽염을 구성하는 4가지 약재의 약성을 살펴 보았다. 이는 의약학적인 입장에서 4종 약재를 살펴본 것이다.

이를 정리하는 의미에서 근래의 민간요법에서는 이들 4종 약재를 어떻게 활용하였는지 이를 민속약(民俗藥 : 鄕藥)적인 측면에서 조사, 정리한 이선주(李善宙) 박사의 《이런 약은 이런 병에 쓰인다》〈韓國民俗藥, 瑞文堂, 1976〉에서 한 번 살펴보기로 하겠다.

- 대[竹]의 즙(汁) : 치통 · 멍든 데 · 응혈 · 홍역 · 통경 · 기침 · 이뇨 · 대하증 · 요통 · 무좀 · 새우중독 · 태독 · 폐결핵 · 부종 · 종기 · 중풍 · 강장제 · 찔린데[금창 · 창상].
- 소금 : 감기 · 두통이나 현기증 · 가슴앓이 · 속이 막힐 때 · 위산부족 · 복통 · 어금니 나지 않을 때 · 폐결핵 · 위병 · 감체 · 식체 · 서체 · 안질 · 두드러기 · 부스럼 · 옻 · 목이 아플 때 · 편도선 · 종기 · 피맺힌 데 · 수족이 못에 찔린 데 · 편두통 · 머리비듬 · 파상풍 · 난산 · 치통 · 소독.
- 송지 : 종기 · 부스럼 · 담 · 가슴 결리는 데 · 타박상 · 유암 · 치통 · 풍치 · 치담 · 칼에 베인 데 · 철독 · 버짐 · 거담 · 폐결핵 · 폐렴 · 돼지에 물린 데 · 위장병 · 외상.
- 황토 : 관절염 · 배멀미 · 안질

이에 의하면 죽염을 구성하는 4종 약재는 근래의 민간요법 차원에서도 여러 병증에 아주 다양하게 활용됨을 살필 수 있다.

맺는 말

이상으로써 죽염의 기원 및 죽염의 본초학적인 측면에 대해서 고찰하여 보았다.

소금을 불에 구워 약용으로 쓴 것은 한국이나 중국이나 동양에서는 상당히 오래전부터의 일이다. 그러나 우리 나라에서는 예전부터 소금을 구워 쓰는 방법에 있어서 중국과는 달리 이를 대나무 속에 넣고 불에 구워 양치소금 · 소화제 등으로 활용하여 왔다.

그런데 죽염이란 창조적 용어와 함께 그 제조방법을 철의학적(哲醫學的)이며 과학적인 특유의 방법으로써 합성하는 방법을 발명하여 오늘날과 같은 만(萬)의 용도를 가진 한 신약(神藥)으로서 죽염이 탄생된 것은 바로 인산(仁山) 선생에 의해서이다. 선생은 이미 일찍부터 이를 만들어 각종 질병에 두루 활용하여 왔지만, 이를 책자를 통하여 세상에 처음 공개한 것은 바로 1980년에 간행된 《우주와 신약》에서이다.

죽염이란 곧 대나무와 소금과 송진 및 황토의 주요 약성이 종합되어 이루어진 합성신약이다. 이 4종 약재를 본초학적 측면에서 고찰하여 본 결과 죽염은 바로 다음과 같은 여러 약성이 종합되어 그 신비의 효능을 발휘하고 있음을 살필 수 있다.

죽여(竹茹) : 피를 맑게 하고, 열을 제거하고, 온기(溫氣) · 한열(寒熱) · 상한(傷寒) · 노복증(勞復症) · 코피 · 잇몸출혈 · 토혈(吐血) · 타혈(唾血) · 폐위(肺痿) · 위열(胃熱) · 열격(噎膈) · 구얼(嘔噦) · 상초번열(上焦煩熱) · 오치(五痔) · 부녀붕중(婦女崩中) · 혈붕(血崩) · 태동증(胎動症) · 소아열간(小兒熱癎) · 허번(虛煩) 등을 치료하는 약성.

죽력(竹瀝) : 화기(火氣)를 내리고, 담(痰)을 내리고, 건조한 것을 윤활하게 하고, 피를 길러주고, 위(胃)을 맑게 하고, 번민(煩悶) · 소갈(消渴) · 자한(自汗) · 중풍(中風) · 구금(口噤) · 실음불어(失音不語) · 풍담(風痰) · 허담(虛痰) · 전광(癲狂) · 폐위(肺痿) · 흉중대열(胸中大

熱)·반위(反胃)·풍비(風痺)·풍경(風痙)·노복증(勞復症)·임부자모(姙婦子冒)·산후허한(産後虛汗)·사망독(射罔毒)· 단석독(丹石毒)·구갈(久渴)·다뇨(多尿)·구창(口瘡)·목창 (目瘡)· 두풍(頭風)·경계(驚悸)·야어(夜語)·금창(金瘡)·시행 (時行)· 온역(瘟疫) 등을 치료하는 약성.

식염(食鹽): 장위(腸胃)의 결열(結熱)·천역(喘逆)·흉중병(胸中病)은 사람으로 하여금 토하게 하고, 상한(傷寒)·한열(寒熱)에 쓰며, 흉중담벽(胸中痰癖)을 토하게 하고, 심복졸통(心腹卒痛)을 그치게 한다. 귀고사주(鬼蠱邪疰)의 독기와 하부닉창(下部䘌瘡)을 죽이며, 피부와 뼈를 튼튼하게 하며, 감기를 제거하고, 오물(惡物)을 토하거나 내리게 하며, 살충하며, 피부의 풍독(風毒)을 제거하며, 장부를 조화하며, 묵은 음식을 소화시킨다. 곽란(霍亂)·심통(心痛)·금창(金瘡)·풍루(風淚)를 치료하며, 눈을 밝게 하고, 일체의 충상(蟲傷)·창종(瘡腫)·화적창(火灼瘡)에 살이 나게 하고, 피부를 보(補)하여 주며, 독기를 풀어주고 피를 맑게 하며, 건조한 것을 윤활하게 하고 통증을 진정시켜 주며 가려움증을 그치게 하며 일체의 시기(時氣)·풍열(風熱)·담음(痰飮)·관격(關格) 등을 치료하는 약성.

송지(松脂): 풍비(風痺)·악풍나창(惡風癩瘡)·두창(頭瘡)·백독(白禿)을 치료하고 위장 속에 잠복한 열을 제거하고 심폐(心肺)를 윤택하게 하며 치아를 견고하게 하고 귀와 눈을 밝게 하며 역절준통(歷節痠痛)·사기(邪肌)·옹저(癰疽)·옴병·두양(頭瘍)을 치료하며 살충·생진(生津)·지갈(止渴)하고 자보약(滋補藥)에 넣어 혼합하여 복용하면 양기가 건장하여지고 오래 복용하면 몸을 가볍게 하고 연령을 연장시켜 주는 등의 약성.

황토(黃土): 설사와 적리(赤痢)·백리(白痢)와 배안의 열독으로 비틀리듯이 아픈 병증을 치료하고, 여러 약독과 합구초독(合口椒毒)·야균독(野菌毒)과 쇠고기·말고기의 육독·간중독(肝中毒)을 풀어주며, 옹저(癰疽)·급황(急黃)등을 치료하여 주는 약성.

죽염은 바로 위의 다섯 종류의 제약성이 종합되어 이루어진 합성신약이다. 그런데 죽염의 주장 약재인 소금에 대해서는 문제를 제기할 소지도 있을 것이다. 그것은 "소금을 과잉 섭취하면 해롭다" "소금은 고혈압을 악화시킨다" "소금은 신장이나 위장에 나쁘다"는 등등의 소금에 대한 일반적 편견 때문이다.

이는 어디까지나 발육불량·비만·불임을 유발시킴은 물론 병에 대한 저항력마저 악화시키고 있는 염화나트륨으로 구성된 정제염(精製鹽), 곧 염기성 탄산나트륨 등으로 화학처리한 생명력이 상실된 가공염 때문에 인식된 편견이라 하겠다.

그러나 죽염의 제조에 있어서는 서해안 천일염으로 제조하고, 또 그 천일염을 1천도 이상의 고열에 9회나 구워냄으로써 본래부터 소금속에 내재된 약간의 유해성마저 제거된 것이므로 일반적으로 인식되고 있는 그러한 해는 미치지 않는다. 다만 동의보감 등의 식염조(食鹽條) 기록에 의하면 '해수(咳嗽)나 수종(水腫)이 있는 사람은 전혀 금해야 한다'고 하며, 또는 신장(腎臟)이 나쁜 사람은 염분을 갑자기 다량으로 섭취하게 되면 몸이 붓기도 한다. 이는 물론 죽염이 아닌 일반 식염의 경우를 이르는 말이다.

그러나 죽염의 주장 성분도 함성(鹹性)인 만큼 이러한 환자들은 죽염이 양약이라고 하여 체내에 거부반응이 일어나도록 마구 복용할 것이 아니라 소량의 복용으로 몸에 적응시켜 가면서 자신의 질병을 치료해 나가는 것이 현명한 방법일 것이다.

〈월간 民醫藥 89년 7월호·김윤우 健民會 연구위원〉

뿌리깊은 민속약 - 죽염을 말한다

-제1회 민속약 연구발표회 녹음 全文-

일시/1988년 4월 30일 오후 5시~8시
장소/한국 프레스센터 19층 기자회견실
발표/ I 죽염 속에는 극강한 해독력이 있으니 —인산 김일훈
　　　II 五行의 精을 함유한 神藥,죽염 —기경서〈새벽한의원 원장〉
　　　III 소금 속의 생명력을 이해해야 —전홍준〈의학박사·외과의사〉
　　　IV 머리끝에서 발끝까지 활용되는 죽염의 이모저모 —김종성〈민속약연구가〉
　　　V 죽염의 활용사례 —김종선〈아산한의원 대표〉

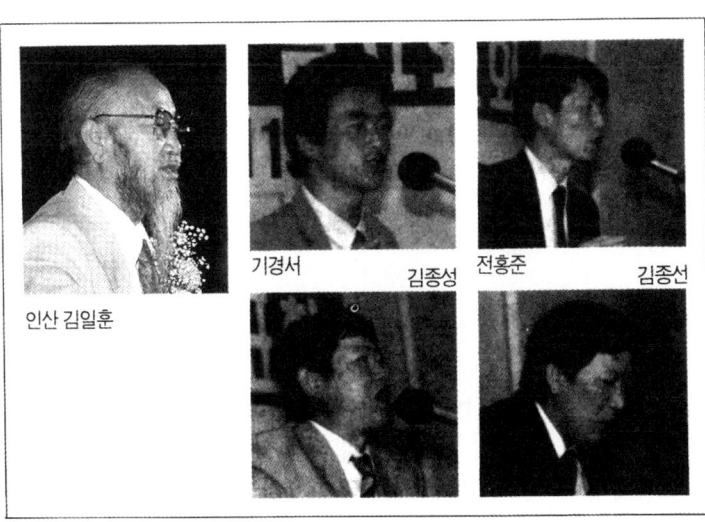

인산 김일훈　　기경서　　김종성　　전홍준　　김종선

―연구발표회가 시작되기에 앞서 《신약》(神藥)의 저자이자 죽염 제조법과 그 약성을 세상에 공개한 바 있는 인산(仁山) 김일훈 옹을 초청하여 그 의론을 경청하는 시간을 잠깐 마련했다.―

죽염 속에는 극강한 해독력이 있으니

연사 / 인산 김일훈

약물로서의 죽염이 임상적으로 활용되는 이야기는 다른 사람들이 할 것이고 본인이 잠깐 하고자 하는 이야기는 다음과 같다. 가령 어떤 사람이 청강수를 먹고 죽어 갈 경우 유근피 달인 물에 죽염을 타서 먹이면 재생할 수 있다. 그런 사실은 짐승에게 청강수를 먹여 실험해 보아도 쉽게 확인할 수 있다. 또 화상을 입은 경우에도 오이를 갈아서 그 생즙에다 죽염을 타서 바르고 마시고 하면 말할 수 없는 신비가 이루어진다. 개량종 오이라도 그 생즙에다 죽염을 타서 먹고 바르고 하면 불에 데어 숨넘어가는 사람을 살릴 수 있는데 죽염 속에 암(癌)을 고칠 수 있는 성분이 없을까?

五行의 精을 함유한 神藥―죽염

발표자 / 기경서〈새벽한의원 원장〉

본인은 죽염에 대해 아는 것도 소략하고 임상적으로 활용한 경험도 많지 않으나 나름대로 생각하고 경험한 바를 중심으로 죽염에 대해 몇 가지 이야기하고자 한다.

《신약》(神藥)이란 책이 나와 세상의 빛과 소금이 된 이래 많은 사람들이 인산 선생님을 따르고 그분의 가르침을 실천하게 되었는데 이를 계기로 우리 사회는 점차 건강을 되찾아 갈 것이다. 인산 선생님의 대표적인 신약의 하나인 죽염은 그 첫번째 견인차라고 여겨진다.

죽염(竹鹽)이란 말은 대나무 죽(竹)자에 소금 염(鹽)자로 이루어져 있다. 예로부터 대나무는 절개와 정조를 상징하였고 그 청색 빛깔은 동방(東方) 목(木) 청색소(靑色素)로서 목성(木星)의 생기(生氣)와 길기(吉氣)를 타고 났다. 대나무의 모습을 보면 시원스런 기상이 있고 한번 칼을 대면 한 줄로 쪼개어지는 속성, 또 그 속이 텅 비어져 있고 마디가 나 있는데 이 또한 진공묘유(眞空妙有)를 나타낸다고 볼 수 있다.

죽염이란 이러한 대나무 속에 소금을 넣어 구워서 만드는데 대나무의 약성을 가진 다른 것으로 그 재료를 대체할 수 있는 가능성도 있지 않을까 하는 생각이 든다. 이 문제는 여러 사람들이 연구해 볼 가치가 있을 것이다.

또 소금에 대해 말하자면 서방(西方) 백색소(白色素)로 이루어진 백금(白金)을 함유한 우주진(宇宙塵)이 오랫동안 바닷속에 있다가 그것이 소금으로 된 것이라고 언젠가 인산 선생님이 말씀하신 적이 있다. 서방 백색금(白色金)이란 깊은 의미에서 살펴볼 때 결실, 즉 종자를 의미한다.

인산 선생님의 의론(醫論)을 이해하는 데에는 그분의 직관의 세계를 이해해야 할 필요가 있다. 《신약》책을 보면 오운(五運)적인 관점에서 많은 부분을 풀이하였지만 내용상으로 보면 육기(六氣)적인 관점에서 서술되어 있음을 알 수 있다. 직관의 세계는 육기요, 작용체이기 때문에 그러하다.

그렇다면 죽염은 동방 목기(東方木氣)를 지닌 푸른 대나무와 남방 화기(南方火氣)를 가진 소나무 장작 불, 또 중앙 토기(中央土氣)를 가진 황토흙과 서방 금기(西方金氣)를 가진 소금, 그리고 대나무라든지 흙, 소금 등에 공통적으로 함유된 북방 수기(北方水氣)를 구비하고 있다. 이러한 오운(五運)을 구비한 재료를 인간의 인위적 노력을 통해서 육기로 구워낸 것이 바로 죽염이다.

이렇게 구워 낸 죽염은 천하의 명약이라 할 수 있으나 천하의 명약도 그것을 활용하는 당체(當體)가 중요하다. 약과 약을 먹는 사람 간의 조화가 중요하다는 것이다. 과불급(過不及)은 바로 약을 독(毒)으로 사용하는 첩경이고 설혹 비상(砒霜)과 같은 독일지라도 조화를 이루면 훌륭한 약이 될 수 있다고 생각한다. 너와 내가 둘이 아닌 한마음일 때 모든 것이 조화를 이룰 수 있을 것이다.

이상은 본인의 견해이고 다음에는 죽염에 대한 개인적인 경험담을 몇가지 소개하면서 두서없는 이야기를 끝맺을까 한다.

본인은 나름대로 구도(求道)를 한답시고 단전호흡을 13년 가량 했는데, 하면서 무수한 난관에 봉착했다. 호흡을 하면서 초인적인 힘도 느껴 보았고 때로는 여러가지 현상을 느껴 보았지만, 어느 한계를 넘으니 더이상 진전되지 않았다. 하면 할수록 몸의 진기가 탈진하여 번번히 절망에 부딪히곤 하는 것이다. 몸의 진액이 다 빠져 인위법으로 조성한 몸안의 불빛이 다 사라지자 그 순간 본인은 이 세상을 떠나려고 하였다.

이러한 절망적인 상황에 놓여 있을 때 인산 선생님의 《신약》 책을 만나게 되었는데 그 책에 씌어진 '조식론(調息論)' 몇 마디 속에 내가 가진 문제가 해결되어 있었다. 조식이란 저절로 되는 것이란 말이 바로 그것이다. 그후 2년에 걸쳐 쑥뜸을 4차례 떴는데 그 결과는 모두 긍정적이었다. 쑥뜸을 해보니 제일 먼저 건강치 못한 부위에 자극이 가고 죽염을 먹어도 마찬가지였다.

본인이 쑥뜸을 뜰 때 그 고통이 극심하여 혀를 깨문 적이 있는데 그때 살점이 뚝 떨어져 나갔다. 그래서 죽염을 복용했더니 5일 후에 어느새 그 상처가 없어졌다. 또 평소에 코[鼻]가 좋지 않아 죽염을 넣어 보았더니 처음에는 통증이 무척 심했으나 넣고 나면 시원했다. 잠시 지난 뒤 코에서 노란 물이 흘러나왔는데 그후 콧병이 완치되었다. 또 귀가 아파서 귀에다가도 넣어 보니 마찬가지로 통증이 심했고 노란 물이 나왔는데 그러더니 깨끗이 나았다. 결국 치료에는 고통이 동반되는 것이 자연의 원리라고 여겨진다.

또 애기 엄마가 변비로 고생하고 위산과다증이 있었는데 죽염을 복용한 뒤로는 변비는 물론이고 위산과다증이 완치되었다. 그 결과 애기 엄마는 죽염이 이렇게 좋을 수 있냐며 지금도 계속 복용한다.

본인이 제주도의 원광한의원에서 일할 때 죽염을 많이 활용했던 경험이 있다. 지금 나오는 약치고 농약 안 친 약이 없다. 당귀나 천궁 등 모든 약재에 농약을 쳐서 키우고 인삼 같은 경우에는 미국에서는 수은 함유량이 기준치를 넘어선다고 하여 인삼 금수(禁輸)조치까지 내린 일이 있다. 어느것 하나 믿고 사용할 수 없는 시대가 된 것이다. 그러나 '세상의 소금'인 죽염이 나왔으니 여러 가지 약재가 필요하지는 않다. 본인이 생각하기에 지금 시급한 일은 죽염이든 쑥뜸이든 그 효과를 받아들일 수 있는 당체의 변혁작업이라고 여겨진다.

집에 다섯살 먹은 자식이 있는데 항상 입안에서 구취가 났다. 그래서 죽염을 먹여보았다. 일정 기간 지나니 죽염을 주지 않아도 자기가 스스로 찾아 먹더니 어느새 입안의 구취도 사라지고 평소 경기(驚氣)처럼 심하게 앓던 감기에도 걸리지 않게 되었다. 또 밥도 잘 먹게 되니 식보(食補) 이상 가는 것이 있겠는가.

의사는 의사가 필요없는 사회를 구현하기 위해서 의사가 되어야 하고 정치가는 정치가가 필요없는 사회를 구현하기 위해서 정치가가 되어야 한다고 본인은 생각한다. 빛과 소금과 땅이라는 주어진 자연(自然)이 건강할 때 인류는 비로소 의사가 필요없는 시대를 맞이하게 되리라.

본인은 할머니 할아버지 동생 등 가까운 친척들에게도 죽염 복용을 권하고 있다. 본인의 동생이 평소 위궤양으로 고생한 적이 있었다. 그래서 죽염을 사서 먹어보라고 권하니 동생은 소금 특집이 실린《민속신약》2집을 읽으면서 죽염을 꾸준히 복용하였다. 그후 경과를 살펴보니 위궤양이 완치된 것은 물론이고 두통이 사라지고 가슴이 답답한 증상도 없어지고 군살이 6kg이나 빠졌다. 이런 훌륭한 약을 두고 우리가 달리 무슨 약을 찾겠는가.

죽염 생산을 국가적인 사업으로 흡수하여 대량 생산해야 함은 물론이고 첨단의 과학자들이 그 성분을 연구하여 약성을 강화하고 대중화시키기 위해 노력해야 할 것이다. 이렇게 훌륭한 죽염이 대량 생산되어 국민건강을 지키는 보루가 되기를 바라는 마음 간절하다.

소금 속의 생명력을 이해해야

발표자/전홍준〈의학박사·외과의사〉

　본인은 개인적으로 광주에서 조그마한 병원을 경영하고 있고 공적으로 핵전쟁방지 국제의사회 국제부에서 일하고 있다. 양의사인 본인이 발표하는 것이 오늘 강연회 및 연구발표회의 분위기에는 어울리지 않으나 나름대로 소견을 발표할까 한다.
　본인은 양의학 중에서도 상징적이라 할 수 있는 수술을 전문으로 하는 외과의사인데 오래전부터 서양의학의 방법론에는 많은 한계가 있지 않은가 하는 생각을 가져왔다. 특히 외과의사는 암환자를 수술할 기회를 많이 갖게 되는데 양의학에 의하면 암은 빨리 발견하여 그 즉시 수술해야 하며 항암제 투여나 방사선 치료, 그밖에도 면역요법 등 암에 대한 적대적인 치료법을 적용해야 한다고 한다.
　즉 암에 대해 공격적인 태도를 취해야 한다는 것인데 여러분들도 잘 아시다시피 암환자가 이러한 방법에 의해서 치유가 된 예는 극히 드물다. 물론 암을 전공하는 의사들은 이와 같은 치료법의 성공률이 점진적으로 높아지고 있다고 하지만 대체적으로 살펴볼 때 이러한 방법의 한계가 드러나고 있다.
　그래서 미국이나 유럽 등지의 학계에서는 암을 가지고도 오래 살 수 있는 새로운 방법을 개발하여 학문적 성과를 올리고 있는데 그 대표적인 것이 자연요법 치료이다. 미국 같은 경우에는 자연요법학회(natural hygiene society), 독일의 하이델베르크 대학이나 스웨덴, 일본 등지에서 자연요법을 개발하고 있다.

오늘 이야기 주제는 바로 죽염인데 우리 양의사들이 배운 바로는 소금은 건강에 해로운 물질로서 과잉섭취하면 고혈압 동맥경화 등을 유발하고 콩팥이나 간 위장 등에 부담을 준다고 한다. 심지어 위암의 원인이 짠 음식을 많이 먹기 때문이라고까지 주장하는 학자도 있다. 그러나 소금은 가능한 한 적게 섭취하면 좋다는 주장에는 두 가지 맹점이 있다.

첫째는 모든 음식을 서양식 과학적 분석방법에만 의존하여 이해한다는 데 문제가 있는 것이다. 소금을 단순한 염화나트륨(NaCl)이라는 화학적 구성물만으로 이해할 때 소금 속에 깃들어 있는 생명력을 포착할 수 없다. 그 생명력은 현재의 과학적 분석방법으로 이해하지 못하는 영역이다.

둘째는 소금을 적게 섭취하면 좋다는 상식화된 논리에 적용되는 소금은 가공과정을 거친 흰 소금이라는 데 맹점이 있는 것이다. 자연염인 천일염(天日鹽)이 지닌 생명력을 이해하지 못하고 1백% 정제된 염화나트륨인 가공 정제염만을 다루고 있는 것이다. 그 결과 천일염이나 죽염과 같은 소금의 생명력을 이해하지 못하는 것이다.

음식물을 서양식 과학적 분석방법에만 의거하여 칼로리를 계산하여 열량을 따지는데 성인인 경우 하루에 2천4백칼로리를 섭취해야 한다고 주장한다. 성분별로는 단백질, 비타민 등을 일정량 섭취해야 한다고 하는데 이러한 수학적 기계론적 이해방법에는 한계가 있다. 여러 학자들 또한 기존의 이해 방식에 문제를 느끼고 여러 가지 실험을 하고 있다.

최근 조사한 바에 의하면 86년도 40대 한국남자의 사망률이 세계 제1위이고 그 원인을 살펴보면 위암 간암 고혈압 당뇨 등 성인병이 주종을 이루고 있다고 한다. 이것은 우리 사회가 공해문제를 경시하고 경제적 이익에만 몰두한 사회구조적 병폐임과 동시에 잘못된 문명과 문화생활의 반영이라고 여겨진다. 한마디로 말하면 우리 사회는 엄청난 환자를 대량생산하는 공장과도 같은 것이다.

인산 선생님도 지적하셨다시피 농약에 의한 수은중독이라든지 여러 가지 공해, 핵물질에 의한 방사능 오염 등은 앞으로 우리 사회에 커다란 문제로 등장할 것이다.

　서양의 칼로리 영양학설이 도입된 이래 과거조상들이 먹던 김치 보리밥 된장국 등을 먹는 것은 비과학적이고 미개한 식생활이라 생각하고 고기라든지 계란 우유 빵 소시지 설탕 등 서양식 음식을 탐닉하는 경향이 생겼다. 요즘 우리 나라에서 생기는 많은 성인병은 이러한 잘못된 식생활 경향에서 상당부분 비롯되고 있다.

　일본의 기타와 시나가와 종합병원의 히노우교수는 참선하는 스님들의 식생활을 연구한 일이 있다. 하루 중 오후 3시에 한끼만 먹고 참선도 하고 노동도 하는 스님들이 하루 섭취하는 칼로리를 계산해보니 1천칼로리도 채 되지 못했다. 서양의 칼로리 영양학설의 관점에서 볼 때 하루에 2천4백 칼로리를 섭취해야 하는데 이에 비해 1천4백칼로리나 미달되는 것이다.

　섭취하는 음식의 칼로리가 그렇게 미달될 경우 칼로리 영양학설에 의하면 한달후 체중이 최소한 7kg 내지 8kg이 빠져야 하고 일년후에는 80kg 이상이 빠져 선승들의 체중이 제로가 되어야 하는데 일년에 걸쳐 조사해 보아도 체중에는 전혀 변화가 없이 건강하게 살고 있었다. 이런 결과로 미루어 볼 때 서양의 칼로리 영양학설은 인간의 생명현상을 이해하는데 매우 무지한 것임을 알 수 있다.

　또 서양에서 도입된 '과학적' 영농법은 화학비료와 농약의 대량사용을 수반하고 있는데 그 결과 토질은 산성화되고 익충은 전멸되고 해충은 더욱더 강한 저항력을 갖게 되었으며 우리의 식탁에 올려진 음식물에는 다량의 농약이 함유되어 있으니 이 또한 생명의 현상에 무지한 서구적 방법론이 낳은 결과라 여겨진다. 농업이나 의학분야에 드러난 서양식 과학적 방법론의 한계는 그 과학 자체를 비(非)과학이라 말할 수 있을 정도로 자연에 무지한 경우가 많다.

　생명이란 단순한 물질현상이 아니라 시시각각으로 변하는 시간적 창조성을 갖고 있기 때문에 그것을 기계론적 분석으로는 이해할 수 없다고 본인은 생각한다. 또 생명이란 주위의 모든 생명과 유기적 연관관계를 맺고 있기 때문에 이를 분석적으로 바라볼 때 그 생명을 이해하는 데에는 한계가 있는 것이다.

소금 또는 죽염이 지닌 생명력도 마찬가지이다. 서양의 과학은 소금을 과잉섭취하면 해롭다고 주장하는데 해롭다는 그 소금은 바로 생명력이 상실된 가공염이다. 현대인들이 섭취하는 소금은 화학처리가 된 가공염인데 흰 소금이 보송보송하게 보이는 것은 염기성 탄산 나트륨이라는 화학약물을 치기 때문이다. 일본의 오오사카 대학의 무시야무니 교수는 1979년에 식염조사 연구회를 만들어 그 연구결과를 발표했는데 그는 흰 소금은 사람을 죽이는 살인 소금이라는 극단적인 표현까지 사용하면서 가공염의 유해성을 밝혔다.

소금은 바다의 생명력이 농축된 엑기스라는 것을 이해해야 한다. 바다의 염도나 무기질의 농도가 사람의 체액과 비슷하다는 생리학적 연구발표가 있는데 이는 동물들은 옛적부터 바다로부터 육지로 올라왔을 것이라는 사실을 유추할 근거가 되기도 한다. 바다의 엑기스라고 할 수 있는 소금을 단순한 염화나트륨의 섭취 대상으로 여겨 나머지 영양소는 채소를 통해 섭취하면 된다고 생각하는 데에는 분명히 문제가 있다. 본인은 외과의사로서 암 등의 각종 난치병을 다루어 오면서 서양의학의 한계를 자주 느끼곤 한다.

그래서 암 환자를 대할 때에도 예전 같으면 빨리 수술을 하는 것이 최선이라고 여겨 그렇게 권했지만 요즘은 가능한 한 수술을 하지 않고 치유할 수 있는 방법을 검토해야 한다고 생각한다. 수술을 해야 할 경우에도 수술을 통해 이 사람의 생명을 확실히 연장시킬 수 있느냐에 대해 검토해야 하고 암을 유발시킬 수 있느냐에 대해 검토해야 하고 암을 유발시킬 수 있는 원인인 잘못된 생활환경과 식생활 습관을 고쳐야 한다고 생각한다.

지난해 롯데호텔에서 아시아 태평양 지역 암학회가 열렸는데 암이 생긴 원인을 정확히 밝혀내지는 못했지만 약 85% 가량은 공해와 같은 잘못된 환경과 생활상의 문제에 기인한다고 발표되었다. 그렇다면 암환자를 보자마자 즉시 수술하는 방법을 취하기보다 기본적으로 잘못된 생활환경과 식생활습관을 고치는 것이 중요하다고 본다. 그 방법의 일환으로 본인이 죽염을 알지 못했을 때까지는 가공염 대신 천일염을 볶아서 먹으라고 환자들에게 권해왔다.

　지난해 본인은 일본의 암 센터나 미국 하버드 대학의 공중보건대에서 1년 가량 연구할 기회가 있었는데 그때 한국의 죽염에 관해 소개할 기회가 있었다. 죽염에 대한 연구를 발표하니 일본이나 미국의 의사들은 죽염은 한국 사람 최고의 지혜라고까지 극찬을 아끼지 않았다. 미국에서도 잘못된 식생활에 대한 다각도의 반성이 있었다.

　미국의 상원의원은 1975년부터 1978년까지 약 3년에 걸쳐 '미국인구 2억2천 중 1억 정도가 난치병으로 치료가 안되고 있는데 그 이유가 무엇인가'에 대해 조사를 실시하여 그 이유를 밝힌즉 잘못된 생활환경과 식생활습관이라고 하며 20세기 초반의 환경과 식생활로 돌아가야 한다는 내용의 보고서가 나온 적이 있다.

　이러한 분위기가 있기 때문에 본인이 미국이나 일본에서 인산 선생님의 죽염론을 복사하여 한국에는 이렇게 우수한 식품이 있다는 것을 소개하니 그 사람들이 탄복을 금치 못했던 것이다.

　본인은 1년 전에 우연히 《신약》책을 보고 죽염에 대한 것을 알게 되었다. 본인은 천일염을 볶아서 사용한 경험이 있기 때문에 죽염이란 것이 수차례 소금을 고열로 구워서 만든다는 데에서 긍정적인 생각이 들었고 대나무의 정기와 황토의 정기가 응집된 소금이라면 그 약성이 뛰어나지 않을까란 생각이 들었다.

　죽염을 알고 난 후에는 난치병 환자들에게 죽염복용을 많이 권하곤 한다.

　본인이 죽염을 사용해 본 경험은 많지않으나 주변에 있는 사람 가운데 많이 활용해 본 의사들이 있는데 그분들은 왜 죽염이 암에 잘 듣는가라는 데 의문을 가지고 혹시 뇌에 산소를 만들어낸다는 게르마늄이나 세라늄 같은 광물질이 죽염 속에 있지 않을까 추측을 하며 분석하고 있다.

　본인이 경험한 바 간단한 임상사례 몇가지만 소개해보면 41세의 위암환자를 1년 6개월 전에 만나보았는데 수술을 한번도 받지 않았으나 죽염을 복용하고 생식 등 자연요법을 실천하였는데 지금 음식을 소화하는 데에는 지장이 없는 것으로 알고 있다. 얼마전에 62세 된 직장암 환자를 만났는데 그 분이 인산 선생님을 만나뵈니 죽염을 먹고 또 유근피를 달인 물에 죽염을 타서 그것으로 관장을 해보라고 하여 그대로 한 결과 상당히 병세가 호전되었다고 말했다.

여러가지 병에 대한 경험은 많으나 시간상 그것을 다 이야기할 수는 없으니 몇가지 사항만 더 이야기하겠다.

간암 악성임파선종 방광암 신장암 만성간염 간경변증 심부전증 신부전증 고혈압 동맥경화 등 여러가지 질환을 가진 환자들에게 죽염 복용을 권하고 있다.

고혈압이나 동맥경화 환자인 경우 서양의학에서는 소금 섭취를 극도로 제한하고 있으나 본인의 견해로는 죽염은 그 사람 식성에 맞도록 소금을 섭취해도 아무런 부작용이 없다고 생각한다.

그리고 간질 환자인 경우 죽염을 섭취하면 혈관내의 산소공급이 원활해짐으로써 극병에 상당한 도움이 되리라 생각된다. 또 갑상선기능항진증 하시모토갑상선염 폐결핵 류머티스 관절염 등의 환자들에게 오랜 기간은 아니지만 죽염을 권해왔는데 더 두고 관찰해 보아야 정확한 결과가 나오겠지만 상당히 좋은 결과를 기대할 수 있을 것이라 생각된다.

다만 죽염이 일반대중들에게 보편화되는 과정에서 죽염이 가진 장점과 설혹 있을지도 모르는 단점 등이 과감하게 밝혀져야 할 것이고 그 가격이 좀더 저렴하게 되어야 하지 않을까 생각한다.

물론 죽염생산에는 여러가지 까다로운 면이 있지만 죽염이 많은 사람들에게 보급될 수 있기 위해서는 다수의 지혜와 노력으로 가격을 인하시키는 일이 필요하다고 여겨진다. 동양의 지혜가 담긴 죽염이 국내인들뿐만 아니라 소위 '소금공포증'에 걸려있는 서양사람들에게까지 환영받을 수 있는 날이 하루 속히 왔으면 한다.

머리끝에서 발끝까지 활용되는 죽염의 이모저모

발표자 / 김종성 〈민속약연구가〉

　본인은 앞서 발표한 두 분이 죽염의 전반적인 가치에 대해서는 충분히 말했으리라 생각하고 그 활용방법에 대해서만 이야기하겠다. 암을 비롯한 심각한 난치병에 대해서는 경험밖의 영역이니 여러분께 이야기드릴 수는 없고 다만 경험한 바에 입각하여 머리끝에서 발끝까지 인체 전반에 걸쳐 생기기 쉬운 질병을 죽염으로 치유하는 방법에 대해 간략히 소개하겠다.
　먼저 머리부터 시작하자면 원형탈모증 환자일 경우 죽염 한근에 물 1천 2백cc비율로 죽염수 —물에 죽염을 타서 만든다 —를 만들어 탈모된 부위에 바르거나 유죽연고를 바르면 한달 전후로 하여 틀림없이 치유된다. 유죽연고란 명칭은 유근피의 '유'자와 죽염의 '죽'자를 따서 만든 이름인데 이는 유근피 7백g에 물 대두 한말을 붓고 18시간 끓여서 한 되 반 정도로 졸여 9겹의 고운 천에 거른 다음 다시 여과지로 걸러서 그 물에 죽염 1근을 타서 유죽액을 만들고 이 유죽액을 중탕으로 졸여서 만들면 된다.
　인체의 어떤 부위에건 상처가 났을 때 죽염가루를 뿌리거나 죽염수를 바르면 상처가 신속하게 치유된다. 그러나 죽염가루를 그 부위에 직접 뿌리면 상당한 통증이 수반되니 일단 죽염수로 씻은 후에 죽염가루를 뿌리거나 유죽연고를 바르면 신기할 정도로 잘 낫는다. 유죽연고의 효력은 본인도 놀랄 정도로 뛰어나다.
　또 눈썹이 세균이나 박테리아에 의해 빠진 경우에도 죽염수를 바르거나 유죽연고를 바르면 아주 잘 낫는다.
　그리고 각종 안질에도 죽염을 사용할 수 있다. 본인이 경험한 바로는 백내장 초기까지 치료가 가능하다. 제반 안질에 대해서는 죽염수를 이용하되 죽염 1근으로 30cc 80병을 만드는 양으로 눈을 치료하면 잘 낫는다. 여름에 해수욕장 갈 때라든지 갑자기 눈병이 났을 때 상비약으로 죽염수를 이용하면 아주 유용하다. 30cc 한 병이면 6개월 가량 사용할 수 있다.

그리고 눈 밑에는 코가 있는데 만성 축농증이나 뇌암으로 인한 축농증 등에 대해서는 경험이 없어서 이야기할 것이 없지만 축농증 초기는 죽염수로 치료해 본 경험이 있다. 이 경우에는 죽염 1근에 30cc 40병 만드는 농도로 죽염수를 만들어 잠을 잘 때 솜에다가 죽염수를 적셔 코에다가 넣어두면 일정기간 지난 후 완치되었다. 솜이 콧속 깊이 들어갈 수도 있으니 솜에다가 실을 매달아 코에 넣었다가 나중에 실을 당겨 코에서 뽑으면 된다.

중이염일 경우 말기나 중기 증세를 치료해 본 경험은 없으나 초기 증세는 치료해 본 경험이 있는데 그 경우에도 축농증과 마찬가지 방법으로 치료하니 잘 나왔다. 또 딸기코가 있는데 한방에서는 주체(酒滯)나 식체(食滯)에 의해서 딸기코가 된다고 하였으나 본인이 딸기코 초기증상을 치료해 본 경험에 의하면 죽염수로 수시로 닦아 주고 유죽연고를 잘 때 붙여 두면 아주 잘 낫는다.

또 코 밑에 입이 있다. 입의 질병으로는 구내염 치근염 풍치가 있는데 구내염 치근염을 치료하는 데에는 약간 까다롭지만 다음과 같은 방법을 사용하면 쉽게 완치된다. 환부에 죽염가루를 뿌리면 그 죽염가루가 녹아서 다른 부위로 옮겨가므로 이런 것을 방지하기 위해서는 가제라든지 헝겊으로 조그마한 주머니를 만들어 그 주머니에 죽염을 넣고 환부에 물고 있거나 죽염환을 물고 있으면 된다.

그밖에도 입술이 갈라지고 염증이 생기는 경우가 있는데 설염이 오래가면 설암으로 되니 사전에 치료해야 한다. 설염일 경우 죽염을 넘기지 말고 혀에다가 오래 두고 녹이면 된다. 죽염 특유의 유황 냄새가 나고 짠 맛이 극렬하여 고통이 수반되지만 밥숟가락 1술 정도 분량의 죽염을 입에 넣어 삼키지 않고 녹여 가는 방법을 반복하면 치유될 수 있다.

또 얼굴에 여드름이 났을 때 죽염을 복용하고 죽염수로 얼굴을 깨끗이 씻어 주면 좋다. 또 다른 방법으로는 꿀을 사다가 꿀과 죽염을 범벅하여 그것을 얼굴에다 붙여 주면 된다. 그런데 이것이 얼굴에 오래 붙여 있으면 좋으나 굳어지면 곧 떨어지니 유죽연고를 얼굴에 붙여두면 쉽게 떨어지지 않아 참으로 편리하다.

　유죽연고를 한번 만들어 두면 여러가지 용도로 사용될 수 있다. 주부들이 고무장갑을 끼고 일을 하는 통에 손에 습진이 생기는데 그럴 경우 우선 죽염수로 손을 씻어준 후 유죽연고를 발라주면 잘 낫는다. 그런데 그 연고를 한번 바른 후 2번 내지 3번, 4번까지는 다시 사용해도 약성이 감퇴하지 않는다. 그것은 물에다가 분말되지 않은 상태의 죽염 덩어리를 넣어두면 한달이 지나도 거의 녹지 않는 현상을 보아도 알 수 있다. 그리고 남자의 성기(性器) 밑에 생긴 습진을 치료하는 데에도 유죽연고는 신통하게 잘 듣는다.

　무좀이 생겼을 경우에는 죽염수를 바르면 된다. 그러나 온발이 무좀으로 뒤덮여 있을 때에는 죽염수를 바르는 것만으로 빨리 치유되기는 힘드니 죽염 1/3근 정도를 두 발을 담글 수 있는 정도의 물에 풀어 발을 담그면 신통하게 잘 낫는다. 이 물도 유죽연고와 마찬가지로 한번 사용하고 난 후 버릴 필요는 조금도 없으니 재차 사용하면 된다. 열 번 이상도 사용 가능하다.

　또 그 원인은 자세히 알 수 없으나 곰팡이 같은 것이 생겨 손톱과 발톱이 뒤틀어지는 경우가 있다. 그런 경우도 죽염수를 이용하면 깨끗하게 낫는다. 그런 사람들을 5명 내지 6명 알고 있다.

　또 발바닥이 갈라지고 더덕이 지는 사람이 있는데 이때에도 죽염수를 만들어 발을 푹 담근 후 잘 때 유죽연고를 바르면 치료된다.

　티눈이 생겼을 때에도 마찬가지이다. 그러나 티눈이 조그마한 것 같으면 문제가 안되나 큰 것일 경우 쉽게 낫지 않는다. 그럴 경우 대일밴드 가제 부위에 물을 한방울 뿌린 후 그곳에다 죽염가루를 뿌려 그 반창고를 티눈에다 붙이면 된다.

　그런데 티눈도 엄지손가락만한 것이 있는데 그렇게 큰 경우 죽염가루 뿌린 대일밴드로는 치료할 수 없으니 다음과 같은 방법을 이용하면 된다. 우선 죽염수로 티눈 부위를 깨끗이 닦아준 후 유죽연고를 바르거나 꿀과 죽염가루를 반죽하여 그 부위에 붙여 3일이고 5일이고 그대로 두면 된다. 그렇게 치료하는 데에는 다소간의 고통이 따른다.

　사람들 가운데에는 아예 지문이 없는 사람도 있다. 이런 분들은 투표할 때나 주민등록증을 낼 때 어려움을 겪는데 이 또한 죽염을 이용하면 문제가 해결된다. 죽염수로 손을 닦아 낸 후 유죽연고를 발라 주기를 하루 5회 정도 5일을 거듭하면 지문이 다시 살아난다.

　그리고 연구발표회 하기 전에 인산 선생님이 화상에 대해 설명하셨는데 부분적인 화상에도 죽염수로 씻어낸 후 유죽연고를 발라주면 쉽게 치유된다. 유죽연고를 만들기가 번거로우면 꿀에다가 죽염가루를 개어 환부에 발라도 되는데 본인이 임상한 경험에 의하면 유죽연고의 효과는 매우 뛰어나다.

　치질에도 마찬가지 방법을 적용하면 되는데 암치질이라고 하여 항문 안에 치질이 생긴 것은 유죽액을 이용하면 치유된다. 유죽액이란 명칭은 유근피의 '유'자와 죽염의 '죽'자를 따서 만든 이름이다. 유죽액을 중탕(重湯)하면 유죽연고가 된다.

　이제 시간이 얼마 남지 않았으니 죽염을 이용한 간질 정신질환 비위(脾胃) 일체의 병과 각종 궤양증에 이용되는 계란고백반을 만드는 방법에 대해 간략하게 이야기한 후 이야기를 끝맺을까 한다.

　계란고백반의 약성은 참으로 뛰어나나 재료구입이나 제조에 있어서 까다로운 면이 많다. 우선 최고품질의 백반을 구해야 하고 또 백반을 굽기 위해서 도구를 선택해야 하는데 도구로는 옛날에 사용하던 시커먼 쇠솥이 좋다. 또 연료로는 소나무 장작을 사용하면 약성이 강하게 합성된다.

　본인은 가스로도 구워 보고 석유로도 구워 본 경험이 있는데 그 결과를 비교해 보면 소나무 장작으로 불을 때어 구운 것이 약성이 훌륭하다. 또 어느 정도의 백반을 얼마동안 구워야 하는가 하면 백반 7kg을 7시간 정도 구우면 된다고 생각한다. 그렇게 해서 만든 고백반의 순도(純度)를 측정하는 방법은 다음과 같다. 백반을 7시간 동안 구운 후 나무 젓가락으로 백반을 찔러 보면 자연스럽게 들어가는 것이 잘 구워진 고백반인 것이다.

이것은 어디까지나 본인의 경험담으로 여러분들이 다른 좋은 방법을 개발할 수 있을 것이다. 그런데 고백반을 만든 후 살펴보면 고백반 중 유백색 부위가 있고 순백색 부위가 있는데 약성은 경험한 바에 의하면 거의 동일하다.

계란고백반을 만드는 데 있어서 좋은 품질의 계란을 선택하는 것이 계란고백반의 약효를 결정하는 가장 중요한 관건이 된다.

실험한 바에 의하면 양계장에서 난 계란을 고백반에 섞었을 때 열이 나는 시간이 1시간 내지 2시간 걸렸는데 자연사료를 먹인 양계장 닭의 계란인 경우 열이 2시간 내지 3시간 지속되었다. 그런데 집에서 사육한 오골계 계란의 경우 5시간 12분 내지 30분 가량 열이 났다.

인산 선생님께 여쭈어 보았더니 오골계 계란으로 만든 계란고백반의 약성이 제일 뛰어나다고 하셨다. 또 그 비율이 계란의 품질에 따라 다른데 본인이 경험한 바에 의하면 양계장 계란은 고백반 1근에 8알 내지 10알이 필요하고 오골계 계란은 고백반 1근에 18알 내지 20알이 필요하다.

그리고 유죽액과 유죽연고를 만드는 방법에 대해 잠깐 설명해 보겠다. 앞에서 이야기했다시피 유죽액을 중탕한 것이 유죽연고이고, 유죽액을 만들때에는 대두 1말의 물에 유근피 3근반 가량을 붓고 18시간 끓여서 한되 가량의 유근피액을 만들어 그것을 걸러야 하는데 거르는 데에는 약간 힘이 든다. 결이 고운 헝겊을 9겹 접어 그것으로 거른 후 다시 여과지로 거른다.

이렇게 거르는 데에는 며칠의 시간이 소요된다. 이렇게 해서 만든 유근피액에 죽염 1근을 타서 만든 것이 유죽액인데 유죽액을 사용할 때에는 그 분량을 잘 조절해야 한다. 대전에 사는 ○○교장 선생님의 사모님이 직장암을 치료하기 위해 항문에 유죽액을 투여했는데 한번에 150cc나 투여한 결과 변이 잘 나오지 않아 고생한 일이 있다고 한다. 경험상으로 볼 때 직장암 환자일 경우 관장기로 유죽액을 50cc 정도 투여하는 것이 적당하다고 여겨진다.

유죽액이나 유죽연고를 만들 때에는 우수한 품질의 유근피를 구입하는 일이 중요하다. 유근피는 직접 산지(産地)에 가서 생(生) 유근피를 구입하는 것이 좋다. 이렇게 해서 구입한 생(生) 유근피를 적당한 곳에서 한달 이상 건조시키면 된다.

본인이 경험한 바에 의하면 죽염이 의학상에 있어서 제1혁명이라 한다면 유죽액이나 유죽연고는 제2의 혁명이 아닐까 하는데 이 또한 많은 사람들이 손쉽게 이용할 수 있는 날이 오기를 희망한다.

죽염의 활용 사례

발표자 / 김종선〈아산한의원 대표〉

죽염에 대해서는 앞에서 여러가지 좋은 말씀이 있었으니 본인은 임상례만 몇가지 소개해 보겠다.

우선 다른 사람들의 경험을 소개하기에 앞서 본인의 경험담을 간략히 소개하겠다. 본인은 개복수술을 두번이나 하여 그 결과 하복부는 냉하다 못해 통증이 수시로 왔는데 통증을 참기 위해 항생제와 진통제를 박스로 사다 먹었다. 이렇게 먹다 보니 위(胃)와 간(肝)의 상태가 극히 악화되어 그 여파로 복통이 왔다. 그래서 국립의료원 응급실에 입원하여 일주일간 모든 검사를 해보았지만 병명도 발견하지 못했다.

그후《신약》(神藥) 책을 읽고 죽염을 만들어 복용하기도 하고 뜸도 뜬 결과 현재 건강하게 살고 있다.

—이어 김종선 씨는 몇가지 임상사례를 소개했으나 시간적인 제약으로 준비한 자료를 모두 발표하지 못했다. 발표회가 끝난 후 김종선 씨는 발표할 예정이었던 원고를 주최측에 보내왔다. 다음은 김종선 씨가 연구한 임상사례를 정리한 것이다. —

1. 병명/만성위염·십이지장염(50세 男 혈액형 A형)
병증/목에서 검붉은 피가 넘어오고 상복부에 통증이 심했다. 이런 상태로 20년 이상 투병생활을 계속하면서 병원이나 약국에서 온갖 약을 다 먹어 보았지만 먹을 때에나 약간 차도가 있을 뿐 치유가 되지 않았다. 암(癌)이란 판단이 나올까 두려워 검사도 제대로 하지 못했다.
치유경과/죽염 1근을 한달간 복용했다. 처음에는 소량으로 시작하여 차차 양을 늘려나갔다. 다 나은 줄 알고 죽염을 끊으니 다시 재발하였다. 재발한 후 죽염을 다시 투여하였는데 현재 완치되었다.

2. 병명/구강염[설염](40세 女 O형)
치유경과/처음 이틀간 죽염가루를 손가락에 찍어 혀에 수시로 녹여먹고 복용후 사흘째부터 차차 양을 늘렸다. 한달 동안 5백g의 죽염을 먹으니 완치되었다.

3. 병명/만성비염(30세 男 B형)
치유경과/죽염가루를 솜에 묻혀서 일주일동안 그 솜으로 코를 막는 치료를 하는 동시에 한달간 5백g 가량 죽염을 복용했다. 완치 후에도 한달에 250g씩 계속 복용하고 있다.

4. 병명/만성비염(13세 男 O형)
병증/환절기나 겨울철에는 코가 막혀 공부도 못할 정도였다. 비염약을 약방에서 구입하여 계속 복용하니 위장기능이 약화되어 복용을 중지했다.
치유경과/한달에 250g 정도 삼개월 간 죽염을 복용케 했다. 계속 먹인 결과 완치되었다. 현재에도 한달에 1백g 정도 계속 복용하고 있다.

5. 병명/하복냉증·정력감퇴(40세 男 O형)
병증/하복부가 냉하고 정력이 약해질 뿐 아니라 평소 설사와 변비가 반복적으로 발생하여 고통을 겪었다.
치유경과/중완・기해・관원에 쑥뜸을 뜨고 그 외에도 20일간 죽염 5백g을 복용하여 완치되었다. 현재에도 계속 복용하고 있다.
※죽염은 보음보양(補陰補陽)작용을 한다.

6. 병명/설사・변비・상복통(40세 男 B형)
병증/과음으로 인해 장기능이 약화되었다.
치유경과/한달간 죽염 500g을 투여하니 완치되었다.

7. 병명/어린이변비・편식(4세 男)
치유경과/죽염을 음식에 타 먹이기도 하고 또 가루약처럼 먹이기도 하면서 한달간 1백g 투여하니 완치되었다. 현재 아버지보다 죽염을 더 많이 먹는다고 한다.

8. 병명/신・방광염(38세 女 B형)
병증/오줌소태가 자주 발생했다.
치유경과/죽염을 그냥 먹으니 메스껍고 몸이 붓고 못 먹어서 유근피를 달여 그 물에 죽염을 섞어 먹었다. 처음에는 소량의 죽염을 섞어 먹었으나 차차 양을 늘려주었다. 한달간 6백g 먹으니 완치되었다. 현재는 가족 모두가 죽염을 애용하고 있다고 한다.

9. 병명/정신질환(24세 男)
치유경과/계란고백반 3순갈을 막걸리에 타서 먹여 토(吐)하게 한 후 죽염과 계란고백반을 5:2의 비율로 1개월간 복용하였다. 그후 다시 발작하여 또다시 계란고백반을 막걸리에 타서 토(吐)하게 한 후 죽염과 계란고백반을 5:2 비율로 2개월간 복용하였다. 병세가 아주 호전되어 재발이 없을 것 같아 죽염만 복용시키니 1개월 후 다시 발작하였는데 그때는 발

작정도가 약화되었다. 그때 다시 계란고백반을 막걸리에 타서 먹어서 토
(吐)하게 했다. 현재 죽염과 계란고백반을 5:2 비율로 복용하고 있다.
※계란고백반 제조과정에 정성을 다하지 못해 약효가 약한 것으로 추측
된다.

10. 병명/비임균성요도염(45세 男 AB형)
병증/요도염을 자주 앓아 그때마다 항생제·설파제로 치료하였더니 몸
이 약해지면서 자주 재발하였다.
치유경과/죽염을 한달간 5백g 투여하였더니 완치되었다. 현재에도 한달
에 250g 정도 복용하고 있는데 이는 보음보양(補陰補陽)을 위해서이다

11. 병명/편도선염(28세 女 AB형)
병증/어려서부터 편도선염으로 고생하였으나 형편상 수술을 하지 못했
다.
치유경과/죽염으로 하루 3회 이상 양치질하고 그 외에도 죽염을 침으로
녹여 먹으니 완치되었다. 3개월이 지난 현재까지 재발하지 않았다.

12. 병명/질염·소양증(40세 女 A형)
병증/산부인과에서 진단을 받아보니 트리코모나스 감염증이라 하여 이
에 대한 약을 먹어보아도 그때만 효력이 있을 뿐 다시 재발했다. 평소 악
취가 심했다.
치유경과/소량의 죽염을 내복하면서 죽염을 물에 타서 염증이 있는 부위
를 세척하였다. 보름 동안 250g 정도를 사용하니 완치되었다.

13. 병명/인후염(47세 男 AB형)
병증/편도선염 수술을 한 후 인후에 염증이 생겼다.
치유경과/죽염으로 양치질하는 외에도 수시로 녹여 먹었다. 이렇게 한달

에 6백g가량 투여하기를 두달간 계속하니 완치되었다. 현재에도 계속 복용하고 있다.

14. 병명 /손가락 파손(25세 男)
치유경과 /공장에서 근무중 프레스 기계에 손이 눌려 병원에서 그 부위를 절단하고 치료하였으나 살이 계속 썩어 들어갔다. 병원에서는 더 많은 부위를 절단해야 한다고 하였으나 홍화씨를 내복하고 죽염을 환부에 발라주는 동시에 죽염을 복용했다. 그 결과 살과 신경이 재생되면서 뼈도 아물었다. 계속 치료 중이다.

15. 병명 /치주염(38세 女 O형)
병증 /자고 나면 잇몸에서 피가 나와 입술까지 흘러나오고 양치질만 하면 피가 나와 양치도 잘 하지 못했다.
치유경과 /죽염으로 하루 3회 이상 양치질하고 한달에 5백g 이상 복용하기를 두달간 계속하니 완치되었다. 현재에도 한달에 250g씩 계속 복용하고 있다.

16. 병명 /숙취·안구충혈(43세 男 O형)
병증 /평소 술을 마시지 않는 날이 없었다.
아침에 일어나면 술이 덜 깨고 속도 울렁거리며 눈이 시렵고 쓰렸다. 그 밖에도 설사와 변비가 반복되었다.
치유경과/음주 후에는 죽염을 찻숟가락 1술 이상 복용하는 외에 1일 5회 이상 복용하니 20일 후 정상이 되었다.

17. 병명 /눈병(47세 男 AB형)
병증 /제분업에 종사하는 관계로 눈병이 생긴 듯하다.
치유경과 /호황련 1냥을 물에다 넣고 끓여서 그 물에 죽염 1냥을 섞어 만든 안약을 눈에다 수시로 떨구었더니 사흘 후 완치되었다.

18. 병명 / 치질 · 치루 (48세 男 O형)
치유경과 / 대변 후 피가 나고 통증이 심해 변소 가기가 두려울 정도였다. 죽염을 바세린에 섞어 바르면서 죽염을 내복시킨 결과 15일만에 증상이 완화되었다. 현재 계속 복용 중이다.

"죽염은 모든 炎症 치료에 탁효가 있습니다"
죽염연구가 김종선 약사와의 대담

— 죽염을 복용하고 또 권하게 된 동기는 무엇입니까?

■ 저는 인산 선생님의 저서를 보고 그 방법에 따라 4·5년 전에 경험삼아 죽염을 제조해 본 적이 있었습니다. 그때가 셋방살이 살 때인데 드럼통에 송진을 때니 연기가 온집을 덮어 동네사람들이 불이 난 줄 알고 놀랐죠. 그렇게 해서 만든 죽염을 약 20일 가량 스스로 복용해 보았습니다.

평소 과음 때문에 위염으로 고생을 했는데 진통이 일어날 때는 고통이 심했습니다. 처음에는 4g 정도 하루 4회 복용했으나 별 효험이 없어 밤에 복통이 심할 때 죽염을 밥숟가락으로 두 술 가량 떠먹으니 진통이 멎었어요. 이렇게 약 20일 정도 먹고 나니 복통이 없어졌고 과음한 뒤 아침에 설사로 고생했는데 설사도 하지 않게 되었습니다. 20일 투여로 위염이 완치된 것이죠.

제 스스로 죽염을 만들어 자신의 질병을 치료했으니 다른 사람들에게도 부담없이 권하게 되었습니다. 지금도 수시로 죽염을 퍼먹는데 하루에 20g은 먹을 겁니다. 자신의 경험도 있고 다른 사람들의 이야기를 들어보니 소화기계통 질환이나 염(炎)에 관계되는 질환에는 탁효가 있다는 것을 알게 되었죠. 그래서 소화기 질환이나 염증 치료에는 다른 한약재보다 죽염을 우선적으로 권합니다.

― 그러면 소화기계통 질환이나 염증 치료에 죽염이 탁효가 있다는 말씀인데 경험상으로 볼 때 죽염으로 치료가 가능한 병증에는 어떤 것이 있으며 치유되기 위해서는 대략 어느 정도 복용하면 된다고 보십니까?

■ 어느 어느 병증에 어느 정도 먹으면 치료가 된다고 일률적으로 말할 수는 없겠죠. 그러나 죽염을 먹어 본 사람들의 이야기를 들어보면 인간이 앓을 수 있는 모든 질환에 주된 치료 및 보조 치료를 할 수 있다고 생각합니다.

모든 병증은 염(炎)으로부터 출발하니 염(炎)을 예방 내지 치유할 수 있는 죽염이 두루두루 쓰이는 것은 당연한 일이겠죠.

직접 죽염이 통과되는 인체의 장부인 식도나 위, 장 계통의 염(炎) 및 궤양 치료에는 아주 효과가 빠릅니다. 위염 같은 경우에는 죽염을 한 달가량 복용하니 완치되더군요. 또 병원에서 위암(胃癌)으로 판명된 사람이 죽염을 먹고 나서 완치된 경우도 7건 내지 8건 알고 있습니다. 큰 병이 아닐지라도 변비나 눈병 등에도 아주 효과가 빠르죠. 저는 소화제 정도로 여기고 과식한 경우에도 꼭 죽염을 먹습니다.

그리고 특이한 것이, 소금이 해롭다고 정평이 나 있는 신장염이나 고혈압에도 죽염은 효과를 발휘한다는 점입니다. 일반 소금을 먹으면 신장염 같은 경우에는 부종(浮症)이 심화되고 고혈압 같은 경우에는 더 악화되는데 소금의 독성을 제거한 죽염은 오히려 치유효과가 있습니다. 죽염 속에 함유된 유황정(硫黃精)이나 송진[松脂] 성분이 피를 맑게 하는 작용을 하는 겁니다.

신장이 나쁜 사람은 죽염을 먹고 나서 몸이 붓는 경우가 있는데 그럴 때에는 일시적으로 복용량을 줄이라고 권합니다. 그러나 몸에 죽염에 대한 면역이 생기면 일시적으로 붓는 현상도 사라지니 복용을 완전히 중단하지 말라고 권하죠. 신장염 같은 경우에는 죽염과 함께 다른 약재를 쓰면 효과가 빠릅니다. 죽염만 먹고 한 달 내에 신장염이 치료되기는 어려우니 그런 경우에는 죽염이 보조치료 작용을 한다고 볼 수 있습니다.

그러나 오래 복용하면 전신이 정화되니 결국 완치될 수 있겠죠. 고혈압이나 기관지염·폐염·간염 등에도 마찬가지라고 생각합니다. 모든 병은 염(炎)에서 출발하는데 전신의 피가 맑아져 염이 없어지면 병이 치료되는 것은 당연하죠. 특별히 위독한 경우나 합병증이 생기는 경우를 제외하고는 죽염이 두루두루 효과를 발휘할 수 있다고 봅니다.

- 죽염이 부작용을 낳는 경우는 없습니까?
■ 일체 없다고 봅니다. 몸에 일단 면역이 되면 몸에서 받아들이는 만큼 먹으면 된다고 봅니다. 위암에 걸렸던 사람 가운데에는 죽염을 밥숟가락으로 한 숟가락씩 퍼먹던 사람도 있었습니다.

비위가 약하거나 위장에 질환이 있을 경우 구토가 나거나 위통이 생길 수 있는데 그것도 치유과정의 일부라고 봅니다. 그때에는 양을 조금 줄였다가 다시 늘려 가라고 권합니다. 신장이 약한 경우에도 일시적으로 몸이 부을 수 있는데 그것도 일시적인 현상이라고 봅니다. 계속 먹어 나가면 그런 현상이 사라지니까요.

- 죽염을 복용할 때에는 생강과 원감초 달인 물을 함께 복용하는 방법이 있고 까스명수나 활명수와 함께 복용하는 방법도 있다고 들었는데 김 선생님께서는 죽염을 어떤 방법으로, 또 하루에 얼마 정도 복용하라고 권하고 계십니까?
■ 제가 인산 선생님께 들은 바로는 입안의 침으로 죽염을 삼키는 것이 제일 좋은 방법이라고 합니다. 몸에 병이 생기면 침이 독액(毒液)으로 변하는데, 독액으로 변한 침을 진액(津液)으로 변화시켜 온몸에 퍼지게 하려면 입안의 침으로 죽염을 녹여 삼키는 것이 제일 좋다는 것이죠.

이 방법을 실천하는데 힘들어하는 사람에게는 생강과 원감초 달인 물과 함께 죽염을 복용하라고 권합니다. 생강이나 원감초는 그 자체가 좋은 약이고 특히 원감초 같은 약재는 온몸에 약 성분을 전해주는 작용을 하기 때문에 몸에 이로우면 이롭지, 나쁠 것은 없죠.

그런데 더운 물이나 더운 생강차와 같이 먹으면 비위가 약한 사람일 경우 구토가 나기 쉽습니다. 마치 미지근한 사이다 물을 먹을 때 구토가 나는 것과 마찬가지 현상이죠. 그래서 저는 보통 냉수나 식힌 생강차와 함께 먹습니다.

또 인산 선생님께서 병증이 심할 경우 죽염을 이렇게 먹으라고 권하는 것을 들은 적이 있습니다. 먹기 시작한 사흘 동안 1분에 3번씩 손가락으로 죽염을 찍어 그 가루를 혀에다 발라 죽염에 면역이 생기도록 하라고 하시던데 그렇게 하면 몸에 죽염 성분의 인이 밴 다고 합니다. 그 다음부터는 수시로 찻순가락으로 떠서 복용하면 될 것입니다.

— 인산 선생님의 저서 《신약》에 의하면 죽염간장 · 죽염된장 담그는 법도 나와 있는데, 혹시 죽염간장이나 된장에 대한 경험은 없으신지요?
▧ 죽염이란 것이 소금 속의 유해성분을 없애고 약성을 재생 및 합성하여 만든 것인데, 이런 죽염으로 된장이나 간장을 담가 먹으면 그 약성이 훌륭한 것은 틀림없죠. 된장이나 간장이 본래 발효식품이라 오래 묵으면 공간 속의 약분자를 합성하여 그 자체가 약이 되는데 죽염으로 만들었으면 더욱 훌륭한 식품이 될 것입니다.

《신약》책에도 보면 죽염간장은 그 해독작용이 죽염보다 훨씬 강하다고 나와 있습니다. 특히 서목태라고 하는 쥐눈이콩으로 메주를 쑤어 죽염을 넣어 간장을 담근다면 쥐눈이콩 자체가 극강한 해독력을 가지니까 더욱 약성이 강화되겠죠.

집에서 죽염으로 간장을 담가 먹는 일은 아직 못하고 있지만 일종의 편법을 써서 죽염간장 비슷한 것은 만들어 먹고 있습니다.

— 죽염간장 비슷한 것이 무엇입니까?
▧ [웃음] 집에서 담근 간장에다가 죽염을 넣고 다시 끓여 먹는 것이죠.

된장에다가도 죽염을 넣어 버무려 놓고 먹습니다.

― 그러고 보니 제가 죽염을 넣어 만든 김치를 먹어보았는데 아주 맛이 좋았어요. 김장김치였는데 김치 특유의 군내도 나지 않고 맛도 아주 시원했어요.
■ 그것도 식품으로서 죽염을 활용하는 좋은 방법이 되겠군요. 죽염을 넣으면 김치의 산패(酸敗)가 예방되니 군내가 나지 않는 것이 당연합니다. 건강은 말할 것도 없죠.

― 죽염을 복용하는 데 있어서 특별히 유의할 점이 있다면 어떤 것이 있습니까?
■ 죽염을 먹고 나서 일종의 명현(暝眩)현상이 생길 수 있는데 그렇다고 해서 복용을 중지할 필요는 없습니다. 죽염을 복용할 경우 일시적으로 통증이 더 심해질 때가 있고 변비도 더 심해질 수 있는데, 그런 현상은 보통 하루이틀로 그치고 길어야 일주일 정도 갑니다. 그 후로는 스스로 치유효과를 느낄 수 있으니 일시적으로 나타나는 현상에 너무 신경을 쓸 필요는 없다고 봅니다.
　그리고 이건 여담인데 요즘은 죽염을 믿고 술을 더 많이 먹게 되었습니다.

― 그건 죽염 부작용의 하나군요.
■ [웃음] 친구들과 술을 먹고 난 후 집에 가서 죽염을 찻숟가락으로 3숟가락 내지 4숟가락 먹고 자면 술로 인해 오는 숙취(宿醉)도 없고 다음날 아침이면 평상시대로 일어납니다.

― 바쁘신 중에도 좋은 말씀 들려 주셔서 감사합니다.

〈민속神藥 제3집 88. 4. 27刊行 · 김경애/ 민속神藥 편집장〉

죽염 – 충치 예방 등에 효과 입증
연세대학교 손우성 씨 논문 발표

 소금은 동서양을 막론하고 고대부터 음식의 맛을 북돋우는 한편 음식물의 부패방지, 인체 외상의 살균치료, 염증의 소독을 위해서도 사용되어 왔다. 또한 양치 등 여러 가지 형태와 방법을 통해 입냄새 제거, 풍치·충치 완화 등 입안의 청결을 유지하는 주요한 수단이 되기도 했다.
 이런 소금의 세균증식 억제 또는 살균효과 염증 감소효과는 높은 삼투압에 의한 것인데 대상이 된 죽염은 삼투압이 일반 소금보다 높을 뿐더러 세균을 죽일 수 있는 산도(酸度)도 높은 것으로 나타났다.
 또한 그 성분물질도 일반 소금의 나트륨과 염소 이외에도 수종의 균주에 대해 우수한 증식 억제효과 및 살균효과를 가지는 유황·칼슘·철분·인·규소·마그네슘·칼륨 등 무기물이 다량 함유되어 있으며 소량의 아연·스트론튬·불소·망간 등도 들어있는 것으로 분석됐다.
 구체적으로 죽염과 일반 소금을 놓고 비교했을 때 삼투압은 1016대 999로 죽염이 높은 것으로 나타났다. 또 일반 소금은 농도를 높여도 산도(酸度)에 영향을 주지 않으나 죽염은 1% 농도의 죽염이 7.9의 수치를 보이는 것을 시작으로 2% 죽염이 8.3 그리고 5%의 죽염이 8.8로서 산도가 높은 경향을 보였다.
 또 연쇄상구균과 방선균에 대한 최저 성장억제 농도에서 죽염과 식염의 산도를 같도록 조종하여 준 경우에는 죽염이 식염보다 더 우수한 성장억제 효과를 나타내었다. 그리고 연쇄상구균과 방선균에 대한 최저 살균농도에서 살균에 필요한 시간을 측정한 결과 죽염은 각각 4시간과 2시간 만에 균을 모두 사멸시켰으며, 일반 소금은 균을 사멸시키는데 각각 14시간과 8시간이 걸렸다. 결국 죽염이 일반 소금에 비하여 훨씬 짧은

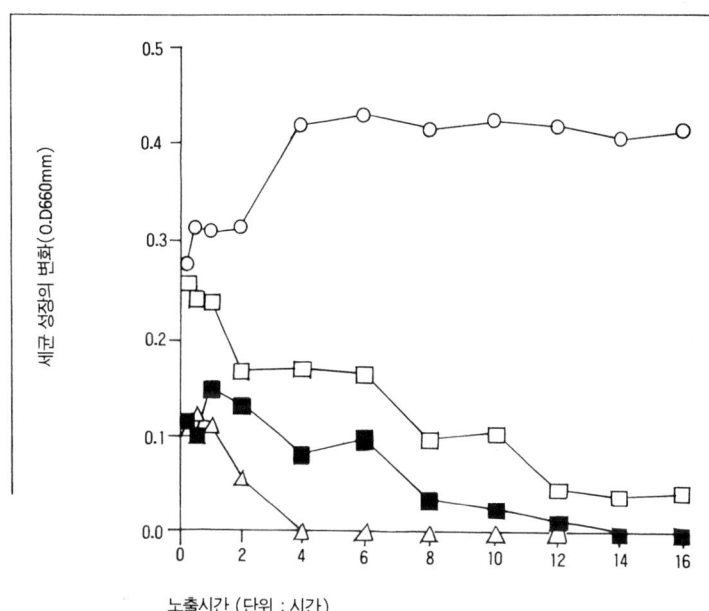

─○─ 죽염이나 소금을 투여하지 않은 실험군
─△─ 5%농도의 죽염을 투여한 실험군
─□─ 5%농도의 일반소금을 투여한 실험군
─■─ 10%농도의 일반소금을 투여한 실험군

일반소금과 죽염에 노출된 시간별 세균 성장의 변화.
충치를 유발하는 연쇄상구균에 대해 살균효과를 나타내는 시간을 측정하기 위하여 지정된 시간 동안 5%농도의 죽염, 5%농도의 일반 소금, 10% 농도의 일반 소금에 실험하였다. 죽염이 4시간만에 균을 사멸시킨 반면 10% 농도의 일반소금은 14시간이 소요되었다.

시간 안에 균을 사멸시키는 것으로 나타났다.

따라서 충치를 일으키는 연쇄상구균 두 종류와 충치상태를 더욱 악화시키는 유산균, 잇몸의 염증을 일으키는 방선균에 대해 죽염과 일반소금의 균성장억제 및 살균효과를 분석한 실험을 보면 죽염은 2% 일반소금은 5%의 농도에서 연쇄상구균 번식을 막았고 방선균은 죽염이 5% 일반소금이 6%, 유산균은 죽염이 1% 일반소금이 5%에서 균 번식을 억제하는 것으로 나타났다.

살균에 있어서도 죽염은 5% 농도에서 연쇄상구균을 죽인 반면 일반소금은 10%, 유산균은 죽염이 6% 일반소금이 10%, 방선균은 죽염이 8% 일반 소금이 20%에서 똑같은 효과를 나타내 죽염이 최고 3배 가량의 살균효과를 갖고 있는 것으로 입증됐다.

이런 사실은 실제 임상 실험에서도 비슷한 결과를 보이고 있어 어떤 방법으로든 죽염을 이용할 경우 국민의 구강보건은 향상될 것으로 보인다. 즉 98명을 대상으로 치태(齒苔 ; 이에 끼는 세균·침·점액 등의 퇴적물)억제 효과를 실험한 결과 죽염을 5% 함유한 치약으로 양치한 사람이 일반적인 치약과 소금을 10% 함유한 치약으로 양치한 사람보다 4주 후 0.08~0.17 정도 더 낮은 치태치수를 보였다.

또 45명을 대상으로 잇몸 염증 감소 효과를 실험한 결과 죽염을 5% 함유한 치약으로 양치한 사람이 양치 전 1.22에서 4주 양치 후 0.87로 염증이 감소하였고 10% 소금을 함유한 치약으로 양치한 사람이 양치 전 1.07에서 4주 양치 후 0.84로 감소하였으나 일반적인 치약으로 양치한 사람의 경우는 감소효과를 보이지 않았다.

참고로 치아질환을 일으키는 주원인 인자는 치태(齒苔)로서 과거부터 효과적인 치태억제 물질을 찾아내지 못했던 게 그간의 사정이었다.
※ 이상은 연세대학교 치과대학 예방치의학 교실 손우성 씨가 구강보건학회지 92년 3월호에 '죽염과 소금의 구강내 세균증식 억제 효과에 관한 비교연구'라는 제목으로 발표한 논문 내용을 요약한 것임.

일본 自然의학회 사무국장 知念隆一씨의 죽염론
"竹鹽은 소금 중의 소금이지요"

　소금이라 하면 일반적으로 몸에 나쁘다는 생각이 팽배해 있다. 그러나 이는 대단히 그릇된 생각으로 실제 소금처럼 좋은 것은 없다고 본다. 특히 한국 서해안에서 생산되는 소금은 세계 어디를 가도 찾아볼 수 없는 양질의 소금이라고 장담한다.
　바다는 지구생명을 탄생시킨 어머니요, 지구가족의 젖줄이다. 이런 바다의 결정체를 농축한 것이 바로 소금[천일염]인데, 소금을 구성하고 있는 원소의 비율은 인체를 조성하는 원소의 비율과 똑같다. 이것은 인간도 바닷물에 기원을 두고 탄생했다는 사실을 입증하는 물증이다.
　또한 소금에는 우리의 생명활동에 필수불가결한 요소이지만 흔히들 음식에서 섭취하기 어려운 미량원소들이 빠짐없이 들어가 있다. 그런데 최근 일부 몰지각한 의사와 학자들이 소금 유해론을 펴고 있는 건 그들의 무지와 무식을 폭로하는 소치로 생각한다.
　나는 현재 소금에 대해서 남다른 애착을 가지고 연구하고 식염보급사업에 투신하고 있는데 그것은 대단히 단순한 동기에서 비롯되었다.
　어린 시절을 일본 본토에서 멀리 떨어진 작은 섬인 오끼나와에서 성장한 나는, 평상시에 주위의 친지나 동네 어른들이 질병이 발생했을 때나 음식을 만들 때에 소금을 애용하여 모두가 건강하고 장수하는 것을 보아 왔다.

  그런데 언제부터인지 본토에서는 소금 유해론이 대두되어 상식화되자 이에 깊은 회의를 느끼게 되었다. 나는 정말로 소금이 인체에 유해한지를 연구하기 시작했다. 수 년간 관계연구기관과 학자들의 연구자료를 수집하는 한편 틈나는 대로 일본 본토를 돌며 눈으로 확인해 본 결과 소금이 인체에 유해하다는 생각이 얼마나 어리석은 편견에서 파생된 문제인가를 깨닫게 되었다.

  즉 일본에서는 지난 소화 47년[1972년]을 전후로 천일염을 생산하던 종래의 염전을 폐지하고 전매공사가 제조하는 화학염(化學鹽)으로 대체했는데, 문제는 대개가 화학염을 천일염과 똑같은 소금으로 오인하고 있다는 점이다.

  천일염(天日鹽)은 바닷물을 염전에서 자연 건조시켜 만든 것으로 그 속에는 염화나트륨·마그네슘·칼슘·칼륨·코발트·요드·망간·아연 등 70~80종의 미량원소가 함유되어 있는 미네랄의 보고(寶庫)로 인체에 대단히 유익한 것이다. 그러나 화학염은 이온수지교환(Ion樹脂交換) 방법으로 제조한 것으로 99% 순수 염화나트륨(Sodium Chloride)으로 되어 있어 엄밀한 의미에서 소금이라고 할 수 없는 화학물질로 사람 몸에는 백해무익한 것이다.

  그런데도 일반인들은 물론이고 심지어 의사나 학자들도 천일염과 화학염은 같은 소금이라 여기고 모두가 인체에 유해한 것으로 배척하고 있었다.

  이러한 사실을 알고부터 나는 본격적으로 종래의 방법에 따라 염전을 이용하는 천일염 사업에 뛰어들게 되었고 얼마 전부터는 천일염과 화학염의 허실이 서서히 밝혀져 천일염에 대한 일반인들의 호응이 좋아지고 있다.

  천일염 사업이 본 궤도에 오르자 나는 보다 좋은 천일염과 생산지를 찾기 위해 일본 전역은 물론이고 세계 방방곳곳을 탐방하게 되었고 마침내

海水의 成分 61元素 1m³當 (2.³⁹km²)

원소	원소기호	원소영어	중량	원소	원소기호	원소영어	중량
산소(酸素)	O	oxygen	4,037,000,000ton	세 레 늄	Se	serenium	14ton
수소(水素)	H	hydrogen	509,000,000ton	바 나 듐	V	vanadium	9.4ton
염소(鹽素)	Cl	chlorine	89,500,000ton	망 간	Mn	mangan	9.4ton
나 트 륨	Na	sodium	49,500,000ton	티 타 늄	Ti	titanium	4.7ton
마그네슘	Mg	magnesium	6,125,000ton	토 륨	Th	thorium	3.3ton
유 황	S	sulfur	4,240,000ton	세 슘	Cs	cesium	2.4ton
칼 슘	Ca	calcium	1,880,000ton	안 티 몬	Sb	antimon	2.4ton
칼 륨	K	kalium	1,790,000ton	코 발 트	Co	cobalt	2.3ton
브 롬	Br	brom	306,000ton	니 켈	Ni	nickel	2.3ton
탄 소	C	carbon	132,000ton	세 륨	Ce	cerium	1.8ton
스트론튬	Sr	strontium	37,700ton	이 트 륨	Y	yttrium	1.4ton
붕소(硼素)	B	boron	22,600ton	은	Ag	silver	1.4ton
규 소	Si	silicon	14,130ton	란 타 늄	La	lanthanium	1.4ton
불소(弗素)	F	fluorine	6,125ton	크 립 톤	Kr	krypton	1.4ton
아 르 곤	Ar	argon	2,825ton	네 온	Ne	neon	1.4ton
질 소	N	nitrogen	2,350ton	무 트	W	wismut	855kg
리 튬	Li	lithium	940ton	텅 스 텐	W	tungsten	426kg
루 비 듐	Rb	rubidium	565ton	무 트	W	wismut	426kg
인	P	phosphorus	330ton	게르마늄	Ge	germanium	256kg
요 드	I	iodine	235ton	크 롬	Cr	chrome	213kg
인 듐	In	indium	94ton	카 드 뮴	Cd	cadmium	213kg
아 연	Zn	Zinc	47ton	스 칸 듐	Sc	scandium	171kg
철	Fe	iron	47ton	수 은	Hg	mercury	127kg
알루미늄	Al	aluminium	47ton	갈 륨	Ga	gallium	127kg
몰리브덴	Mo	molybdenum	47ton	텔 루 륨	Te	tellurium	43kg
바 륨	Ba	barium	29ton	니 오 븀	Nb	niobium	21kg
납	Pb	lead	14ton	헬 륨	He	helium	21kg
주 석	Sn	tin	14ton	금	Au	gold	17kg
구 리	Cu	copper	14ton	라 듐	Ra	radium	0.00014kg
비 소	As	arsenic	14ton	라 돈	Rn	radon	0.00000004kg
프로탁티늄	Pa	protactinium	14ton				

한국의 서해안이 천일염 생산지로는 최적의 조건을 지녔고 한국인은 태고 때부터 소금을 잘 이용한 민족이라는 것을 알아냈다.

한 예로 나는 "한국에서는 예로부터 어린이가 밤에 실수로 오줌을 싸면 이튿날 아침에 키를 머리에 쓰고 이웃에 소금을 꾸러 보내는 풍습이 있다"고 들었다. 이것은 콩팥, 즉 신장이 허해서 생긴 야뇨증이므로 이 병을 고치는 데는 천일염이 최고이므로 소금을 꾸어다 약으로 썼다는 증거라 말할 수 있다. 옛날에는 소금장수가 등짐을 져서 팔러 다녔기 때문에 소금이 아주 귀해 가난한 사람은 염분섭취가 부족했으니 미풍양속을 지닌 한국에서는 여러 집에서 조금씩 야뇨증 어린이를 위해 값비싼 소금을 희사했을 것이다.

이처럼 나는 틈나는 대로 한국을 방문하여 한국의 천일염 역사와 민담·생산기법·이용실태 등등을 조사 연구하게 되었고 한국소금이 세계 제일이라는 신념을 얻게 되었다.

사실 일본에서 만든 천일염과 한국에서 만든 천일염으로 간장·된장을 담가 보면 한국의 천일염으로 담근 간장과 된장이 월등히 좋다는 것을 누구나가 알 수 있다.

그런데 최근에 와서는 나를 더욱 흥분시키는 일이 생겼다. 그것은 한국에서 합성된 신비의 소금 죽염(竹鹽)을 접하게 되었기 때문이다.

죽염을 내가 처음으로 접하게 된 것은 평소에 잘 알고 지내던 한국인 친구 영화감독 이상언 씨 댁을 방문했을 때였다. 당시 이 감독의 모친은 불치병에 시달리다가 죽염을 복용하고 완치하여 평상시에도 죽염을 즐겨 먹고 있었다.

나의 고향인 오끼나와 주민들도 예부터 천일염으로 양치하고 나서 그 물을 버리지 않고 바로 마시고 위장질환이나 안질, 축농증 등등에 이용하는 것을 보아 왔기 때문에 기본적으로 죽염의 원리와 효능을 어느 정도 이해할 수 있었다. 때문에 나는 죽염에도 남다른 관심을 갖고 일본식품분석센터와 관련 연구가의 자문을 구하기 시작했다. 그 결과 죽염이야말로 내가 찾던 소금 중의 소금이라는 결론을 내리고 현재 수입을 적극 추진하고 있다.

뿐만 아니라 죽염의 비밀을 밝힌 인산 김일훈 옹의 역작《신약》(神藥)도 일어(日語)로 번역 출간하여 일본 내에 죽염에 대한 인식을 보다 자세하고 체계적으로 알려줄 예정으로 있다.

한국의 건강염인 죽염이 일본은 물론이고 구미와 전세계로 보급되어 인류의 건강을 지켜 주고 한국의 자랑거리가 되길 바라며 조만간 그렇게 되리라 확신한다.

〈월간 건강저널 91년 2월호 · 김석봉 / 건강저널 기자〉

※ 지념융일(知念隆一) 씨는 현재 일본 자연의학회 사무국장이며 주식회사 아오이우미(靑い海)의 대표이사이다. 십여 년 전부터 사양산업이라 모두 기피하는 천일염 사업과 연구에 뛰어들어 일본 내에서 굴지의 기업을 일으킨 입지전적인 인물이다.

일본 내에서는 '소금박사' '천일염 전도사'란 별칭을 얻을 만큼 소금에 대해 해박한 지식을 가지고 있다. 서양의학계의 지배적인 통설인 소금 유해론을 배척하여 소금을 한마디로 '바다가 생물에게 주는 은혜로운 선물'로 표현하고 있다. 우리 나라에서 생산되는 소금을 세계 제일의 소금이라 믿고 이의 수입을 추진하고 있다. 특히 우리 나라의 건강염인 죽염의 수입과 죽염의 비밀을 밝힌 인산 김일훈 옹의 저서《신약》(神藥)의 일어 번역 · 출간을 위해 노력하고 있다.

在美한의사 박성은 박사 논문제출로
죽염에 관심 쏟는 美의학계

'소금으로 암·난치병을 고친다' 소금 유해론이 팽배한 시점에서 소금으로 병을 고친다니…… 너무도 허무맹랑하고 생소하게 들리는 말이 아닐 수 없다.

그런데 최근 미 의학계에 소금을 지혜롭게 이용한다면 만병을 예방할 수 있고 각종 난치병을 통치할 수 있다는 '죽염(竹鹽)'논문이 발표되어 많은 관심을 모으고 있다. 논문의 요지를 요약하여 소개한다. 논문 발표 주인공은 재미 한의사 박성은 박사.

소금은 예로부터 인류의 건강을 유지케 하는, 그래서 식탁의 감초라 할 수 있을 만치 우리의 식생활에서 결코 빠질 수 없는 식품이었다. 그러나 어떤 연유에서인지 근래에 '짜게 먹으면 해롭다'는 말이 퍼지면서 소금은 질병을 유발하는 식품으로 치부되게 되었다.

하지만 소금이 인체에 필수적인 영양물이란건 분명한 사실. 혈액의 약 3%가 염분이며 이러한 염분농도가 되지 않는 혈액은 제 기능을 발휘하지 못한다. 체내의 신진대사가 떨어지고 내병성(耐病性)이 약화돼 잦은 질병치레에 시달리고 크게 부족될 경우 건강에 치명적인 손상을 입게 된다.

이러한 것은 자연계의 현상과 인류문화사를 잠깐 살펴보면 쉽게 알 수 있다.

생명의 원소, 소금

만물은 염성의 힘으로 화생(化生)하니 봄에 초목의 새싹이 돋고 잎이 피고 백화(百花)가 만발할 때 지구상의 염성은 대량 소모된다. 봄에 소금·간장 등이 싱거워지는 것도 만물화생으로 인해 염성이 대량 소모될 때 손실을 입기 때문이며 사람도 봄에 쉬 피곤함을 느끼고 잦은 질병에 시달리는 것도 이 때문이다.

나무를 예로 들면 봄에 새 순을 돋우고 꽃과 잎을 피우느라 자체 내의 염성을 대량 소모하므로 입추가 지나 완전히 염성 회복이 되기 전까지 체목(體木)은 견고하지 못하다. 봄철에 나무를 잘라서 재목으로 쓰게 되면 오래가지 못하고 쉬 썩는 것을 볼 수 있는데 그것은 바로 이 때문이다.

결국 모든 생물이 질병에 견뎌 내고 부패되지 않는 것은 '염성의 힘' 때문인데 체내에 염성이 부족하게 되면 수분이 염(炎)으로 변하여 각종 염증과 부패를 일으키게 된다. 사람도 봄에 소모된 염성을 완전 회복치 못하게 되면 체내에 염증이 발생하고 각종 질병으로 이어진다. 이런 맥락에서 소금은 바로 '생명의 원소'인 것이다.

따라서 소금이 귀하던 시절엔 동서양을 막론하고 한 해를 건강하게 나기 위해 미리미리 소금을 사 모아 가정에 꼭 저장해 두었으며 로마 같은 곳에선 군인과 관리가 월급을 소금으로 타기까지 했다.

소금이 왕후귀족들의 독점물이 되었던 무렵에는 소금을 얻기 위해 전쟁이 일어나기도 했고 옛 러시아에서 봉건군주가 소금 섭취량을 제약한 영토에서는 병자가 속출하기도 했다. 소금이 산출되는 곳은 생명이 산출되는 곳으로 여겨 뭇 사람들이 모여드는 교역의 중심지가 되었고 인도의 성인 간디가 영국의 종속으로부터 벗어나기 위해 일으켰던 국민적 운동도 소금 생산이었다.

결론적으로 소금이 인간의 생명유지에 필수불가결한 영양물질임은 분명하다. 우리 선조들도 김치·된장·간장·고추장 등 염장문화(鹽藏文化)라는 독특한 식생활 문화를 창조하여 소금을 이용, 음식을 오래도록 보관하는 한편 일상 식생활에서 항상 염분을 섭취해 왔다. 그리고 소금의 특성을 이용하여 소금을 방부제·살충제·소화제 등으로도 사용해 왔다.

그런데 20세기로 접어들면서 소금이 산업폐수·생활하수 등 각종 공해로 오염되면서부터 문제가 발생하기 시작했다. 인체에 필수적인 염분을 섭취하다 보니 소금에 오염된 공해물질도 섭취하게 된 것이다.

재미 한의사 박성은 박사는 오늘날 소금을 다량 섭취할 경우 고혈압·동맥경화·패혈증 유발 가능성이 높다고 말하는데 이는 엄밀히 따지자면 소금에 있는 것이 아니라 소금에 함유되어 있는 불순물 때문이라고 잘라 말한다.

따라서 소금에 함유되어 있는 불순물은 제거하되 만물의 생명 유지에 필수적인 염분은 섭취하는 지혜가 필요하다고 말한다.

《신약》이란 책을 펴내 의학계에 주목을 받았던 고 인산 김일훈 선생은 소금을 지혜롭게 이용만 하면 인체에 필요한 염분섭취는 물론 만병의 근원을 막을 수 있고 오늘날 공해독·농약독으로 오는 암·난치병도 통치할 수 있다고 하였다. 그리고 지혜로운 소금 이용법을 소개했는데 그가 말하는 '지혜의 소금'이란 바로 죽염(竹鹽)이다.

죽염(竹鹽)은 소금 속에 포함된 공해물질 등 유해성분을 제거한 일종의 건강 소금. 즉 서해안 천일염을 대나무통 속에 다져 넣고 9번을 반복 고열 처리하면서 유독성분을 제거하고 인체에 유용한 성분만을 추출한 소금이다.

이 죽염은 눈에는 눈약, 귀에는 귀약, 위에는 위장약, 암에는 암약 등 가벼운 외상으로부터 심화된 암에 이르기까지 인체의 거의 모든 질병에 두루 불가사의한 효능을 발휘하는 이상적인 식품의약이라고 말했다.

이 죽염은 아주 먼 옛날부터 우리 조상들이 소화제 등으로 써왔던 민속약(民俗藥)이다. 그러나 '죽염'이란 명칭은 인산 김일훈 선생에 의해 붙여진 이름이고 그간은 명칭조차 없이 그저 향약이었다. 굽는 방법을 몰라 제대로 구워 내지 못한 데다 응용방법에도 어두워 소수의 사람들이 그저 소화제 정도로 이용해 왔을 뿐이었다.

그런데 그 효능을 최대한 살릴 수 있는 제조 방법을 사용하여 만들면 실로 무궁무진하게 활용할 수 있는 신비의 소금을 탄생시킬 수 있다는 게 김일훈 선생의 주장이다. 즉 공해독으로 피가 썩고 신체기관이 부패되어 각종 암·난치병의 세상에 신체를 맑게 하여 이를 퇴치할 수 있는 신비의 약물이 된다는 것.

신비의 소금, 竹鹽

죽염의 신비는 바닷물 속의 신약(神藥)인 핵비소(核砒素)와 대나무 속의 신약인 유황정이 고열의 불 속에서 서로 생(生)하는 가운데 이루어진다.

소금을 극도의 고열로 녹여 내면 수분은 사라지고 화기(火氣)는 성(盛)하므로 화생토(火生土), 토생금(土生金)의 원리에 의해 금(金), 은(銀), 납[鉛], 구리(銅), 철(鐵) 등 인체에 유익한 성분이 재생되며 각종 유독성 광물질은 제거됨으로써 소금본질이 지니고 있는 생신작용(生新作用) 물질로 변화한다. 그리하여 인체의 체질개선을 도와주고 각종 질병의 근원치료를 가능케 해주는 것이다.

실제로 이러한 사실은 죽염을 이용, 위궤양 등 위장병은 물론 백내장 축농증 고혈압 당뇨병 등 난치병을 고친 사람들의 극병기나 건강문제연구시민모임 [의장 이준승]의 보고를 통해서도 충분히 확인된다. [자세한 내용은 《민의약》과 《건강저널》 참고]

한편 죽염이 암·난치병을 퇴치할 수 있는 건 핵비소 때문.

핵비소는 처음 바다가 이루어진 뒤 바닷물이 오랫동안 지구 속의 불기운을 받아 독소 중의 최고 독소로 변화한 것으로 조수와 땅 밑에 있는 광석물의 영향을 받아 이루어진 독특한 성분이다. 따라서 이 핵비소는 독소의 왕자이므로 체내에서 암 등을 유발하는 세균을 포함한 모든 독성을 소멸할 힘이 있다. 이를 지나치게 섭취하면 살인물(殺人物)이나 적당량 섭취하면 만병의 신약(神藥)이 된다. 서해안 굵은 천일염 속에 이런 핵비소가 다량 함유되어 있다고 김일훈 선생은 말했었다.

"우리 나라 서해안의 바닷물은 암약성분을 제대로, 그리고 많이 함유하고 있는 천연적인 조건을 갖고 있다. 이에 따라 서해안의 바닷물로 만들어지는 천일염은 갖가지 유독성 광석물질과 활인성(活人性) 약소(藥素)의 혼합체이다. 이 천일염을 화학적 처리를 통하여 독성을 제거하고 약성을 보완 발전시켜 죽염을 합성해 내는 것이다."

공간의 독소와 지중의 독소가 서로 합해지는 때는 색소 또한 병균으로 화하여 인류에게 암과 그밖의 괴질을 유발케 한다. 이렇게 공간의 독소와 지중의 독소가 합해져 지상의 생물에 각종 질병을 유발시킬 때는 핵비소를 사용하지 않으면 치료가 거의 불가능하다.

이로써 볼 때 공해독이 점점 높아만 가는 현대사회에서 핵비소는 없어서는 안될 필수약으로 대량 보급이 절실히 요구되고 핵비소의 보급은 죽염제조로써 가능해진다고 하였다.

소금기 있는 곳엔 암이 없어

죽염의 질병 치료원리를 좀더 이해하기 위해 자연계의 이치와 몇 가지 예를 살펴보자.

 지구상의 짠물[鹹水]은 담수(淡水)의 1천배 이상 되는 방대한 양(量)을 차지하고 있으며 이 가운데 약 10만분의 1 가량은 증발하여 함성(鹹性)과 합성, 지구상의 생물을 화생하는 경중비화소(輕重比和素)의 주원(主原)인 음성분자(陰性分子)와 양성분자(陽性分子)로 화(化)한다.

 함성은 무겁고 혼탁하여 밑으로 내려가니 음성분자이며 담성은 가볍고 맑아 위로 오르니 양성분자이다. 생물계에서는 함성과 담성, 즉 음양의 조화가 중요하다.

 이 음양의 조화가 무너질 때 질병은 초래되니 담성 중에 적당한 비율로 함성이 섞이지 않으면 사람의 체질은 담성 중에서도 가장 손쉽게 변화하는 염성(炎性)이 된다. 이로 인해 염성에서 염증(炎症)이 생기고 염증에서 병균이 발생하여 각종 병을 유발하게 된다. 그러므로 함성이 부족한 담성(淡性) 체질에는 각종 암과 악성의 난치병이 많은 것이다.

 최근엔 암환자가 급증하고 있는 것과 싱겁게 먹는 것 사이에 관련이 있다고 보는 견해도 차츰 대두되고 있으니 이 또한 같은 맥락이다.

 우리 신체에서 소금기가 많은 심장과 십이지장에는 암이 없다. 심장은 보통 염통이라 일컫는데 염통이란 곧 소금통이란 뜻이다. 또 췌장액과 담즙에 소금이 많이 함유되어 있는데 이 소금액이 담겨 있는 곳은 다름 아닌 십이지장이다.

 이처럼 소금기가 많이 함유되어 있는 곳에는 암이 없다. 반면에 소금기가 부족되기 쉬운 폐·대장·위장·자궁·유방 등에 암세포가 주로 발생하는 예를 자주 볼 수 있다.

 또 세상 만물의 조직체계를 면밀히 살펴보자. 모든 것들은 소금을 함유하고 있으며 함유 비율에 따라 생명의 장단(長短)이 가름되는 흥미로운 사실을 발견하게 된다.

 즉 담성이 강한 생물은 대부분 허약하고 질병이 잦으나 함성이 강한 경우 보편적으로 무병장수하게 된다. 함성이 강한 동물로는 땅속의 푸른 지렁이, 바닷속의 신룡(神龍)을 꼽을 수 있는데 최고의 장생자(長生者)라 하겠다.

초복 중에는 광나무[槙木]와 소나무·대나무를 꼽는다. 송지(松脂)와 백지(柏脂)는 함성 중에서 화(化)한 것으로 헤아릴 수 없는 수명을 가지며 광나무는 죽은 뒤에도 천년 만년 썩지 않는 훌륭한 재목을 이룬다.

가축 가운데 집오리는 함성이 극강하여 맛이 다소 짠 편인데 체내에 강력한 해독제를 함유하고 있어 독극물을 먹어도 잘 죽지 않으며 각종 전염병에 걸리는 일도 거의 없다.

약초 중에도 민들레는 맛이 짜다. 함성이 강하므로 말린 민들레의 뿌리는 유종(乳腫)의 치료에 중요하게 쓰인다. 부자(附子) 역시 함성이 강하며 맛이 짜고 매우며 약성은 뜨겁다. 가늘게 썰어 물에 3일간 담가 두었다가 말려 생강에 5번 법제하는 등 여러 가지 방법으로 제독(除毒)하여 쓰면 보양에 뛰어난 효과를 나타낸다.

아무튼 염성이 있는 곳에 생명이 있고 반대로 염성이 부족한 곳엔 질병이 있다. 염성이 부족하면 먼저 외부에서 침입하는 모든 병균을 막을 수 없고 공해독 등 제반 피해를 견뎌 내지 못해 암 등 각종 난치병으로 이어진다. 그런 점에서 신체조직의 변질, 부패를 방지하는 염성과 각종 암독을 소멸하는 핵비소, 새 세포를 나오게 하는 유황정을 함유하고 있는 죽염이야말로 이 공해세상에 없어서는 안 될 '생명소'라 하겠다.

'빛과 소금'이란 말도 있듯이 소금은 세상의 부패를 막아 주며 무한한 생명력을 가진 불멸의 진리와도 같은 존재이다. 소금이 생명유지에 필수적이고 소금을 지혜롭게 쓰면 만병에 도움이 된다는 것을 '죽염' 논문은 알려 주고 있다.

〈월간 시사춘추 91년 12월호 · 김석봉/ 시사춘추 기자〉

제4장 죽염의 활용법과 그 실례

죽염에 대해 알고 싶다

죽염, 이렇게 이용한다

이런 질병에는 죽염요법을 쓴다
1. 죽염의 주된 치료 활용방법
   1) 위궤양·식도궤양·장궤양·초기위암 2) 식도암
   3) 자궁암·직장암·대장암·소장암 4) 에이즈[陰疽瘡]
   5) 脫陰·陰蝕瘡·陰邪病 6) 치질·치루 7) 항문출혈·자궁출혈
   8) 구강암·치근암·치골수암·설종암 9) 풍치·충치·잇몸질환
   10) 갑상선암·임파선암
   11) 간질·정신분열·우울증·조울신경증 등 일체의 정신병
   12) 나병·악성피부병 13) 백납·백전풍·자전풍·흑전풍
   14) 습진·무좀·피부질환·땀띠·벌레물린 데 15) 백설풍
   16) 세균성 원형 탈모증 17) 수지암·족지암 18) 파골·절골·쇄골
   19) 출혈열 20) 괴저병 21) 일사병으로 졸도하였을 때
   22) 화상 23) 탈수증·흑사병·장무리
   24) 독감·감기·열병 25) 혈관암
   26) 백내장·녹내장·각막염·백태·충혈·다래끼·기타 안질환
   27) 축농증·중이염 28) 야뇨증·노인실금증·유뇨증
   29) 입내·몸냄새 30) 입냄새 31) 관격·토사곽란
   32) 급곽란[＝콜레라] 33) 이질설사·급성설사·과민성대장염·변비
   34) 과음·숙취 35) 성대보호 36) 여드름제거·피부미용
   37) 자폐증 38) 어린아이 중이염
   39) 소아·유아의 기관지염·폐염·폐선염·해수·천식

    40)홍역·백일해·독감 41)소아체증
    42)소아신장병·신장암 43)어린이 혓바닥의 백태
    44)아기가 밤에 우는 병

2. 죽염의 보조치료 활용방법
    1)결핵·폐암 2)肺臟積病 3)진폐증
    4)뇌종양·뇌암·뇌막염 5)유방암 6)당뇨병
    7)고혈압·중풍 8)腎臟積病 9)농약중독
    10)급성복 막염

3. 楡竹液과 납저유를 이용한
    자궁암·직장암·대장암 치료 詳論
    1)유죽액을 이용한 치료법
    2)납저유를 이용한 치료법 3)주의점

죽염을 활용한 治病사례

죽염요법과 胃癌神方

질병에 따른 죽염활용법 문답

죽염을 응용한 식품의약

맛도 나고 약도 되는 죽염요리

죽염에 대해 알고 싶다

죽염은 만병통치약인가

문 인산 김일훈 선생님의 저서 《신약》(神藥)을 읽어 보면 죽염은 거의 모든 질병 치료에 효과가 있는 만병통치(萬病統治)약인 것처럼 소개되어 있습니다. 과연 죽염에 그런 효과가 있는지 궁금합니다. 있다면 어떤 원리에 의해서 그러한지 설명해 주십시오.

각종 난치병을 치료할 원리 지닌 건강염

답 죽염에 담겨져 있는 비밀은 인산 선생님이 《신약》에 상세히 밝혀 놓으셨습니다. 따라서 인산 선생님의 이론을 배우고 있는 답변자로서 《신약》이상으로 죽염에 대해 정확하게 설명해 드린다는 것은 어려운 일입니다. 다만 여기선 《신약》의 내용을 좀더 구체적으로 확인해 드리는 것으로 답변을 가름할까 합니다.

먼저 죽염은 약이 아니라 식품입니다. 즉 서해안 천일염을 대나무 속에 다져 넣고 관솔로 9번 고열 처리, 소금 속의 유해물질을 제거하여 만든 건강 소금입니다.

여기서 우리가 유념할 점은 약과 식품의 인체 내 작용의 차이점입니다. 대부분 약의 특성은 특정 질병을 제압하는 힘이 강한 반면 독이 있어 인체

장기에 해를 끼치는 면이 있습니다. 이에 반해 식품은 특정 질환의 치료보다는 인체 전반을 보음보양(補陰補陽)하여, 오장육부를 보(補)하고 근력과 저항력을 증진시켜 주는 특성을 지니고 있습니다.

약을 오래 먹으면 부작용이 심하나 식품은 아무리 오래 먹어도 부작용이 없는 건 이 때문입니다. 오히려 좋은 식품을 섭취하거나 적절히 이용하면 신체의 건강이 증진되어 질병을 예방할 수 있을 뿐만 아니라 체내에 침투한 질병도 다스릴 수 있습니다.

다시 말해서 우리가 항상 근력을 가지고 건강하게 신체를 보존할 수 있는 건 약의 힘이 아니라 바로 쌀밥이나 김치·간장·된장·고추장 등의 작용입니다. 이 식품이 길러 준 힘에 의해 자신도 모르는 사이에, 오장육부에 침투하여 만병이 다스려지는 것입니다.

우리 선조들은 부작용 없이 인체를 보양시킬 수 있는 자연물을 상약(上藥)으로 분류, 늘 먹어 왔으니 이게 바로 식품의 기원이라 하겠습니다. 소금도 수천년 동안 인간이 신체 전반의 건강증진을 위해 상용해 온 식품입니다. 죽염이 만병에 두루 쓰일 수 있는 1차적 이유가 바로 여기에 있다 하겠습니다.

다른 각도로 죽염이 모든 질병 치료에 필요한 이유를 설명하겠습니다.

인체가 병이 든다는 것은 세균이나 독성물질에 의해 신체가 점차 탁해지면서 썩어 가는 현상입니다. 자연계가 화학독성물질에 오염되어 썩어 가는 현상과 마찬가지입니다. 따라서 인체의 병을 근본적으로 고치는 길은 체내외의 염증을 삭혀 내고 썩는 것을 막는 방법입니다.

예부터 음침하고 부패한 곳엔 빛과 소금이 필요하다고 했습니다. 소금이 부패를 방지해 주는 최고의 살균·소염제임은 이미 수천년 경험을 통해 드러난 바입니다. 죽염은 소금의 효과를 더욱 극대화시킨 건강염입니다. 죽염이 만가지 병에 두루 쓰일 수 있는 이유는 여러 가지 병인(病因)으로 체내외에 생긴 염증과 담을 부작용 없이 삭혀 주거나 막아 주는 데 탁월한 효력을 지니고 있기 때문입니다.

또한 죽염은 천일염을 대나무통 속에 다져 넣고 9번 고열 처리하는 과정에서 대나무에 함유되어 있는 천연유황이 합성되기도 합니다. 천연유황 온천욕이 염증성 피부질환 치료에 탁월한 효과가 있음은 널리 알려진 사실입니다. 죽염엔 천연유황이 합성되어 있기 때문에 더욱 탁월한 소염력을 발휘, 갖가지 병으로 썩어 가는 신체를 회생시킬 수 있을 것입니다.

마지막으로 죽염이 만병에 두루 쓰일 수 있는 철학적 원리를 간단히 설명해 드리겠습니다.

오늘날은 중금속 공해물질과 화공물질이 극심한 세상이라 모든 병의 근원은 화공약독이라 할 수 있습니다. 이 중금속 공해물질과 화학물질은 이미 우리가 경험하고 있는 바와 같이 인간이나 자연물이 적응할 수 없는 독수요, 독물입니다.

오늘날 만연하고 있는 암이나 괴질·당뇨병·고혈압·심장병·기형아 발생 등은 이 화공물질의 독수와 독물에 의해 컴퓨터 칩 보다 더 정교한 정보체계를 갖추고 있는 세포가 썩어 감으로써 일어나는 신체기능 혼란현상이라 할 수 있습니다. 그렇다면 오늘날 만연하는 질환을 치료하기 위해선 이 독성 물질들을 부작용 없이 중화하거나 제압하는게 치료의 근본임은 두말 할 필요가 없습니다.

화공약독은 오행(五行)의 성질로 분류하면 불기운[火氣]입니다. 인체를 뜨겁게 태우고 마음을 조급하게 부채질하는 성질이 있습니다. 반면 소금은 수정(水精)의 결정체로서 오행의 성질로 보면 물기운[水氣]입니다. 불기운을 제압하려면 물기운이 필요함은 당연지사입니다.

오늘날 모든 질병을 다스리기 위해선 소금, 특히 건강염인 죽염이 필수적일 수밖에 없는 또 하나의 이유가 여기에 있는 것입니다. 어떤 치료약을 쓰든간에 오늘날의 병을 다스리기 위해선 소금이 약방의 감초처럼 기본적으로 들어가야 한다는 소리입니다.

짜게 먹는 것은 해롭다던데…

문 현대 의학자들은 소금이 고혈압 등 성인병을 유발하기 때문에 짜게 먹지 말라고 합니다. 따라서 소금에 대한 공포심을 누구나 갖고 있습니다. 죽염도 소금이 주원료이고 상당히 짠데 인체에 해가 없을는지요. 죽염과 일반 소금의 차이점에 대해서 설명해 주십시오.

질좋은 소금은 萬病의 靈藥된다

답 먼저 소금이 고혈압 등 성인병을 유발한다는 주장은 1904년 암바드와 보자르에 의해 처음 제기된 것으로 근 1세기가 지난 오늘날까지도 논증되지 못하고 가설의 단계에 머물러 있는 학설에 불과합니다. 오히려 그간 인간의 체액 조성비율을 볼 때 소금이 생명유지를 위해 필요하며 간장·된장 등 염장식품이 항암작용을 한다는 게 밝혀지기도 했습니다.

충분히 검증되었다는 과학적 이론도 하루 아침에 뒤바뀌는 세상입니다. 그럼에도 불구하고 충분히 입증되지 않은 가설을 무슨 진리인 양 신봉하고 있는 우리 나라 의학자나 보건 당국자의 태도에 일단 문제가 있다고 지적하지 않을 수 없습니다.

소금의 인체 내 작용과 개념을 설명해 드리는 것으로 질문에 대한 답을 대신하겠습니다.

사람이 염분의 보충 없이 살아간다는 건 불가능한 일입니다. 소금의 체내 작용을 한 마디로 요약하면 신진대사 촉진작용입니다.

소금은 용매의 농도가 높습니다. 용매의 농도가 높은 쪽과 낮은 쪽이 있으면 농도가 높은 쪽이 낮은 쪽으로 밀고 들어가 농도의 평형을 이루려는 게 자연계의 현상입니다. 이를 과학적 이론으로는 삼투압 작용이라 말을 합니다.

소금은 용매의 농도가 높기 때문에 삼투압 원리에 의해 세포 안이나 세포 상호간의 생리학적인 물질수송·물질교환을 일으키고 신체기관의 팽창과 수축운동을 활발하게 하는 등 체내 신진대사를 촉진하는 힘을 지니고 있습니다. 실험해 보면 금방 알 수 있겠지만 인체에 염분이 부족되면 탈진상태가 되는데 이는 인체가 소금의 힘을 받지 못해 신진대사가 이루어지지 않기 때문에 일어나는 현상입니다.

소금의 인체 내 신진대사 촉진작용을 좀더 구체적으로 설명하면 다음과 같습니다.

먼저 소금은 위액이나 췌장액의 원료가 되어 몸에 들어온 음식물을 녹이고 분해하는 일을 합니다. 소금은 또한 영양분을 삼투압 작용에 의해 혈관내로 끌고 들어가는 한편 피에 실려 혈관을 타고 돌아다니면서 역시 삼투압 힘을 유발, 세포 곳곳에 영양분을 공급해 줍니다.

이렇게 세포가 영양을 공급받으면 불필요한 노폐물은 집에서 매일 쓰레기 버리듯이 밖으로 밀어내는데 소금은 세포가 배설하는 불순물 등을 끌어모아 역시 삼투압 힘에 의해 배설기관의 운동을 촉진시켜 대·소변, 땀 등으로 끌어내는 청소부 역할도 합니다. 소변이나 땀의 맛이 짜고 독한 건 이 때문입니다.

이런 소금의 체내 작용이 있기 때문에 만약 염분이 부족하거나 전혀 섭취되지 않는다면 인체는 영양분을 공급받지 못하고 또한 노폐물을 배설하지 못하여 몸은 탈진되고 점차 병들어가고 썩어 갈 것입니다. 따라서 예전부터 인간은 경험적 지혜로 소금을 생명의 원소로 귀히 여겼던 것입니다.

암·고혈압·당뇨병·심장병·신장병·뇌졸중 등 오늘날의 질환은 전부 신진대사 장애 질환입니다. 오늘날은 중금속 공해독과 화공약독이 극심한 세상이라 이 독물에 절여진 세포가 기능혼란을 일으키고 썩어 가면서 혈행장애·순환장애를 일으키는 것입니다.

따라서 이들 질환을 치료하기 위해선 신진대사를 촉진하는 소금의 섭취가 필수적이라 하겠습니다. 싱겁게 먹으라는 말은 소금의 본질적 기능과 오늘날의 병의 정체를 정확하게 파악하지 못한 데서 나온 말이라 하겠습니다. 오히려 오늘의 질병을 고치기 위해선 짜게 먹어야 할 것입니다.

이를 고혈압에 국한하여 좀더 구체적으로 설명하겠습니다.

고혈압은 혈관 내에 노폐물이 배설되지 못해 피가 끈적끈적하게 됨으로써 피의 순환을 위해 더 많은 압력이 필요하게 되기 때문에 일어나는 병적 현상입니다.

따라서 고혈압을 근본치료하기 위해서 혈관 내에 쌓인 노폐물을 제거, 피를 맑게 해야 합니다. 앞서 설명했듯이 소금은 바로 체내의 노폐물을 삭히고 외부로 배설을 촉진시키는 데 탁월한 일꾼입니다. 또한 썩는 것을 막는 데 그 무엇보다 최고의 힘을 지니고 있습니다.

이런 점에서 고혈압 환자에게 소금 섭취를 줄이게 하거나 금지시킨다는 건 더욱 병을 부채질하는 일이라 하겠습니다. 오히려 고혈압 환자일수록 소금 섭취를 늘리는 게 올바른 치료의 길이라 하겠습니다.

물론 소금에 물을 끌어 당기는 힘이 있기 때문에 소금에 일시에 과다하게 섭취할 경우 혈관 내에 물이 빨려 들어와 혈압이 더 높아질 수도 있습니다. 그렇다고 혈관 내 노폐물 제거를 포기, 소금을 금한다는 건 마치 구더기 무서워 장 못 담는다고 하듯이 하나만 알지 둘은 모르는 치료법이라 하겠습니다.

죽염은 소금의 독성을 제거하여 염증을 해소할 수 있는 소금의 힘만을 추출하는 한편 피를 맑게 할 수 있는 유황정(硫黃精)과 송진 성분을 함유하고 있습니다. 죽염을 소량씩 자주 들면서 몸의 상태를 보아 가며 양을 늘려 준다면 혈압이 급작스럽게 올라가는 해를 받지 않을 뿐만 아니라 결국은 혈관 내 노폐물을 제거하고 피를 맑게 할 수 있어 고혈압을 잡을 수 있습니다.

다음은 서양 의학자들이 소금이 해롭다고 하는데 서양 소금과 우리 소금의 차이점에 대해 설명해 드리겠습니다.

먼저 우리가 말하는 소금은 자연이 준 그대로의 미네랄이 풍부한 천일염입니다. 반면 서양은 공업주의로 치닫다 보니 식품도 각종 화학물질로 가공하는데 소금 역시 서양은 이온수지막법에 의해 나트륨과 염소를 화학반응시켜 만들어 냅니다. 이것은 식품이 아니라 일종의 화학물질입니다. 여기에는 99.9%의 염화나트륨만 존재할 뿐 미네랄이란 거의 존재하지 않습니다. 이 화학소금을 먹으면 진짜 건강에 치명적인 상처를 입을 수 있습니다.

오늘날 인간의 건강이 무너지는 이유는 크게 보면 자연을 외면한 생활방식 때문이라 할 수 있습니다. 소금이 나쁘다고 탓하려면 서양식의 인공화학소금[식탁염]을 나무랄 순 있어도 자연이 준 천일염을 싸잡아 나쁘다고 비난하는 건 잘못이라 하겠습니다.

이 천일염과 화학소금의 차이점은 간단히 실험을 통해서도 확인할 수 있는데 자연생수에 천일염을 약간 타서 금붕어를 넣어 주면 잘 살아가는 것을 볼 수 있어도 화학소금을 풀어 주면 이내 죽는 것을 볼 수 있을 것입니다. 또 배추를 절일 때 천일염을 쓰면 배추가 썩지 않고 탄력을 가지나 화학소금을 쓰면 이내 물러져 썩어 버리는 걸 볼 수 있을 것입니다. 화학소금과 천일염은 전혀 성질이 다른 물질입니다. 그럼에도 천일염을 화학소금과 싸잡아 나쁘다고 비난하는 건 잘못되었다 하겠습니다.

물론 천일염에도 문제가 없는 건 아닙니다. 천일염에는 본래 비소라는 유독성 물질이 함유되어 있습니다. 또한 오늘날에는 각종 생활하수와 산업폐수가 심한데 이 오염된 물이 결국 흘러가는 곳은 연근해안인지라 천일염에 중금속 화학물질의 독물이 스며들지 않을 수 없습니다.

따라서 천일염을 그대로 식용한다는 건 비소나 중금속 화학물질을 미량이나마 섭취하는 꼴이 됩니다. 이 독성물질을 제거하는 일이 소금을 건강하게 섭취하기 위해 중요한 일입니다. 그런데 비소나 중금속 화학물질은 휘발성이 강해 열에 약한 면이 있습니다. 강한 열을 받으면 기화하여 증발하는 성질이 있습니다. 따라서 가정에서 천일염을 깨 볶듯이 볶아 먹으면 중금속 화학물질의 해를 다소 줄일 수 있습니다.

죽염은 앞서 설명했듯이 천일염을 왕대나무 속에 다져 넣고 입구를 깊은 산중의 거름기 없는 황토로 막은 다음 소나무 장작을 이용, 1천5백도 이상으로 9번 고열 처리하여 만듭니다. 이 과정에서 소금 속에 함유되어 있는 유독성 불순물을 제거하고 순수한 소금만을 추출할 수 있어 소금이 본래적으로 지닌 유용한 기능을 이용할 수 있습니다.

또한 고열 처리 과정에서 대나무의 유황정(硫黃精), 소나무의 송진성분, 황토의 토성분자(土性分子)가 녹아 들어와 소염(消炎)과 청혈(淸血)의 힘이 더욱 극강하게 됩니다.

결국 죽염을 이해하려면 소금이 체내에서 기여하는 본래적 기능을 통찰하여 소금 유해론의 강박관념에서 벗어나는 일과 천일염과 화학소금은 엄연히 다르다는 점, 그리고 천일염에 함유되어 있는 유독성 불순물을 고열 처리하여 제거한 순수한 소금이란 점을 유념해야 할 것입니다.

고혈압·신장병·당뇨에 써도 되는지…

문 고혈압·신장병·당뇨병 환자의 경우 죽염을 많이 먹어도 해가 없는지요. 이들 환자의 적절한 죽염 복용방법이 있으면 설명해 주십시오.

죽염은 일반소금과 달리 좋은 영향 미친다

답 물론 이들 환자들이 죽염을 복용하여 해가 될 건 없습니다. 다만 복용방법에 주의하시면 됩니다.

고혈압 환자의 죽염 복용방법은 앞쪽의 답변을 참고 하십시오. 신장병 환자의 경우도 고혈압 환자와 복용방법이 비슷합니다. 신장병이란 신장의 신경선에 염증이나 담이 있어 신장기능이 정상적으로 작동되지 않는 현상입니다. 이런 염증 등을 제거하기 위해선 탁월한 소염제인 죽염이 일단 필요합니다.

그런데 죽염을 한꺼번에 많이 복용할 경우 체내에서 활발하게 신진대사가 이루어져 노폐물이 담긴 폐수가 다량 발생하고 이들이 몸 밖으로 나가기 위해 신장으로 들어오게 됩니다.

그런데 신장병 환자는 신장기능이 원활치 못한 상태이므로 외부에서 많은 양의 폐수가 들어오면 신속히 배출할 수 없기 때문에 몸이 부을 수가 있습니다. 이것은 신장병 환자에게 나타나는 부작용 아닌 부작용이라 할 수 있겠습니다.

따라서 신장병 환자의 경우는 한꺼번에 많은 양의 죽염을 복용하지 말고 메주콩알 만큼의 소량씩 하루 50회 이상 자주 복용하시면 몸이 붓는 일도 없이 신장의 염증이나 담을 삭혀 내는 소기의 목적을 달성할 수 있습니다.

당뇨병 환자의 경우는 죽염을 아무리 많이 먹어도 해가 없습니다. 당뇨병은 췌장에 이상이 생겨 당분을 세포 속에 옮겨 주는 인슐린이 분비되지 않거나 세포에 이상이 있어 당분이 흡수되지 않아 대·소변으로 당분이 그대로 흘러 나오는 병입니다. 따라서 영양을 공급받지 못한 인체는 기력이 딸리거나 저항력을 잃어 쉽게 합병증에 걸려 생명의 위협을 받는 질환입니다.

앞서 설명한 바와 같이 소금은 강한 삼투압 힘을 발휘, 세포에 양물을 배달해 주는데 일조를 하는 일꾼입니다. 또한 췌장의 신경선이나 세포에 맺혀 있는 염증을 제거·본래의 기능을 되찾아 주는 수리공이기도 합니다. 뒷장의 '이런 질병에도 죽염요법을 쓴다' 편의 당뇨병 항목을 참고하여 꾸준히 죽염을 복용하시면 좋은 효과를 거둘 것입니다.

구토증이 나는 이유는 무엇인가

문 죽염을 먹으면 구토증이 나는 경우가 있는데 왜 그런가요.

복용방법이나 분량에 따라 토제가 될 수 있다

답 죽염을 먹고 구토증이 나는 이유는 3가지가 있습니다.

하나는 죽염을 뜨거운 물과 함께 복용함으로써 구토증상이 생기는 경우입니다. 죽염엔 대나무의 천연유황이 함유되어 있습니다. 유황은 뜨거운 기운을 만나면 끓어 오르는 성질이 있기 때문에 공복에 죽염을 뜨거운 물과 함께 드시면 구토증이 생기는 겁니다. 죽염을 드실 땐 꼭 침으로 녹여 드시고 정 물을 드시고 싶을 땐 5분 정도 있다 물을 드시면 구토증이 없을 겁니다.

구토증이 나는 또 하나의 경우는 위에 염증이나 담이 많은 때입니다. 죽염은 소염력이 강하기 때문에 위벽에 담이나 염증이 가득할 경우 위에서 일대 격전이 일어날 수밖에 없습니다. 속이 울렁거리는 증상은 위장병을 몰아내기 위해 일대 격전이 일어났다는 인체의 표현입니다. 이를 명현(瞑眩)현상이라 하는데 관절염이나 몸에 잔병이 많은 사람이 죽염을 복용하고 일시적으로 통증이 나타나는 것도 같은 맥락입니다.

이런 경우는 1회 복용량을 메주콩알 만큼의 소량으로 하루 50회 이상 복용하면 점차 위벽이 염증을 제거할 수 있어 나중엔 한꺼번에 아무리 많이 먹어도 울렁거림이 일어나지 않을 것입니다.

구토증상이 일어나는 또 하나의 경우는 음식을 먹고 체했을 때입니다. 소금은 원래 구토제이기도 합니다. 위가 받아들일 수 없는 음식을 먹었을 경우엔 차라리 토해 버리는 게 나은데 죽염은 이럴 경우 최고의 구토제가 될 수 있습니다.

죽염은 어느 질환에 특히 효과적인가

문 죽염이 인체 건강에 여러 모로 좋다곤 하나 그 중 효력이 높은 질환이 있다고 봅니다. 이에 대한 답변을 해주십시오.

죽염이 닿은 곳에 病症 사라진다

답 죽염은 원래 민간에서 위장병을 다스리기 위한 수단으로 써왔습니다. 따라서 죽염의 효과가 높은 대표적 질환은 위장병입니다. 그리고 죽염이 직접 닿을 수 있는 상피세포(上皮細胞) 질환에 더욱 효력을 발휘합니다.

즉 죽염을 입에 물고 있거나 양치질하면 구강내 질환이나 충치·풍치를 퇴치할 수 있고 물고 있다가 천천히 삼키면 죽염이 통과되는 인체장부인 후두·식도·위·장 계통의 염증 및 궤양치료에 효과가 빠르고 솜이나 빨대에 찍어 코나 귀에 집어 넣으면 축농증·중이염을 쉽게 고칠 수 있습니다.

또 죽염을 생수나 주사용 증류수에 적당히 타서 거즈로 거른 다음 안약마냥 눈에 넣으면 눈의 피로나 질병을 막을 수 있고 유근피 달인 물에 죽염을 풀어 자궁·대장·소장을 관장시키면 해당부위의 염증이나 출혈·종양·치질 등을 완치할 수 있습니다. [뒷장의 '이런 질병에도 죽염요법을 쓴다' 편의 자궁·대장·소장 관장법 항목 참고] 그리고 무좀·습진·옴·비듬 등의 피부질환이나 화상엔 죽염을 직접 바르시면 효과를 볼 수 있습니다.

어떤 위장병은 낫고 어떤 위장병은 낫지 않는 이유는

문 죽염을 복용하고 어떤 사람은 위장병을 쉽게 고쳤으나 어떤 사람은 위장병이 잘 낫지 않는 경우를 보았습니다. 그 이유가 있는가요.

효과가 빠르고 더딘 차이가 있을 뿐이다

답 위장병은 크게 보면 위산이 분비되지 않는 위산저하증 환자와 위산이 많이 분비되는 위산과다증 환자가 있습니다. 소금은 본래 위산의 원료가 됩니다. 따라서 위산저하증 환자가 죽염을 복용하면 쉽게 위장병을 고칠 수 있습니다.

같은 위장병이라도 효과가 더디 나는 건 위산과다증 환자의 경우입니다. 그러나 이 경우도 시간의 차이일 뿐 죽염을 꾸준히 복용하시면 분명 좋은 치료효과를 볼 수 있습니다. 위산이 과다하게 분비된다는 건 위벽의 신경선에 염증 등이 있어 이상반응을 일으키기 때문에 생기는 병적 현상입니다. 죽염의 탁월한 소염력으로 이 염증을 제거하면 자연 위산은 정상적으로 분비되고 위장병도 고쳐질 것입니다.

죽염은 다른 소금과 달리 갈증이 나지 않는데

문 죽염을 먹으면 다른 소금과 달리 갈증이 나지 않고 오히려 입이 건조할 때 먹으면 갈증이 해소되고 입안이 부드러워집니다. 그 이유를 설명해 주십시오.

소금은 본디 물의 결정체라 갈증을 해소한다

답 소금은 원래 물의 결정체[水精]입니다. 따라서 순수한 소금을 먹으면 갈증이 나는 게 아니라 오히려 갈증이 풀리기 마련입니다.

그런데 앞서 설명드렸듯이 오늘날 일반 소금엔 산업폐수와 생활하수에서 흘러 들어오는 각종 유독성 물질이 함유되어 있습니다. 이 독성물질은 그 맛이 쓰고 독합니다. 이 물질은 불기운인지라 체내에 들어오면 속을 태우게 됩니다. 일반 소금을 먹으면 갈증이 나는 건 이 때문입니다.

죽염은 소금에 함유된 독성물질을 고열 처리, 제거하고 소금 본래의 순수한 수정기운만을 추출했기 때문에 맛이 달고 갈증이 해소되는 것입니다.

임신부가 써도 되는지 ?

문 임신부의 경우 죽염을 복용해도 해가 없습니까

적당량을 쓰면 태아건강에도 좋다

답 철학적 원리를 보면 소금의 주성분은 백금 기운입니다. 백금 기운은 인체의 근골을 강화시켜 주는 작용을 합니다. 임산부가 복용하면 그 성분이 태아까지 미쳐 태아의 근골과 저항력을 강화시켜 주기 때문에 해로울 건 없습니다.

그런데 죽염을 너무 많이 섭취할 경우 태아의 발육이 왕성해져 분만시 산모가 고생할 수 있습니다. 이것이 죽염의 부작용 아닌 부작용이라 할 수 있겠습니다.

따라서 임산부의 경우엔 약간씩의 죽염복용은 분만시 힘을 덜기 위해 적게 드시는 게 좋습니다. 분만 후엔 신생아에게 죽염을 모유나 이유식, 분유

등에 타서 많이 먹여도 무방합니다.

아홉 번을 굽는 이유가 있나
문 죽염은 대나무통 속에 천일염을 다져 넣고 9번 굽는다고 했습니다. 꼭 9번을 구워야 하는 이유가 있습니까.

법제를 완벽하게 하기 위해서다
답 9라는 숫자는 동양철학의 관점에서 보면 완벽을 뜻합니다. 우주나 자연은 9번의 생성과정을 거쳐야 생명력이 완벽한 상태가 된다고 보고 있습니다. 따라서 예부터 동양에선 약재를 다룰 때 구증구포(九蒸九曝)하였습니다. 약재를 쪄서 햇볕에 말리기를 9번 거듭하였습니다.

9라는 숫자에 이르러 생기(生氣)가 충만해진다는 건 우주의 비밀이요 진리입니다. 소금을 대나무통 속에 다져 넣고 굽기를 9번 반복하는 이유가 여기에 있습니다.

소금 치고는 비싼 감이 든다
문 죽염은 사실 일반 가정에서 구입해 복용하기에는 비싼 가격입니다. 그래도 건강을 생각해서 사먹는 입장인데 도대체 죽염이 약인지 식품인지 궁금할 때가 많습니다.

법적 의약품은 아니나 효과가 좋고 공정 까다롭다
답 죽염은 상공부에서 허가난 가공염 중의 하나입니다. 죽염을 상공부에서 관할하는 것은 그것이 소금으로 분류되기 때문입니다. 그리고 우리가 소금을 식료품으로 사용하고 있기는 하나 학술적으로 분류할 때 광물질로 분류됩니다.

따라서 엄밀하게 말해 죽염은 식품도 아니고 의약품도 아닌 단지 광물질에 지나지 않습니다. 그러나 우리가 복용하는 식품이나 의약품은 모두가 자연에서 얻은 물질이거나 이를 가공해서 만든 것으로 이를 분류하는 것은 단지 학술적이거나 제도상의 문제일 뿐입니다.

원래 죽염은 그 의약적인 효과가 탁월하기 때문에 의약품으로 허가를 받고자 했습니다만 제도상의 여러 가지 어려움 때문에 아직 의약품으로 허가 받지 못한 상태입니다. 그러나 죽염의 의학적인 연구나 임상결과가 계속 보고되고 있기 때문에 멀지 않아 의약품 허가가 이루어질 것으로 보입니다.

그렇다고 지금 죽염이 식품으로도 허가나지 않은 상태인데 이는 소금을 분류하는 학술적인 문제인 것입니다.

한편 죽염의 값이 소금치고 비싼 건 죽염의 독특한 제조과정 때문입니다. 죽염은 공장에서 기계로 1초에 수십개씩 만들어 내는 일반공산품과 달리 제조공정을 기계화 할 수 없는 면이 있습니다. 일일이 천일염을 '손'으로 대나무통 속에 다져 넣고 관솔을 지피고 다시 구워진 소금을 깨서 대나무통 속에 다져넣고 관솔로 가열하는 걸 9번 반복해야 합니다. 따라서 죽염은 대량 생산을 할 수가 없고 일일이 사람의 '손'과 '정성'이 들어가야 만들어지기에 자연 가격이 소금치고 비싼 것입니다.

죽염, 이렇게 이용한다

죽염을 이용하는 방법

　죽염을 먹거나 이용하는 방법은 매우 다양하다. 죽염은 인체의 거의 모든 질병에 예방·치료 효과가 있을 뿐 아니라 보음(補陰)·보양(補陽) 효과 및 갖가지 공해독을 풀어 주는 힘이 뛰어나므로 얼마든지 다양한 방법으로 응용하여 쓸 수 있다.
　죽염을 먹는 가장 쉬운 방법은 ⅓찻숟갈 만큼씩의 분량을 침으로 녹여 오래 입안에 물고 있다가 천천히 삼키는 것이다. 침에는 강한 살균·해독력이 있는데 죽염과 합치면 그 효과가 극대화되어 몸안에 쌓인 갖가지 공해독·화공약독을 풀어 주고 체력을 강화해 주는 등의 묘력(妙力)을 발휘한다.
　죽염은 맛이 몹시 짜므로 처음 먹는 사람은 먹기가 조금 불편하고, 몸안에 담(痰)이 많은 사람은 속이 울렁거리거나 구토가 날 수도 있다. 담은 공해나 화학약품의 독이 엉켜 가래와 비슷하게 된 것으로 현대인은 누구나 몸안에 담을 지니고 있다. 이러한 담을 죽염의 강한 살균·해독력으로 삭이는 과정에서 속이 불편하거나 구토가 나는 것이다.
　그러므로 ⅓찻숟갈 만큼씩 아주 적은 양을 틈나는대로 하루 30번 내지 1백번씩 자주 먹다가 차츰 먹는 양을 늘려 나간다. 습관이 되면 먹기에 불편하지 않고 독특한 맛을 느낄 수 있다. 죽염은 몹시 짜면서도 달걀 노른자 맛과 단맛이 약간 섞여 있다.

죽염을 먹는 또 하나의 좋은 방법은 밭마늘 5~10통쯤을 프라이팬에 올려놓고 장작불이나 가스불로 말랑말랑한 정도로 구워 껍질을 까서 죽염을 찍어 먹는 방법이다. 하루 10~30통씩 가능하면 밥먹기 전에 먹는 것이 좋다.

죽염에는 가루로 된 것과 작은 알갱이로 된 것, 느릅나무 진과 섞어 알약 모양으로 만든 것들이 있는데, 그냥 먹기에는 작은 알갱이로 만든 것이 짠맛이 덜 느껴지므로 먹기 편하고 그 외에 마늘을 구워 찍어 먹거나 눈에 넣는 죽염수를 만들거나, 외과질환 등에 쓰는 데는 가루로 된 것이 좋다.

먹는 양은, 몸에 별다른 질병이 없는 사람은 한 달에 2백50그램쯤 늘 먹으면 갖가지 질병을 예방하고 체질을 강하게 할 수 있다. 몸에 병이 있거나 허약한 사람은 양을 늘려 일주일에 2백50그램쯤을 먹는데 몸의 상태를 살펴가며 스스로 양을 조절한다. 먹다가 말다가 하지 말고 꾸준히 먹는 것이 중요하다.

신장이나 방광에 이상이 있는 사람은 많이 먹으면 일시적으로 몸이 붓는 수도 있으나 작은 콩알만큼씩의 양을 하루 1백~2백회 자주 복용하면 부작용없이 질병을 치유할 수 있다. 고혈압이나 당뇨병 환자 역시 처음부터 많이 먹지 말고 조금씩 먹으면서 몸의 적응상태를 관찰해 가며 먹는 횟수와 양을 늘린다.

식도암·뇌암·위암 등의 암 환자는 하루 50그램 이상씩, 먹을 수 있을 만큼 많이 먹어서 암세포가 다른 곳으로 전이되거나 확산되지 않도록 막아서 회복이 거의 어려운 말기 암으로 진행되지 않도록 해야 한다.

죽염이 몹시 짜니까 물에 타서 먹거나 물과 함께 먹는 사람이 있는데 그렇게 먹으면 죽염의 효과가 떨어지고 토할 수도 있으므로 좋은 방법이 아니다. 죽염을 침으로 녹여 먹기 힘든 사람은 생강과 감초를 같은 비율로 넣고 차를 끓여서 그 찻물과 함께 먹는다.

생강·감초차는 죽염 먹을 때 뿐만 아니라 늘 마시면 몸안에 쌓인 공해독을 풀어 주는 데 상당한 효과가 있다. 죽염은 소금이나 간장 대신 국이나 찌개, 나물무침, 고기요리 등에 간을 맞추어 먹을 수도 있다. 음식 맛을 돋우어 줄 뿐만 아니라 음식 자체가 좋은 약이 될 수 있기 때문이다.

죽염은 어떤 약이나 음식과도 잘 조화될 뿐 아니라 약이나 음식 본래의 효과를 도와주므로 한약재·약죽·약차·우유 등과 함께 먹어도 좋다. 활명수·까스명수·위청수와 같은 음료와 함께 먹는 것도 좋은 방법이다. 참으로 죽염을 먹는 법과 이용방법은 무한하다고 해도 지나친 말이 아니다.

죽염은 많이 먹어도 부작용이 일체 없으며, 술마시기 전에 먹으면 쉽게 취하지 않고 취기를 빨리 깨어나게 하는 뜻밖의 효과도 있다. 죽염을 휴대용 용기에 넣어 갖고 다니면서 음식에 쳐서 먹거나 술마시기 전에 먹는 사람들이 있는데, 이는 식중독을 예방하고 알콜중독을 막을 수 있는 좋은 방법이다. 그러나 죽염을 믿고 술을 많이 마시는 건 도리어 위험할 수도 있으므로 주의해야 한다.

죽염을 먹는 방법과 응용법을 간략하게 정리하면 다음과 같다.

죽염 복용법

• 밭에서 키운 마늘을 하루에 10~30통쯤 쪽을 내어 껍질째로 프라이팬에 말랑말랑한 정도로 구워 껍질을 까서 죽염에 찍어 먹는다. 하루 5~6차례 나누어 먹는데 가능하면 밥먹기 전에 먹는 것이 좋다. 논에는 농약을 많이 치는데 마늘은 농약 속의 수은성분을 흡수하는 성질이 있으므로 논마늘을 쓰지 않는다. 밭마늘을 구별하기는 쉽지 않은데, 마늘 뿌리에 붉은 황토가 묻어 있는 것은 밭마늘로 보아도 무난하다. 대개 논바닥이 붉은 흙으로 남아 있는 일은 드물기 때문이다.

• 하루 5~7번, 한번에 한 순갈씩[죽염 순가락으로, 2그램쯤] 생강차, 느릅나무뿌리 껍질 달인 차, 보리차, 우유, 갖가지 영양음료 등과 함께 일반 가루약처럼 삼킨다.

• 죽염을 아주 적은 양[쌀알, 콩알만큼]씩 입에 넣고 침으로 녹여서 천천히 삼킨다[하루 50~1백회 이상].
• 이밖에 갖가지 음식의 간을 맞출 때 맛소금이나 간장 대신에 죽염이나 죽염간장을 쓰도록 한다.

죽염 응용법

• 눈병에는 증류수나 끓인 물, 또는 생수에 죽염을 녹인 다음 가라앉은 침전물은 버리고 윗물만을 안약처럼 수시로 넣거나, 입에 죽염을 물고 있다가 침이 고여서 녹으면 그 침으로 눈을 닦아 준다.
• 갖가지 피부질환, 자궁·직장·대장 등의 질환, 상처, 치질, 무좀, 축농증, 비염 등에는 유죽액을 만들어 사용한다. 유죽액은 느릅나무뿌리 껍질을 물로 푹 달인 후에 건더기를 건져 내고 채나 천으로 걸러 낸 다음 죽염을 진하게 녹이면 된다. 자세한 것은 ['이런 질병에는 죽염요법을 쓴다'편의 '자궁암·직장암 치료방법']을 참고한다.
• 자궁·직장·대장 등의 질환에는 그 부위에 유죽액으로 관장을 한다.
• 축농증·비염에는 탈지면[솜]에 유죽액을 한두 방울 떨어질 정도로 적셔 잠잘 때에 한쪽 코씩 번갈아 넣고 잔다.
• 치질이나 무좀에는 유죽액이나 죽염수를 바른 후에 죽염가루를 그 위에 뿌리면 효과가 빠르다. 치질이나 무좀용 연고, 안티푸라민 등에 죽염을 걸쭉하게 개어서 발라도 좋다.

이런 질병에는 죽염요법을 쓴다

1. 죽염의 주된 치료 활용방법
 1) 위궤양·식도궤양·장궤양·초기위암
 ① 밭마늘을 낱개로 쪽을 내 프라이팬에 구워 껍질을 벗겨 죽염에 찍어 자주 먹는다. 마늘 속에는 피를 보호하는 혈정수(血精水), 영양분을 살이 될 수 있도록 세포에 넘겨 주는 육정수(肉精水), 골수가 이루어지도록 도움을 주는 골정수(骨精水)가 있는데 거악생신(去惡生新) 작용이 뛰어난 죽염과 어울리면 담과 암독 퇴치에 눈부신 효력을 발휘한다. 남녀노소 누구나 먹어도 해가 없고 특히 어린 아이 발육부진에도 좋다.
 위나 장의 궤양증에는 죽염만을 수시로 꾸준히 먹어도 치료된다. 특히 아침에 일어나 죽염으로 양치질 한 후 이를 세수를 다 마칠 때까지 물고 있다. 조금씩 넘기면 치아도 좋아질 뿐더러 위장병에 뛰어난 효과를 얻을 수 있다. 죽염은 1달에 1.5kg, 밭마늘은 하루에 30통 이상 복용해야 한다.
 ② 무를 채칼에 썰어 죽염으로 짜게 절인 다음 무를 꽉 짜서 그 물로 죽염과 난반을 15:1로 배합하여 수시로 먹는다.
 ※난반제조법=백반을 24시간 이상 은은한 불에 충분히 구워 독기를 제거한다. 이를 고백반이라 한다. 구울 때 연기가 독하므로 냄새를 맡지 않도록 한다.

이를 분말하여 고백반 6백g에 오골계란 흰자위 13개쯤의 비율로 섞는다. 섞을 때도 열이 심하게 나므로 주의한다. 열이 나지 않으면 방법이 잘못된 것으로 사용해도 효과가 없다. 열이 식은 다음 가루내어 쓴다. 오골계란이 없으면 토종계란으로 대신한다. 양계장 계란은 약효가 나지 않으므로 놓아 먹인 닭의 알을 구하여 쓴다.

2) 식도암

찻 숟갈로 하나씩 수시로 죽염을 입에 물고 있다 녹여 조금씩 삼킨다. 암이 악화된 상태에 있는 사람은 죽염 녹인 침을 삼키면 혹 몇 번 토하는 경우도 있으나 관계치 말고 계속 반복하면 차츰 부드러워지며 치유된다. 죽염이 식도로 통하는 신경 내의 염증과 각종 독을 소멸하는 작용을 하므로 식도암의 신약(神藥)이 된다. 1달에 죽염을 2kg 이상 복용해야 한다.

침이 잘 넘어가기 시작하면 미음을 해두고 먹되 먼저 생강·감초탕을 마시고, 죽염을 녹여 삼키고 나서 미음을 먹는다. 된밥을 먹어도 될 때까지 쇠고기 등 육류(肉類)는 가급적 먹지 말아야 한다. 미음에는 죽염김치와 죽염간장을, 밥먹을 적에는 죽염된장까지 만들어 두고 함께 복용한다.

죽염김치는 무 4, 배추 1의 비율로 김치를 담되 다른 양념은 그대로 넣고 소금 대신 죽염을 넣어 조금 짜게 담근다. 무, 배추는 죽염에 완전히 절여서 김치를 담근다. 죽염간장은 일반 간장에 죽염가루를 적당량 넣고 달여서 만든다. 죽염된장은 소금 대신 죽염을 써서 조금 짜게 담북장[죽염장]을 담가 쓴다.

※생강·감초탕=
물 1.5ℓ에 생강 2냥, 유근피 2냥, 마늘 구운것 2냥, 감초 반 냥을 넣고 약한 불에 은은히 12시간 정도 달인다.

3) 자궁암·직장암·대장암·소장암

① 유죽액(楡竹液)이나 납저유를 이용하여 관장시키는 게 최상의 방법

이다. 암 이외의 해당 부위 제질환은 유죽액이나 죽염수로 관장시키는 한편 죽염을 복용하는 것만으로도 무난하다.

※죽염수 만드는 법 =생수나 주사용 증류수를 구하여 물과 죽염을 5:1 비율로 섞는다. 한참 후 앙금이 가라 앉으면 여과지나 거즈에 거르면 된다.

유죽액이나 납저유 관장법은 뒤의 자궁암·직장암·대장암·소장암 치료 상론 부분 참조.

4) 에이즈[陰疽瘡]

집오리 2마리를 털과 똥만 제거하고 금은화(金銀花)·포공영(浦公英)·석위초(石葦草)·호장근(虎杖根)·통초(通草)·유근피 각각 3근 반, 생강·감초 각 1근 반을 넣어 푹 달여서 그 물에다 죽염과 난반을 5:1 비율로 캡슐에 넣은 것을 식전에 1알 식후에 1알씩 하루에 6알 먹는다. 그리고 봄·가을로 단전과 중완에 5분이상 타는 쑥뜸을 열심히 뜬다. 쑥뜸법은 인산 김일훈 선생의 저서《신약》에 나오는 '영구법의 신비'를 참고한다.

5) 脫陰·陰蝕瘡·陰邪病

부인의 음부에서 나는 창병(瘡病)에는 유황가루를 법제한 다음 죽염가루와 반반씩 섞어서 아침·저녁으로 당처에 바른다. 유황가루를 법제하기 힘들면 죽염을 먹으면서 죽염가루만 발라 주어도 무방하다.

※유황법제법 =깊은 산중의 거름기 없는 황토 2백근을 갖다가 절반으로 나누어 반죽한 다음 둥근 구멍 두 곳을 파서 반죽된 진흙을 각각 넣고 홈을 파서 사발 모양의 토기를 만든다.

유황 30근을 녹여 홈 한 곳에 15근씩 붓고 그것이 녹을 무렵 진흙으로 홈을 덮는다. 이때 유황을 녹여 붓는 시간은 반드시 자시(子時 =밤 11시 30분~1시 30분)에 하고 반나절 뒤인 오시(午時 =낮 11시 30분~1시 30분) 직전에 묻었던 유황을 파내어 다시 녹여서 오시 정각에 홈에 붓는다. 이와 같은 방법으로 9번을 반복한다.

이렇게 한 뒤 생강 3근을 깨끗이 씻어 가늘게 썬 다음 솥 안에 골고루 펴서 9번 구워낸 유황을 삼베자루에 넣어 생강 위에 얹은 후 생강이 타서 연기가 날 때까지 불을 지펴 푹 찐다.

삼베자루의 유황을 꺼내 햇볕에 말린 다음 다시 삼베자루에 넣고 같은 방법으로 찌기를 7번 반복한다. 이것은 유황 속에 내재한 독성을 완전히 제거하고 새로운 약성을 합성시키기 위한 방법이다. 이와 같이 하여도 유황냄새가 완전히 가시지 않을 경우에는 가실 때까지 몇 차례 더 실시한다.

6) 치질 · 치루

① 항문에 구멍이 뚫어진 암치질에는 죽염 1돈[3.75g]에 고백반 · 유황 각 5푼[0.5돈]을 한데 섞어 곱게 가루내어 환부에 찍어 바르고 반창고를 붙여 잘 봉해 준다. 이 역시 유황을 법제하기 힘들면 죽염만 써도 무방하다. 직장에서 출혈하며 대변시 피똥을 싸는 장치질에는 찰밥 2홉을 되게 하여 죽염 5냥[1냥=37.5g]에 고백반 3냥을 한데 두고 절구로 오래 찧은 다음 알약을 만든다.

그리고 집오리 1마리를 털과 똥만 제거하고 푹 끓여서 식히면 기름이 뜨니 그 기름을 걷어 버리고 더운 물을 더 붓고 금은화 1근, 마른 옻나무 껍질 1근[O형이나 옻을 타는 사람은 제외한다]을 넣고 달인다. 그 달인 약물에 앞의 알약을 아침 저녁으로 50알씩 식사 전에 복용한다.

② 유근피 9백g을 물 9ℓ에 넣고 은은한 불로 20시간 달여 약물의 양이 반 되[0.9ℓ]가 되면 유근피를 걷어 내고 죽염 2백50g을 타서 녹인 후 저어서 고운 광목천에 3회 걸러 낸다. 이 물을 고급 관장기에 넣어 1일 2회 항문에 주입하되 1·2일차에는 5cc, 3·4일차에는 10cc, 5·6일차에는 15cc, 7·8일차에는 20cc, 9·10일차에는 25cc, 11~12일차에는 30~50cc까지 주입한다. 유근피를 깨끗이 털어서 사용하고 관장시 약물을 따뜻하게 해서 주입한다.

③ 생수나 주사용 증류수 40cc에 죽염 4찻숟갈과 난반 1찻숟갈 정도 섞

어 거즈나 여과지에 걸러 정제시킨 후 치근의 양쪽에 주사한다.

  7) 항문출혈 · 자궁출혈
  자단향(紫丹香) 1냥, 원감초 1냥, 연근(蓮根) 1냥을 달인 물에 죽염환을 50알씩 아침 · 저녁으로 복용한다.

  8) 구강암 · 치근암 · 치골수암 · 설종암
  죽염과 난반을 5:1 정도로 하여 한 숟갈씩 입에 넣어 견디기 힘들 정도까지 오래 물고 있다 뱉기를 반복한다. 난반의 강한 힘이 암독을 다 풀어서 고름기운을 싹 사라지게 하고 죽염은 인체 세포의 생신작용을 돕는다.

  9) 풍치 · 충치 · 잇몸질환
  ① 아침 · 저녁으로 죽염을 사용하여 양치하는 한편 죽염을 오래 물고 있다가 삼키기를 반복한다.
  ② 깊은 산속에 있는 솔방울이 땅에 떨어져서 몇십년이 지나면 솔껍질이 썩고 그 속에 있는 송진만 남는다. 그것을 주워다 오래 달여서 죽염을 타 오래 물고 있기를 반복한다.

  10) 갑상선암 · 임파선암
  ① 죽염을 주사용 증류수에 진하게 타서 거즈나 여과지에 걸러 두고 종처 중간에서 좀 윗부분 세 군데에다 3cc정도 주사한다. 4~5일 하면 터져서 부었던 게 호물호물하게 물러지는데 그러면 밭마늘을 곱게 다져서 4푼 두께로 당처에 놓은 후 약쑥으로 15~30분짜리 뜸을 뜬다.
  그러면 약쑥불로 마늘즙이 끓어 내려가서 종처가 자동으로 터져 나온다. 곪았던 자리가 터져나간 후에 다시 종처 밑에 살하고 닿은 부분 4~5군데에 죽염주사를 한다. 그리고 죽염을 살살 흩어 주고 고약을 붙인다.
  ② 납저유 6백g, 죽염 1백50g, 난반 30g의 비율로 반죽하여 하루 3번씩

1cc 주사액을 부어오른 중심부에 환부가 1치 부어 올랐을 때는 5푼 깊이로 주사바늘을 꽂고, 5푼 부어 올랐을 때는 2푼 5리 깊이로 꽂는다. 단단한 것이 약간 부드러워졌을 때는 1cc 주사하던 것을 5cc로 늘리고 죽염과 난반의 비율을 5:2로 늘린다.

눌러 봐서 말랑말랑할 때 5cc를 주사하고 5cc 주사를 몇 번 하면 그 속에서 녹아서 염증으로 변하여 터질 듯이 말랑거린다. 그럴 때에 그 위에 마늘을 5푼 두께로 찧어 놓고 쑥뜸 15분짜리 몇 장을 떠서 터져 녹아 빠지면 그뒤 죽염 5, 난반 2의 비율로 납저유에 개어서 부위를 덮을 정도 크기로 붙여 두고 주변 세 군데에 주사한다. 납저유란 동짓날 이후 3번째 돌아오는 미일(未日)에 잡은 돼지의 기름이다.

11) 간질 · 정신분열 · 우울증 · 조울신경증 등 일체의 정신병

정신병은 위벽에 담이 너무 심하여 위신경 계통인 뇌신경에 염증이 범하여 발병한다.

죽염 5에 난반 2의 비율로 하여 2~7 숟갈씩 막걸리 1대접에 타서 먹이면 얼마안가 토한다. 미쳐서 날뛰는 힘센 청년이라도 토하고 나면 힘이 빠져 잠을 잔다. 하루에 2~3차례 반복한다. 그러면 위의 담이 완전히 삭고 위벽 신경이 회복되어 뇌의 염증이 가신다.

12) 나병 · 악성피부병

① 나병과 피부병은 지방 수토의 병으로 감로정이 미달되는 데서만 발생한다. 따라서 감로수 기운이 함유된 죽염이 없이는 절대 회복이 불가능하다.

죽염과 난반을 15:1로 캡슐에 넣어 5~6개 먹는 걸 하루 10번 이상하는 한편 납저유 1백cc 죽염 5백g 난반 30g을 섞어 당처에 바른다.

② 고삼술[苦蔘酒]과 죽염을 무시로 복용한다. 이들 약술 및 죽염을 복용하는 동안 다른 술이나 성관계, 닭고기, 돼지고기, 밀가루 음식, 녹두 음

식 가공식품 등을 금한다.

※고삼술 제조=찹쌀술을 진하게 만들어 그 술의 전주를 떠서 누룩을 제조한다. 누룩은 밀을 반만 가루를 빻고 나머지는 밀기울로 쓴다. 이러한 밀기울을 찹쌀술 전주로 반죽하여 잘 띄운다. 이렇게 하여 제조한 누룩을 가지고 나병을 치료할 수 있는 약술을 제조하는 것이다.

먼저 비상 1근을 준비한다. 그리고 대추 5근을 준비하여 씨를 뺀 다음 1말 가량의 물과 함께 솥에 넣고 오래 달인다. 이렇게 대추 삶은 물은 꼭 짜서 찌꺼기는 버리고 그 물에 비상 1근을 넣고 다시 달인다. 오래 달이면 물이 마르고 비상만 남는다.

이 비상을 또다시 앞서의 순서대로 대추를 달인 물에 넣고 달이는 것을 도합 세 번 반복한다.

다음에는 생강 5근의 생즙을 내어 지금까지 대추 삶은 물에 세 번 법제한 비상을 그 즙에 넣고 달이기를 아홉 번 반복한다.

그리고 고삼 15근을 대두 한 되의 찹쌀을 씻은 뜨물에 담갔다가 하루 지난 뒤 건져서 다시 대두 한 되의 찹쌀을 씻은 뜨물을 만들어 이 뜨물에 담갔다가 하룻밤 지난 뒤 건지기를 다섯 차례 반복한다. 이는 고삼의 독성(毒性)을 제거하기 위한 것이다.

이렇게 제독(除毒)한 고삼을 푹 달여서 여기에 대추 · 생강으로 제독한 비상을 두고 또 시루에 찐 찹쌀을 두고 술을 빚은 다음 1개월 가량 지나 주정(酒精)으로 화(化)한 뒤 이를 복용한다.

이 고삼술의 효능을 높이기 위해서는 여섯 자(尺 : 1尺=30cm)깊이 이상의 땅속에 묻어 1년 내지 3년이 경과한 뒤에 사용하면 더욱 좋다.

③ 온돌을 달군 뒤 그 위에 솔잎 두 가마를 20cm 두께로 편 다음 죽염 2백50g을 물에 타서 사람이 누울 자리에 뿌리고 삼베 홑이불을 깐다. 그런 다음 사람이 누워서 머리에 수건을 쓰고 땀을 흠씬 낸다.

땀을 드릴 때는 바람을 쏘이면 한독이 침입하니 누구나 땀을 내고 식힐 때에 극히 주의해야 한다.

13) 백납·백전풍·자전풍·흑선풍

① 가을에 호두알이 영글기 전에 따 기름을 짜가지고 그 기름을 바른 위에 죽염으로 살이 아프도록 비빈다. 그러면 점차 모세혈관이 정상으로 돌아온다.

② 유근피 1근 반을 은은한 불에 20시간 이상 달여서 건더기를 건져 버리고 이를 반 되쯤 되도록 달여서 여기에 죽염 2백50g 내지 3백g을 탄다. 광목 두 겹의 천으로 이를 꼭 짜서 건더기는 버리고 그 물을 사용한다. 이 약물을 잠들기 전에 환부에 바르고 아침에도 바른다.

그리고 죽염을 복용하는 한편 죽염을 주사용 증류수로 잘 정제하여 환부를 돌아가며 주사한다. 살이 엷은 곳은 대략 1cc 이내로 하고 살이 깊은 곳은 2~3cc 가량 3일에 1번씩 주사한다.

주사용 죽염은 섭씨 5천도 이상으로 고열 처리한 것이어야 하나 편의상 일반 죽염으로 대용한다.

14) 습진·무좀·피부질환·땀띠·벌레물린 데

① 유근피 달인 물에 죽염을 타가지고 씻고 바른다. 처음에는 연하게 타다 점차 농도를 높인다. 죽염만 물에 타 자주 발라 주어도 무방하다.

② 죽염과 난반을 적당히 배합하여 물에 진하게 개어 발라 둔다.

15) 백설풍

① 죽염을 진하게 풀어서 머리 해당 부위에 발라 둔다.

② 해년(亥年)·해월(亥月:음력 10월) 해일(亥日) 해시(亥時:오후 9시 반부터 11시 반까지)에 잡은 돼지의 기름을 사해유(四亥油)라 한다. 이를 양성·음성 백설풍에 여러 번 바른 다음 그 위에 법제한 유황가루와 죽염을 섞은 가루를 바른다. 사해유를 구하기 힘들면 납저유를 써도 무방하다. 유황제법은 앞의 5번 항목을, 납저유에 대한 설명은 10번 항목을 참조한다.

③ 백단향 2냥 자단향 1냥을 한데 두고 오래 달여서 온몸에 바른 뒤에 법제한 유황가루와 죽염을 반반씩 섞은 가루를 온몸에 바른다.

16) 세균성 원형 탈모증
죽염을 수시로 복용하는 한편 죽염수를 진하게 만들어 해당 부위에 수시로 바른다.

17) 수지암 · 족지암
유근피 3근 반을 삶은 물에 죽염 1근을 타서 물을 한 되 가량 되게 한 후 곱돌솥을 구하여 불에 올려놓고 처음에 손을 담글 만큼 뜨겁게 하여 손을 담그면 하루하루 지남에 따라 손가락을 완전히 데는 때가 온다. 그러면 혈관을 따라 핏속에 있는 독이나 호흡으로 흡수한 화공약독이 서서히 부분적으로 흘러 나온다.

18) 파골 · 절골 · 쇄골
죽염과 토종 홍화씨가 신비의 약이다. 부서진 뼈를 뼈 잘 맞추는 곳에 가서 살살 주물러 맞춘 후 움직이지 않게 깁스하고 죽염과 토종 홍화씨를 수시로 복용하면 이내 뼈의 골수와 진이 생성되어 뼈가 야무지게 아문다.
절골 · 파골 · 쇄골 모두 30세 이전은 15시간, 30세 이후는 24시간 이내에 완치하므로 상처부위의 부목이나 붕대를 24시간 뒤 풀어 주도록 한다. 그렇지 않으면 골수의 진이 생기면서 나는 열에 의해 그 부위에 염증이 생길 가능성이 있다.
타박상 또는 절골 · 파골시 통증이 심한 것은 죽은 피가 모이기 때문인데 이때는 우선 연근(蓮根) · 당귀(當歸) · 천궁(川芎:기름을 제거해서 씀) 각 1냥과 홍화 1돈을 달여 복용, 통증이 멎은 다음 홍화씨를 복용한다.
복용방법은 홍화씨 1냥(37.5g)을 불에 살짝 볶아서 분말한 다음 생강차에 타서 마시면 된다. 분량은 식전에 반 숟갈씩 2번으로 나누어 5돈씩 복용하거나 한번에 다 복용한다. 분말을 먹을 수 없는 유아나 노인은 달여서 먹어도 무방하다. 토종이 아닌 외래종이나 수입 홍화씨는 약효가 토종의 1/10에도 미치지 못하므로 자연 그 복용량을 늘여야 한다. 죽염은 홍화씨와 별도로 무시로 복용한다.

수족이 절단된 사람은 절단 부분을 정확히 맞추고 분말된 죽염을 절단 부위에 뿌리면 출혈이 멎으니 묶어 놓고 홍화씨와 죽염을 복용한다.

19) 출혈열

죽염을 팥알만하게 하여 계속 복용한다. 몇 시간 후부터는 3배나 5배, 10배라도 토하지 않으면 늘려 먹는다. 하루 만에 차도를 보이지 않는 악성은 생명을 구하기 어렵다. 급성은 3일 안에 완쾌되고 만성은 치료하는 데 별 어려움이 없다.

20) 괴저병

건강(乾薑)을 검게 볶은 것과 생강을 각각 한 줌씩 넣고 푹 달여서 그 물에 죽염가루를 찻숟갈 1순갈씩 식전에 복용한다. 생강은 독을 중화시키며 건강 볶은 것은 생혈(生血) 작용을 하고 죽염은 지혈·생혈 작용을 다같이 하므로 일종의 패혈증인 괴저병·출혈열을 치유한다. 하루 4~5회 이상 자주 복용한다.

21) 일사병으로 졸도하였을 때

원감초 2냥을 푹 달여서 그 물에 죽염환을 50개씩 복용시키되 만일 먹일 수 없으면 원감초 달인 물에 죽염가루를 1돈 반씩 타서 마시게 한다.

22) 화상

심한 화상의 경우 심장에 범한 화독의 제거가 급선무이다. 토종 오이를 구해 생즙을 내어 자꾸 먹이면 심장에 범한 화독이 자신도 모르게 저절로 가신다. 그런 후에 화상 부위에 죽염을 발라 놓으면 죽염의 강한 살균력과 거악생신력(去惡生新力)으로 면역성을 잃은 세포에 침투하던 화농균이 제거된다. 경미한 화상일 경우엔 죽염만 당처에 발라 놓아도 무방하다.

23) 탈수증 · 흑사병 · 장무리
원인은 염분 부족과 염성 분열증이다. 죽염을 소량씩 수시로 입에 물고 있다가 침으로 녹여 삼킨다. 심한 운동으로 땀을 많이 흘릴 때 수시로 죽염을 콩알만큼 물고 있다가 삼키면 탈수증 예방 및 갈증해소에 효과적이다.

24) 독감 · 감기 · 열병
생강과 감초를 달인 물에 죽염을 타서 마시고 땀을 낸다.

25) 혈관암
환자의 목까지 잠길 정도로 더운 물을 붓고 죽염을 진하게 푼 다음 밑에 숯불을 늘 피워 둔다. 그리고 아침에 들어가서 점심에 나오고 저녁에 들어가면 5~6시간 후에 나오는 등 하루 두 차례 한다.

26) 백내장 · 녹내장 · 각막염 · 백태 · 충혈 · 다래끼 · 기타 안질환
① 죽염을 입에 물고 있다가 죽염이 완전히 녹아서 침이 된 후 그 침을 눈에 바른다. 수시로 반복한다.
② 곱게 분말한 죽염을 잘 적에 조금씩 눈에 넣는다. 가루를 넣기 곤란하면 생수나 주사용 증류수를 구하여 죽염과 물의 비율을 1:5정도로 하여 젓는다. 한참 후에 앙금이 가라앉으면 여과지나 거즈에 걸러 안약으로 이용하면 여러 안질에 매우 신효하다.

27) 축농증 · 중이염

죽염가루를 솜에 찍어서 잘 때는 물론 사정이 허락하는 대로 콧속이나 귓속에 넣어 두었다가 빼곤 하는 것을 수차 반복한다.

28) 야뇨증 · 노인실금증 · 유뇨증
밭마늘을 구워 죽염을 찍어 먹길 많이 한다.

29) 인내 · 몸냄새
공기나 음식물을 통해 체내에 들어오는 독기는 간이 해독하여 신장에 보내야 하나 간이나 신장에 이상이 생겨 그 작용이 원활치 못하면 독소가 모공으로 솟아 나오게 된다. 인내 · 몸냄새는 모공으로 솟아 나온 독소가 공기와 산화함으로써 생긴 현상이다. 이것의 제거는 죽염을 많이 먹고 해당 부위에 바르는 한편 봄 · 가을로 5분 이상 타는 쑥뜸을 떠야 한다.

30) 입냄새
체내에 염증이나 담이 많으면 그 악취가 입을 통해 뿜어져 나오게 된다. 죽염을 무시로 입에 물고 있다가 삼키면 구강도 청결하게 될 뿐더러 체내의 담이나 염증도 서서히 제거되어 근본 치료를 할 수 있다.

31) 관격 · 토사곽란
생강 · 감초 달인 물에 죽염을 수시로 복용한다. 또는 큰 호두 3개의 속살을 오래 씹어서 먹으면 곧 낫는다.

32) 급곽란[=콜레라]
국내산 향나무 2냥을 달인 물에 죽염환을 50개씩 복용한다. 또는 큰 호두 3개의 속살을 먹인다.

33) 이질설사 · 급성설사 · 과민성대장염 · 변비

죽염을 수시로 나을 때까지 계속 복용한다. 또는 향나무 2냥을 푹 달여서 죽염환을 1번에 50알씩 하루에 2번 식전에 복용한다.

34) 과음·숙취
과음할 경우엔 술 먹기 전에 죽염을 복용하면 간에 해를 덜 받고 취기를 면할 수 있다. 술 먹고 난 후에도 죽염을 다량 복용하면 주독의 해독이 빠르다. 이때 마른 명태국과 함께 복용하면 더욱 좋다.

35) 성대보호
죽염을 침에 녹여 서서히 넘기면 목안이 청결해져 미성(美聲)을 유지할 수 있다. 목을 많이 쓰는 강연자·성악가 등이 활용하면 좋은 결과를 얻을 수 있다.

36) 여드름제거·피부미용
죽염을 알맞은 농도로 물에 풀어 아침 저녁으로 세수를 하면 죽염의 강력한 살균력으로 피부에 침투한 세균을 제거, 얼굴 전체로 번진 여드름으로 인해 생긴 염증을 자연 완치할 수 있다. 덧붙여 세수 후 오이 등으로 얼굴을 마사지해 주면 탄력있는 피부를 간직할 수 있다.

37) 자폐증
자폐증은 아이가 날 적에 자궁 속의 양수를 너무 많이 흡수하여 애기 위에 담이 붙어 있어 정신이 분열된 현상이다. 죽염과 난반을 5:1 정도로 배합하여 캡슐에 넣어 생강 달인 물에 먹인다. 위벽이 정상으로 회복됨으로써 위신경과 뇌신경의 연속된 부분이 정상을 되찾아 자폐증이 치유된다.

38) 어린아이 중이염
밤에 자기 전에 귀를 닦아 내고 죽염가루를 조금씩 자주 넣어 준다.

39) 소아 · 유아의 기관지염 · 폐염 · 폐선염 · 해수 · 천식

호두살 한 홉을 절구에 살짝 찧어 밥물이 잦아질 때 그 밥 위에 삼베 보자기를 편 뒤 찧은 호두살을 펴서 얹고 솥뚜껑을 덮어 놓는다.

이러한 방법으로 2번 밥솥에 쪄서 그 기름을 내어 죽염과 함께 복용시킨다.

40) 홍역 · 백일홍 · 독감

원감초 2냥 생강 5돈을 오래 달인 물에 죽염가루 5돈을 넣고서 한 숟가락씩 자주 먹인다.

41) 소아체증

아기가 체한 데는 향나무 1냥을 달인 물에 죽염 5돈을 타서 수시로 조금씩 먹인다.

42) 소아 신장병 · 신장암

어린이의 오줌에서 피가 나오면 참향나무 1냥을 달인 다음 죽염 3돈을 타서 다섯 번 갈라 먹이되 완전치 않으면 더 만들어 먹인다.

소아들의 신장암에는 위의 향나무 · 죽염에다 사향 1푼을 타서 아침 · 저녁으로 나누어 먹인다.

43) 어린이 혓바닥의 백태

죽염을 곱게 분말하여 무시로 뿌려 준다.

44) 아기가 밤에 우는 병

아기가 밤에 우는 이유는 여러 가지가 있을 수 있다. 만약 어머니의 태중에서 냉기가 접하여 생긴 죽은 피 때문에 배가 아파 우는 경우일 때는 죽염을 모유에다 한 찻숟갈씩 타서 먹이면 낫는다.

2. 죽염의 보조치료 활용방법

1) 결핵 · 폐암

① 복어알을 구해 먼저 생강으로 법제(法製)하여 제독(除毒)시킨다. 법제 방법은 생강을 1치 이상 두껍게 솥에 깔고 복어알을 생강이 1/3 정도 탈 때까지 열을 가한다. 그런 다음 복어알을 가만히 걷어 생강은 긁어 버리고 새로이 생강을 깔고 찌기를 세 번 한다. 이 법제한 복어알을 몸 상태를 보아가며 소량을 하루 2~3번 복용하는 한편 마늘을 프라이팬에 구워 죽염을 찍어 먹기를 수시로 한다.

② 토종 무를 채칼에 썰어 무 1백근이면 죽염 10근 정도를 섞어 짜게 절인다. 그런 다음 집오리 1마리를 털과 똥만 제거하고 푹 삶은 다음 백개자(白芥子) · 행인(杏仁)을 각각 3.5근씩 볶아 분말해서 절인 무에 넣어 두고 숙성시킨다. 그 물을 가지고 죽염과 난반을 수시로 먹는다.

2) 肺臟積病

호두살 1관을 가루로 만든 다음 살구씨[껍데기를 물에 불려 베낀 다음 뾰족한 끝을 떼어 버리고 불에 볶은 것] 1근을 찧어서 한데 합해 밥솥에 3번 찐다. 그런 다음 이를 기름집에 가져가서 기름을 짠다. 기름을 짤 때 오래도록 쉬엄쉬엄 하면 1되 이상의 기름이 나온다. 이 기름 3순가락에 죽염 1돈 반을 섞어 하루 3번씩 4~5일간 복용한다.

3) 진폐증

행인 · 백개자를 곱게 볶아서 분말하여 1근 반, 대추 · 생강 · 원감초 각 1근 반을 한데 넣고 달여서 하루 10여 차례씩 죽염과 함께 수시로 복용시켜 호흡을 편안케 한 후 중완 단전에 5분 이상 타는 쑥뜸을 뜬다.

4) 뇌종양 · 뇌암 · 뇌막염

① 집오리를 털과 똥만 제거하여 흠씬 달인 다음 그 국물에 죽염을 무시

로 복용한다.

② 무게가 약 30근 가량 되는 토종 황구(黃狗:누렁개)나 흑염소 1마리에 다음 용량의 가미철제보폐탕을 넣고 달여 조청을 만들어 두고 이를 죽염과 함께 수시로 복용한다.

가미철제보폐탕＝별갑(鱉甲;볶은 것), 하수오(何首烏) 각 1근, 지율분(地栗粉)·상백피(桑白皮)·맥문동(麥門冬:심을 발라 버린 것) 신곡(神曲:볶은 것) 맥아(麥芽:볶은 것) 인삼·백미(白薇)·하초동충(夏草冬蟲)·행인(杏仁:껍질을 까고 뾰족한 끝을 떼어 버린 다음 불에 볶은 것) 각 반 근 상녹용 반 근(빼도 무방함), 도인(桃仁:껍질을 벗겨 볶은 것) 3냥, 숙지황 1근, 산약(山藥) 1근, 산수유(山茱萸) 반 근, 택사(澤瀉) 5냥, 목단 5냥, 마른 옻껍질 3근, 백개자(白芥子:볶은 것) 2근, 오미자 반 근, 생죽 큰 되 1되, 왕대추 큰 되 1되, 생강으로 법제한 붉은 색 지네 5냥.

5) 유방암

① 유방암은 세월이 흐름에 따라 악성으로 변하여 임파선을 타고 전신에 암으로 번져 간다. 유방암과 유종은 죽염주사법과 한방약 처방으로 근치 시킬 수 있다. 집오리 2마리, 밭마늘 큰 것 1접, 작은 것 1접, 대파 25뿌리, 민물고둥 큰 되 5되, 원백강잠(元白殭蠶) 3근 반, 백개자(白芥子)·행인(杏仁) 볶아서 각각 3근 반, 당귀(當歸)·천궁(川芎) 각각 1근 반, 금은화(金銀花) 3근 반, 포공영(蒲公英) 4근 반, 유근피(楡根皮) 3근 반, 하고초(夏枯草) 1근 반, 생강 1근 반, 대추 1근 반, 원감초 1근 반, 여기에 혈액형이 O형일 경우에만 석고 3근 반을 추가하여 쓴다. 이 약재들을 한데 두고 달일 때에 20시간 가량 달이도록 하는 것이 좋다.

약재 중 몇몇은 농약이 함유되어 있으니 섭씨 6백도로 서서히 달인다. 고열로 급하게 달이면 농약 속의 수은독과 중금속이 흘러 나오고 고열을 따라 각종 독이 스며들 우려가 있다. 이 한약을 아침·저녁으로 복용하는 한편 죽염주사를 한다. 집오리는 털과 똥만 버리고 모두 사용한다.

죽염주사법은 먼저 유근피 1근 반에 물을 3배 가량 부은 다음 20시간 이상 달여 물이 반 되 가량 되면 유근피를 건져 버리고 그 물에 죽염 2백50g을 타서 고운 광목천 2겹에 싸서 짠다.

이 물을 소형 주사기에 2cc가량 넣어서 환부 곁 상하좌우 3cm 가량 지점에 주사한다. 주사는 간호사 힘을 빌어 3일에 한 번씩 한다.

② 유방암(乳房癌)·유종(乳腫)을 뿌리뽑을 수 있는 가장 신비한 치료방법은 집오리에 포공영(蒲公英)·금은화(金銀花)·마른 옻껍질(乾漆皮)을 넣고 달여 그 물에 죽염 환을 복용하는 것이다.

곧 집오리 1마리를 털을 뽑고 창자의 똥만 씻어 낸 다음 나머지 모두를 넣고 푹 삶은 뒤 식혀서 기름을 걷어 낸다. 여기에 포공영 1근[6백g], 금은화 반 근, 마른 옻껍질 반 근을 넣고 약재의 3배 가량 되는 더운 물을 부은 다음 약 24시간 정도 달여 고운 체로 찌꺼기를 걸러 버린다. 그리고 더 달여서 달인 물이 1되 가량 되게 한 다음 그 약물에 죽염환[인산 김일훈 선생의 저서 《신약》제 1장 참조]을 1회에 15알씩 복용하되 하루 3번 식사하기 30분쯤 전에 복용한다.

6) 당뇨병

① 가미생진거소탕(加味生津去消湯)에 죽염을 부지런히 복용한다. 감로수 기운 없이는 당뇨를 못 고치는데 죽염은 감로수 기운을 보충함으로써 조갈증을 해소시켜 준다.

※ 가미생진거소탕＝천초(天草)·생산약(生山藥;연탄불에 굽지 않은 것) 각 1냥, 백모근(白茅根)·천화분(天花粉) 각 5돈, 현삼(玄蔘)·맥문동(麥門冬;去心한 것)·백작약(白芍藥)·당귀(當歸)·감국화(甘菊花)·패란(佩蘭) 각 1돈, 불수(佛手) 7푼, 황련(黃連) 5푼.

천초(天草)는 초가을 찰벼를 베어 낸 자리에서 찰벼의 움이 다섯 치 가량 새로 돋아 나온 것을 말한다. 농약에 오염이 안 된 것을 쓴다. 패란(佩蘭)을 구하기 어려울 때는 택란(澤蘭)이나 진피(陳皮)로 대신 쓴다.

② 제니(薺苨;잔대) 10근, 산약(山藥) 5근, 백모근(白茅根) 2근을 오래 달여 조청을 만들어 두고 이 조청을 가미생진거소탕 달인 물에 아침 저녁으로 식사 전에 복용하되 콩알만큼씩 양의 죽염을 하루 1백회 이상 복용한다. 이때 극도로 쇠약해진 환자들에게는 혈액형에 따라 녹용, 인삼 등을 가미하여 쓰는 것이 좋다. 곧 혈액형이 A·AB·O형인 사람은 60세 미만은 녹용 3돈, 60세 이상은 5돈~1냥을 가미하고 B형인 사람은 인삼 1돈, 부자(附子) 1돈 5푼을 각각 가미해서 쓴다. 이때는 식사 후에 복용한다.

① 허기당뇨[중기의 당뇨]는 백단향(白壇香) 1냥, 자단향(紫壇香) 5돈, 백모근(白茅根) 5돈을 한데 넣고 달인 물에 죽염을 수시로 먹는다.

7) 고혈압·중풍

아침·저녁으로 공복에 천마탕(天麻湯)과 보해탕(保解湯) 달인 물에 죽염을 복용한다.

※ 천마탕=상백피(桑白皮) 4돈, 천마(天麻) 2돈, 향부자(香附子)·귤피(橘皮;진피가 아님)·산조인(酸棗仁;검게 볶은 것)·하고초(夏枯草)·연육(蓮肉) 각 1돈 반, 소엽(蘇葉)·갈근(葛根)·소회향(小茴香;약간 볶은 것)·우슬(牛膝)·적복령(赤茯笭)·오약(烏藥) 각1돈 반, 현호색(玄胡索)·홍화(紅花) 각 8푼 달인 물에 대경명(大鏡明) 5푼을 타서 먹는다. 그리고 혈액형에 따라 위의 처방에다 다음과 같이 가미하여 복용한다.

A형과 AB형은 상녹용(上鹿茸) 3돈, 애엽(艾葉) 1돈을 가미하고 B형은 인삼 5돈~7돈을 O형은 석고 3돈 익모초 1돈을 가미하여 복용한다.

※ 보해탕=백하수오(白何首烏) 7돈, 적하수오 3돈, 오가피 3돈, 천마(天麻) 2돈 반, 원지(遠志)·국내산 백복신(白伏神)·석창포(石菖蒲)·구기자(枸杞子)·당귀(當歸)·토천궁(土川芎)·국내산 진범(秦艽)·대파극(大巴戟;去心한 것) 각 1돈 반, 강활(羌活)·백강잠(白殭蠶)·우담남성(牛膽南星)·위령선(威靈仙)·원방풍(元防風) 각 1돈.

이 보해탕을 하루에 1첩 아침 공복에 복용하되[저녁에 재탕] 한 첩 달인 약물에 전충(全蟲)가루 5푼[分]을 곁들여 복용한다. 전충은 보해탕 20첩에 1냥[37.5g]을 준비, 머리·발·뱃속의 물질 등을 제거하지 말고 생강에 쩌서 말려가며 분말한다. 생강을 가늘게 썰어서 냄비나 프라이팬에 3cm 두께로 편 다음 그 위에 전충을 올려놓은 뒤 뚜껑을 덮고 푹 찌길 2번 반복한다.

보해탕을 쓸 때 혈액형과 신열(身熱)의 유무에 따라 석고(石膏)를 적당량 가미하여 쓴다.

혈액형이 A형[太陰 체질]이나 B형[少陰 체질]일 경우 발병 초기에 신열이 심하면 보해탕 한 첩에 석고 한 냥을 가미하여 쓰다가 열이 내리면 석고를 제외한다. 비록 모두 10첩에 완치됐다 해도 A형은 40첩, B형은 20첩을 써두어야 재발의 염려가 없다.

O형[少陽]은 열이 심하면 석고 1냥 반을 가미하여 쓰다가 열이 내리면 1돈 반씩 가미한다. AB형(太陽)은 체질상 A형의 예를 기준하여 쓴다.

8) 腎臟積病

자연생 이근피(李根皮;자두나무뿌리 껍질) 1냥, 익지인(益智仁)을 볶아서 가루를 낸 것 3돈, 삼릉(三稜)·봉출(蓬朮)을 식초 뿌려 약간 볶은 것 각 1돈 반을 달여서 그 물에 아침 저녁으로 죽염환을 30알씩 복용한다. 몸에 아무 탈이 없으면 점차 횟수를 늘려 하루 5회까지 복용한다.

9) 농약중독

돼지 작은 창자를 마늘과 생강을 넣고 흠씬 끓여 막걸리와 함께 먹으면 막걸리의 주정이 돼지 작은 창자의 약성을 뼛속 깊숙이까지 끌고 다니며 모여 있던 농약독을 깨끗이 해독한다. 이때 죽염을 한 숟갈씩 넣어 먹으면 죽염은 위에 남아 손상된 위를 복구시켜 주는 작용을 한다.

10) 급성복막염

기해혈(氣海穴)과 관원혈(關元穴)에 7분간 타는 뜸장을 30장 이상 뜨면 강자극으로 경락이 회복되어 부패물이 배설된다. 그 뒤 국내산 향나무 2냥을 푹 달인 물에 죽염환을 50알씩 복용한다.

3. 楡竹液 과 납저유를 이용한 자궁암·직장암·대장암 치료 詳論

종창(腫瘡)과 암병의 선약(仙藥)인 유근피(楡根皮)·죽염·난반을 합성하여 만든 유죽액이나 납저유를 이용한 관장은 자궁암·직장암·대장암·소장암에 최상의 치료방법이다.

1) 유죽액을 이용한 치료법

① 유죽액을 만드는 방법

먼저 유근피 3근 반을 준비한 후 물을 2양동이 정도 붓고 센 불로 3시간, 중간 불로 15시간 가열한다. 그러면 유근피의 끈적끈적한 액이 나오는데 이 액의 농도가 약간 걸쭉할 정도로 조절하면서 가열한다. 그런 후에 양동이에다가 유근피 물을 짠다. 그 농도가 적당하면 그대로 침전시키고 농도가 묽으면 다시 약한 불로 가열하면서 농도를 조절한다. 10시간 정도 침전시키면 두 개의 층이 생기는데 위의 맑은 유근피 물을 쏟는다.

이 유근피 물 1.5ℓ에 죽염 6백g을 섞은 다음 다시 은은한 불을 지피면서 잘 섞는다. 완전히 혼합되면 식힌 후 백색 난반 1백50g, 청색난반 30g을 섞는다. 이때는 자체에서 열이 발생하면서 덩어리로 변하니 그릇을 찬물에 담가두고 쉬지 말고 1~2시간 정도 계속 반죽해야 한다. 그러면 열이 식으면서 서서히 묽어지기 시작한다.

※ 백색·청색 난반 만드는 법 =백반과 녹반을 24시간 은은한 불에 충

분히 구워 독기를 제거한다. 이를 고백반이라 한다. 이 고백반을 분말하여 고백반 6백g에 오골계란 흰자위 13개를 섞는다. 섞을 때 열이 심하게 나므로 주의한다. 열이 나지 않으면 방법이 잘못된 것이므로 사용해도 효과가 없다. 이것이 식은 다음 가루를 내어 쓴다. 오골계란이 없으면 토종계란으로 대용하되 양계장 계란은 약효를 낼 수 없으므로 피한다.

② 관장기 준비

의료기 상점에 가면 아래의 그림과 같은 호스를 구할 수 있는데 20cm 정도 절단한 후에 ㉠과 ㉡에 물을 바른 다음 조립하면 된다.

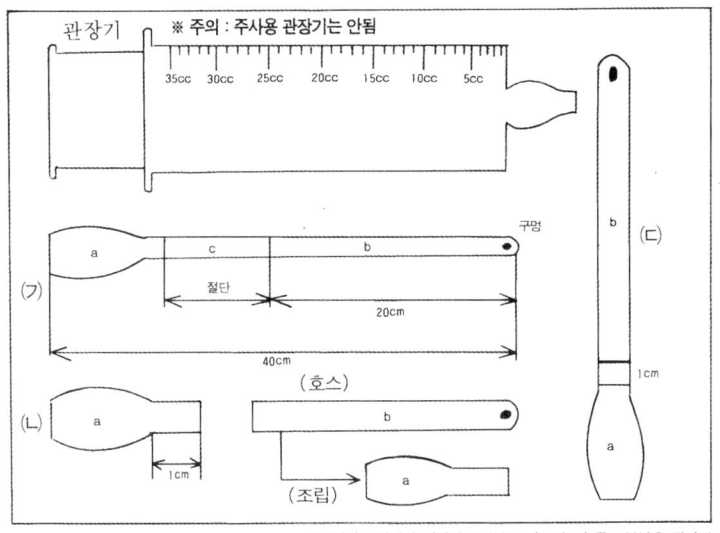

관장기의 조립과정. 원래의 관장기튜브(그림 ㄱ) 중 c 부분을 절단해 버리고 b를 a에 끼워 그림 ㄷ처럼 만든다.

3) 관장 및 치료방법

이 조립품으로 관장기 30cc짜리를 구한 후에 조립하여 사용하면 된다. 약물은 1일째 10cc, 2일째 15cc, 3일째 20cc, 4일째 이후에는 25~35cc로 조절하여 주입한다. 약물을 따뜻하게 해서 주입해야 고통이 덜하다. 약물을 주입하면서 병의 진행 정도에 따라 1~2일 간격으로 물 40cc에 죽염 4찻숟갈에 난반 1찻숟갈 또는 죽염 4찻숟갈에 녹반 0.5찻숟갈을 섞어 자궁 등을 세척한 후, 유죽액을 주입한다. 이때 환자의 자세는 엉덩이가 머리 보다 높게 하여 누운 상태가 돼야 한다.

즉 누운 상태에서 환자 엉덩이에 베개나 방석 같은 것을 받쳐서 높게 해준다. 약물을 주입한 후에 상당한 고통이 따르나 될 수 있으면 오랫동안 주입된 유죽액이 흘러 나오지 않도록 약솜이나 질이 좋은 티슈를 여러 겹 겹쳐서 질 입구 등을 압박하여 둔다. 1~2시간 그 상태를 유지하여 약 성분이 완전히 퍼지도록 하면 된다. 대개 젊은 여성일수록 질의 수축운동으로 약물이 밖으로 나오는 확률이 많다.

이와 같이 1~2일 간격으로 세척을 하면서 유죽액 약물을 주입하고 죽염을 복용한다. 주입은 아침과 저녁 2번씩 한다. 그런 후에 마지막으로 털과 똥만 제거한 오리 2마리와 유근피 · 금은화 · 건칠피 · 포공영 각각 1~1.5근, 밭마늘 큰 것과 작은 것 각각 반 접을 한데 넣어 푹 달여서 복용한다. O형인 경우는 건칠피를 뺀다.

자궁암 환자 등은 놀라거나 흥분하면 교감신경의 작용으로 간세포가 터져 자궁 등으로 피가 쏟아져 나올 수 있다. 일단 피가 쏟아지면 대개 5시간을 넘기지 못하고 죽으므로 완치될 때까지 절대 마음을 안정시켜야 한다.

2) 납저유를 이용한 치료법
① 납저유 · 죽염관장액 만드는 방법

유근피 3근 반을 준비하여 앞의 유근피 달이는 방법대로 하여 맑은 유근피 물을 추출한다. 이 유근피 물에 납저유 1천cc 죽염 5백g을 섞은 다음 다시 은은한 불을 지피면서 잘 섞는다. 완전히 혼합되면 식힌 후 백색난반 1백50g 청색난반 30g을 섞어 그릇을 찬물에 담가 두고 1~2시간 정도 반죽 한다.

※ 납저유＝동지 이후 셋째 미일(未日)에 잡은 돼지의 기름.
② 관장기 준비
    앞의 유죽액 치료법 부분 참조.
③ 관장 및 치료방법
    대강의 방법은 앞의 유죽액 치료법 부분과 동일하다. 다만 다른 점은 납저유를 사용할 시 관장 후 기름성분만이 빠져서 죽염과 난반이 농과 함께 뭉쳐 있을 수 있다. 그러니 납저유를 사용할 때에는 반드시 1～2일 사이에 한 번씩 관장부위를 죽염수로 세척해주어야 한다. 경험상 자궁암은 유죽액 치료법이 더 효과 있고 대장·직장·소장암에는 납저유를 이용한 치료법이 효과가 있음을 일러둔다.

3) 주의점
① 직장암 환자일 경우에는 약물 주입 후 화장실에서 힘을 많이 쓸 경우 오줌에 '정액'이 혹 함유되어 나오는 수가 있으니 오줌을 되도록 적게 본다. 30분～1시간 후에 반드시 변을 봐 농을 제거한다.
② 자궁암 환자일 경우에는 난반이 응고 현상을 일으키기 때문에 그 다음 죽염수로 세척해 주는게 좋다. 약물 주입 후 2시간 동안 움직이지 않는다.
③ 약물에 적응이 되어 농도를 강하게 하고자 할 경우 '죽염' 또는 '녹반'을 더 첨가한다.

죽염을 활용한 治病사례

사례 ① 병명=만성위염 · 십이지장염
(50세 남자, 혈액형=A형)

①증세 ; 밥만 먹으면 윗배 부분의 통증이 심했다. 이런 상태로 20년 이상 투병생활을 계속하면서 병원이나 약국에서 온갖 약을 다 지어 먹었지만 먹을 때 뿐, 치유가 되지 않았다. 게다가 암(癌)이라는 진단이 나올까 봐 겁이 나서 검사도 제대로 받지 못했다.

②치유경과 ; 죽염 5백 g을 한 달간 복용했다. 처음에는 콩알 만큼씩 먹기 시작하다가 양을 차츰 늘려 나갔다. 그후 다 나은 줄 알고 죽염을 끊었더니 병이 다시 도져 계속 먹었다. 지금은 만성위염이 완전히 치료되었다.

사례 ② 병명=위궤양
(35세 남자, 혈액형=A형)

①증세 : 공복시에 속이 쓰리고 밥맛이 없으며, 무얼 조금만 먹어도 속이 더부룩하였다. 병원에서 위궤양 진단을 받고 15년 넘게 이 병원 저 병원 옮겨 다니며 치료를 받고 약도 먹었다. 하지만 언제나 치료받는 그때 뿐, 어느 정도 시기가 지나면 다시 도졌다.

②치유경과 ; 죽염 2백50그램을 한 달간 복용하였다. 처음에는 생강달인

물에 복용하다가 차차 양을 늘려 가며, 나중에는 침으로 녹여 먹었다. 지금은 속이 편하고 음식을 소화시키는 데 지장이 없다. 그리고 바싹 말랐던 몸도 정상을 되찾아 즐겁게 생활하고 있다.

사례 ③ 병명=신경성 위염

(41세 여자, 혈액형=A형)

①증세 : 10년 전부터 피곤하기만 하면 속이 쓰리고 신물이 넘어왔다. 병원에 가서 진찰했더니 특별히 이상한 증상은 없다고 하였다. 제산제(制酸劑)나 한약을 여러 차례 지어 먹었지만 그때 뿐, 병이 다시 도지곤 했다.

②치유경과 : 죽염 2백50그램을 20일에 걸쳐 무시로 복용했더니 속쓰린 증세가 없어졌다. 다른 약과는 달리 병이 재발하는 일도 없었다. 뿐만 아니라 시력이 나빠서 안경을 벗으면 두통이 심했는데 죽염을 먹은 뒤부터는 그런 증상도 사라졌다.

사례 ④ 병명=위경련

(55세 남자, 혈액형=AB형)

①증세 : 음식을 조심씩 먹어도 자주 체하고 위가 뒤틀리는 경련 현상이 일어났다.

②치유경과 : 죽염 5백그램을 두 달간 복용하였다. 지금은 과식을 해도 소화하는 데 이상이 없다.

사례 ⑤ 병명= 하복부 냉과 정력감퇴

(40세 남자, 혈액형=O형)

①증세 : 아랫배가 차고 정력이 약해질 뿐 아니라 평소 설사와 변비가 번갈아 가면서 찾아와 고통을 겪었다.

②치유경과 : 중완·기해·관원에 쑥뜸을 뜨고, 그 외에도 20일간 죽염 5백그램을 먹었더니 병이 말끔히 치료되었다. 지금도 죽염은 계속 먹고 있다.

사례 ⑥ 병명＝설사 · 변비 · 상복통
（40세 남자, 혈액형＝B형）

①증세 ; 평소 술을 많이 마셔 장 기능이 약화되었다. 설사 · 변비가 잦고 윗배가 심하게 아팠다.

②치유경과 ; 한 달간 5백그램의 죽염을 먹었더니 설사 · 변비는 물론, 윗배가 아프던 증세도 사라졌다.

사례 ⑦ 병명＝음주 후 설사
（41세 남자, 혈액형＝A형）

①증세 ; 술마시고 나면 어김없이 설사를 하고 자주 체하였다

②치유경과 ; 술을 마셨을 때는 잠자기 전에 죽염을 한 숟갈씩 먹었다. 그랬더니 아침에 일어나면 속이 편안하고 변도 부드럽게 나왔다.

사례 ⑧ 병명＝숙취 · 안구충혈
（43세 남자, 혈액형＝O형）

①증세 ; 술을 마시지 않는 날이 없을 정도로 과음했다. 그러고 나서 아침에 일어나면 술이 덜깬 것 같고 속이 울렁거렸다. 눈도 시리고 쓰렸다. 그밖에도 설사와 변비가 번갈아 가면서 나타났다.

②치유경과 ; 술 마신 뒤에는 죽염을 찻숟갈로 하나씩 먹는 외에도 하루 다섯 차례 이상 수시로 먹었다. 20일간 계속 했더니 정상이 되었다.

사례 ⑨ 병명＝구강염(설염)
（40세 여자, 혈액형＝O형）

①증세 ; 입안에 염증이 생겨 애를 먹었다. 혀도 점점 부어 오르고 아파 숨쉬거나 말하는 데 장애가 있었다.

②치유경과 ; 처음 이틀간은 죽염가루를 손가락에 찍어 무시로 녹여 먹었다. 복용 후 사흘째부터는 차츰 양을 늘렸다. 그렇게 해서 한 달 동안 5백그

램의 죽염을 먹었더니 염증이 말끔히 나았다.

사례 10 병명＝치주염
(38세 여자, 혈액형＝O형)

①증세 ; 자고 나면 잇몸에서 피가 나서 입술까지 흘러 나오고, 양치질할 때도 피가 흘러 제대로 이를 닦지 못할 지경이었다.

②치유경과 ; 죽염으로 하루 세 번 이를 닦고 5백그램 이상 복용하기를 두 달간 계속했더니 완치되었다. 지금도 한 달에 2백50그램씩 죽염을 꾸준히 먹고 있다.

사례 11 병명＝풍치
(33세 남자, 혈액형＝O형)

①증세 ; 어금니를 비롯, 여러 개의 이가 흔들거리고 통증이 심해 음식을 제대로 씹지 못하였다.

②치유경과 ; 아침 저녁에 죽염으로 이를 닦는 한편, 조금씩 가지고 다니면서 하루 대여섯 차례 죽염을 입에 물고 있었다. 이런 식으로 사용한 지 일주일 쯤 되자 잇몸이 단단해지고 통증도 사라졌다. 이젠 오징어를 씹어도 끄떡없을 정도다.

사례 12 병명＝편도선염
(28세 여자, 혈액형＝AB형)

①증세 ; 어려서부터 편도선염으로 고생하였으나 형편상 수술을 받지 못하였다.

②치유경과 ; 죽염으로 하루 세 번 양치질 하는 한편, 죽염을 침으로 녹여 수시로 먹었더니 완치되었다. 3개월이 지난 지금까지 다시 도지질 않았다.

사례 13 병명＝기관지염

(40세 여자, 혈액형＝O형)

　①증세 ; 목을 많이 쓰는 국민학교 선생인 관계로 늘 목이 잠기는 증세에 시달렸다. 말을 못할 정도로 기관지가 부어 한 달간 출근을 못한 적도 있다.

　②치유경과 ; 수업이 끝난 후에 반드시 죽염 두세 알 정도를 침으로 녹여 먹었다. 10일쯤 복용했더니 상태가 호전되기 시작했고, 20일이 지나자 본래의 맑고 깨끗한 음색을 되찾을 수 있었다.

사례 14 병명＝인후염

　(47세 남자, 혈액형＝AB형)

　①증세 ; 편도선염 수술을 하고 난 뒤부터 목구멍이 아프고 붓기 시작했다.

　②치유경과 ; 죽염으로 이를 닦는 외에도 수시로 덩어리 죽염을 녹여 먹었다. 이렇게 한 달간 6백그램씩 두 달 동안 사용했더니 인후염이 말끔히 나았다. 지금도 죽염은 계속 먹고 있다.

사례 15 병명＝담(痰)·입냄새

　(27세 여자, 혈액형＝O형)

　①증세 ; 5~6년 전부터 속에서 가래가 자주 넘어오고, 이빨에는 누런 이물질이 끼어 보기 흉했다. 또 입냄새가 심해 여러 사람이 모인 자리에서는 애를 먹곤 했다.

　②치유경과 ; 죽염을 메주 콩알 만큼씩 자주 입에 물고 있다 삼키곤 했다. 5백그램을 한 달간 열심히 먹었더니 가래가 사라졌다. 또 이빨 사이에 엉키던 진득한 이물질이 사라지고 입안이 청결해지면서 입냄새도 가시기 시작했다.

사례 16 병명＝만성비염

　(13세 남자 아이, 혈액형＝O형)

①증세 : 환절기나 겨울철에는 코가 막혀 공부를 제대로 못할 정도였다. 비염 약을 약방에서 사다 먹였더니 오히려 위장기능이 나빠져 복용을 중지해야 했다.

②치유경과 : 한 달에 2백50그램씩 석 달간 죽염을 열심히 먹었다. 그렇게 계속 먹였더니 비후염이 완치되었다. 지금도 한 달에 1백그램씩 계속 복용하고 있다.

사례 17 병명=축농증
(45세 여자, 혈액형=B형)

①증세 : 4~5년 전부터 만성 비후성곡막염으로 코안에 농이 많이 고였다. 수술도 두 번이나 했으나 효과없이 다시 도지곤 했다. 호흡곤란과 두통으로 본인이 시달리는 건 제쳐 두더라도 코 안에서 악취가 너무 나서 곁에 사람이 가까이 있지 못할 정도였다. 약사인 남편이 지어 주는 비염 약과 두통 약을 복용하며 겨우 버텨 왔다.

②치유경과 : 죽염수를 만들어 자주 코 안에 넣어 주는 한편 죽염을 수시로 복용하였다. 나중엔 대롱에 찍어 죽염 가루를 코 안에 직접 불어넣기도 했다.

약 두 달간 5백그램을 먹고 투여했더니 누런 농이 없어지면서 호흡이 편해졌다. 자연 두통도 사라졌다. 또 죽염을 복용한 결과 오랜 기간 양약을 많이 먹어서 생긴 위장장애를 치유하는 효과도 덤으로 얻었다.

사례 18 병명=눈병
(47세 남자, 혈액형=AB형)

①증세 : 제분업에 종사하는 관계로 눈병이 생긴 듯하다.

②치유경과 : 호황련 1냥을 물에다 넣고 끓여서 그 물에 죽염 1냥을 섞어 만든 안약을 눈에다 수시로 떨구었더니, 사흘이 지난 후 부터 눈병이 완치되었다.

사례 ⑲ 병명＝각막염

(23세 여자, 혈액형＝B형)

①증세 ; 콘텍트렌즈 사용시 소독에 문제가 있었다. 눈앞이 뿌옇게 안개 낀 것처럼 보이더니 눈을 뜰 수 없이 충혈되고 눈동자를 움직일 수 없었다. 눈을 뜨려고 하면 눈이 따갑고 눈물이 쏟아졌다. 병원에선 각막이 상했다고 진단했다.

②치유경과 ; 죽염을 복용하면서 약국에서 파는 주사용 증류수에 죽염을 5:1 비율로 타서 여과지에 걸러 정제한 죽염수를 눈에 자주 넣어 주었다. 이내 따가움과 통증이 감소되면서 눈 뜨는 것이 부드러워졌고 이틀 후에는 완전 정상으로 돌아왔다. 요즘은 죽염수로 콘텍트렌즈를 세척하여 사용하고 있다.

사례 ⑳ 병명＝무좀

(42세 남자, 혈액형＝B형)

①증세 ; 양쪽 발이 못 견딜 정도로 가렵고 발가락 사이에서 진물이 흘렀다. 발병된 지 4~5년쯤 되었는데 약을 먹고 피부연고를 발라도 잘 낫지 않았다.

②치유경과 ; 죽염 50그램 정도를 물에 풀어 두고 아침·저녁으로 발을 씻는 한편 물에 되직하게 개어 가렵거나 상처난 부위에 발라 주었다. 한 달 후에 무좀이 완치되었다.

사례 ㉑ 병명＝주부습진

(38세 여자, 혈액형＝O형)

①증세 ; 부엌일, 빨래와 같은 물일을 많이 했던 때문인지 손끝에서 손바닥에 걸쳐 살갗이 벌겋게 되고 피부가 까지기 시작했다. 그러다가 증세가 점점 더 심해져 손바닥이 트고 지문이 지워질 정도가 되었다.

②치유경과 ; 죽염을 유근피 달인 물에 약 50그램 정도 풀어 자주 손을

담가 두었다. 그런 식으로 손을 씻는 한편 죽염 2백50그램을 한 달간 먹었더니 병이 말끔히 나았다.

사례 22 병명＝비듬
(27세 남자, 혈액형＝A형)

①증세 ; 매일 머리를 감는데도 머리 밑이 몹시 가려웠다. 또 비듬이 우수수 떨어져 검은 양복을 못 입을 지경이었다.

②치유경과 ; 죽염을 물에 풀어 머리를 감는 한편 복용하기를 한 달간 꾸준히 한 결과 완치되었다. 그 후에도 증세가 다시 도지는 것을 막기 위해 같은 방법으로 한 달 더 치료하였다.

사례 23 병명＝물사마귀 · 발진
(13세 여자아이, 혈액형＝B형)

①증세 ; 1년 전부터 등에 좁쌀만한 물사마귀가 하나 둘 생기더니 나중에는 종기도 커지고 몸 전체로 퍼졌다. 아프지는 않았지만 보기에 몹시 흉했다.

②치유경과 ; 죽염환을 1년 가까이 복용하였다. 처음에는 등에 난 큰 물사마귀가 곪아 터져서 없어지기 시작하더니 나중에는 작은 것들도 깨끗이 사라졌다.

사례 24 병명＝신 · 방광염
(38세 여자, 혈액형＝B형)

①증세 ; 언제부턴가 열이 나고 오줌이 자주 마렵기 시작하더니 급기야 오줌 눌 때마다 심한 통증이 따랐다. 때로는 오줌에 피가 섞여 나오기도 했다.

②치유경과 ; 죽염을 그냥 먹으니 속이 메스껍고 몸이 부어서 유근피를 달여 그 물에 죽염을 섞어 먹었다. 처음에는 조금씩 섞어 먹었으나 차츰 양을

늘려 한 달간 6백그램을 먹으니 완치되었다. 지금은 가족 모두가 죽염을 애용하고 있다.

사례 25 병명=비임균성 요도염
(45세 남자, 혈액형=AB형)

①증세 ; 요도염을 자주 앓아 그때마다 항생제·설파제로 치료하였더니 몸이 약해지면서 자주 재발하였다.

②치유경과 ; 죽염을 한 달간 5백그램 정도 먹었더니 완치되었다. 지금도 보음보양(補陰補陽)을 위해 한 달에 2백50그램씩 먹고 있다.

사례 26 병명=질염·소양증
(40세 여자, 혈액형=A형)

①증세 ; 산부인과에서 진단을 받아보니 트리코모나스 감염증이라 하여 이에 대한 약을 먹어 보아도 그때만 효력이 있을 뿐 다시 재발하곤 했다. 그리고 평소에도 악취가 심했다.

②치유경과 ; 소량의 죽염을 내복하는 한편 물에 타서 상처난 부분을 씻어 주었다. 그런 식으로 보름 동안 2백50그램 정도를 사용했더니 증세가 말끔히 사라졌다.

사례 27 병명=치질·치루
(48세 남자·혈액형 O형)

①증세 ; 항문 주변에 작은 구멍이 생기더니 고름이 나고 묽은 똥물이 새어 나왔다. 또 대변을 본 뒤에는 피가 나고 통증이 심해서 화장실에 가기가 두려울 정도였다.

②치유경과 ; 죽염을 바세린에 섞어 바르면서 콩알만큼씩 양을 수시로 복용하였다. 그 결과 보름 만에 증상이 완화되었다. 지금도 죽염을 계속 먹고 있다. 1달에 죽염복용량은 5백g이다.

사례 [28] 병명=폐결핵

(22세 남자, 혈액형=A형)

①증세 ; 급성 폐결핵에 걸려 석 달간 병원에 입원하고 항생제를 복용하였다. 그 결과 오히려 결핵균이 항생제에 견디는 저항력이 생겼고 점점 고단위 항생제를 써야 했다. 그 바람에 몸만 축나고 생기마저 잃었다.

②치유경과 ; 죽염을 마늘에 찍어 3개월간 무시로 먹었다. 그리고 5분 이상 타는 쑥뜸을 단전에 2백20장 가량 놓고 스무 날을 떴다. 지금은 결핵도 물러가고 완전 건강체질을 되찾았다.

사례 [29] 병명=이명증

(27세 남자, 혈액형=B형)

①증세 ; 결핵성 질환 치료를 위해 가나마이신을 투약한 뒤로 심한 귀울림증에 시달렸다. 어느 때는 낮게, 어느 때는 높게 소리가 계속 울렸고 신경을 쓰면 쓸수록 증세만 악화되었다.

②치유경과 ; 죽염 1.5킬로그램을 석 달에 걸쳐 복용하는 한편 중완에 5분 이상 타는 쑥뜸을 1백50장 가량 떴다. 현재는 귀울림 증세가 사라졌다.

사례 [30] 병명=손가락 파손

(25세 남자, 혈액형=A형)

①증세 ; 공장에서 근무하던 중 프레스기에 손이 눌렸다. 병원에 가서 그 부위를 잘라 내고 치료하였으나 살이 계속 썩어 들어갔다. 병원에서는 상처난 부분을 좀더 잘라 내야 한다고 했다.

②치유경과 ; 홍화씨를 계속 먹는 한편, 죽염을 환부에 바르고 복용했다. 그 결과 살과 신경이 재생되면서 썩어 들어가던 상처도 아물었다. 지금도 계속 치료중이다.

사례 [31] 병명=허약체질·식욕부진

(6세 남자 아이, 혈액형＝O형)

①증세 ; 허약한 체질로 밥을 잘 먹지 않았다. 또 감기에 자주 걸리고 한번 걸렸다 하면 오래 고생했다.

②치유경과 ; 죽염을 곁에 두고 조금씩 수시로 먹게 했다. 약 보름 정도 하니 아이가 식욕을 회복하였다. 그 후에도 계속 복용시키고 있는데 잡병에 잘 걸리지 않을 만큼 저항력이 강해졌다.

사례 32 병명＝어린이 변비·편식

(14세 남자 아이, 혈액형＝B형)

①증세 ; 지나칠 정도로 음식을 가려 먹었고 변비가 심해 몹시 고생했다.

②치유경과 ; 죽염을 음식에 타먹이기도 하고 또 가루약처럼 먹이기도 하면서 한 달간 1백그램을 먹였더니 완치되었다. 현재 아버지보다 죽염을 더 많이 먹고 있다.

사례 33 병명＝감기·천식

(4세 남자 아이, 혈액형＝AB형)

①증세 ; 어릴 적부터 자주 감기에 걸려 병원 출입이 잦았다. 기관지가 약해 감기에 걸렸다 하면 심한 천식에 시달렸다. 감기약을 지어 먹여도 잘 낫지 않았다.

②치유경과 ; 죽염을 식탁에 올려놓고 아이에게 군것질하듯 먹게 했다. 아이도 죽염을 잘 받아들였다. 그런 식으로 두 달 동안 약 1백50그램 정도를 먹었는데 그 후부터는 환절기에도 감기에 걸리지 않음을 볼 수 있었다. 지금도 죽염은 계속 먹고 있는데 감기뿐만 아니고 모든 질병에도 거의 걸리지 않을 만큼 저항력이 강해졌다.

사례 34 병명＝알레르기성 비염

(9세 남자 아이, 혈액형＝A형)

① 치유경과 ; 매일 아침 저녁으로 죽염을 물에 타서 면봉에 묻혀서 콧속에 발라주는 한편 복용시켰다. 죽염으로 치료한지 1개월째부터 증세가 호전되다가 3개월째 완치되었다. 완치되기 전에는 항상 코를 들이키기도 하고 심할 때는 이관협착증까지 겹쳐 귀가 잘 들리지 않았었다. 죽염은 1개월 기준으로 2백50 그램을 사용했다.   〈자료제공 김종선 / 健民會연구위원〉

죽염요법과 胃癌神方

　암은 오늘날 국내외적으로 현대인의 생명을 위협하는 가장 대표적인 병이다. 우리 나라의 경우만 보아도 최근 3년간 암으로 인한 사망자 수는 전체 사망자의 약 20%로서 단일 질병으로는 사망원인의 1위를 점하고 있다. 그 숫자 또한 88년 3만4천6백36명, 89년 3만6천5백95명, 90년 3만8천4백23명으로 매년 늘어 가고 있는 추세인데 반해 치료율은 극히 낮은 실정이다.
　이 중 위암은 우리 나라 사람에게 가장 많이 발생하는 암병이다. 통계청이 발표한 최근 사망원인 통계분석만 보아도 90년에 위암으로 사망한 사람의 수는 1만9백69명로 전체 암 사망자의 1/3을 차지하고 있다.

독성물질 섭취가 위암의 원인

　위암의 원인은 여러 가지가 있겠지만 그 중 큰 요인은 화학물질과 중금속물질에 오염된 식품의 섭취이다. 즉 농촌일손 부족을 해결하고 다수확을 위해 농산물에 농약과 화학비료가 무차별로 살포되고, 맛과 색상·보존성·생산성을 높이기 위해 식품은 각종 화학첨가제로 가공되고, 산업화·도시화로 식수는 산업폐수와 생활하수에 오염되고 있다.

또 병치료를 위한 화학제 약품이 범람하고 있는 게 오늘날의 실정인데 매일 이들을 섭취하면서 살아가는 현실에서 다른 장기에 비해 위장이 공해독과 화공약독에 가장 직접적인 해를 받을 수밖에 없음은 당연한 일이다.

강물이 중금속물질에 오염되면 생명을 잃고 썩어 가듯 위에 독액과 독물이 쌓이면 위벽의 상피세포(上皮細胞)에 독혈(毒血)이 조성되고 컴퓨터칩보다 더 정교한 인체 세포는 생명력을 잃어 기능혼란을 일으킬 수밖에 없다. 위암은 그런 결과라 하겠다.

우리 나라 사람에게 위암이 많은 건 그만큼 각종 식품과 식수에 독성물질이 많이 들어 있고, 그런 식품에 대해 선호도가 높으며 병치료를 위해 화학제 약품을 남용했다는 반증이다. 인스턴트·가공식품에 전적으로 길들여진 현 어린 세대가 성인이 될 즈음엔 위암 발생이 더 극심하리란 우려를 하지 않을 수 없다.

인산 김일훈 선생의 신의학(神醫學) 의론에 따라 위암의 증상과 발생 원리를 좀더 설명하면 다음과 같다.

근본치료는 죽염요법

"소화력은 심장에 화기(火氣)를 상승한 간산(肝酸)이라, 만종(萬種)의 불순물이 침해하면 병이요, 만종독기(萬種毒氣)가 합성하면 암이다. 위궤양암은 식후에 음식물이 위벽에서 중화(中和)하니 통증이 없고 소화되어 음식물과 위벽의 간격이 생기면 통증이 시작하니 시초에 궤양은 쓰리고 아프고 심하면 뼈근하고 아프니 병이 심한 때이다.

그 시기가 넘어서 등도 바르고 결리고 옆구리도 바르고 결리며 답답한 생각이 심하면 위암이 전신에 퍼지는 때라 궤양암이요, 위한담성(胃

寒痰盛)이라 하여 위신경이 둔화되고 마비되어 위하수요, 위하수가 심하면 담성(痰盛)하여 가슴이 묵직하고 소화력이 부진하고 극심하면 먹은 후에 얼마 지나지 않아 음식물을 토한다.

위하수로 오는 위암과 위확(胃擴)으로 오는 위암은 음식물을 시장할 적에 과식하여 위가 가로 퍼지면 위산이 과다하여 신물이 오르고, 소화불량 증상으로 오는 위암은 중노동하는 사람들이 흔히 걸린다.

위옹(胃癰)으로 오는 위암은 위벽에, 음식물로 오는 식중독은 위혈(胃血)이 사혈(死血)로 변하여 혈고증(血枯症)으로 오는 위옹(胃癰)과 혈체증(血滯症)으로 오는 위옹(胃癰) 2종이 있다. 증상은 식욕도 없고 아픈 통증도 없고 심하면 안색이 노랗고 기진맥진하여 명(命)이 다하는 시간까지 모르고 병고에도 시달리지 않고 살다 가게 된다."

위암의 근본치료는 그 발생기전이 위장내의 각종 독물에 의해 조성된 독혈과 세포의 기능혼란이란 점에서 해독할 수 있는 방법이 그 요체인데 제일 좋은 방법은 죽염요법이다.

요즘 병원에선 위암치료를 위해 절제수술과 항암제 요법, 방사선 치료를 즐겨 쓰는데 그것은 위암의 발생기전에 비추어 볼 때 적절치 않은 방법이라 할 수 있다.

즉 항암제와 방사선은 또 하나의 독성물질이란 점에서 이것의 투여는 불 붙는데 기름 붓는 격이라 할 수 있으며 절제수술은 인체 신경선의 절단으로 신진대사의 혼란을 초래하고 수술 후 화학제인 항생제를 다량 투입함으로써 암의 확산을 발생시킬 소지가 있다.

죽염의 힘은 강한 신진대사력

죽염요법이 위암치료에 적절한 이유를 대략 설명하면 다음과 같다.
죽염(竹鹽)의 가장 큰 힘은 거악생신력(去惡生新力), 즉 강한 신진대사 작용이다. 본래 염분은 강한 삼투압 힘을 가지고 있어 영양분을 세포에 끌고 가는 한편 세포가 내뿜는 노폐물과 독기를 체외로 끌고 나오는 일꾼이다.

사람이 땀을 많이 흘려 염분이 다량 빠져 나오면 혼수상태가 되고 그럴 경우 염분을 보충해 주면 이내 생기를 되찾게 되는데 이는 인체 내 염분부족으로 세포에 영양공급이 안 돼 인체 기능이 일시 정지되었다가 염분보충으로 다시 인체 운동이 시작되는 현상이다. 또 인체의 배출물인 땀과 대·소변에 염분이 섞여 있음은 염분이 인체 노폐물을 끌고 나오는 일꾼임을 알 수 있는 실례이다.

따라서 염분을 지혜롭게 이용하면 항상 신체를 맑게 하고 저항력을 지닐 수 있는데 죽염은 소금의 유해성분을 제거하고 염분의 힘을 극강하게 한 건강염이란 점에서 그 복용은 암독을 신속히 밖으로 끌고 나오는 데 유용한 수단이 될 수 있다.

또 하나 죽염의 힘은 강한 살균·소염력이다. 예부터 어둡고 부패한 곳엔 '빛과 소금'이라 했듯이 염분은 살균력이 뛰어나 부패방지에 최고 가는 자연물임은 익히 경험으로 입증된 바다. 위장에 독물이 쌓여 피를 탁하게 하고 세포의 생기를 빼앗으면 각종 세균이 번성하여 장기를 썩이게 된다. 죽염을 복용하면 즉각 위장 내에서 살균력과 소염력을 발휘하여 결국은 위장의 부패를 방지할 수 있다.

마지막으로 죽염의 힘은 강한 소화력이다. 염분은 소화효소의 원료이기도 한데 위암 환자는 심한 소화장애를 일으키고 있다는 점에서 죽염을 다량 복용하면 음식물을 완전 분해시켜 음식물에서 발생하는 독기를 막는 한편 영양분 공급이 가능해져 환자의 기력을 돋울 수 있다.

죽염 복용의 첫째 방법은 옥지생진법(玉池生津法)이다. 죽염을 조금씩 입에 물고 있으면 침과 함께 좋은 진액으로 변한다. 죽염을 한 달에 1kg 내지 2kg을 기준으로 하여 콩알 만큼씩 수시로 침에 녹여 삼키면 좋은 효과를 거둘 수 있다. 또 하나의 방법은 밭마늘을 껍질을 벗기지 않은 채 조각내어 불에 속까지 흠씬 구워 죽염에 찍어 먹는 것인데 이는 옥지생진법과 겸하면 좋다.

마늘에는 피를 보호해 주는 혈정수(血精水), 혈정수를 끌여들여 살로 만드는 육정수(肉精水), 핏속에 있는 석회가 여러 가지 비밀 성분을 흡수해 골수를 이루는 골정수(骨精水)가 있어 이것들이 죽염과 합치면 효과를 극대화시킬 수 있다.

한편 죽염을 이용한 무절임도 위암에 좋은 '식품의약(食品醫藥)'이다. 무를 채칼에 썰어 가령 무 1백근이면 죽염 10근을 넣어 약 24시간 가량 절인다. 그런 다음 백개자(白芥子)·살구씨·누룩·엿기름·산대추 각각 3.5근을 아주 은은한 불에 속까지 구워질 때까지 오랫동안 볶아 분말한다. 여기에다 마늘·생강을 각 3.5근씩 찧어 모두를 절인 무우 속에 버무려 하룻 동안 두었다가 이를 무시로 먹는데 위암 환자의 경우 거품이 넘어오거나 설사가 나기도 한다.

환자의 기력이 심하게 저하되었을 경우엔 죽염요법과 함께 기력을 보할 수 있는 약물을 복용해야 하는데 그 처방전은 다음과 같다.

야채즙은 위험

유황을 보리밥에 섞어 먹인 집오리 2마리를 구하여 털과 똥만 버리고 모두를 깨끗이 씻는다. 그리고 나서 밭마늘 큰 것 1접·작은 것 1접, 대파 25뿌리, 민물고둥〔물에 담가 보아 살아 있는 것만 씀〕소두 1말, 별갑〔볶은 것〕·행인〔볶은 것〕·백개자〔볶은 것〕·신곡〔볶은 것〕·맥아〔볶은 것〕각 3.5근, 공사인〔볶은 것〕·익지인〔볶은 것〕·백두구〔볶은 것〕·초두구〔볶은 것〕각각 5근, 토종 금은화·유근피 각 3.5근, 하고초·생강·대추·원감초·당산사·당목향 각 1.5근을 준비하여 모두를 한데 넣고 은은한 불에 24시간 흠씬 달인다〔단 O형일 경우엔 석고 3.5

근을 추가한다).

 이를 짜지 말고 체에 받쳐 하루에 아침·저녁으로 2차례 복용한다. 약을 달일 때 절대 압력솥을 사용하거나 재탕해서는 안 된다. 금기사항은 부부관계·술·돼지고기·닭고기·날음식·과일·밀가루·녹두·두부·땅콩·현미이다. 요즘 야채를 날 것 그대로 즙을 내어 먹는 사람이 많은데 이는 야채에 농약이 묻어 있음을 생각할 때 너무도 위험한 방법이 아닐 수 없다. 야채를 소금에 절이거나 뜨거운 물에 데쳐 먹는게 더 현명한 방법이다. 〈월간 시사춘추 92년 8월호·김용봉/ 健民會 연구위원〉

질병에 따른 죽염 활용법 문답

만성 소화불량 치료법은

문 작년부터 만성 소화불량에 시달리고 있습니다. 나이는 27세(女), 혈액형은 AB형입니다. 먹은 것이 소화가 안되고 늘 체한 듯이 속이 답답하여 모든 일에 짜증이 납니다. 좋은 방법이 있다면 가르쳐 주십시오.

〈부산 동래구 김지연〉

한달에 죽염을 3백그램 이상 써보라

답 먹고 체한 것이 오래 가면 소화불량 뿐만 아니라 위암까지 부를 우려가 있으니 속히 치료하시기 바랍니다.

치료방법은 유근피 3근 반에 물을 10되 가량 붓고 한 되 가량 될 때까지 오래 달인 후 그 물에 죽염 5백g을 타십시오.

그렇게 해서 하루를 묵힌 후 질이 좋은 여과지에 걸러서 그 물을 수시로 한달간 복용하십시오.

이 방법대로 하기 힘들면 죽염을 한 달에 5백g을 기준으로 하여 소량씩 수시로 드셔도 속효(速效)를 볼 수 있습니다.

위의 방법들은 부작용도 없고 효과도 확실한 방법이오니 꼭 실행하시어 쾌차하시길 바랍니다.

목이 자꾸만 허는데

문 저는 38세의 남자로서 혈액형은 B형입니다. 제 직업은 고등학교 교사인 관계로 매일 백묵가루를 마시지 않을 수 없는데 그 때문인지 목이 자꾸 헙니다. 그대로 두면 좋지 않은 결과를 가져올 것 같아 미리 치료하고자 합니다. 간단한 처방이 있으면 알려 주시면 감사하겠습니다.

〈서울 마포구 장진옥〉

죽염을 물고 있다가 삼켜 보라

답 직업상 백묵가루를 계속 마시는 관계로 인후가 약해진 듯합니다. 죽염은 담이나 염증 해소에 탁효가 있으니 수시로 입에 물고 있다 삼키면 목도 시원해지고 강의 중 입안이 텁텁한 것도 해소할 수 있을 것입니다.

여드름이 심한 것도 방법이 있는지

문 남들이 보기에는 그것이 무슨 문제이냐고 할 수 있지만 제게는 거울을 볼 때마다 짜증이 나는 고민이 하나 있는데 그건 제 얼굴이 여드름으로 덮여 있다는 것입니다. 고등학교 때부터 나기 시작하여 지금까지 계속되었는데 그것 때문에 신경이 쓰여 대인관계(對人關係)에도 지장을 받고 있습니다. 약을 발라보아도 낫지 않으니 무슨 대책이 없을까요? 혈액형은 A형이고 나이는 25세, 남자입니다.

〈서울 동대문구 김병로〉

죽염수로 마사지하며 복용한다

답 여드름이 나는 근본적인 원인은 혈액에 있습니다. 몸의 피가 맑아지면 자연히 여드름이 사라질 것이니 죽염을 이용하는 한편 다음과 같은 약재를 달여 복용하십시오.

먼저 물에 죽염을 적당히 풀어 아침, 저녁으로 얼굴을 씻는 한편 무시로 복용하십시오. 죽염을 푼 물은 오래 두어도 썩지 않으니 물이 지저분해지기 전에는 버리지 말고 여러 번 사용해도 됩니다.

그리고 익모초·약쑥·백출 각 3근 반, 생강·대추·천마 각 1근반, 원감초 4근 반을 은은한 불에 충분히 달인 다음 건더기는 버리고 다시 오래 달이면 엿처럼 됩니다.

그리고 생강차를 따로 달여서 이 약과 함께 수시로 복용 하십시오. 공복에 하루 2회 이상 복용하면 효과가 빠릅니다.

舌腫으로 고통받고 있다

문 70세의 남자입니다. 식사 중 혀의 왼쪽 옆을 씹어서 피가 났으나 방치하였는데, 처음에는 콩만한 혹이 생기더니 점차 커져 지금은 새끼손가락 한마디 정도의 크기가 되었습니다. 식사 중에 대단한 불편과 통증을 느낍니다. 병원에서는 설종(舌腫)이라며 절제수술 외에는 방법이 없다고 합니다. 또 약 1개월 전부터는 왼쪽 목에 혀의 것보다 조금 더 큰 몽우리가 생겼는데 병원에 가본다 해도 그 결과는 수술 등으로 치료할 것이 확실하므로, 지금 70여 세나 되는 노구라 불편하여 병원에 가지 않고 집에서 조신(調身)하고 있습니다.

〈서울 종로구 이진옥〉

仁山神方과 죽염 함께 쓰라

답 선생의 질병에는 다음의 두 가지 처방을 함께 쓰는 것이 최상책일 것입니다. 큰 집오리[消炎劑] 1마리를 털과 똥만을 제거하고 푹 삶았다가 식혀서 기름을 걷어낸 다음 여기에 금은화(金銀花) 3근반, 건칠피(乾漆皮) 1근을 넣고 오래 달여 두고 식전 공복(空腹)에 복용하되 완쾌될 때까지 여러 마리를 씁니다.

주의할 점 ─ O형은 건칠피의 양을 1냥~반근으로 줄여서 써야 합니다. 위의 오리약과 함께 죽염을 쓰셔야 하는데 죽염 복용법은 찻숟갈로 하나씩 입에 물고 있다가 한참 지나 침에 다 녹은 뒤 삼키곤 하는 것을 수시로 계속하십시오. 사정상 오리약이 번거로울 시 죽염만 써도 근치가 가능합니다.

폐결핵과 중이염으로 고생

문 저는 거제 포로수용소에서 석방된 사람 중 한 사람입니다. 포로수용소 생활 중 고생을 많이 했습니다. 그때 이후 내게는 많은 병들이 생겼습니다. 허리도 다쳤고 폐결핵 증세도 있었으며 온몸 구석구석이 성한 곳이 없었습니다. 특히 그때 생긴 것으로 여기고 있는 중이염이 수십년이 넘도록 낫지 않아 문의드립니다. 냄새도 고약합니다.

인산 선생님께 쑥뜸법을 배워 재작년에 중완과 관원에 뜸을 떴는데 뜸을 뜨고 나서 냄새가 좀 덜해진 듯 싶으나 아직도 냄새가 나며 특히 왼쪽이 더욱 심합니다. 무슨 방법으로 치료할 수 있는지요?

〈영등포구 당산동 김철진〉

죽염과 쑥뜸 요법 병행해야

답 올해도 뜸을 한번 더 뜬다면 좋아질 수 있다고 확신합니다. 쑥뜸 치료법 이외에도 죽염을 이용하여 치료할 수 있습니다. 죽염과 증류수를 처음에는 1 : 7 비율로 타서 마른 솜으로 귀를 막고 죽염수를 솜에 한 방울씩 떨어뜨려 귓속으로 흘러 들어가도록 해 줍니다.

하루 2~3회 마른 솜을 갈아 넣고 죽염수를 적셔 줍니다. 그 뒤에는 죽염과 증류수 비율을 1 : 5, 1 : 3 비율로 차츰차츰 농도를 진하게 해가며 같은 방법으로 계속하면 효과가 있으리라 봅니다.

이때 귀에만 넣지 마시고 죽염을 함께 복용하게 되면 더욱 효과가 빠를 것입니다.

성대가 붓고 굽었다는데

문 교사직에 몸담은 지 올해가 16년째입니다. 교단에 처음 설 때는 건강했기 때문에 큰 불편이 없었습니다. 그런데 올해 4월부터는 목이 아프고 목소리가 가라앉더니 결국 말하기가 힘들게 되었습니다. 목소리가 생명인지라 병원에 가서 검사를 받아보니 성대가 붓고 굽어졌다며 치료가 전혀 불가능하다고 합니다. 어떻게 하면 좋겠는지 염치불구하고 문의를 드립니다.

〈양천구 신정동 서숙희〉

죽염을 소량씩 물고 있다가 삼킨다

답 귀하의 증세는 본래 교단에 선 사람들에게 많이 생기는 성대질환으로 흔하게 있는 것이니 큰 걱정은 안해도 됩니다. 원래 이유는 분필가루 때문에 발병했지만 성대 자체가 약한 사람들에게 특히 잘 찾아오는 병입니다. 그러나 치료법은 간단합니다. 죽염을 소량씩 자주 침으로 녹여 드시면서 양치질할 때도 죽염으로 하십시오. 꾸준히 복용하시면 반드시 좋은 결과가 있을 것입니다. 복용량은 콩알 크기 만큼씩 수시로 드시되 반드시 침으로 녹여서 드시도록 하십시오.

위궤양으로 오랫동안 고생

문 저는 올해 39세의 직장인입니다. 10여 년 전부터 속이 쓰리고 아픈 것이 지금까지 고생스러워 연락을 드립니다.

병원측에서는 위궤양이라 해서 약을 주는데 아무리 먹어도 속 아픈 것은 여전합니다. 요즈음 많이 쏟아져 나온 위장약들도 몇 번씩 먹어 보았지만 큰 변화가 없어 고민하고 있던 중 주위에서 인산 선생님에 대한 이야기를 해주는 것을 듣고 문의를 드리는 것이오니 저에게도 선처 있으시기 바랍니다.

〈노원구 월계동 동신A.P.T 김승종〉

신념을 갖고 꾸준히 죽염 쓰면 완치 가능

답 직장인들에게 가장 흔한 병이 위장병이라고 할 수 있습니다. 그러나 그것은 쉽게 낫지도 않을 뿐더러 여러가지 약독으로 자칫 위를 더욱 악화시키는 결과를 초래할 수도 있습니다. 시중에 좋다고 하는 대부분의 위장약들은 일시적으로 효과는 나타내지만 완전 근치는 힘들다고 생각합니다.

죽염은 소화기 질환에는 가장 좋은 것이라고 할 수 있는데 귀하의 경우는 꽤 장기간 복용해야 할 것 같군요. 주변에 위궤양, 위염 등으로 고생하다가 죽염으로 완치한 사례들이 부지기수이지만 하나같이 굳은 신념하에 열심히 먹었더니 나았다고들 합니다. 때로는 속이 거북할 때도 있지만 걱정하지 말고 콩알만큼씩 열심히 상복한다면 속 쓰린 것이나 아픈 증세는 잊어버릴 수 있다고 생각 합니다.

젊은 여성의 정신질환 치료법은

문 올해 23세 된 여자의 정신질환에 대해 문의드리고자 합니다. 상세한 증상 구별과 치료에 대해서 말씀해 주시면 감사하겠습니다. 참고로 평상시 환자의 습성에 대해서 말씀드리면

첫째, 사물을 항시 만지고 옮기며 반복하여 잡았다 놓았다 합니다.

둘째, 용변기를 옆구리에 끼고 있거나 잠잘 때는 머리 위에 두거나 안고 잡니다.

셋째, 눈을 자주 깜박이며 아무도 보지 않는 곳에서 구덩이를 파곤 합니다.

넷째, 음식은 무엇이든 가리지 않고 많이 먹는 편이나, 늘 부족감을 느끼며 옆눈질로 음식을 찾는 습관이 있고 남이 감추어 놓은 물건을 찾아내어 파헤쳐 버립니다.

다섯째, 옷을 자주 갈아입고 대·소변을 옷에 눕니다.

여섯째, 자기 얼굴에 손톱자국을 내며 피부에 상처를 내는 습관이 있습니

다.

일곱째, 새벽 2~4시까지 자지 않으며 때로는 꼬박 밤을 새우는 경우도 있습니다.

여덟째, 말을 자주하는 편이며 급하고 같은 말이 반복됩니다.

아홉째, 손님이나 친척이 오는 경우 누구나 가라고 하며 음식조차 먹지 못하게 합니다.

이외에도 이상한 행동이 많으나 이만 줄입니다. 부디 좋은 치료방법을 알려 주시면 감사하겠습니다.

〈경남 하동군 악양면, 이양호〉

계란고백반과 죽염을 섞어서 복용

답 정신병 환자의 증세를 대략 살펴보니 음광(陰狂) 중에 미점 양광병(微點 陽狂病)으로 판단됩니다. 이 병은 담이 주원인이므로 먼저 담을 제거해야 합니다. 이 담을 없애고 병을 완치시킬 수 있는 방법을 설명하겠으니 이해가 안 가거나 의문이 나는 점이 있으면 반드시 다시 문의하길 바랍니다.

먼저 계란고백반을 제조해야 합니다. 백반을 사다가 솥에 넣고 은은한 불에 24시간 구워내면 녹았다가 하얗게 굳어지는데 이것을 고백반이라 합니다. 이것을 분말한 고백반 1근과 시골의 토종 계란 13개의 환자위만 골라 서로 반죽을 시키면 열이 나며 돌처럼 굳어지는데 이것이 계란고백반입니다. 오골계란이면 더욱 좋으나 사료 먹여 키운 양계장 닭의 알은 효과가 없으니 사용하지 마십시오. 반죽할 때 열이 심하게 나는데 열이 많을수록 좋고 열이 나지 않으면 효과가 없습니다.

이 덩어리를 곱게 찧어서 두 순가락을 막걸리 1대접에 먹이면 위장이 허약한 사람은 담을 토하고 위장이 튼튼한 사람은 담을 삭입니다. 이 가루는 식전 공복에 먹어야 하는데 매일 1~2컵씩 먹여 담을 토하거나 소멸시키게 해야 합니다.

찰밥을 되게 하여 죽염가루를 조금씩 뿌리며 알약이 잘 만들어질 정도로 반죽한 다음 제환소에 가져가서 오동나무씨 크기로 빚어 달라고 하십시오. 죽염알약은 매 식전에 복용하되 1회에 30알씩 먹이도록 하십시오. 죽염알약은 병이 완치될 때까지 계속 복용해야 합니다.

또 이와 함께 큰 집토끼 1마리에 말린 참옻껍질 1근 반을 넣고 푹 달여서 먹게 합니다. 몇 마리를 먹고 나을지는 병의 깊고 얕음에 따라 차이는 있으나 15마리 이내에 판가름이 날 것입니다.

아울러 백회(百會) 중완혈(中脘穴)에 쑥뜸을 떠 주십시오, 처음엔 작게 뜨다가 점차 크기를 늘려 가며 떠 주십시오. 그런데 백회혈에는 20일만 떠 주되 콩알 크기 이상으로 크게 뜨지 말고 중완혈에는 9분 이상 탈 정도로 크게 뜨는 것을 나을 때까지 계속하십시오. 9분 이상짜리 쑥뜸은 거의 계란 크기만하므로 두려워하게 되지만 이미 여러 사람이 떠보고 이상이 없음을 확인한 것이니 겁을 먹을 필요가 없습니다. 아무런 해가 없음은 물론이고 작은 뜸장으로 보름 이상 뜬 효과를 큰 뜸장 하나로 얻을 수 있습니다.

이렇게 뜸을 뜨면 체내의 모든 담은 불과 얼마되지 않아 모두 소멸됩니다. 뜸은 되도록이면 자기 전에 떠 주도록 하십시오. 한 번에 9장씩 한 군데에 뜨도록 하십시오. 중완혈에서 진물 고름이 많이 나오면 나올수록 좋은 것이니 염려하지 말고 할 수만 있다면 9장 이상 떠 주어도 좋습니다. 꼭 9·11·13·15……등과 같이 홀수로 떠 주십시오.

처음엔 기운이 쇠잔해지는데 나중에 완전히 회복하면 더 건강해집니다. 물론 뜸으로 인한 합병증은 없습니다. 중완혈은 명치뼈 끝에서 배꼽 사이의 중앙지점을 잡되 명치뼈가 안 잡히면 움푹 패인 뼈밑과 배꼽을 9등분하여 위에서 5번째 즉 9분지 5 지점에 잡으면 됩니다.

식중독으로 인한 피부질환인데

문 3년 전부터 피부질환으로 고생하고 있는 31세의 남성입니다. 제 질병의 시초는 무엇인지 잘 모르겠습니다만 의사는 식중독 때문이라고 하였습니다.

의사의 말대로 약을 먹고 약간 차도가 있었으나 약 3개월이 지나면서 계속 두드러기가 나고 몹시 가려워 견딜 수 없게 되었습니다. 약도 먹고 통원치료도 받았으나 약을 먹을 때 뿐 아무런 효과가 없었습니다.

요즘은 더욱 악화되어 몹시 가렵고 온몸에 앵두 크기의 두드러기가 생겨 긁으면 부풀어 올라 눈뜨고는 보지 못할 정도입니다. 병원에서는 알레르기성 피부질환이라고 합니다.

이 지긋지긋한 고통과 질병에서 해방될 방법은 없을는지요.

〈서울 답십리동 정재환〉

유죽액 바르면서 죽염 복용하길

답 귀하의 사연을 읽어보니 피부질환으로 많은 고생을 하신 게 눈에 선합니다. 또한 피부약을 3년 동안 복용하셨다니 신체의 다른 장부가 많이 손상되었으리라 생각됩니다. 양약(洋藥)을 계속 복용할 경우 체내의 모든 부분이 크게 손상받는다는 것은 널리 알려진 사실입니다. 어떤 이유로든 양약을 장기 복용하는 것은 반드시 지양해야 합니다.

원래 피부질환은 쉽게 낫는 병은 아닙니다. 그리고 귀하와 같은 악성 피부질환에는 특별한 처방이 필요하기 때문에 일반 약품으로는 치료하기에 대단히 어려울 것입니다. 경험을 통한 바로는 악성 피부질환에는 죽염과 유근피를 섞어 만든 유죽액(楡竹液)이 탁효가 있는 것으로 밝혀졌습니다.

유죽액 만드는 법은 유근피 9백g에 물을 대두 1말 정도 붓고 12시간 정도 은은한 불에 달입니다. 유근피 삶은 물이 반으로 줄면 고운 천으로 짜고 건더기는 버립니다. 여기에 죽염 2~3백g 정도를 넣고 1~2시간 동안 은은한 불에 달이고 난 뒤 광목 3겹에 걸러서 농축시킵니다. 대개 1되 반 정도가 나오는데 이것이 바로 유죽액입니다.

이 유죽액을 해당 부위에 바르면서 겸하여 죽염을 복용한다면 좋은 효과를 거둘 것입니다.

한 달 죽염 복용량은 1kg입니다.

아무쪼록 열심히 치료하여 좋은 효과를 거두어 건강하고 행복한 삶을 영위하시길 바랍니다.

간질 증세로 心身 고통 받고 있다

문 간질증세로 고민하는 20세의 청년입니다. 집안에서 오직 저만이 이 병을 앓고 있는데 5살 이전에는 경기를 자주하였다고 합니다.

음식에 체하기만 하면 발작하는데 발작 직전 턱이 가려우면서 물체가 희미하게 보이는 조짐이 있습니다. 발작하면 경사진 낭떠러지를 미끄럼타듯 떨어지는 느낌이 들고 가족이 들려주는 얘기에 의하면 그 이후론 눈을 까뒤집으면서 입에 거품을 내고, 몸을 바둥거리면서 뻣뻣해지고, 입술이 파래지며 얼굴이 창백하게 변하면서 깊은 잠에 빠진다고 합니다.

인산 선생님의 저서 《신약》을 읽어 보니 저같은 경우는 닭간질로 생각되는데 어떻게 치료하면 나을 수 있을는지요? 이 증세로 고생하다 완쾌하신 분들도 알고 싶습니다.

〈전남 목포에서 강을석〉

석수어염반산과 죽염을 병용한다

답 일반적으로 병원에 간질을 다룰 때 신경안정제 위주의 처방을 하는 것이 고작이므로 병원치료로 큰 효과를 기대하기는 어렵습니다.

귀하께서 읽어 보신 인산 김일훈 선생님의 저서 《신약》에 나온 처방대로 간질에는 우선 석수어염반산(石首魚鹽礬散)을 상시 복용하는 것이 좋은 방법입니다. 여기에 죽염을 곁들여 복용하면 더욱 효과적입니다.

석수어염반산을 만들기 위해선 월척짜리 참조기[石首魚] 1마리와 옛날 암기왓장 2장, 닥나무 창호지 3장을 준비합니다. 암기왓장에 창호지 3장을 겹으로 간 다음 조기의 배를 갈라 창자를 버리지 않은 채 그 속에 죽염 3냥, 백반(白礬) 5돈을 넣어 조기를 그 기왓장 위에 올려놓습니다. 이것을 불 위에 올려놓았을 때 조기의 진물이 밖으로 흘러 나가지 않도록 창호지 양쪽 끝을 접어서 세운 다음 다른 암기왓장으로 조기를 얹은 암기왓장 위에 뚜껑을 덮듯이 잘 맞추어 덮습니다.

그렇게 한 뒤 아래에 있는 암기왓장 밑에 불을 땔 수 있도록 설치하고 불을 때서 기왓장을 달구어 조기를 태웁니다. 이렇게 조기가 타서 재만 남은 것을 가루로 만든 것이 석수어염반산입니다. 이 석수어염반산에 거악생신(去惡生新) 작용이 뛰어난 죽염을 곁들여 수시로 복용하면 차도가 있을 것입니다.

가장 확실한 방법은 《신약》 제25장에 게재된 '영구법(靈灸法)의 신비'를 참고하여 쑥뜸을 뜨는 것입니다.

이 방법은 여간의 결심으로는 실행하기 어렵습니다. 하지만 5분 이상 타는 쑥뜸을 20세이니 무리하지 말고 매년 2~3백장을 중완에 봄·가을로 나누어 3~5년 동안 열심히 뜨게 되면 틀림없이 귀하의 질환을 물리칠 수 있을 겁니다. 하루 빨리 쾌차하시어 앞으로 남은 긴 삶이 항상 행복한 나날이 되길 바라겠습니다.

피부소양증으로 20년 고생

문 저의 어머니 병의 치료법에 대해 문의하고자 합니다. 약 20년 전 동생을 낳고 닭을 드신 후 몸이 가렵기 시작하여 피부과엘 갔더니 '피부소양증'이라고 진단하더랍니다.

몇 년 동안 피부약과 주사로 치료하였는데 약효가 있을 때만 잠잠하다가 약효가 떨어지면 다시 가려움증이 도는 것입니다. 가려운 부위는 주로 몸의 관절 안쪽의 부위, 또는 땀이 많이 나는 부드러운 부위입니다. 피부에 좋다는 온천, 찜질, 한약 다시 양약의 순으로 20년 가까이 온갖 약을 써보았으나 효용이 없습니다.

이젠 심장판막에 관상동맥 부전증이라는 새로운 병마저 생겼습니다. 가려

움증도 심하여져 목 뒤 혈관이 통하는 부분의 살은 조금 두터워져 꾸들꾸들
한 상태가 되었다가 풀어지기도 하고 목 뒤가 뻣뻣해져서 아프다고 합니다.
딸이 된 입장으로 어머니를 뵐 때 항상 마음만 아프고 특별한 약이 없어 안
타깝기만 합니다. 어머니가 20여 년의 괴로운 병에서 벗어날 수 있도록 도
와주십시오.
　끝으로 어머니의 연세는 54세이고 혈액형은 O형입니다.

〈부산 동래구 이유미〉

죽염·난반 쓰면서 유죽액을 바르기도 한다

답 어머니의 병세가 심하다니 자식된 도리로서 얼마나 마음이 아프십니까? 모든 병은 난치병은 있어도 불치병은 없습니다. 치료할 수 있는 방법이나 약은 있기 마련입니다. 분명히 낫는다는 신념을 가지는 게 무엇보다도 중요합니다.
　귀하 어머니의 질환에는 죽염(竹鹽)과 난반을 권해 볼까 합니다. 죽염은 거악생신(去惡生新) 작용과 소염·살균작용이 뛰어나므로 고질화된 피부질환에도 효험이 있으리라 생각합니다.
　죽염과 난반을 5대 1 비율로 섞어 찻숟갈 1/5 정도 분량씩 무시로 복용합니다. 하루에 30~40번 정도 복용하면서 서서히 양을 늘려 주십시오. 한 달 복용량이 총 1.5kg 이상이 돼야 합니다.
　또 생강 40g, 석고 40g, 감초 40g을 한데 섞고 물을 큰 대접으로 3사발 부은 뒤 한 사발 반 정도 될 때까지 은은한 불로 달이십시오. 이것을 짜거나 재탕하지 말고 무시로 따라 잡수십시오. 이와 병행하여 가려운 부위에 죽염과 난반을 납저유나 유근피 달인 물에 적당히 개어 바르면 효과가 빠릅니다.
　난반 만드는 법에 대해 설명해 드리겠습니다. 백반을 오래 구우면 녹았다가 하얗게 굳어지는데 이것을 고백반이라 합니다. 이것을 분말한 고백반 1근과 토종계란 13개의 흰자위만 골라 서로 반죽시키면 열이 나며 돌처럼 굳어지는데 이것이 바로 난반입니다. 사료 먹여 키운 양계장 닭의 알은 효과가

없으니 사용하지 마십시오. 납저유는 동짓날 이후 3번째 돌아오는 미일(未日)에 잡은 돼지의 기름입니다.

심한 안질로 대책없이 고생

문 금년 35세 된 남자입니다. 심한 안질이 있어 이렇게 건강상담실의 문을 두드립니다. 직장에서 사무직으로 4년 간 근무하던 어느날 이상하게도 양쪽 눈이 앞만 볼 수 있지, 좌우상하(左右上下)는 볼 수 없게 되었습니다. 그 즉시 안과에 가서 진찰을 받았으나 치료방법이 없다는 말만 듣고 나왔습니다. 왜 그런지 이유도 알 수 없고 자세한 병명도 모릅니다. 다니던 회사도 그만둔 채 이 병원 저 병원 찾아다녔으나 별다른 치료방법을 찾을 수 없었습니다.

이렇게 답답한 마음으로 문의하오니 민간약으로 치료할 수 있는 방법이 있으면 꼭 알려 주십시오. 참고로 저의 혈액형은 O형입니다.

〈광주직할시 북구 운암동 조홍조〉

仁山神方과 죽염안약 겸용하라

답 한창 정력적으로 일해야 할 젊은 시기에 심한 안질로 고생하고 계시다니 얼마나 답답하시겠습니까? 귀하의 질환에 몇 가지 치료방법을 알려 드리니 꼭 실행하여 쾌유하시길 바랍니다.

죽염을 입에 물고 있다가 침이 입안에 가득 고이면 이것을 아침 저녁으로 눈에 바르십시오. 침은 살균력이 강하니 거악생신(去惡生新) 작용이 뛰어난 죽염과 결합하면 극강한 힘을 발휘할 것입니다. 불편하게 생각지 마시고 꼭 실천하시기 바랍니다.

그리고 죽염을 생수나 증류수에 타서 죽염 용액을 만드십시오. 이것을 여과종이로 걸러낸 다음 적당한 통에 넣어 약국에서 파는 안약(眼藥)마냥 수시로 눈에 주입하십시오.

이와 함께 생산약(生山藥)·목적(木賊)·결명자(決明子)·천황련(川黃連)·당귀·감초를 각각 3돈씩 넣어 달여 두고 차 마시듯이 하루에 1첩의 분량을 드십시오.

또 하나의 치료방법은 쑥뜸을 뜨는 방법입니다. 귀하의 안질은 시신경의 마비로 온 것이니 이 마비를 풀어 주는 게 무엇보다 필요하며 치료의 첩경입니다. 신경은 오묘한 것이라 보통의 약물로는 회복되기 힘들고 회복된다 해도 오랜 시일이 걸립니다.

쑥뜸은 실행하기는 어려워도 귀하와 같은 난치병을 고치는 데는 최상의 방법입니다. 뜰 수 있다면 봄 가을로 단전에 5분짜리 쑥뜸을 1백50장씩 뜨십시오. 쑥뜸법은 인산 김일훈 선생님의 저서 《신약》(神藥) 제25장에 게재된 '영구법(靈灸法)의 신비'를 참고하시길 바랍니다.

뜸불의 고통은 힘드나 참고 이겨 내면 틀림없이 귀하에게 건강세계를 열어 줄 것입니다.

축농증으로 오랫동안 고생

문 저희 어머니가 수년 전부터 축농증으로 고생하십니다. 몇 년 전 이비인후과 병원의 장기치료도 받았지만 또 재발하여 괴로워하십니다. 참고로 어머니의 연세는 61세이고 혈액형은 O형입니다.

〈부산시 금정구 김영애〉

죽염가루나 죽염수로 씻어 낸다

답 죽염(竹鹽)가루를 솜에 찍어서 잘 때에 콧속에 넣어 두었다가 아침에 빼곤 하는 것을 수차 반복해 보시는 것을 권해 드리고 싶군요. 그리고 약국에서 주사용 증류수를 구입, 죽염과 5:1의 비율로 섞어 여과지에 거른 다음 그 물을 적당한 통에 넣어 가지고 다니면서 코에 수시로 주입하십시오. 죽염 복용도 함께 하면 효과가 빠릅니다.

이 처방대로 부지런히 하면 반드시 나을 수 있을 겁니다. 그런데 사람들은 쉽게 치료되는 방법을 원하지, 번거로운 것은 기피하는 경향이 있습니다. 그러나 만성질병을 완치시키는 데는 환자의 굳은 마음과 정성이 필요합니다. 해보다가 귀찮고 성가시면 집어치우고 다른 묘방을 찾곤 하는데 이런 근성을 버리고 나을 때까지 계속 부지런히 해보십시오.

머리 피부염의 근본 치료법은

문 저는 24세의 여성입니다. 머리 피부염에 대해 문의드리고자 합니다. 평소에 두피(頭皮)가 약해서 샴푸를 쓰면 항상 비듬이 생기곤 하였는데 퍼머를 몇 번 하였더니 머리 밑이 심하게 일어났습니다.

처음에는 각질의 면적이 조그맣더니 차츰 커지면서 지금은 붉은 반점[부스럼?]이 생겨 아프고 조금씩 가렵기 시작했습니다. 머리 전체가 심하지는 않지만 하얗게 일어나 있고 두피(頭皮)가 예민해졌는지 당기는 느낌입니다.

부디 좋은 치료방법을 상세히 알려 주시면 감사하겠습니다. 참고로 제 혈액형은 O형입니다. 아울러 부산에도 인산 선생님의 처방에 따라 약을 조제하는 한의원이 있으면 알려 주시길 바랍니다.

〈부산시 남구 용호2동 정희정〉

자단향 달인 물에 죽염 타서 바른다

답 한창 미용에 신경 써야 할 젊은 여성으로서 머리에 보기 사나운 염증이 있다니 속이 상하시리라 생각됩니다. 머리 피부염에는 자단향과 죽염을 써 보도록 하십시오. 자단향 1냥(37.5g)에 물 한 대접 정도를 붓고 오래 달여서 머리에 발라 주고 죽염을 수시로 복용하면 이내 부스럼이 사라지고 깨끗한 피부를 간직할 수 있을 것입니다. 그리고 부산에는 인산 선생님의 처방에 따라 약을 조제하는 한의원이 없습니다. 믿을 만한 한의원이나 건재상에 가시면 약재를 구하는 데 어려움은 없으리라 생각됩니다.

소아 뇌성마비 근본 치료법은

문 너무나 딱한 사정이 있어 건강상담실의 문을 두드립니다. 현재 10세와 8세된 남자아이인데 태어나면서부터 뇌성마비로 인해 심한 불구의 몸으로 지내고 있습니다. 식사도 스스로 하지 못하고 대·소변도 가려줘야 할 정도입니다. 재활원에선 10세 남는 치료가 불가능하고 8세 남는 교육하면 스스로 식사정도는 할 수 있다고 합니다. 이런 어려운 질환을 치료할 수 있는 방법이 있는지요. 좋은 말씀을 기다립니다.

〈강원도 춘천시 정만훈〉

가미천마탕과 쑥뜸 병용한다

답 소아 뇌성마비에 가미천마탕을 하루 한 컵씩 달여 아침 저녁으로 복용하면 좋습니다. 가미천마탕 재료는 상백피(桑白皮) 4돈, 천마(天麻) 2돈, 향부자(香附子)·울피(橘皮)·산조인(酸棗仁 : 검게 볶은 것)·하고초(夏枯草)각 1돈5푼, 소엽(蘇葉)·갈근(葛根)·소회향(小茴香 ; 약간 볶은 것)·우슬(牛膝)·적복령(赤茯苓)·오약(烏藥) 각 1돈, 현호색(玄胡索)·홍화(紅花) 각 8푼, 연육(蓮肉) 1돈5푼, 생강 3쪽, 대경명(大鏡明) 5푼입니다. 이런 약재들은 한약건재상에 가서 구하시어 대경명을 제외한 약재들을 은은한 불에 달입니다. 절대 짜거나 재탕하지 마십시오.

대경명은 필히 수비(水飛)해야 합니다. 수비방법은 약을 가는 주발에 물을 조금 붓고 갈다가 물을 다른 그릇에 따릅니다. 그리고 계속 갈다가 따라 놓은 물이 찌꺼기가 가라앉으면 먼저번 그릇에 다시 붓고 갑니다. 그것이 가라앉으면 다시 물만 따르는데 이런 식으로 갈고 물을 붓기를 반복하다 보면 찌꺼기가 없어지고 물의 농도는 높아갑니다. 이 물을 말려 분말을 만드는데 이 분말을 가미천마탕 달인 약물에 타서 복용합니다.

여기에 시골에서 놓아 먹인 집오리를 털과 똥만 빼고 흠씬 달여 그 국물과 죽염을 무시로 복용하면 효과가 빠릅니다.

또 다른 방법은 쑥뜸을 뜨는 방법인데 뜸법은 고통이 수반되나 병이 중한 만큼 고려해 볼 만합니다. 중완에 봄·가을로 5분 타는 것을 기준으로 1백 ~1백50장 정도 뜨는데 고통이 따르는 반면 치료효과는 확실하다고 하겠습니다. 쑥불의 강자극이 체내에 미치면 체내의 모든 병균은 소멸되고 독소는 제거되며 죽은 피는 맑아질 것입니다.

인체의 피가 맑아지고 체내를 물들인 독소가 고름으로 변해 빠져 나오면 자연 뇌성마비도 완치되리라 믿습니다. 뜸뜨는 방법은, 인산 김일훈 선생님이 지은 《신약》(神藥)책 3백11쪽 '영구법의 신비'를 참고하시길 바랍니다.

아이 혈우병으로 절망상태

문 항상 실망과 좌절 속에서 하루하루를 보내는 생후 21개월 된 남자아이를 둔 부모입니다. 태어난 지 6개월째 뇌출혈이라는 진단을 받고 세번째 수술 도중 피가 멈추지 않아 알고 보니 '혈우병 8번 인자'라는 사실을 알게 되었습니다. 너무 기막힌 일이라 의학서적 민간요법 책 등을 뒤져 보았지만 혈우병의 치료방법은 없더군요.

이제 물에 빠진 사람 지푸라기라도 잡는 심정으로 건강상담실의 문을 두드립니다. 저의 아기 혈액형은 A형이고 몸무게는 13kg입니다. 조금 부딪혀도 내출혈이 생겨 멍이 들고 조그만 상처에도 지혈이 되지 않습니다. 제발 죽어 가는 자식을 살려 주십시오.

〈경남 창원시 허남성〉

가미천마탕과 죽염 복용한다

답 자식이 불치병에 걸려 죽어 가고 있다니 부모된 도리로서 얼마나 애가 타십니까? 그 심정은 능히 짐작이 가나 치료의 길은 너무 멀고도 험하여 저희로서도 안타깝기만 합니다. 참으로 화공약독과 공해독이 만연하는 세상의 비극이 아닐 수 없습니다. 하지만 지성이면 감천이라고 했듯이 모든 일에 최선을 다한다는 심정으로 임하다 보면 치료방법은 분명 있으니 절대 좌절하지 마시길 바랍니다.

가미천마 탕을 1첩 달여서 3일 동안 나누어 복용케 하십시오. 달이는 방법이나 약재는 전술한 뇌성마비 답안와 동일합니다. 여기에 죽염을 음식이나 우유에 타 먹이는데 갖은 방법으로 먹을 수 있는 만큼 늘려 먹이십시오. 또 멍든 데나 상처에도 죽염을 발라 주면 죽염의 지혈작용으로 효과가 있을 것입니다.

빈뇨증 치료법을 알고 싶다

문 혈액형 A형인 올해 50세 남자입니다. 오랫동안 빈뇨증(頻尿症)으로 고생하고 있습니다. 병원에 가서 검사해 보면 별 이상이 없다고만 합니다. 방광경 검사 · 방광암 검사 · 방광내암 검사 · 신장X선 검사 · 초음파X선 검사 등을 모두 했으나 이상을 발견치 못했습니다. 소변 · 혈액검사 등은 수없이 했습니다.

병증세는 오줌 줄기가 아주 가늘고 요도가 아주 좁아진 것 같은 느낌입니다. 그리고 하루에도 수십번씩 오줌을 봅니다. 배뇨시에 통증은 없고 오줌색은 좋습니다.

〈제주 서귀포시 이관일〉

유근피 달인 물에 죽염 쓴다

답 귀하의 질환은 신 · 방광기능이 허해서 오는 요삽증(尿澁症)이라 생각됩니다. 기(氣)의 흐름이 원활하지 못하여 오줌이 잘 나오지 않는 병이라 하겠습니다.

이런 질병의 최고 치료방법은 단전에 쑥뜸을 뜨는 방법이 있는데 쑥뜸은 너무 어려움이 따르기 때문에 권하기가 주저됩니다.

쑥뜸에 대한 자세한 방법은 《신약》(神藥) 책을 참조하시고 먼저 죽염과 유근피를 이용하여 치료해 보십시오.

먼저 유근피를 달여 보리차 마냥 무시로 복용하는 한편 죽염을 한 달에 5백g을 기준으로 하여 소량씩 수시로 복용하십시오. 이 방법을 열심히 하시면 쑥뜸을 뜨지 않고도 치료될 수 있으니 신념을 가지십시오.

요추 제4, 5번 인대 늘어났다

문 올해 24세된 혈액형 O형인 여자입니다. 며칠 전 일을 하다가 허리를 약간 삐끗했습니다. 처음 한 이틀 정도는 척추뼈 있는 데가 따끔거리더니 그 이후부턴 통증이 더욱 심해져 갔습니다. 아침 저녁으로 온찜질을 하고 침을 허리 부분과 양쪽 무릎에 맞고 약간 증세가 호전되기도 하였으나 이래 저래 계속 일을 하다 또 다시 허리통증이 예전처럼 악화되는 지경에 이르게 되었습니다.

정형외과에 가서 진찰을 해보니 요추 4·5번의 인대가 늘어났다는 말이었습니다. 병원의 지시대로 한 일주일 정도 물리치료를 받아 보았으나 점점 증세는 악화되기만 했습니다. 이젠 무릎 뿐만 아니라 발 양쪽이 저리고 쑤십니다. 허리 이곳저곳이 따끔거리며 아프고 늘 애기를 업고 있는 것 마냥 허리 가운데 부분이 무겁습니다.

또 양쪽 팔이 힘이 없고 손가락이 쑤십니다. 어깨와 팔의 군데군데에 진통이 있고 누워 있으면 허리가 팔딱거리고 무릎에서 발끝까지 쥐가 난 것마냥 저리고 당깁니다. 오른쪽 발등 1/4이 남의 살같이 느껴진 지 벌써 한 달이 넘습니다. 병원약을 계속 먹다 보니 이젠 십이지장궤양이란 병마저 겹치게 되었습니다.

〈경남 진주시 박보곡〉

仁山神方과 죽염을 쓴다

답 죽염을 한 달에 1kg을 기준으로 하여 열심히 수시로 복용하십시오. 그리고 다음의 약물을 곁들여 복용하시면 더 좋은 효과를 거둘 수 있습니다.

먼저 원방풍・우슬・강활・독활・유근피・토종 속단 각 1근반과 동쪽으로 뻗은 소나무 뿌리 3~5근이 필요합니다. 이것을 솥에 물 1말 반을 부은 다음 은은한 불에 8시간 정도 달여 짜지 말고 체에 받친 다음 5~7사발 될 정도로 다시 은은한 불에 농축을 시킵니다. 이것을 식전 식후에 관계없이 1주일~10일 정도 복용하십시오. 절대 재탕하지 마십시오.

신장염의 근본 치료법은

문 올해 28세 된 미혼 남자입니다. 현재 미국에서 공부하는 중인데 몸이 몹시 허약합니다. 원래 몸이 가늘고 키는 1m 80정도이며 신경이 다소 예민하고 날카롭습니다.

공부중 피로가 빨리 와 병원에 가서 종합진단을 하였더니 일종의 신장염이라 합니다. 소변에서 단백질이 나오는 병인데 아직은 그런 대로 지낼 수 있습니다.

그러나 심하게 되면 신장 이식수술을 받아야 하는 경우까지 이른다고 합니다. 건강을 회복하여 마음껏 공부할 수 있도록 치료 방법을 꼭 알려 주십시오.

〈서울 영등포구 엄덕문〉

죽염에 절인 무를 쓴다

답 귀하의 질환에는 죽염으로 절인 무를 권하고 싶습니다. 먼저 감초 1근, 생강 2근, 대추 2근에 물 2되를 넣어서 푹달여 반 되 정도로 줄입니다. 그 물에 죽염 2근을 푼 뒤 달랑무 1근을 썰어서 푹 절입니다. 약 1주일 가량 담가 두었다가 식사 중에 국물과 함께 무를 반찬처럼 드셔 보십시오.

무는 이수에 효력을 발휘하는 식품이고 죽염은 염증을 다스리는데 탁효가 있으므로 죽염으로 절인 무를 정성으로 드시면 좋은 효과를 거둘 수 있을 것입니다.

오래된 건선피부병으로 고생

문 올해 61세 된 할머니인데 근 40여 년을 건선피부병으로 고생하고 있습니다. 환부는 주로 양팔과 무릎인데 가려움증이 심한 편입니다. 좋다는 연고도 바르고 약을 장기간 먹어도 보고[위장장애가 심함] 온천욕도 수개월씩이나 했으나 나았다가도 며칠 지나면 또 마찬가지입니다.

피부과 전문의들도 이젠 불치병이라 합니다. 이 오래된 고질병을 고칠 수 있는 방법은 없는지요?

〈서울 강남구 이용주〉

죽염 쓰면서 쑥뜸요법 병행을

답 오래된 고질병이니 치료에 모든 정성을 기울여야 하리라 생각합니다. 먼저 죽염을 진하게 물에 풀어 환부에 하루 세 번씩 바르고 무리가 가지 않도록 조금씩 복용하십시오.

죽염은 거악생신(去惡生新)의 작용이 뛰어나니 오래된 피부병에도 분명 효과가 있으리라 생각됩니다.

아울러 중완·관원·기해·족삼리에 5분 이상 타는 쑥뜸을 뜨도록 하십시오. 쑥뜸의 방법은 인산 김일훈 선생님의 저서 《신약》(神藥) 3백11쪽 '영구법의 신비'를 참고하시길 바랍니다.

소아당뇨로 5년째 고통받고 있다

문 22살, 대학생 2학년입니다. 중3 때 소아당뇨에 걸려 지금까지 치료받아도 낫지 않고 점점 나빠져 갑니다. 아무리 해도 안되어 제가 가장 싫어하는 인슐린 주사도 5년 전부터는 맞고 있습니다. 축농증, 무좀, 피부염 등 당뇨합병증이 서서히 생기고 있고 최근에는 기억력이 급격하게 감소되고 있습니다.

지난해 부터 인산 김일훈 선생님의 저서 《신약》(神藥)을 접하게 되어 《신약》에 소개된 처방에 따른 당뇨병 약과 죽염을 먹고 있습니다. 그런데 한가지 고민은 제가 아직도 인슐린 주사를 맞고 있는데 제 판단으로는 결정할 수가 없습니다. 인슐린 주사를 중단하는 것이 좋은지요?

〈대구시 서구 비산동 고민생〉

가미생진거소탕과 죽염요법을 쓴다

답 당뇨병은 혈관 속의 당분이 체세포에 들어갈 수가 없어서 에너지로 변하지 못하니까 콩팥을 통해서 소변으로 당이 배출되는 병입니다. 아드레날린이나 인슐린 분비 이상(異狀)만이 아니라 그 이상의 내분비선 체계(Endocrine System) 전체의 이상 내지 체내 신호전달 체계의 고장입니다. 암과 마찬가지로 양의학에서는 정확한 병인(病因)을 모르고 병증(病症)만 겨우 알고 있기 때문에 인슐린 주사를 놓는데 이것만으론 당뇨병을 뿌리뽑기 힘듭니다.

한방치료도 췌장이 인슐린을 정상적으로 생산하게 하는 근치요법을 써야 합니다. 위산과다증 환자에게 위산의 분비를 적게 하는 요법을 쓰지 않고 위산을 중화하는 소다를 계속 먹게 하는 따위도 병의 근본치료와는 거리가 멉니다.

군은 다행하게도 연줄이 닿아 신약처방을 얻었으니 처방대로 가미생진거소탕[천초·산약 각 1냥, 백모근·천화분 각 5돈, 현삼, 맥문동(麥門冬 ; 去心)·백작약·당귀·감국화·패란 각 1돈, 불수 7푼·황련 5푼]과 죽염을 1달에 1kg기준으로 잡수시면 반드시 완쾌될 수 있습니다. 문의하신 인슐린 주사는 탕약과 죽염을 먹는 동안 서서히 줄이도록 하십시오. 약을 달일 때는 은은한 불에 24시간 가량 달이고 절대 짜거나 재탕하지 마십시오. 또 압력솥에 달이는 것도 위험합니다.

고질 위장병 어떻게 해야 낫나

문 저는 60살, 혈액형 B형 남자입니다. 우연한 기회에 89년 인산 선생님의 부산일보사 강연을 들을 수 있었습니다. 건강문제를 연구하는 시민모임[약칭 건민회] 부산지회를 찾아가 제 오랜 지병인 위장병을 상담하고 올해부터 죽염을 복용하다가 지금은 느릅나무뿌리 삶은 물과 함께 복용하고 있습니다. 시원한 결과가 없었기 때문에 쑥뜸을 할까 합니다. 쑥뜸으로 치료가 가능합니까?

〈부산시 북구 강동동 박시선〉

밭마늘 구워 죽염에 찍어서 쓴다

답 귀하는 연세는 지긋하지만 마음은 젊은이처럼 조급합니다. 그처럼 오랜 세월 동안 위장병과 함께 동거해 왔는데 수십년 묵은 병을 어찌 하루 아침에 고칠 생각을 합니까?

귀하의 위장병은 죽염만 부지런히 먹어도 1년 안에 낫습니다. 1주일이나 한 달 만에 만성 고질병을 고치겠다는 생각은 버리세요. 밭마늘을 구해다가 껍질을 벗기지 않은 채 조각을 내어 구운 다음에 마늘을 까서 죽염에 듬뿍 찍어 드십시오. 하루에 마늘 5통만 먹으면 별도의 약을 쓰지 않더라도 모르는 사이에 낫습니다.

병을 뿌리뽑지 아니하고 증상만 없애 주는 대증요법 위주의 양약(洋藥) 같은 속효(速效)를 기대하면 근치는 못합니다. 귀하가 말하는 시원한 효과란 약 먹고 나면 금방 증세가 나타나는 약의 효과를 뜻하는 것이겠지요. 병을 완치할 생각이 있으면 끈질긴 정신으로 꾸준히 노력해야 합니다.

유근피 달인 물과 죽염을 한 달에 5백g을 기준으로 하여 수시로 드셔도 낫습니다. 적어도 몇 달 동안 꾸준히 해보세요.

중완 단전혈에 뜸을 뜨면 만병이 물러가고 암이 예방되고 치료되는데, 그리고 에이즈까지도 낫는데 그까짓 위장병이 낫지 않을 리 있겠습니까?

선생님으로부터 직접 얻은 처방대로 유근피 달인 물과 죽염을 복용해도 되지만 정 빨리 고치고 싶거든 마늘을 구워 죽염에 찍어서 잡숴 보세요. 신효(神效)를 볼 수 있습니다.

자식의 너리병 치료법 알고 싶다

문 38살 먹은 자식놈이 잇몸이 헐어 헤어지는 너리병으로 여기 미국병원에서 수술도 하고 수년간 치료를 받았지만 낫지 않습니다. 왼쪽 어금니를 여러 개 빼고 왼쪽 잇몸이 헐고 가끔 붓기도 합니다. 지금은 뽑지 않은 이빨도 겨우 뿌리만 남아 있는데 백방으로 치료해도 아무런 효과가 없습니다. 해가 갈수록 잇몸이 먹혀 들어가 삭아지고 있습니다.

선생님 제 자식을 구해 주십시오. 잇몸이 붓고 쑤시고 아프다고 찌푸리고 있는 자식을 보고 있는 늙은이를 위해서 꼭 선처해 주시기 바랍니다.

〈13 Susie Wilson RD Essex. UT 05452. 김보성〉

죽염을 물고 있다 삼키는 것 반복한다

답 죽염 1순가락을 퍼서 입에다 머금고 있으면 침에 전부 녹는데, 아주 독하지만 참을 수 있는 데까지 한 30분 참고 있다가 정 못 참을 지경이 되면 삼켜서 먹도록 하세요.

죽염을 녹여 고인 침을 다 삼킬 수 없으면 요강에 뱉어 버리고, 이렇게 1주일 정도 하면 낫습니다. 아주 오랜 너리병은 3주일 정도 걸립니다. 반드시 나으니까 지시대로 꼭 실천하십시오. 하다가 좀 낫는다고 마음이 해이해져서 중지하지 말고 완치될 때까지 성의껏 해야 합니다. 본인의 정성과 실천이 병을 고치는 겁니다.

위암으로 절망적 삶을 사는데

문 올해 53살의 남자로 1년 전 위암진단이 나왔습니다. 얼굴색이 노랗고 눈언저리와 손발이 약간 부었습니다. 무릎 아래가 계단을 오르내리거나 무리가 조금만 가도 부었다가 며칠 쉬면 부기가 빠집니다. 한약을 4개월동안 먹다가 중단하고 유근피, 오리, 차전자, 금은화 달인 물에 죽염을 복용하다가 지금은 감초, 생강, 유근피, 영지버섯, 율무 달인 물에 죽염을 복용하고 있습니다.

〈대구시 서구 평리동 신인수〉

밭마늘 구워 죽염에 찍어 먹는 법 꾸준히 한다

답 암으로 진단되면 이제 죽었구나 하고 혼이 빠져서 이성을 잃고 의사가 하라는 대로 수술도 하고 항암제 치료를 받아서 체력을 소모시키고 암을 확산시켜 생명을 재촉하는 경우가 대부분인데 귀하는 그러지 않고 침착하게 대처하고 있으니 반드시 좋은 결과를 볼 수 있으리라 생각됩니다.

생강 감초 달인 물에 죽염을 무시로 복용하는것과 오리, 유근피가 모두 암에 좋습니다. 그런데 영지버섯이나 율무는 그다지 도움이 되지 않습니다.

암뿐만 아니라 모든 질병을 퇴치하는 약에는 주장약이 있고 주장약을 도우는 약이 있는데, 말하자면 사단장이 있으면 그 사단장을 돕는 참모들이 있고 연대장이나 포사령관이 있는 거와 같습니다. 암을 다스리는 주장은 죽염입니다. 생강, 감초, 유근피, 오리 등은 보조하는 약이고 영지니 율무니 하는 건 업자들이 몸에 좋다고 선전하는 물건에 불과하지 암치료를 보조하는 힘이 부족합니다. 차라리 다음의 방법을 추가하여 시행하십시오. 밭마늘을 구해다가 껍질을 벗기고 조각을 내어 통째로 구워서 깐 다음 죽염에 듬뿍 찍어서 드십시오. 많이 먹을수록 좋은데 적어도 하루 30통은 먹어야 됩니다. 위암에 이 이상 좋은 건 없습니다. 1달 죽염복용량은 2kg입니다.

왜 그런고 하니 암은 오염된 공기, 화학물질로 가공된 식품 때문에 생긴 질병이니 곧 화공약독 때문에 발병한 것이므로 체내에 축적된 화공약독을 중화시켜서 해독(解毒)시켜야 낫습니다.

화공약독은 독사독이나 지네독과 마찬가지로, 한의학상 남방사오화독(南方巳午火毒)이니 이를 해독(解毒)하는데는 북방해자수정(北方亥子水精)의 결정체인 천일염을 법제한 죽염(竹鹽)이 최고입니다. 벌에 쏘였을 때 벌의 독은 의산(蟻酸)이기 때문에 그 반대되는 알칼리성의 간장, 토란즙, 암모니아수 따위를 발라서 해독시켜 치료하는 원리와 같은 거죠.

병의 치료원리는 그 질병을 일으킨 병독을 중화시켜야 낫는다는 거고 이 원리는 만고불변입니다. 아무리 현대과학이 발달한다 하더라도 이 원리는 변치 않습니다. 그런데 오늘의 양의학은 이 진리를 경시하고 암조직을 잘라 내버리고 그래도 남아있는 암조직을 파괴하기 위해 항암제, 방사선 치료를 합니다. 사람이 추운 겨울 냉방에 거처하여 발이 동상에 걸리면 발을 절단하고 그 다음 손을 끊고, 다리를 끊어내고 그러다가 결국 사람을 죽이는 거와 같지요.

이렇게 사람해치고 돈 버리고 하는 방법을 쓸 게 아니라 왜 발이 동상에 걸렸는가 그 원인을 밝혀서 그 원인을 제거하는 게 올바른 치료입니다. 냉방의 추위 때문에 동상이 생긴거니까 치료는 방에 불을 때어 냉기를 없애주면 더 이상 신체가 동상에 걸리지 않을 뿐만 아니라 거악생신(去惡生新) 작용이 강하고 몸을 따습게 하는 약을 쓰면 신체에 깊이 박힌 냉독이 물러가므로 이미 동상에 걸린 발도 저절로 낫습니다.

가령 생선의 내장이 썩었는데 그 내장을 드러내어도 다른 부분이 썩고 맙니다. 썩지 않게 하려면 소금을 치든가 끓이든가 설탕에 절이든가 하는 게 원칙이지요.

모든 질병에는 이를 물리치는 약이 있습니다. 화극금(火克金)이니 쇠가 아무리 단단해도 불에 녹고, 불이 제 아무리 뜨겁다 해도 물에는 꺼지지요? 이게 수극화(水克火)입니다.

하늘의 화성(火星), 즉 형혹성(螢惑星) 등의 독기가 이 지구상의 화공약 독과 합류하여 지금은 무서운 독기와 살기가 공간에 가득합니다. 신체는 암, 에이즈, 출혈열 같은 괴질에 걸리고 인간의 정신은 악해져서 대규모 살육전쟁을 벌이고 살인을 밥먹듯 합니다. 이런 현상은 앞으로 더욱 심해지는데 살아남는 방법은 바른 치료약을 알아서 그대로 믿고 쓰는 길밖에 없습니다.

수극화(水克火)이므로 암병독은 화독이니 북방수기(北方水氣)라야 제압할 수 있다는 걸 알아야 합니다. 오리도 북방 두성(斗星) 분야의 여성정(女星精)으로 화생한 가축이기 때문에 암에 좋은 약이 되는 겁니다. 여자가 남자를 만나야 아기를 낳을 수 있듯이 암은 수기(水氣)를 만나야 해독(害毒)되는 것입니다.

 이 원리를 따라야 암을 치료할 수 있다는 건 억만년이 지나도 바뀌지 않을 진리입니다. 초지일관 이를 따르면 꼭 낫습니다. 그 마음이 흔들려 이 병원 저 병원, 이 약 저 약 좇아다니면 그 마지막은 죽음임을 명심하기 바랍니다.

죽염을 응용한 食品醫藥

無病長壽의 靈藥 - 서목태 죽염간장

• 서목태 죽염간장의 비밀

죽염간장은 죽염을 원료로 담은 간장인데 그 효능은 인간의 상상을 초월하고 용도는 실로 무궁무진하다. 특히 서목태(鼠目太:쥐눈이콩)로 메주를 쑤어 죽염간장을 담그면 그 간장은 몸속에 사리(舍利)가 이뤄지는 사리간장이요, 만병(萬病)을 통치하는 인류 최후의 신약(神藥)이 된다.

서목태 죽염간장의 신비는 만물의 부패를 방지하는 죽염과, 두성(斗星)으로부터 벽성(壁星)에 이르기까지 수성분야(水性分野) 일곱 별의 정기(精氣)를 함유하고 있는 서목태 콩의 작용에 있다. 이 중 서목태란 콩의 신비는 아직도 비밀에 싸여 있는데 그것의 신비를 살펴보면 이렇다.

보통의 콩은 5행성(五行星) 가운데서 금성(金星)인 태백성(太白星) 기운을 받아 화생(化生)하지만 서목태는 태백성 외에 수성(水星)인 진성(辰星)의 정(精)을 받아서 색깔이 새카맣고, 목성(木星)인 세성(歲星) 기운을 받아서 싹이 틀 때 보면 유난히 파랗다.

이처럼 5행성정(五行星精)을 고루 받았기 때문에 우리 나라 토종 서목태

는 색이 새카만데도 영채가 난다. 또 우리 한반도는 지구에서 유일하게 감로
수가 있는 곳이기 때문에 이 서목태는 감로정 기운까지 흡수하여 콩 부피의
10만분지 1쯤은 감로수이다.
 콩과식물은 태백성의 금기(金氣)가 왕성해 공기 중의 질소를 뿌리에서
직접 합성하므로 질소비료를 따로 주지 않아도 되는데, 특히 서목태는 근류
박테리아의 활동력이 극강하므로 공간색소와 수중전류(水中電流)로 이뤄진
분자(分子)를 흡수하는 능력이 다른 식물보다 월등히 크다.
 태양광선의 힘에서 이뤄진 색소와 지중화구(地中火口)에서 올라오는
전류의 힘으로 생긴 분자(分子)는 지구 생물을 화생(化生)시키는 원천이기
때문에 서목태는 생명력을 강화시키는데 으뜸가는 식품이 된다. 그래서 사람
중에 전신사리(全身舍利)로 된 육신은 석가세존의 몸이며 땅에서 이뤄지는
유일한 사리는 이 서목태란 콩이다.
 우선 서목태는 수성(水星) 정기를 함유하고 있어 콩팥[腎]과 방광 약으로
쓰이며 날 것을 그대로 먹어도 불치병이라는 당뇨를 쉽게 완치시킬 수 있
다. 이 서목태로 메주를 만들고 죽염으로 간장을 담가 만든 간장은 사리간장
이 되는데 이는 모든 난치·불치병을 치료할 수 있는 영약(靈藥)이다. 서목
태 죽염간장이 사리간장으로 만병을 치료할 수 있는 영약이 되는 원리는
이런 것이다.
 생명의 핵(核)을 이루는 요소를 색소라 하고, 생명체를 이루는 분자조직의
요소가 되는 걸 분자라 하는데 이 색소와 분자가 이른바 지구 생물의 창조주
다. 화중색소(火中色素)와 수중분자(水中分子)로 우주광명은 생명을 창조하
고 성장시키기 때문에 피와 살과 뼈를 이루는 단위(單位)는 어디까지나
색소와 분자다.
 그래서 학자가 문리(文理)를 통(通)하는 통리지묘(通理之妙), 수도자가
대도(大道)를 각(覺)하는 각도지명(覺道之明)이 모두 이 색소와 분자의
힘으로 이뤄진다. 숙달(熟達)·능통(能通)·대각성불(大覺成佛)의 원리도
색소와 분자의 이용법이요, 신식(神息)·정식(精息)·기식(氣息) 또한

이 원리에서 벗어나지 않는다. 그래서 서목태와 죽염으로 담근 사리간장을 먹으면 피가 맑아져서 심중신기(心中神氣)와 신중정력(腎中精力)이 왕성해져 백병이 치료된다.

인간은 정신의 망상과 마음의 번뇌로써 질병의 토양을 만들고 호흡에서 오는 공해와 음식물에서 섭취되는 화공약독, 피부의 화학섬유 접촉에서 침해받는 정전기(靜電氣)의 전자파(電磁波), 털구멍으로 흡수되는 공해독으로 질병을 양성하여 스스로 병을 만드는데 사리장을 먹는 즉시 피는 맑아져서 전신의 기(氣)는 자연상합(自然相合)하고, 천지정기가 통해 오니 질병이 발붙일 곳을 잃게 된다.

사리간장을 오래 먹으면 정기신(精氣神)이 하나로 통하며 청혈(淸血)은 화(化)하여 백색혈(白色血)이 되고 마니 인간은 천신(天神), 지령(地靈)과 삼위일체(三位一體)가 되어 인선(人仙)으로 화하고, 오랜 후에는 천선(天仙)이 되며 다시 신선(神仙)이나 불(佛)로 화하니 도태(道胎)와 사리(舍利)는 이 가운데 이뤄진다.

전신사리는 불(佛)이요, 땅[地]사리는 서목태니 주정(酒精)으로 뽑아낸 서목태의 진액(津液)과 죽염 속의 5대 원리는 간장에 합성되어 인신(人身)의 만병을 통치하는 신약(神藥)이 된다. 간장독을 종합병원, 무식한 촌아낙네를 의학박사로 만들어 주는 것이 이 서목태와 죽염이니 마을마다 부처나고 집집이 신선나며 신인세계를 창조하는 원동력이 사리간장이다.

• 서목태 죽염간장 만드는법

서목태 죽염간장을 담는 방법은 다음과 같다. 우선 서목태로 메주를 쑤기 전에 누룩을 만들어 놓아야 하는데 그 누룩은 보통 황곡 1킬로그램에 안동소주 1병을 버무려서 만든다.

여의치 않으면 밀가루에 쌀로 만든 전내기술을 쓰는데, 전내기술은 물을 조금도 타지 않은 순수한 술로 알콜 도수가 25°에서 30° 정도 되는 것으로 쓴다. 그 전내기술로 밀가루를 반죽해서 띄워 누룩을 만들어 놓은 다음, 서목태를 구해 삶는다. 서목태는 유황을 쳐서 수확한 것이라면 더욱 좋다.

서목태를 푹 삶아 퍼지게 하면 이상한 김이 나오는데, 처음에는 허연 김이 나오다가 물이 다 줄어들 때는 누렇고 붉은 기운이 합쳐서 나온다. 삶은 콩은 뜸을 푹 들이고 난 뒤에 누룩으로 다시 반죽해 메주를 띄워야 한다. 메주는 가령 콩 1말이면 누룩 3백그램 정도가 적당하다. 여기서 주의할 것은 만들어 놓은 누룩일 경우 한 달 이상 지난 것은 쓰지 말아야 한다. 이를 20℃∼25℃ 되는 온돌방에 볏짚을 깔고서 여섯 치 가량 두껍게 콩을 펴놓고 비닐이나 천막을 뒤집어씌우고 두꺼운 이불을 덮어서 흠씬 띄운다.

그렇게 한 사흘쯤 두었다가 열어 보면 띄우는 동안에 효소(酵素)가 발해 아주 진한 진이 나와 손에 쩍쩍 달라붙을 정도가 된다. 이 진이 가장 많이 나왔을 때 얼른 메주를 꺼내 바짝 말려야 하는데 조금만 시간이 늦어도 곰팡이가 슬어버리므로 수시로 관찰하여 때를 놓치지 말아야 한다. 이렇게 만든 메주를 죽염수에 담아 간장을 만드는데 죽염수를 만드는 방법은 다음과 같다. 죽염간장 한 동이[서목태 1말 기준으로]를 만드는데 드는 재료와 분량은 오리 2마리, 유근피 3근 반, 밭마늘 2접, 죽염 25킬로그램에서 30킬로그램쯤이다.

우선 유황먹여 기른 집오리 2마리를 털과 똥창자만 버리고 물 5말 정도에다 24시간 이상 푹 삶는다. 물의 양이 4말 정도 되면 오리기름을 걷어 내고 거기에 굵은 마늘 1접, 작은 마늘 1접을 까넣고 유근피 3근 반을 넣어푹 달인다. 이 물이 4∼3말 될 때 삼베자루에 찌꺼기를 짜내는데 그렇게 해서 짜낸 물이 3말 정도면 알맞다. 여기에 죽염을 봄에는 25킬로그램, 여름엔 30킬로그램을 넣어 죽염수를 만든다. 계절에 따라 죽염량이 차이가 나는 것은 자연 생태계의 염도 차가 계절마다 다르기 때문이다.

이렇게 죽염수를 만든 물에 서목태 메주를 담아 아침에 뚜껑을 열고 저녁에 닫는 정성스런 일을 되풀이하길 1개월 정도 하면 서목태 사리간장이 만들어지는 것이다. 다 된 간장은 다시 떠야 되는데 반드시 약 1되 이상 줄어들도록 푹 끓여 두고 쓰도록 한다. 이때 간장을 뜨고 난 찌꺼기는 삼베자루에 걸러서 된장과 고추장을 담그면 그것 역시 훌륭한 식품의약이 된다.

죽염간장은 가정에서 담가 두고, 국에 넣어 먹거나 여러 가지 음식에 섞어 먹으면 요즘의 각종 공해독(公害毒)·괴질·문화병·암 등 만병을 예방, 치료해 준다. 또 정제(精製)하여 혈관에 주사하면 혈관 내의 암독 등 모든 독(毒)과 균을 소멸시킨다. 죽염간장은 죽염보다 해독(害毒)작용이 강하다.

따라서 공해독으로 인한 질병, 즉 공해독의 독성이 피에 범하여 피가 상하고, 상한 피가 염(炎)으로 변하여 균이 왕성해지면 온몸으로 퍼져 각종 암·괴질 등 난치병이 되는데, 이때 죽염간장을 혈관 속에 주사하면 먹는 것에 비하여 훨씬 빠르고 정확한 효과를 얻을 수 있다.

또한 파괴된 조직을 영묘한 힘으로 신속히 아물게 하는 작용을 지니고 있어 위궤양·십이지장궤양 등 각종 궤양에 특히 눈부신 효과를 발휘한다. 각종 암종(癌腫)과 피부병·습진·무좀·눈병·축농증·중이염 등에도 내복(內服)하고 넣거나 바르면 즉시 반응을 보이기 시작, 얼마 안 가서 곧 회복되는 불가사의한 묘력(妙力)을 지니고 있다.

• 죽염환 제조방법

죽염을 먹기에 편리하도록 만든 것이 죽염환(竹鹽丸)이다. 죽염을 그대로 먹으면 몹시 역하므로 단번에 적당한 양을 복용키 어려운데 죽염환을 지어 쓰면 그런 불편이 덜어지므로 장복(長服)할 환자들에게 편리하다. 만드는 방법은, 알약[丸]을 빚을 만큼 찹쌀을 시루에 쪄서 찰밥을 지은 뒤 이를 죽염과 함께 한약 제분소에 가지고 가서 알약을 빚으면 된다.

제분소에서 절구에다 죽염을 찧되 찰밥에 죽염가루를 뿌려가며 찧는다. 제분소의 로울러를 이용해도 된다. 죽염가루를 너무 많이 뿌리면 반죽이 되어서 안되고 너무 적게 뿌리면 질어서 알약을 빚기 어렵다. 알맞게 조절하여 죽염을 적당히 뿌리고 잘 반죽하여 제환기(製丸機)에 알약을 빚되 오동나무씨 크기로 빚으면 된다. 죽염환은 생강·대추를 같은 비율로 넣고 차(茶)를 달여서 그 찻물에다 병(病)에 따라 하루 15알에서 30알쯤 복용한다. 병에 따른 자세한 용법은《신약》책을 참고하면 된다.

죽염환은 위에서 설명한 방법 말고도 병명에 따라 환자가 먹기 편하도록 여러 가지 방법으로 만들 수가 있다. 그 예로 서목태 죽염환은 당뇨환자들에게 인기있는 신방(新方)이다.

검은 약콩[서목태, 쥐눈이콩] 1말을 생것 그대로 분말해서 여기에 죽염 10킬로그램을 섞어 환을 만드는데 이렇게 만든 죽염환은 당뇨의 상·중·하소(下消)를 불문하고 두루 손쉽게 쓰이는 처방이다. 처음 당뇨환자는 이를 하루에 15알씩 먹다가 점차 먹을 수 있는 만큼 늘려 먹으면 된다.

• 마늘 죽염환

마늘을 구워 죽염으로 환(丸)을 만들어 먹으면서 서목태 죽염간장을 겸복하면 축농증·중이염·눈병을 비롯해 각종 질병에 신약(神藥)이 될 뿐만 아니라 장복하게 되면 앞으로 있을지도 모르는 핵전쟁에서도 살아남을 수 있다. 마늘 죽염환에 이처럼 극강한 핵병(核病)을 치료 및 예방하는 힘이 있는 까닭은 만물의 부패를 방지하는 죽염의 약성과 마늘 속의 신비한 약성인 삼정수(三精水)를 합성시켰기 때문.

마늘 속엔 수분이 세 가지가 있는데 혈정수(血精水)·육정수(肉精水)·골정수(骨精水)가 그것이다. 혈정수는 핏속에서 피를 보호해 주는 수분으로 이 혈정수가 없으면 피가 회전해 심장에 몇 번 오는 사이에 화병(火病)이 생겨나게 된다. 즉 1백%의 휘발유나 알콜이 건드리기만 하면 폭발되듯이 1백%의 순피는 기름인데 이것을 보호하는 것이 혈정수이다. 육정수는 살속에 있는 수분으로 혈정수를 끌어들여 살을 만드는 성분이고, 또 골정수는 뼛속에 있는 수분으로 핏속에 있는 모든 석회질과 여러 가지 비밀성분을 흡수해 골수를 이루는 성분이다.
 마늘이 모든 악창에 가장 신비한 힘을 발휘하는 것은 바로 이 마늘 속에 있는 삼정수 때문이다. 즉, 마늘의 삼정수는 거악생신(去惡生新 ; 고약 등의 효력이 종처의 굳은 살을 없애고 새살이 나오게 함) 작용이 신비해 모든 썩어 들어가는 걸 살려 준다. 이를 죽염환으로 만드는 방법은 다음과 같다.
 우선 마늘을 구하는데 가능한 한 밭마늘이 좋다. 여기에 유황가루를 뿌려 수확한 것이라면 더욱 뛰어나다. 이 마늘을 어떠한 방법으로 굽든지 구워 내는데 대량으로 구워 내려면 군고구마 굽는 것과 같은 시설을 갖춘다면 좋을 것이다.
 마늘을 굽는 까닭은 마늘 속에 있는 중금속 기운을 없애기 위해서다. 마늘은 영양가도 높아 보양제도 되는데 마늘의 매운 기운 속에는 중금속이 들어 있어 이것을 제거해야만 훌륭하게 쓰인다. 마늘을 불에다 구우면 이 중금속 기운이 자연히 물러가 공해 없고 맵지 않은 마늘이 된다. 이것을 잘 다져서 바짝 말려 분말한다. 이렇게 분말한 것에다 죽염을 적당량 섞어 반죽을 한 다음 제환소에서 환(丸)을 만들면 된다.
 마늘 죽염환은 위궤양에 신약(神藥)이며, 식도궤양・장궤양에도 신비하려니와 식도암・위암에도 백발백중이다. 특히 마늘 죽염환을 만들어 두고 늘 복용하면서 서목태 죽염간장을 곁들여서 먹게 되면 핵병에 걸릴 일도 없고, 걸렸더라도 초기에는 치료가 가능하다. 그렇지만 핵병이 악화된 후에는 뜸을 떠도 치료하기 어려우니 미리 마늘 죽염환을 먹어 둬 만일의 사태에 대비해야 할 것이다.

● 죽염 무짠지

 무를 가늘게 썬 다음 상하지 않게 죽염가루를 뿌려 절인 것으로, 절인 뒤 약 12시간 가량 지나면 먹을 수 있다. 죽염을 써서 치료하는 모든 질병에 널리 활용할 수 있고 수시로 늘 먹기에 간편한 위장약이라 할 수 있는데 특히 위암·위궤양·위하수·위경련·식도암·식도염 등의 여러 병에 두루 효과가 크다.

 무는 원래 우수한 소화제인데, 상처를 빨리 회복시켜 주는 거악생신(去惡生新) 작용이 뛰어난 죽염이 가미됨으로써 그와 같은 효과를 내는 것이다. 무 가운데서도 가장 효과가 큰 것은 조선무 로서 죽염에 절여 두면 단맛이 난다.

● 죽염김치

 죽염김치는 죽염간장과 더불어 죽염의 효능을 가장 극대화시킨 것으로 여러 질병에 두루 효능을 나타낸다. 죽염김치를 담는 방법은 세 가지가 있다. 가장 기본적인 것은 위암·위궤양·위하수·위경련·소화불량·각종 장궤양·십이지장암·대장암·소장암·식도암·식도염·임파선암·신경쇠약증·이뇨 등에 탁월한 효과를 발휘하는 한편, 일반인들의 질병 예방과 건강유지에도 훌륭한 작용을 하는 무 김치이다. 각 재료를 섞는 비율과 담그는 방법은 다음과 같다.

 먼저 토종 무를 채칼로 가늘게 썬 다음 무우 1백근이면 죽염 10근 정도를 섞어 절인다. 약 24시간 가량 지난 다음 백개자(白芥子)·살구씨·누룩·엿기름·산조인(酸棗仁)을 각각 3.5근씩 은은한 불에 볶아 분말하고 생강 3.5근, 마늘 3.5근을 찧어 모두를 절인 무에 넣고 하루쯤 두었다가 무시로 먹는다.

 다음은 신장염·신장암·방광염·방광암·간염·간암·담낭염·담낭암 등의 환자들에게 특히 좋은 김치로서 각 재료를 섞는 비율과 담그는 방법은 다음과 같다.

 무, 배추 각 5근과 오이 1근을 깨끗이 씻어 물기를 없애고 가늘게 썬 다음 죽염 1근 정도를 섞어 약 24시간 가량 절인다. 그리고 민물고둥 큰 되로 1되, 대추 1근, 대원감초(大元甘草) 5냥을 푹 삶은 다음, 그 물에 죽염을 짤 정도로 넣어 간을 맞추고 생강과 마늘을 각각 3.5근씩 찧어 모두를 한데 버무려 두면 죽염김치가 된다.

또 한 가지는 폐결핵・폐암・기관지염・기관지암・폐선염・폐선암 등 폐・기관지병과 각종 공해독에 중독된 환자들에게 특히 좋은 김치로서 각 재료를 섞는 비율과 담그는 방법은 다음과 같다.

무 10근, 오이 1근을 깨끗이 씻어 물기를 없앤 다음 가늘게 썰어서 죽염 1근 정도를 뿌려두고 약 24시간 가량 절인다. 그리고 대추 1근, 대원감초 5냥을 푹 삶아 그 물에 죽염을 짤 정도로 넣어 간을 맞추고 생강과 마늘을 각각 3.5근씩 찧어 모두를 한데 버무려 두면 또 하나의 죽염김치가 된다.

● 神宗散

신종산은 죽염・계란고백반・식소다를 같은 분량으로 섞은 가루약으로 위궤양・십이지장궤양・대장궤양・소장궤양・소화불량 등 위장병에 특히 신비한 약이다. 강한 파괴조직 복구작용 및 소화촉진 작용으로 각종 궤양증과 위장질환을 근본적으로 치유시켜 주는 힘을 지니고 있다.

계란고백반 만드는 방법은, 먼저 백반을 불에 오래 구워서 결정수를 없앤다. 이를 고백반이라 하는데 흰색의 이 덩어리를 가루내어 여기에 계란 흰자위만을 골라 고백반 6백 g에 계란 흰자위 9~13개를 섞어 반죽하면 된다. 계란은 오골 계란이나 토종계란을 써야 하며 사료로 키운 양계장 계란은 효과가 없다.

고백반 가루 1근이면 계란 흰자위 9개의 비율로 섞어 너무 되지도 질지도 않게 반죽하면 되는데 이렇게 반죽해 두면 그것에서 곧 열(熱)이 난다. 고백반 가루와 계란 흰자위의 분량이 많으면 많을수록 열은 높아지고 약의 효능도 좋아지게 된다.

열이 식으면 돌처럼 단단한 덩어리가 되는데 이를 분말하여 여기에 죽염 가루와 식소다를 같은 비율로 섞은 것이 바로 신종산이다. 신종산은 습기가 차면 약효가 떨어지므로 습기가 스미지 않도록 보관에 유의해야 한다. 각종 위병·장병과 특히 궤양증에 죽염과 거의 같은 효과를 내면서도 죽염만 쓰는 것보다 비용이 덜 드는 경제성이 있다. 식도암·위궤양·소화불량 및 각종 체증에 원감초 1냥·토향목(土香木) 1냥을 달인 물에 30~50알씩 복용한다.

• 石首魚鹽礬丸

석수어염반환은 식도암·위암·비암(脾癌)·비선암(脾腺癌)·십이지장암·폐암·소장암·대장암·직장암 등에 선약(仙藥)이다.
만드는 방법은 우리 나라 서해 근해에서 잡은 길이 30센티미터쯤 되는 참조기(石首魚)를 꼬리부터 머리까지 가르고 그 속에 백반 5숟갈, 죽염 10숟갈을 넣은 다음 실로 단단히 동여맨다. 그리고 나서 역사 깊은 고찰(古刹)의 천년 묵은 암키와 2장을 구해 와 깨끗이 씻은 다음, 그 위에 닥나무 황지(黃紙)를 세 장씩 펴되 약물이 흘러내리지 않도록 종이 양쪽 끝을 접는다.
종이 위에 조기 6~8마리를 얹고 숯불을 피워 기와를 달궈 조기가 완전히 타도록 굽는다. 그러면 재가 되는데 이 재를 긁어 모아 곱게 빻는다. 그리고 꿀을 오래 끓여 수분을 증발시킨 다음 그 꿀에 약조기의 잿가루를 반죽하여 알약을 빚는다. 이를 석수어염반환이라고 한다.
폐암·소장암·대장암·직장암에는 털과 똥만을 제거한 집오리를 푹 달여 그 국물에 말린 유근피(느릅나무 껍질) 가루 1숟갈과 석수어염반환 50알씩 복용하고, 식도암·위암·비암·비선암·십이지장암·위궤양·소화불량 및 각종 체증에는 까스명수나 진하게 달인 생강 물에 50알씩 복용한다. 무좀·종창에는 석수어염반환의 잿가루를 그대로 상처난 부분에 뿌려 준다.
참조기는 비위(脾胃)를 보하여 입맛을 돋우는 등 약성이 풍부하므로 비위가 차서 죽염을 복용하면 속이 울렁거리는 사람도 석수어염반환을 쓰면 아무 탈 없이 월등한 약효를 볼 수 있다. 참조기 대신 붕어 30센티미터 이상의 것을 써도 된다.

맛도 나고 약도 되는 죽염요리

　죽염이 질병치료나 건강을 위해 먹는 것 외에 요리에도 다양하게 활용되고 있다. 주부들이 가정에서 간을 맞출 때나 찌개나 국을 끓일 때는 물론 소금을 쓰는 모든 요리에 죽염으로 간을 맞추거나 음식맛을 내는 경우가 많이 늘어나고 있다.
　이같은 일은 일반 가정에서 뿐만 아니라 요리업계에서도 일어나 죽염을 이용하여 요리의 독특한 맛을 내는 음식점도 생겨나고 있다.
　1991년 11월 1일부터 30일까지 한 달간 호텔 신라에서는 죽염으로 간을 맞춘 '죽염 스테이크 요리 축제'가 열렸고, 1992년 12월 5일부터 한 달동안 역시 호텔 신라 한식당에서 '인산 죽염을 이용한 건강식 요리 축제'가 열려서 화제가 되기도 했다.
　또한 죽염을 휴대용 용기에 담아 주머니에 넣고 다니면서 음식을 먹을 때마다 간을 맞추어 먹는 사람도 많이 있는데 이렇게 하면 음식의 맛도 살아나고 음식에 있을 수도 있는 독을 풀어 주는 역할도 한다고 한다.
　죽염으로 담근 간장도 요리에 폭넓게 활용할 수 있는데 죽염과 죽염간장을 사용하는 별미 건강요리 몇 가지를 소개해 본다.

죽염과 고기 요리

　죽염은 고기 요리와 잘 어울린다. 한국인들은 채식 위주의 식사 습관 때문에 고기 냄새에 적잖은 거부 반응을 지니고 있는데 죽염은 고기의 잡내를 완전히 제거해 준다. 또한 죽염은 보통 표백염을 사용했을 때보다 고기에 향과 고소한 맛을 더하여 주는 효과도 있다.

　그리고 고기를 먹은 후 죽염을 입에 약간 넣어 침으로 녹여 먹으면 고기 냄새는 물론 담배, 술로 인한 악취를 없앨 수 있고 소화에도 도움이 되며 체하는 것도 막을 수 있다.

　시중엔 여러 종류의 죽염이 판매되고 있는데 9번을 다 구운 부드러운 죽염가루를 사용하는 것이 좋을 것이다.

- 쇠고기 스테이크 : 죽염가루를 스테이크 위에 뿌려 먹는다.
- 로스구이 : 들기름이나 참기름에 죽염가루를 섞어 고기를 찍어 먹는다.

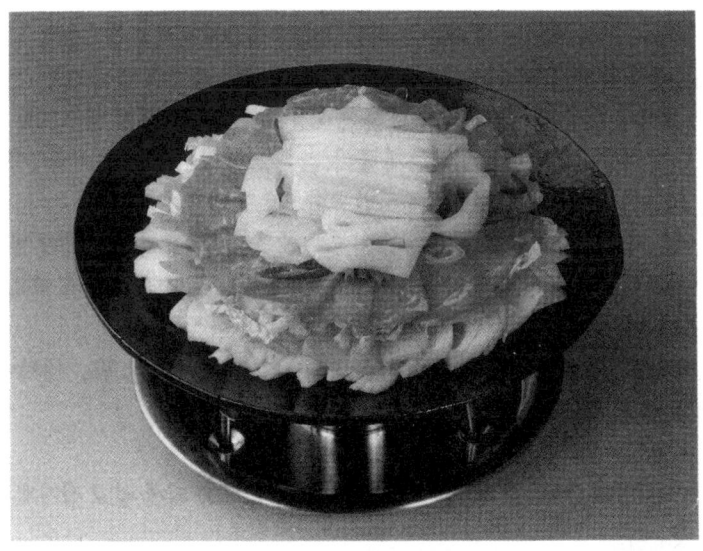

• 돼지고기 불고기 : 보통 불고기 양념재료에 죽염간장과 생강즙, 흑설탕을 더하여 양념하면 돼지고기 특유의 잡내가 없어져 비할 데 없이 맛이 좋다.
• 곰국 : 죽염가루를 뿌려 간을 맞춰 먹는다. 느끼한 맛과 누린내를 없애 국물이 고소해진다.

겨울 보양식, 북어 어묵국

마른 명태[북어]국은 술 먹은 후에 속 푸는 데 널리 이용되어 왔다. 뿐만 아니라 마른 명태 국물은 감기·몸살에도 특효가 있다. 이 국물을 먹고 땀을 푹 흘리고 나면 감기가 쉽게 낫고 감기에 잘 걸리지도 않는다. 독감이 잦은 겨울철엔 마른 명태 국을 자주 먹으면 몸에 쌓인 공해독이 풀려 신체의 면역력이 강해진다고 한다.

약성이 가장 뛰어난 명태는 동해산 명태나 속초태로서 입동[음력 10월 2일]에서 동지[음력 11월 17일]사이에 잡아 바닷 바람과 볕에 말린 것이다. 그러나 서울에서는 진짜 동해산 명태를 구입하기가 쉽지 않으므로 강원도의 덕장에서 직접 구입하는게 좋다. 값은 보통 북어보다 좀 비싸 1마리에 1천원 이상 한다. 전화로 주문하면 우편으로도 받을 수 있다.

마른 명태[황태]는 여름에는 먹지 않는게 좋다. 여름철에는 벌레 발생을 막으려고 분무기로 농약을 뿌리는 수도 있으므로 도리어 몸에 해로울 수도 있다.

• 재료 : 동해산 마른 명태 5마리, 죽염간장, 어묵[오뎅], 무, 다시마, 생강, 마늘, 파.
• 만드는 법

① 마른 명태 5마리를 잘 씻어 통째로 들통에 2/3쯤 되게 넣고 잠기게 물을 붓는다.

② 은근한 불로 양이 반으로 줄 때까지 [약1~2시간] 푹 끓인다.
③ 마른 명태는 건져 내고 무, 다시마, 생강을 넣고 다시 끓인다.
④ 마늘, 파를 넣고 죽염간장으로 짭짤하게 간을 맞추면 북어국물이 만들어진다.
⑤ 이 북어국물을 적당히 덜어 어묵을 넣고 살짝 끓이면 북어오뎅국이 된다. 어린이들에게 반찬, 간식으로 좋다.
⑥ 만들어 둔 북어국물에 우동국수를 삶아 넣어 우동을 만들어 먹거나 꼬치오뎅을 해먹어도 된다.

김구이

① 김을 살짝 굽고, 죽염간장에 달래양념을 듬뿍 넣은 달래간장을 만들어 김에 건더기를 얹어 먹는다.
② 또 다른 방법은 들기름에 죽염가루를 개어서 이것을 김에 발라 굽는 것이다. 김의 질에 상관없이 맛있는 김구이가 된다.

여름 별미, 냉면 육수

여름에 냉면육수를 넉넉하게 만들어 냉장고에 시원하게 보관해 두고 이용하면 좋다. 여름 보양음식일 뿐 아니라 어떤 음료보다도 갈증해소에 효과가 있다.

• 재료 : 양지머리 2근, 생강, 통후추, 통무, 통마늘, 대파, 죽염간장, 동치미 국물, 오이, 무, 소금, 삶은 달걀, 얇게 썬 수육, 식초, 설탕.
• 만드는 방법

① 쇠고기 양지머리 2근에 물을 붓고 푹 끓인다.
② 여기에 생강, 통후추, 통무, 통마늘, 대파는 뿌리째 넣고 3시간 반 정도 다시 푹 곤다.
③ 그리고 모든 건더기는 건져 낸다.
④ 죽염간장으로 짭짤하게 간을 맞춘다.
⑤ 육수는 완전히 식힌 다음 가제로 깨끗이 받쳐 내어 기름기를 모두 없앤다.
⑥ 여기에 동치미 국물이나 사이다를 조금 넣어 시원한 맛을 더해 준다.
⑦ 준비된 육수에, 삶아 찬물에 헹궈낸 냉면을 한 그릇씩 담는다.
⑧ 오이와 무는 얄팍하게 썰어 죽염에 재었다가 가제에 꼭 짠다. 이 오이와 무·삶은 달걀·얇게 썬 수육을 함께 얹고, 육수에 식초·설탕을 약간 넣어 먹는다.
⑨ 육수에 국수를 넣고 오이냉채나 미역냉채를 얹은 냉국수도 만들어 먹을 수 있다.

　그밖에 미역국과 같은 국 종류엔 죽염간장으로 간을 맞추고, 각종 무침엔 죽염가루를 사용한다. 단 무침에 죽염가루를 사용하면 일반 소금 사용 때의 음식 색깔과 약간 달라질 수도 있으나 '건강식'이라 생각하면 쉽게 해결될 수도 있는 문제이다. 달걀부침에도 죽염을 뿌려 먹는 등 일반 소금을 쓰던 곳에 죽염을 사용하면 된다.

고등어 조림

① 싱싱한 중간 크기의 고등어를 골라 배를 반으로 가르고 두 토막 내어 한 마리에 네 토막씩 나오도록 해 깨끗이 씻어 손질한다.
② 물·설탕·식초·죽염을 섞은 것에 납작하게 썬 생강·마늘을 넣고 푹 끓여서 시럽을 만든다.

③ 손질한 고등어에 시럽을 넣고 졸인다.
④ 다 졸여졌으면 물엿과 참기름을 살짝 발라 먹는다.

두유

　두유는 집에서 직접 만들어 먹으면 어린이뿐만 아니라 어른에게도 천연의 맛있는 영양음료가 된다. 우유는 영양이 풍부하지만 먹으면 졸음이 오게 한다. 죽염을 넣은 두유는 반대로 머리를 맑게 해 입시생에게는 더할 나위 없이 좋은 영양간식이다.
　또한 죽염을 넣은 두유는 음식에 일종의 공포심을 갖고 있는 당뇨병 환자의 영양섭취에도 좋고 비만증인 사람도 부담없이 먹을 수 있다.
① 쥐눈이콩[鼠目太 : 검은콩, 약콩]을 1/4컵 분량으로 물에 담근다. 아침에 먹을 경우엔 저녁에 담가 두었다 아침에 사용하면 된다.
② 이것을 살짝 삶아서 믹서에 간다.
③ 여기에 우유를 섞고 죽염으로 간을 맞추면 1잔의 두유가 된다. 무가당 설탕을 넣어도 되나 죽염을 넣는 것이 고소하고 맛이 좋다.

〈월간 시사춘추 92년 2월호 · 장채순/ 시사춘추 기자〉

제5장 한국언론에 비친 죽염 이야기

현대 難治病 解毒藥 연구에 平生 ········ 한국경제신문

活人의 뜻에 80평생 건 韓方奇人 ············ 중앙일보

"소금은 만병 통치자입니다" ··············· 여성동아

소금상식의 虛實과 죽염건강법 ·············· 여성중앙

몸에 좋다는 건강소금 집에서 만들어 먹는다··· 여원

아홉번 구워낸 소금으로 난치병, 염증 등을 고친다
·································· 주부생활

그 검은 소금의 비밀 ······················· 샘이 깊은 물

높아지는 죽염 位相 건강염시대 개막 ······ 시사춘추

아홉번 구운 소금으로 만든 만병통치약 ········ 오픈

현대 難治病 解毒藥 연구에 平生

"인산(仁山) —그대는 불사조(不死鳥)인가. 정녕 피안(彼岸)길 나루인가. 꽃상여도 못 타보고 이름없는 별 한 점되어 주막도 없는 황천으로 조국을 위해 기꺼이 몸 던져 흘러간 우리의 옛 동지들 생각에 토담집 한 자락도 과분하다시던 그대. 그대는 허리 잘린 남쪽의 산야에서 다시 일어나 신약(神藥)의 보고를 들고 나왔구려. 대륙(大陸)을 질주하던 말발굽 소리는 멎은 지 오래되고 고이 잠든 동지들은 불러봐도 메아리 없는 오늘, 이렇게라도 작은 불꽃으로나마 피어 오른 인산의 성덕에 글 한 줄 채운다 하니 만감이 어리는구려."

지난해 8월 인산 김일훈(金一勳) 선생이 이끌고 있는 민속신약연구회(民俗神藥研究會) 회지《민속신약》창간호에 지금은 이미 고인이 된 당시 광복회(光復會) 회장 유석현(劉錫鉉) 선생은 이런 내용의 축사를 실어 인산 선생의 공(功)을 기렸다.

인산 김일훈 선생[80]은 평생을 독립운동가 한의학자(韓醫學者)로 살아온 분이다. 그러나 인산 선생은 독립운동을 했던 공로로 국가로부터 훈장을 받은 일도 없고 이름을 걸고 한약방을 경영한 적도 없다. 해방직후 다투어 권좌에 오른 동지들조차 모르게 시끄러운 서울을 훌쩍 떠나 계룡산 지리산 자락에 묻혀 살아온 은자(隱者)이다. 나무를 해다 팔고 함지박을 깎아 연명하면서 오로지 한의학 연구에만 몰두해 왔다.

최근에 와서 인산 선생은 《우주와 신약》(宇宙 와 神藥) 《구세신방》(救世神方) 《신약》(神藥) 등 그동안 오랜 실험연구의 결과를 모아 몇 권의 한의서(韓醫書)를 내놓았고, 민속신약연구회 회장으로 추대되기는 했지만 내심으로 썩 내켰던 일은 아닌듯 싶다.

거처인 함양에서 서울 둘째아들 집에 잠깐 들른 인산 선생을 어렵게 만났다. 1백60㎝ 남짓한 작은 키지만 선풍도골(仙風道骨)형의 당당한 체구, 불그스레한 혈색, 가늘고 긴 눈, 두툼한 입술은 신선도(神仙圖) 속의 도인(道人)을 닮았고 팔십 노인 답지 않게 꼿꼿한 자세, 또렷또렷한 음성, 쏘는 듯한 눈빛, 거침없는 화술은 대담자(對談者)를 한동안 당황하게 만들었다.

40년간 은둔생활

─선생님을 '지리산 도인'이라고 부르는 분들도 있던데요.

▲ 仁山 선생 =옛날에는 길바닥에서 얻어 먹으면 도인이라고 했지. 요즘은 남을 이용해 먹으면 사기꾼이라고 하지 않소. 다 그런 거지….

─40여 년 가까이 은둔생활을 하시다가 지난해부터는 민속신약연구회를 이끌면서 강연회도 여시는 등 활발하게 움직이고 계십니다. 선생님의 생각에 어떤 변화라도 온 것인지요.

▲ 仁山 선생 =내게는 단점이 없었으면 좋겠다는 것이 내 평생의 생각이었는데 근자에 내 단점이 조금 나온 것이지. 그걸 내가 알아.

나를 이해하고 따르는 사람들이 내 인술(仁術)을 이어받아 더욱 연구, 발전시키겠다는 것이 민속신약연구회의 목적이라지만 추종만 해서 되는 것도 아니고 전수(傳受)는 전수지만 그대로 되지는 않아.

또 단체의 지도자는 수완과 재력(財力)이 있어야 해. 그렇지 못하면 그 단체는 오래 못가지. 많은 사람을 이용하는 방법을 알아야 하는데 나는 그걸 모르거든. 세상을 도우려면 사업이 망하고 사업을 도우려면 세상을 괴롭혀야 해. 그래서 늘 괴로울 뿐이야.

―醫書를 몇 권 내시지 않았습니까.
▲仁山 선생 =남을 이용하지 않고 세상을 위해 일하는 방법은 기록으로 남기는 일뿐이야. 내가 써놓은 것을 읽어 그것으로 발판을 삼으면 되니까. 만일 내가 세상을 구하겠다고 내 인술(仁術)의 비밀을 직접 공개하고 나서면 많은 사람들이 한꺼번에 서리를 맞게 돼. 남에게 훈풍이 돼야지 서리가 돼서는 안 돼. 그건 사람이 할 짓이 못 되지.

―선생님의 책을 보면 일찍부터 선생님은 公害를 현대 난치병의 주원인으로 생각해 오신 것 같던데요.
▲仁山 선생 =현대인을 병들게 하는 두 가지 중대 요인은 공해독(公害毒)과 화공약독(化工藥毒)이야. 공기 중의 공해독은 호흡기를 통해 체내로 스며들어 질병을 만들고 화공약독은 음식물과 호흡을 통해 체내로 스며들어 각종 암과 난치병을 유발시키지. 특히 농약은 인체에도 심각한 해독을 끼치고 있어. 더구나 병의 진행이 점진적이라서 오랜 세월이 지난 뒤 자신도 모르게 중병(重病)에 걸리게 돼.

빗물 등으로 지상에 내려오는 핵(核)실험의 여독(餘毒), 농약독의 순환, 도시의 상공을 메우는 매연 속에 사는 현대인으로서는 화공약독과 공해독을 피할 방법은 없는 것이지.

다만 그 독의 작용으로 인해 병이 유발되지 않도록 해독약(解毒藥)을 정기적으로 복용하는 수밖에 없어. 그러나 아직 이런 사실이 모두에게 제대로 인식되고 있지 않아 결국 언젠가는 화공약독이 인류를 멸(滅)하고 말 것이야.

―그러면 화공약독과 공해독을 이해할 수 있는 최상의 약물은 어떤 것인지요.

▲ 仁山 선생 = 앞으로 수은독(水銀毒)에 걸려 고통받는 시대가 올 것이니 그때는 이렇게 처방하라고 써놓은 옛날 의서(醫書)는 없거든. 이것은 내가 오랜 연구실험 끝에 얻은 결과지.

화공약독과 공해독을 해독할 수 있는 가장 좋은 약물은 천상(天上) 여성정(女星精)으로 화생한 집오리 명태 오이와 허성정(虛星精)으로 화생한 토종돼지야. 털과 오물만을 버린 뒤 머리 발톱 창자 등을 모두 넣고 삶은 집오리탕을 1년에 두 번 이상 복용하고 마른 명태국[乾太湯]과 오이의 생즙, 토종돼지 내장탕을 최소한 1개월에 한 번 이상 복용하면 돼.

이것들을 간편한 약으로 조제해 복용하는 방법도 있겠으나 어떤 약물이든 음식물이든 그대로 통째로 쓰는 것이 약성(藥性)의 일실(逸失)을 막고 효과를 높이므로 그대로 쓰는 게 좋아.

藥分子 합성에 心血

얼마전부터 선생님께서 난치병의 특효약을 발명해 내셨다는 소문도 자자하던데요.

▲ 仁山 선생 = 한반도는 신약(神藥)의 보고(寶庫)야. 이 땅에는 각종 난치병을 치유할 수 있는 약재들이 무궁무진하지. 가장 주요한 약재는 한반도 상공(上空)에 충만한 산삼분자(山蔘分子)야. 나는 광복 이후 이 약분자(藥分子)의 합성법(合成法)을 개발하기 위해 실험을 거듭해 왔어. 인류를 병액으로부터 구제하려면 반드시 보이지 않는 약분자 활용이 필요해. 그러나 아직까지 내 이야기에 귀를 기울이는 사람이 적어. 그래서 궁여지책으로 급한 김에 생각해 낸 것이 죽염(竹鹽)과 쑥뜸이지.

죽염은 아주 먼 옛날부터 우리 조상들이 대나무 속에 소금을 넣고 구워 소화제 등으로 써왔던 민속약[鄕藥]이나 지금까지 이의 효능과 참 가치가 제대로 알려지지 못했던 것인데 이를 발전적으로 응용해서 1천도 이상의 열처리를 통해 아홉 번을 구워 내면 실로 무궁무진하게 쓸 수 있는 죽염, 즉 신약(神藥)이 나와.

또 쑥뜸은 인체조직의 전 기능을 강화하고 혈액을 맑히며 근골을 튼튼하게 하고 영력(靈力)을 기르는 신묘한 것이어서 아무리 그 가치를 강조해도 지나치지 않아.

－五核丹이란 것도 있다면서요.

▲ 仁山 선생＝오핵단은 한반도 상공에만 충만해 있는 산삼분자(山蔘分子)를 비롯, 공간 색소(色素) 중에 분포되어 있는 미세한 입자(粒子)의 각종 약분자들을 합성시켜 만든 알약이지.

다시 말해 대기 중의 무한한 에너지를 활용, 모든 질병의 가장 근본적인 원인을 제거시키고 위축됐던 생명활동의 근원처에 활력을 불어넣음으로써 눈부신 속도로 인체의 건강을 회복시켜 주는 영약(靈藥)이야.

그러나 현재 공간색소 중의 약분자들을 합성할 수 있는 기계는 없기 때문에 오핵단을 만들어 내기 위해서는 자연적 초정밀기계라고 할 수 있는 다섯 가지 동물, 즉 토종 검은 염소 개 닭 오리의 생명현상을 이용하는 도리밖에 없어. 이 동물들에게 인삼 부자(附子) 옻 등을 먹여서 조직, 특히 폐의 기능을 최대로 강화, 강한 흡인력으로 호흡을 통해 공간색소 중의 약분자들을 끌어들이도록 한 뒤 이 동물들의 간(肝)만을 떼내어 만드는 것이야.

－과학으로도 그 성분이 규명되나요.

▲ 仁山 선생＝우주 간의 영묘한 약의 원리는 고도의 직관(直觀)을 통해서만 수용되고 이해할 수 있기 때문에 내가 직접 제조·실험해 보면

갖가지 불가사의한 효능이 나타나지만 오늘의 과학으로는 그 성분의 규명이 어려워.

지도자에 실망, 산으로

―이제부터는 독립운동 하실 때의 이야기를 좀 들려주십시오.

▲ 仁山 선생 =그 이야기는 길게 하고 싶지도 않아. 내가 한 세상을 아무말 않고 아무도 모르게 조용히 살아가면 돼. 그런 건 묻는다고 대답하는 게 아니야.

독립운동가로 유명해진 사람 중에는 진짜도 있고 가짜도 많아.

예를 들어 국내에서 모은 군자금(軍資金)을 독립군에게 전하러 가다가 일군(日軍)에게 진로가 막혀 이리저리 헤매다가 돈을 나눠 써버린 사람들도 있어. 당시로는 할 수 없었던 일이었겠지만 후세에는 욕을 먹어도 당연해. 사실이 아닌 것이 사실로 둔갑한 것은 말할 것도 없고, 끝내는 우리도 도둑놈이라고 욕을 먹을 게 아닌가.

―선생님께서 참가하셨던 독립군 전투 때의 이야기라도 조금 소개해 주십시오.

▲ 仁山 선생 =동지들은 숲속에서 왜놈의 총에 맞아 죽을 때도 '대한독립만세'를 외치고 죽었어. 난 그걸 죽을 때까지 잊을 수 없어. 같이 있었던 증인도 이젠 없으니 나만 알고 죽을 수밖에 없잖아? 그래서 나는 이 땅에서 숨 넘어가기 전까지는 내내 그대로 살아. 감투쓰거나 행복하게 살 생각은 해본 적이 없어. 그래서 해방 뒤 독립운동했던 사람에게 적산가옥 한 채씩을 줄 때도 나는 "팔자에 없는 호사는 내게 가당치 않소" 하고 종적을 감췄던 거야. 내게는 아직 내 동지가 죽던 그 숲속이 고향이야.

내가 가짜였다면 무슨 수를 써서라도 광복회(光復會)를 뚫고 들어가 훈장이라도 탔겠지. 진짜들은 당시에도 죽을 때 '대한독립만세'를 부르면서 죽었는데 훈장은 해서 뭧하나. 잘못 알아 그런 거지만 세상을 탓할 필요도 없지. 세상은 원래 그런 것이니까.

[편집자주=함남 홍원군 용운면에서 태어난 인산(仁山) 선생은 16세 때 의주에서 일본인 학생 15명을 때려 눕히고 만주로 가서 모화산 부대(대장 변창호) 대원으로 몇 번 전투에 참가했다가 일경(日警)에 쫓겨 소련 백두산 묘향산 등지로 20여 년 동안 피해 다니며 인술(仁術)을 폈다. 1934년 철원경찰서를 습격한 뒤 체포돼 복역중 1년 6개월 만에 탈출, 묘향산에 도피했다가 해방을 맞았다]

—광복 후 시골로 잠적하신 것은 무엇 때문이셨는지요.

▲仁山 선생=해방직후 혼란 속에서 방송운(方松雲) 선생과 김규식(金奎植) 박사 댁에 머물며 송진우(宋鎭禹) 김성수(金性洙) 김범부(金凡夫) 정인보(鄭寅普) 장덕수(張德秀) 조병옥(趙炳玉) 김병로(金炳魯) 등과 종유(從遊)하며 국사도 논의했지. 정부가 수립된 뒤에 경무대로 이승만 대통령을 방문, 한의학과 양의학의 장점을 살린 종합병원 건립과 방역(防疫)의 한방(韓方)이용을 건의했으나 미국인 고문의 반대로 실현을 보지 못했어. 결국 당시 정치지도자들에게 실망, 계룡산으로 들어갔다가 독립운동할 때부터 절친했던 함태영(咸台永) 부통령의 간청으로 그분이 총재로 있던 삼일정신선양회 조직만 끝내 주고 다시 시골로 잠적했어.

—앞으로 더 바라시는 일이 있다면, 그리고 후배들에게 부탁하고 싶은 말씀이 있다면 이 기회에 해주십시오.

▲仁山 선생=약학(藥學)에도 돌팔이인 셈이지만 과거가 아닌 오늘을 위해 살아가야 하는 것이니까 앞으로 더 많이 생길 난치병에 대한 처

방을 가능한 한 많이 일러주고 싶고 그것이 아픈 사람들에게 다행히 도움이 된다면 좋겠다는 것이 내 생각이야.

한 가지 젊은이들에게 말하고 싶은 것은 우리 문화는 단군 할아버지 때부터 체계가 분명한데 우리는 아직 그 체계가 안 섰어. 앞으로는 전통적인 체계가 서야 해. 뿌럭지는 우리 단군 할아버지가 되고 그것에 접붙여 열매가 열려도 좋아. 버드나무에 배가 열려도 못 쓰는 것은 아니야.

단군 할아버지 뿌럭지에다 전 세계를 접붙여 꽃도 각색이고 열매도 다양하면 해롭지 않아. 내가 죽은 후에라도 부탁은 그것 하나뿐이라.

-끝으로 어리석은 질문을 한 가지 더 하겠습니다. 선생님께서는 내세(來世)가 있다고 생각하십니까.

▲仁山 선생 =그건 내게 묻지 말고 쌀을 가져다 놓고 '네 다음이 있느냐'고 물어 봐. 무슨 씨고 씨는 있는 법이야. 사람은 자식을 둘 수 있는 씨도 있지만 육신을 버리고 나가면 또 생기는 씨가 있어. 그건 뭘까? 그게 내세(來世)일까?

〈한국경제신문 88년 3월 13일자 · 고광직/ 한국경제신문 문화부장〉

活人의 뜻에 80평생 건 韓方奇人

무릇 시대가 변하면 질병도 변하게 마련이다. 굳이 20세기에 신출(新出)한 에이즈[후천성면역결핍증]를 꼽을 필요도 없이 역사 속에서 질병의 패턴이 크게 바뀌어 왔음을 알 수 있다.

80평생을 조국의 광복과 질병퇴치에 바쳐온 인산(仁山) 김일훈(金一勳·81)옹. '지리산 도인(智理山 道人)'으로 일컬어지는 그는 독특한 우주관과 철학·경험을 바탕으로 최근 수년간 《우주와 신약》(宇宙와 神藥)《구세신방》(救世神方) 《신약》(神藥) 등 한의서(韓醫書)를 출간, 화제를 일으키고 있다.

"현대인을 병들게 하는 2대 중요 요인은 공해독(公害毒)과 화공약독(化工藥毒)이야. 옛 의학서적에는 이같은 독으로 생긴 병을 고칠 수 있는 방법은 씌어 있지 않아."

한의학과 민간의 단방요법을 집대성, 《동의보감》(東醫寶鑑)을 남긴 조선조 명의 허준(許浚)선생이나 우리 민족의 물과 흙, 의·식·주, 체질을 감안해 중국의 전통철학과 거의 무관하게 독창적인 민족의학을 사상의학(四象醫學)으로 세운 이제마(李濟馬) 선생의 업적을 일단 인정하면서도 김옹은 선인들의 의서가 갖는 한계성을 지적한다.

"나는 오늘을 사는 사람이므로 오늘날 사람의 병을 고쳐야 해."

노령임에도 불구하고 당당한 풍채와 광채가 감도는 눈빛을 잃지 않고 있는 그는 눈을 들어 멀리 하늘을 바라본다. 마치 환자의 구제를 숙명처럼 짊어지고 태어난 사람처럼.

함남 홍원군 용운면에서 태어난 그의 할아버지는 당시 일대에서 이름 높던 명의였던 김면섭(金冕燮) 옹. 김일훈 옹은 다섯 살 때 이미《삼국지》(三國志)《두시》(杜詩)《강희자전》(康熙字典) 등을 읽어 주위를 놀라게 했다는 것이다.

커가면서 비가 갠 하늘의 오색(五色)무지개를 보고 우주의 비밀과 약리(藥理)에 관심을 보였던 그는 그러나 일제(日帝)에 나라를 빼앗긴 울분을 참을 길이 없었다. 이 때문에 16세 때 당시 횡포를 일삼던 일본인 아이들 15명을 친구들과 함께 때려눕히고 만주로 건너가 독립운동에 투신, 모화산부대[대장 변창호]의 대원으로 각종 전투에 참여했다.

이때부터 해방될 때까지 20여 년간 그의 삶은 가시밭길로 접어들었으나 백두산·묘향산·천마산 등의 약초들과 더불어 살며 본초학(本草學)에 눈을 뜨는 계기를 마련했다.

도피생활로 얼룩진 이 험난한 세월속에서 그는 1934년 봄 일본 경찰에 붙잡혀 3년형을 선고받고 춘천형무소에서 복역중 1년6개월만에 작업하다 탈출에 성공하기도 했다.

조국광복 후인 48년 이승만 대통령을 방문, 한의학과 양의학을 접목시킨 종합병원의 설립을 건의했으나 미국 고문의 반대와 주위의 몰이해로 뜻을 이루지 못했다.

"그후 제대로 된 길을 보지 못하는 정치에 환멸을 느껴 지리산 기슭의 '살구쟁이' 마을에 숨어들어 함지박을 깎으며 약초를 캐고 나름대로 한의학 연구에 몰두하며 은둔생활을 했어."

그러나 핵무기 등 살인핵(殺人核)이 인류를 위협하고 공해로 병들어 죽어가는 많은 환자들을 내팽개친 채 자신의 안빈낙도(安貧樂道)만을 추구할 수 없다는 의식이 그를 그대로 내버려 두지 않았다.

결국 그는 61년 여름, 서울로 되돌아와 영구법(靈灸法 ; 쑥뜸) 등으로 각종 환자를 고통으로부터 해방시키는 데 전념했다. 서울·부산에서 성혜(聖惠)한의원·세춘(世春)한의원을 열어 난치병 치료에 도전했다.

"암을 비롯한 각종 난치병·고질병도 제대로 치료하면 나을 수 있고 예방도 가능해."

한방(韓方)요법과 민간요법이 이른바 '과학적'으로 입증되지 않은 예가 많기 때문에 현대의학적 관점에서는 그의 《구세신방》을 모두 믿기에는 사실 어려움이 뒤따른다.

'우주는 극냉(極冷)·극독(極毒)의 공간으로 찬 것은 물이요, 독한 것은 불이다. 우주가 창조됨에 있어 공(空)·허(虛)·극(極)이 삼소(三素)요, 시(始)·초(初)·일(一)이 삼요(三要)다 …'로 시작되는 그의 우주론도 현대인의 지식과 잣대로는 바로 알기 어렵다. 그러나 이제마 선생이 《동의수세보원》(東醫壽世保元)이란 저서에서 확립한 사상의학(四象醫學)이 한동안 세월이 흐른 뒤 동양의학에서 최근 새롭게 조명되고 있는 것처럼 '기인(奇人)'으로 불리는 그의 이상할 정도로 독특한 한의학 체계와 신방(神方)이 훗날 업적으로 재평가 될지도 모를 일이다.

그가 81년 겨울 홀연히 도시를 떠나 경남 함양군 함양읍의 상죽림(上竹林) 마을에 자리잡고 앉아 전국에서 소문을 듣고 찾아온 환자들을 대하는 외에 저술활동을 통해 밝히는 신방(神方)에는 각종 약초를 배합하는 것도 있지만 그가 창안한 비법(秘法)도 적지 않다. 공간색소중의 약분자(藥分子)를 합성, 영약(靈藥)을 만들기 위해 생각해 낸 오핵단(五核丹)도 그 중 하나다.

또 예부터 민속약(民俗藥)으로 대나무 속에 소금을 넣고 구워 만든 '죽염(竹鹽)'을 발전적으로 응용, 섭씨 1천도 이상의 높은 열로 아홉 번 구워 낸 것도 그가 중요시하는 '신약'이다. 죽염에서 비롯되는 죽염간장·죽염된장의 효험도 대단하다는 것이 그의 주장.

"현대의 과학수준으로 규명할 수 없는 현상·질병들도 숱하게 많아 .

그런데도 단지 눈에 금방 보이지 않는다고 해서 무시해서는 안되지."

그가 개발한 신약으로 위장병 등 각종 질병을 고쳤다는 사람들도 많으나, 반면 아무런 효험을 못 봤다거나 오히려 병세가 악화됐다는 사람도 더러는 있다. 이 때문에 명의로 그를 평가하는 데 인색할 수도 있을 것 같다.

그러나 분명한 것은 그가 '활인(活人)'의 뜻을 품고 일생을 민속의약과 한의학에 바친 점은 분명한 사실이다.

죽은 뒤 발표할 계획으로 집필 중이라는 《신약본초》(神藥本草)에는 오핵단·죽염과 같은 생경한 신약보다는 산속의 약초에 중점을 둘 것으로 보여 기대를 모으고 있다. 세계보건기구(WHO)가 각국의 민간요법을 1차 진료에 활용토록 적극 권장하고 있는 시점에서 그의 집요한 연구열은 아무튼 빛을 발하고 있다.

〈중앙일보 90년 10월 19일자 '이런 사람'·김영섭 중앙일보 기자〉

"소금은 만병의 통치자입니다"

"천부경(天符經)의 뜻은 무한하나 그 신비를 모두 밝힐 언어가 내겐 없다. 세상에서 듣고 배운 말로는 명기(名器)하나 이루는 설명을 제대로 하지 못하는데 석가모니는 3천년 전 뚝바우 같은 대중을 앞에 두고 얼마나 애를 먹었을까? 글은 과거보는 데나 이용되었지 자연을 묘사하기엔 너무나 부족하다……."

새로운 의학론을 제창하며 우리 나라 상고사의 수수께끼로 난해하기 짝이 없는 천부경을 주해하는 집념의 민속의학 연구가 인산 김일훈(仁山 金一勳·83)옹. 추종자들로부터 생불(生佛) 또는 '살아 있는 귀신'으로 불리는 그는 국권회복과 질병퇴치에 80평생을 바쳐 왔다.

수천명의 죽어 가는 생명을 건진 한방(韓方)의 기인(奇人)으로 독특한 우주관과 철학, 치료경험을 바탕으로《우주와 신약》(80년),《구세신방》(81),《신약》(86) 등 세 권의 저서를 출간, 이 중 민간요법과 체험적 의료비방을 집대성한 역작인《신약》은 5만 부를 돌파하는 베스트셀러로 출판계의 화제가 되기도 했다.

이같은 폭발적 관심에도 불구하고 그를 비웃는 현대 의학자들에 대해 그는 "나는 한평생 미친놈 소리 들어요. 또 박사들은 돌팔이가 그런 병 고치면 내 손에 장을 지진다고 꺼떡하면 큰 소리 쳐요……. 내가 그런 세상을 해방 직후부터 오늘까지 살아오는데 돌팔이로 고발되면 법관이 의료법 위반이라고 해서 아홉 번 벌금을 냈소"라고 답한다.

난치·불치병 환자 살리는 자칭 '돌팔이'

스스로 "만고에 내가 전무후무"라고 강조하며 석가모니, 공자, 예수에 견주며 자신의 병도 못고쳐 전장에서 병사한 제갈공명을 바보라고 비웃는 김웅은 각종 암은 물론 백혈병 신부전 등 현대의학으로 못고치는 각종 질병을 퇴치시켜 생명을 건지는 활인(活人)의 뜻을 오늘도 경상남도 함양군 삼봉산 깊은 골짜기에서 펴고 있다.

국내 유명병원은 물론이고 외국 병원에까지 가서 못고쳐 마지막 인생의 종착역에 들른 중생들의 신고(辛苦)를 쓰다듬어 주는 그를 추종자들은 인도의 기바, 중국의 화타·편작 같은 명의들의 반열에 세워 '민초들의 의황(醫皇)'으로 부른다.

수많은 사람들이 자신을 만나지 못해 각종 질병으로 시들어가는 것을 안타까워하는 그는 "내가 오늘까지 비참하게 살다 가는 이유는 미개한 사람 속에서는 대접을 못받게 되어 있고, 내가 아는 것을 환자들이 알 수 없기 때문이다"고 한탄한다.

김웅은 "현대인은 각종 공해와 화공약독으로 인해 병들어 가고 있는데 옛 의학서적에는 이같은 독으로 생긴 병을 고칠 수 있는 방법이 기록돼 있지 않다"고 말하고, "조선조 명의 허준이 지은 《동의보감》이나 민족의학을 독창적으로 정립한 이제마의 '사상의학'은 그 시대에는 좋은 의서였으나 오늘날과 같이 새로운 질병이 속출하는 시대에는 한계가 있다"고 지적했다.

"오늘을 사는 나는 현대 사람의 병을 고쳐야 해. 병원에서 못고치는 병 고치면 기적이라고만 하니⋯⋯ ."

그는 쑥뜸 등 독특한 의술로 소경의 눈을 뜨게 하고 간질, 문둥병을 낫게 했으며 골수암, 십이지장암 등 병원에서 못 고친 숱한 환자들을 살려내는 '기적'을 행하는 '돌팔이'로서, 전국 각지에서 모여드는 '죽은 목숨'들에게 '생명의 복음'을 전하고 있다.

미수(米壽)에 가까운 고령임에도 불구하고 40~50대의 피부색에 한복을 곱게 차려 입은 옥골선풍의 도인 차림인 그는 기자와의 3박4일 동안 대화 중 4서3경에 통달한 듯 인용에 막힘이 없고 현실 정치에도 일침을 가할 정도로 지적(知的) 촉수가 미치지 않는 곳이 없었다.

한의사 집안에서 태어난 신동

김웅은 함경남도 홍원군 용운면에서 7남2녀 가운데 3남으로 태어났다. 그의 할아버지 김면섭 옹은 당시 일대에서 이름 높던 명의. 아명이 운룡이었던 그는 다섯 살 때 누이 어깨 너머로 한글을 깨우쳐 한글본 《춘향전》을 읽고 이어 한문을 익힌 뒤 《삼국지》《당시》《두시》《강희자전》 등을 독파해 주위를 놀라게 했다.

김웅의 자전적 소설인 《신의(神醫) 김일훈》의 발자취에 따르면 일곱 살 되던 해 5색 무지개 빛깔에서 우주의 모든 비밀과 대자연의 섭리를 터득하고 우주의 진리를 깨우쳤다고 한다. 그러나 나이가 들면서 일본이 우리 나라를 강제 점령한 것을 알게 된 운룡 소년은 나라를 빼앗긴 울분을 참지 못해 저항의 의기를 세우게 된다.

16세 되던 때 친구 4명과 함께 조선인에게 횡포를 일삼던 일본인 아이들 10여 명을 때려눕히고 압록강 건너 만주로 가 독립운동에 투신, 모화산부대[대장 변창호]대원으로 독립전쟁에 참여하다 일본 경찰에 쫓겨 소련 블라디보스톡, 백두산, 묘향산 등지로 피신한다.

이 책은 또 어릴 때부터 총명했던 그가 한의사 할아버지 옆에서 보고 들으며 독사에 물린 친구 등 환자를 고쳤을 뿐만 아니라 전통적인 죽염 제조방법 등을 개발, 주변을 놀라게 했다고 전하고 있다. 태어나면서부터 터득한[生而知之者] 그의 의술은 독립운동을 하며 도피생활로 만주 등지를 전전할 때 더욱 발전한다.

공사판 등을 돌아다니며 막노동으로 연명하던 그는 산에서 약초를 채취하며 먹거리를 마련하곤 했는데 본초학에도 새롭게 눈 뜨게 되는 계기가 되었다. 그런 그의 고난의 길은 계속된다. 26세 되던 해 만주 독립운동의 동지였던 변창호의 철원경찰서 습격 사건에 연루되어 조선인 형사에 체포된 그는 징역 3년형을 선고 받고 춘천형무소에 1년6개월간 복역하다 탈출에 성공, 묘향산에 들어가 산사를 전전하며 도피생활을 계속한다. 그 뒤에도 조선총독부 습격사건에 참여하는 등 파란만장한 일제치하를 지낸 그는 의주 천마산 영덕사에서 광복을 맞는다.

그는 광복 후 해방정국을 주도했던 김성수, 여운형, 장덕수, 김병로, 김준연 등과 교유하기도 했다. 정부 수립 직후 그는 한의학과 양의학의 장점을 상호 수용한 한·양방 종합병원 및 한의대 설립과 방역에 한방을 이용하는 방안 등을 건의했으나 당시 보건행정의 실권을 쥐고 있던 미국인 고문의 반대와 한방의학을 무시하는 관리들의 몰이해로 뜻을 이루지 못했다. 다시 계룡산으로 낙향, 본격적인 의약 개발에 나섰다.

오핵단(五核丹), 죽염 등 암 치료약 실험을 하면서 글방 훈장, 산판 목물(木物) 등으로 생계를 꾸린 그는 충남 공주, 논산, 전북 남원, 운봉 등을 전전하다가 49세 되던 57년 경남 함양으로 이주, 살구쟁이 마을 등에서 함지박을 깎아 살아가기도 했다.

60년 서울로 이주한 김웅은 성혜한의원 등을 열고 침과 쑥뜸 등으로 환자치료에 전념하다가 지난 81년 함양으로 낙향, 오늘에 이르고 있다.

한편 86년부터 시작한 그의 한방 강연을 듣거나 그동안 치료받은 이들이 중심이 돼 87년 민속신약연구회가 발족됐는데, 김웅이 종신회장으로 '건강문제연구시민 모임'으로 명칭을 바꾸어 활동하고 있다. 그는 서울 부산 등 국내뿐만 아니라 LA, 연변 등지를 돌며 20회째 건강강연회를 통해 공해시대를 건강하게 사는 지혜를 전파하면서 사후에 공개할 《신약본초》를 필생의 노작으로 집필 중이다.

불치·난치병에 도전하는 민속의학자

오늘날 현대의학이 활용하고 있는 약은 민간요법으로 사용하던 각종 약초로부터 발전되어 왔고, 또 현대의학의 대증요법도 민간요법에서 발전되어 왔다. 만연하고 있는 암을 비롯해 각종 난치병 고질병도 치료와 예방이 가능하다는 김웅의 주장은 민간요법이 이른바 과학적으로 임상실험을 거쳐 그 효능이 입증되지 않은 예가 많기 때문에 현대의학적 관점에서 모두 수용하기엔 어려움이 따르는 게 사실이다.

그러나 임종 직전의 환자들이 소생한 사례들은 그의 숱한 비방을 증명하고 있어 그의 사후에 대한 평가가 주목된다. 김웅은 그동안 공해속에서 살아가는 현대인의 공해독과 화공약독으로 인한 독 기운을 풀어주기 위해 집오리와 동해산 마른 명태, 밭마늘, 죽염 등을 들었다. 그의 말에 따르면 이 처방들이 공해 해독을 위한 '최상의 약'이라는 것.

집오리의 경우 털과 똥만 버리고 머리, 발톱, 창자 등을 모두 넣고 삶아 연 2회 이상을 먹고 마른 명태국과 오이생즙, 토종돼지의 내장탕을 최소한 한 달에 한 번 이상 먹으면 체내에 들어온 독이 해독되어 각종 질병을 예방할 수 있다고 한다. 특히 집오리는 뇌수 속에 강력한 해독제가 있어 위암, 간암, 폐암, 신장암, 심장병 등 오장육부의 각종 암과 난치병을 일으키는 독을 제거하는 데 특효이다. 또 극심한 화상에 오이생즙, 뼈 부러진 데는 홍화씨 등도 특효가 있다고 주장한다.

김웅은 10년여 전 암 치료약을 개발, 실험까지 마쳤으나 대량생산을 못하고 있다. 정부에 일곱 차례나 대량생산을 건의했으나 묵살되고 말았다. 그 암 치료약은 오핵단, 죽염, 삼보주사.

오핵단은 공간색소 중의 산삼분자(山蔘分子)를 동물의 체내에서 합성시켜 만든 것이고 죽염은 핵비소 등을 추출해서 만든 것이며 삼보주사는 오리 뇌수 속의 암약을 빼내 제조하는데 이 비방이 대중화되지 못하는 것을 못내 안타까워했다.

식생활 혁명적 개선 주장

김웅은 또한 선조들의 전통 식생활의 슬기를 무시하는 현대인들의 무지를 안타까워 하며 음식 속의 공해독이 각종 질병을 낳고 있다고 강조했다.

그는 염분 부족이 만병의 근원으로 소금이 만병의 통치자라면서 소금 유해론을 일축했다. 즉 빛깔을 희게 하기 위해 화학처리가 된 흰 가공소금은 인체에 해롭지만 무조건 소금을 기피하고 싱겁게 먹으려고 노력하는 건강상식은 잘못된 것이라고 지적한다.

예부터 우리의 민속약으로, 대나무 속에 소금을 넣어 섭씨 1천도 이상의 높은 열로 아홉 번 구워내는 죽염은 서해안의 천일염 속의 핵비소, 대나무와 황토 속의 유황정을 합성하여 만든 '신약'이라는 것.

죽염은 안질, 구강암, 위암, 뇌암, 탈수증, 지혈, 탈모증 등에 효험이 있고, 술마실 때 미리 약간 먹으면 덜 취할 정도로 효용이 다양하며 죽염에서 비롯되는 죽염간장, 된장도 특효가 있다는 것이 그의 주장.

김웅은 우리 가정에서 죽염을 이용해 간장, 된장, 고추장, 김치를 담가 먹으면 '식품이 곧 약'이라는 우리 전통 식생활의 지혜를 실감하게 될 것이라고 말하며 죽염간장 등의 제조 및 활용방법을 소개했다.

〈월간 여성동아 91년 4월호 · 박종렬/ 여성동아 차장〉

소금상식의 虛實과 죽염 건강법

'음식을 짜게 먹으면 고혈압, 심장병 및 각종 암에 걸릴 확률이 높다'는 소금유해론이 일반화된 가운데 최근 '난치병 치료에 죽염(竹鹽)이 유효하다'는, 종래 의학상식을 뒤엎는 이론이 일며 그 효능 연구가 활발히 이루어지고 있다.

'건강염' '무공해 소금'으로 일컬어지는 죽염은 쉽게 말해 대나무 속에 소금을 넣어 구워 낸 것, 천일염을 고열처리함으로써 소금 속의 유해성분을 제거시키고 소금이 가진 본래의 기능만을 최대한 강화시킨 것이라는 것이 죽염 연구자들의 설명이다.

위장병, 당뇨병, 축농증, 비염, 탈모증, 피부병, 간경화 등과 식도·설암 등 각종 암을 앓는 난치병 환자들이 죽염을 먹고 현저한 차도를 보였다는 증언이 있자 지난 5년 사이 국내 죽염시장 규모는 약 10억 규모로 성장했다.

또 죽염 생산업체만도 인산죽염[경남 함양], 원방죽염[인천], 개암죽염[전북 부안], 민속죽염[경북 영덕], 대일진죽염[전남 장흥], 정강죽염[경남 산청], 마한무공해죽염[이리] 등의 7개 공식업체에 비공식 업체까지 가세, 20여 개 업체가 참여하고 있는 실정이다.

'소금이 해롭다'는 인식에 대한 전환이 필요

보통 우리들이 식용으로 섭취하는 소금은 천일염, 정제염, 가공염으로 분류되는 맛소금이 있다.

그 중 천일염은 바닷물을 염전으로 끌어들여 햇볕에 말려 굳힌 것으로, 바닷물의 각종 광물질이 여과되지 않은 채로 있어 그대로 섭취할 경우 인체의 생리·약리 작용을 돕는 물질뿐 아니라 유해한 불순물까지도 섭취할 우려가 있다.

정제염은 바닷물을 걸러 소금기인 염화나트륨만을 남게 한 후 증발관에 넣고 스팀을 넣어 말린 것으로 위생적이긴 하나 광물질이 제거, 소금 본래의 기능이 저하된 것이 단점으로 지적되고 있다.

죽염의 효시는 민간 처방으로 거슬러 올라간다.

약재가 귀했던 옛날, 민간에서는 굵은 소금을 볶거나 대롱 속에 넣어 밥을 지을 때 아궁이에 넣거나 혹은 겻불에 한 번 정도 구워서 곱게 빻아 소화제나 양치질을 하는 데 사용하곤 했다.

이 원리에서 민속의학자 김일훈 옹이 약소금을 착안, 지금과 같이 아홉 번을 거듭 구운 죽염을 고안했고 80년대에 출간된 그의 저서 《우주와 신약》《구세신방》 등에서 죽염이란 말을 언급한 것으로 알려지고 있다.

김일훈 옹은 "죽염은 조수와 땅 밑에 있는 광석물의 영향을 받아 특유의 암약성분을 함유하고 있는 서해안의 굵은 소금[천일염] 속의 핵비소와 대나무 속에 핵비소를 추출, 합성하여 만든다. 눈에는 눈약, 귀에는 귀약, 위에는 위장약, 암에는 암약 등 가벼운 외상에서부터 심화된 암에 이르기까지 인체의 거의 모든 질병에 두루 불가사의한 효능을 발휘하는 식품 의학"이라고 주장.

또 작년 1월 재미 한의사 박성은 씨가 LA 삼라한의과대학에서 '소금을 잘 이용하면 만병의 예방과 치료에 탁월하다'는 죽염에 관계된 논문을 발표, 미(美)학계의 지대한 관심을 모으기도 했다.

김옹의 이론에 따르면 만물은 염성(鹽性) 즉 소금의 힘으로 화생(化生)한다고 한다. 봄에 파란 싹이 돋고 잎을 피게 하는 힘, 생물을 썩지 않게 하는 힘이 모두 염성에서 나온다는 것이다.

그런데 현대인들은 염성의 부족으로, 공해독이나 다른 질병의 원인이 되는 독을 견디지 못해 인체에 여러 가지 질병이 온다는 것. 염성이 부족하면 수분이 염(炎)으로 변해 각종 염증을 일으키고 이 염증이 만성화되면 암을 유발시킨다는 것이 김옹의 견해다.

그릇된 소금, 그릇된 방법으로 먹으면 독약 된다

죽염은 엷은 회색을 띠고 계란 노른자 맛이 약간 나는 소금이다. 천일염, 대나무, 소나무 장작, 황토흙 이 네 가지가 구비돼야 죽염이 만들어지는데 그 과정을 보면 다음과 같다.

불순물, 유해물질이 있는 천일염을 대나무통 속에 넣고 황토흙으로 입구를 봉한 후 소나무 장작으로 1천도가 되도록 약 24시간 이상 굽기를 아홉 차례나 하면 그 소금은 독성물질이 제거되고 대나무의 천연유황, 황토흙의 토성분자와 소나무의 기운이 스며들어 식염(食鹽)이라기 보다 약리작용이 뛰어난 약염(藥鹽)이 되는 것이다.

즉 천일염에는 칼슘, 마그네슘, 철, 망간, 인, 유황 및 갖가지 광물질이 포함되어 있는데 죽염으로 구우면 이들 광물질의 함량이 상당히 변해 종합 미네랄원이라 해도 좋을 만큼 많은 광물질을 함유한 상태가 된다는 것이다.

해서 사람의 몸안에서 광물질이 결핍되면 나타날 수 있는 신경과민, 구루병, 발육부진, 빈혈, 성기능 저하 및 성기관 발육부진, 근육위축, 피부병, 뼈의 성장장애, 저항력 감소 등 부작용 증상이 예방된다는 것이다.

특히 소금 섭취가 절대 금기시되어 있는 신부전증이나 고혈압 같은 증상에도 죽염이 놀라운 치료효과를 보인다는 것이 죽염 예찬론자들의 주장.

60, 70년대 《삼위일체 영어》를 써 수험생들에게 각광을 받았던 전 EMI원장 안현필〔82세〕씨는 음주·흡연, 콜레스테롤의 과다 섭취, 무절제한 생활로 50대에 심장병, 고혈압 등의 성인병을 얻어 크게 고생을 했다. 질병 치료 때문에 자연식 연구가가 된 그는 자신의 체험담에서 천연의 소금은 최고의 자연식이라고 말하기를 주저하지 않는다.

"본디 소금은 본성이 따뜻하고 맛은 짜며 독이 없다. 귀고(鬼蠱), 사기(邪氣), 독기(毒氣)를 죽인다. 중악(中惡;악기에 감촉 손상되어 생기는 병, 갑자기 환상이 보이며 졸도하여 인사불성이 됨)과 심통(心痛)을 주관하며 관격과 심복졸통(心腹卒痛)을 그치게 하여 하부늑창을 치료하며 흉중담벽(胸中痰癖), 묵은 음식을 토하게 한다.

또 오미(五味) 본래의 맛을 더해 준다. 끓여서 창(瘡)을 씻으면 종독(腫毒)을 소멸시켜 준다"고 동의보감에 소금의 효능이 기록되어 있음을 상기시키는 안씨는, 그런데 오늘날 식탁에 올려지는 정제염은 단 1g도 먹어서는 안 될 독약이라고 강조한다. 그것은 오늘날 빈발하는 성인병의 주원인이 화학성분·방부제·색소 등을 첨가한 가공식품의 섭취에서 비롯되기 때문이라는 것이다. 따라서 우리 식탁에 올려지는 대부분의 소금은 자연염에 붙은 중요한 영양분을 거의 깎아 없애 버리고 독성이 있는 염화나트륨만을 99.8%로 농축시킨 정제염이기 때문에 엄밀히 말해 소금이라기 보다는 하나의 '화학물질'에 가깝다는 설명이다.

죽염 건강론, 소금 유해론과 함께 검증되어야 할 가설

"우리 선조들은 간장, 된장, 고추장, 김치, 젓갈, 조림 등 짠 음식을 식탁에서 빼놓을 때가 없었을 정도로 애용했는데 그럼에도 불구하고 고혈압, 동맥경화증 환자가 많았다는 기록은 별로 없다"고 하는 김일훈 옹의 차남이며 죽염 제조업체인 인산죽염의 대표 김윤세 씨. 그는 "전래의 염장식품인 된장·김치처럼 천일염의 독성을 제거시킨 참다운 방법으로 참 염분을 섭취한다면 최고의 약이 될 수 있지만 지금처럼 정제시킨 그릇된 소금을 그릇된 방법으로 먹으면 무서운 독약이 된다"고 한다.

다시 말하면 짜게 먹기 때문에 일찍 죽고 암·고혈압이 걸리는 것이 아니라는 것. 에스키모인들은 소금을 거의 먹지 않는데도 평균 수명이 40살을 넘지 않으며 독일인들은 쓴 것을 좋아하고 소금을 25g 이상 섭취하는데도 세계에서 가장 장수하는 민족 중의 하나임을 볼 때 무조건 소금이 해롭다는 일반화된 상식에 대한 코페르니쿠스적인 인식의 대전환이 필요하다는 것이다.

죽염의 섭취 방법은 콩알만한 크기의 분량[찻숟갈로 하나]을 병의 상태에 따라 2, 3회 이상 복용한다. 이때 반드시 입에 소금을 넣고 타액으로 녹여 먹어야 하는 것이 주의점. 처음 먹는 사람은 구토증이 일 수 있으므로 서서히 양을 늘려 가는 것이 좋다. 축농증, 눈병, 상처난 데는 소금물을 만들어 수 차례 환부에 바르거나 안구에 넣는다.

질병의 치료제뿐 아니라 요리에 양념으로 쓰면 음식물의 독을 중화하고 맛을 돋우어 주어 좋다고 한다.

최근 죽염이 건강식품으로 백화점 및 건강식품 취급점에서 소비자에게 각광을 받고 있긴 하나 이하[서울의대 내과학교실] 교수는 '본태성 고혈압과 식염과의 관계'에 대한 연구논문에서 고혈압 환자에게 1일 10g 및 20g의 식염을 부하(負荷)한 결과 혈압이 상승했다는 보고도 하고 있다. 김도진[서울의대 내과학교실] 교수도 '식염과 고혈압과의 관계에 대한 실험적 연구'라는 논문에서 쥐에게 장기간 5%의 식염을 부하시킨 결과 혈압이 3개월부터 높아지기 시작, 10개월까지 상승했다고 밝힌 바 있다.

소금 속의 나트륨은 물과 결합하는 성질이 있어, 과도한 소금 섭취는 인체 내 나트륨 함량을 높여 동맥벽 세포내에 수분의 함량을 상승, 결과적으로 세포가 팽화(膨化)함으로써 혈관 내공이 좁아져 고혈압이 성립된다고 보고 있다.

따라서 죽염의 신비성에 대한 반론들은 소금의 유해성과 함께 끊임없이 검증되어야 할 가설이라고 학계에서는 내다보고 있다.

〈월간 여성중앙 1992년 7월호·장옥경/여성중앙기자〉

'죽염' 몸에 좋다는 건강소금, 집에서 만들어 먹는다

대나무와 소금만 있으면 집에서도 만들 수 있다

우리 조상들이 소금을 이용하기 시작한 것은 그 근원을 알 수 없을 정도로 오랜 옛날부터다. 그것도 단순히 음식의 맛을 내기 위한 용도로서가 아니라 체액의 농도를 조절하고 중풍을 치유하고 무좀, 습진 등의 피부병을 고치고 심지어는 흐르는 피를 멈추게 하는 지혈작용에까지, 슬기로운 우리의 조상들은 소금이 지닌 원래의 성질을 잘 살려 그것을 건강생활에 응용하는 지혜를 일찌감치 터득했던 것이다.

그러나 요즈음 '짠 것은 무조건 몸에 나쁘다'는 소금 유해론이 대두되면서 많은 사람들이 소금을 적게 넣은 저염식이를 하고 있다. 그렇지만 우리 나라 사람에겐 체질적으로 싱거운 음식이 입에 맞지 않고 즐겨 먹는 대부분의 음식들이 짜고 자극적인 맛들이라 어떤 사람들은 새삼스레 건강해지기도 어렵다는 것을 느끼고 있을지도 모른다.

이러한 이들에게 반가운 소식. 즉, 입맛에 맞게 먹으면서도 건강을 지킬 수 있는 방법으로 우리 전통의 소금인 '죽염'을 이용하는 것이다. 죽염은 소금이 품고 있는 독성은 제거해 내고 장점만을 살린 것이므로 짭짤한 맛을 좋아하는 우리의 체질에 맞는 소금이라는 호응을 얻고 있다.

죽염이란 간단히 말해 대나무의 빈 곳에 소금을 넣고 불에 여러 번 구워 만든 소금이다. 소금에는 원래 극약 성분인 비소가 많이 함유되어 있는데 이 비소가 가열되면서 공기중으로 날아가 버려 좋은 성분만 남고 결국은 몸에 이로운 죽염이 되는 것이다.

　죽염 만드는 데 사용되는 소금은 서해안에서 나는 천일염이어야 한다. 이 곳의 소금에는 특히 미네랄이 많이 함유되어 있는데, 미네랄이 많은 죽염은 신진대사와 각종 생리작용을 도우며 소금의 방부제 역할로 세포조직이 변질되고 부패되는 것을 방지하여 각종 질병을 예방한다.

　또 소량 남아 있는 비소 성분이 각종 암세포 등의 독물질을 없애고 대나무에 포함된 유황성분은 소멸된 세포자리에 새로운 세포를 돋아나게 해서 암은 물론 위염, 식도염, 소장염, 대장염 등 각종 염증에 탁월한 효과가 있다는 것이 전문가들의 의견이다.

　이 죽염의 장점은 몸에 좋다는 것 외에도 조금만 정성을 들이면 집에서도 만들어 먹을 수가 있다는 것이다. 물론 처음에는 실패도 하고 맑고 깨끗한 알갱이를 얻기가 힘들겠지만 몇 번 해보면 나름대로의 비법(?)을 터득하게 되어 그런대로 만족할 만한 죽염을 얻을 수 있다고 한다. 죽염은 약처럼 먹으면 약이 되고 또 보통 소금처럼 음식에 넣어 먹으면 맛도 살고 동시에 건강도 좋아진다.

성인병 예방에도 좋은 죽염으로 만드는 가공식품

● 죽염간장

　해독성이 강한 쥐눈이콩[서목태]으로 메주를 만들어 여기에 소금 대신 죽염을 넣어 간장을 만든다. 메주를 띄우는 방법은 쥐눈이콩 한 말을 삶은 후 거기에 누룩을 섞는다. 이렇게 만든 메주를 24시간 가량 바싹 말려서 빻은 뒤 육계가루 반 근과 대원감초 가루 3냥을 혼합한다. 맑은 물 두 말을 끓여 식힌 후 죽염가루 20근을 타서 앞의 가루와 함께 옹기독에 넣고 익힌 후 한 되 이상 줄 때까지 졸여 먹는다.

● 죽염된장, 고추장
   죽염간장을 뜨고 난 찌꺼기를 모아 만드는 것으로 일반적인 방법으로 만들면 된다.

● 죽염무장아찌
   수시로 먹을 수 있는 위장약이라고 생각하면 된다. 무를 가늘게 썬 뒤 죽염가루를 적당히 뿌리고 짜게 절여 약 12시간이 지난 후 먹으면 된다. 원래 무우에 많이 들어있는 소화효소가 죽염과 합쳐져서 효과 좋은 위장약이 되는 것이다.

● 죽염김치
   무·배추 5근씩, 오이 1근을 깨끗이 씻어 물기를 없앤 뒤 가늘게 채썰어 죽염가루를 뿌려 절인다. 24시간이 지나면 민물고둥 1되, 생강·대추 각 1근, 대원감초 1백 90g 정도를 푹 삶은 물에 죽염가루를 타서 간을 맞춰 붓는다. 이 김치는 신장염, 방광염, 각종 간·담병 환자들에게 좋다. 폐, 기관지병 환자들에게 좋은 김치는 무10근, 오이 1근을 죽염가루로 절여 간을 하면 된다.

〈월간 여원 91년 12월호 · 최은아/ 여원 기자〉

아홉 번 구워 낸 소금으로 난치병, 염증 등을 고친다

소금을 무조건 피하지 말고 좋은 소금을 섭취한다

    소금은 적어도 오천년 전부터 인류가 식품으로나 방부제 등으로 중요하게 사용하여 왔다. 그런데 요즘 소금이 몸에 해롭다는 이론이 나타나서 될 수 있으면 소금을 적게 먹어야 한다는 것이 현대인들의 공통적인 상식으로 되어 있다.
    그러나 중요한 것은 소금이 무조건 해롭다고 피할 것이 아니라 좋은 소금을 올바른 방법으로 먹는 것이다.
    우리가 먹고 있는 대부분의 소금은 바닷물을 염전에서 말려 만든 천연소금이 아니라 소금에 붙어 있는 영양분은 다 깎아 버리고 독성이 강한 염화나트륨만 99% 농축시켜 만든 정제염인 것에 문제가 있다.
    천연소금에는 염화나트륨 말고 염화마그네슘, 염화칼륨, 유산마그네슘, 유산칼슘 등 2백여 가지의 미량 원소들이 골고루 들어 있는데 비해 정제염은 99.8%의 염화나트륨만으로 구성된 것으로 엄밀한 의미에서는 소금이라고 할 수 없다.
    최근 소금 중에서도 여러 질병을 치료할 뿐만 아니라 예방도 하는 기적의 소금이 있는데 죽염이라고 하는 것이 그것이다.

죽염은 천일염을 대나무통 속에 넣어 높은 온도로 구워서 만든 것으로, 죽염을 만드는 데에는 소금과 대, 소나무와 황토가 들어간다. 서해안에서 만든 천일염을 3년 이상 자란 굵은 왕대 속에 꼭꼭 다져 넣고 산에서 파낸 거름기 없는 붉은 진흙으로 봉하여 쇠로 된 통 안에 넣고 소나무 장작으로 불을 때서 아홉 번을 구워 낸 것이다.

이 방법으로 한 번 구우면 대나무는 타서 재가 되고 소금만이 녹았다가 굳어지면서 하얀 덩어리가 된다. 이것을 갈아서 다른 대통에 넣고 다시 여덟 번을 굽는다. 마지막 아홉번째 구울 때에는 소나무 장작 말고 송진으로 불을 때서 천오백도가 넘도록 온도를 올린다. 그러면 소금이 높은 온도에서 녹아 물처럼 흘러내리는데 굳으면 검은 돌덩이처럼 된다. 이 덩어리가 죽염인데 이것을 가루로 만들거나 작은 덩어리로 부수어서 사용한다.

죽염은 오래 전부터 우리 나라에서 전해 내려온 민간약인데 지금과 같은 방법으로 구워내는 방법을 창안한 사람은 김일훈 옹이다. 죽염은 공해에서 오는 암 등 갖가지 난치병에 뛰어난 효과가 있으며 특히 온갖 염증에 잘 듣는다.

특히 염증이 많이 생기는 소화기 계통의 질병에 뛰어난 효과가 있으며 피를 맑게 하므로 소금의 양을 아주 적게 먹도록 제한하는 신장병, 고혈압, 당뇨병 등에도 치료제로 쓴다.

죽염을 먹는 법은 가루나 작은 덩어리로 그냥 먹거나 죽염수를 만들어 쓸 수도 있다. 죽염수는 죽염을 증류수나 생수에 그 비율을 1:3으로 녹여서 여과지에 가라앉혀 쓴다. 이 죽염수는 각종 피부병, 백내장, 축농증, 중이염 등에 쓴다.

또한 죽염은 이상적인 식품의약으로 죽염으로 간장, 된장, 고추장, 김치 등을 담그면 그 약성을 더 높일 수 있고 많은 질병을 예방 치료할 수 있다.

죽염으로 만든 간장은 죽염보다 해독작용이 더 강하고 암이나 괴질 등 난치병에 상상을 초월하는 효력이 있으며 그 용도 또한 무궁무진하다.

　죽염간장을 만드는 방법은 콩 중에서 해독성이 강한 쥐눈이콩으로 메주를 쑤어 여기에 소금 대신에 죽염을 넣어 간장을 담그면 된다.

　죽염된장과 죽염고추장은 죽염간장을 뜨고 난 찌꺼기를 모아 만드는 것으로 죽염간장과 마찬가지로 여러 질병의 예방과 치료에 큰 도움을 준다.

〈월간 주부생활 91년 11월호〉

그 검은 소금의 비밀

 "짜게 드셔도 괜찮습니다"하는 문구를 길이나 어디에서 본 적이 있을 것이다. 고혈압이다 당뇨병이다 해서 성인병 걱정이 많은 요즈음에 특히 먹지 않아야 할 것으로 꼽는 '삼백'이 흰 쌀밥, 흰 설탕, 흰 소금이니 그런 말을 귀에 못이 박히도록 들어온 이들한테는 낯선 말일 것이다. 죽염을 만드는 한 회사의 선전문인 그 문구는 바로 그 낯섦으로 눈길을 끌려고 해서 만든 것일 것이다. 건강에 대한 관심이 날로 높아져 가는 추세에 그 '죽염'이 한두 해 전부터 '유행'하는 품목으로 꼽히고 있다.
 죽염이란 천일염을 대나무에 넣어 높은 온도에서 구워 낸 것이다. 죽염을 만드는 데에는 소금, 대나무, 황토, 소나무가 필요하다. 서해안에서 생산된 천일염을, 지름이 십센티미터쯤 되는 서너 해쯤 자란 대나무를 한 마디 길이로 잘라 여럿 준비하여 그 안에 꼭꼭 다져 넣고, 산에서 파낸 거름기 없는 황토로 봉하여 가마나 화로에 넣고 소나무 장작으로 불을 때 구워 낸 것이 죽염이다.
 죽염은 모두 아홉 번을 구워 낸다. 위에 말한 방법으로 천도가 넘는 센불로 한번 구우면 대는 다 타서 재가 되고 소금은 녹으면서 굳어 하얀 기둥이 된다. 이것을 갈아 다시 대통에 다져 넣어 굽기를 여덟 번 더 한다. 이 과정에서 '바닷물 속의 신약'이라는 핵비소[바닷물의 가장 중심적인 약 성분이며 비상이 될 만한 원소라는 뜻이라고 한다]가 소금에서, 죽력[대가 열을 간접으로 받았을 때에 약 성분이 진으로 흘러내린 액체]이 대나무와, 황토에서 유황 성분이, 소나무에서 송진성분이 나와 합성되어 죽염이 되며 나쁜 성분은 높은 열 때문에 없어진다고 한다.

구워 낼 때마다 소금 색깔이 점차로 검어지다가, 마지막인 아홉번째에 소나무 장작에 송진가루를 뿌려 천오백도가 넘는 높은 온도에서 구우면 소금이 거의 물처럼 흘러내리는데, 식어서 굳으면 검은 돌덩이처럼 된다. 이것을 작은 알갱이나 가루로 만들어 파는 것이 우리가 흔히 보는 죽염이다.

벌레에 물렸을 때에 소금으로 문대거나 체했을 때에 소금기 있는 동치미 국물을 먹어 얹힌 속을 내리거나 하는 일을 어렸을 때에 한두 번씩 해보았을 것이다. 그처럼 소금은 살균을 하며, 해독을 하기도 하고 신진대사를 좌우하여 소화를 돕기도 한다. 또 된장을 묵힐 때에 위에 소금을 두껍게 얹어 곰팡이가 피지 않도록 하는 데에서 알 수 있듯이 소금은 방부제 노릇도 한다. 그밖에 피를 맑게 하는 청혈 작용도 한다.

죽염은 소금의 그런 여러 작용을 하는 것이되, 약 성분은 강화하고 천일염에 있을 나쁜 성분은 불기로 없앤 것이라고 한다 [요즈음에 시중에서 흔히 식용으로 파는 소금은 바닷물을 소금으로 만드는 과정에서 '정제'한다고 하여 미네랄 소금을 다 없애고 염화나트륨 성분만을 높여 오히려 몸에 해롭게 만들었으므로 그런 여러 작용을 하지 못한다고 한다. 앞의 그 선전문구는 소금 자체가 짜기 때문에 해로운 것이 아니라 그런 "정제" 때문에 해롭게 되었다는 뜻에서 나온 것이다].

《죽염》이나 《신약》이라는 책에 따르면 죽염은 특히 온갖 염증에 잘 듣는다고 한다. 특히 염증이 많이 생기는 소화기 계통의 병에 효과가 좋다고 하기도 한다. 또 앞에서 말했듯이 피를 맑게 하므로 순환기 계통의 질병에도 잘 들으니 흔히 소금의 양을 아주 제한되게 먹도록 처방하는 신장병, 고혈압, 당뇨에도 죽염이 치료제로 쓰일 수 있다고 한다. 그밖에도 눈병, 귓병, 콧병, 입병, 잇병 들에 두루 쓰일 수 있다고 한다.

 죽염을 먹는 방법은 크게 그냥 먹는 법, 환으로 만들어 먹는 법, 죽염수를 만들어 쓰는 법으로 나눌 수 있다. 흔히 '내복'할 때에는 하루에 일정하게 식사 전후와 자기 전에 찻숟갈 하나씩만큼 먹는다. 이때에 죽염을 먹고 나서 생강과 원감초를 일대 일 비율로 끓인 찻물을 반컵쯤 마시면 좋고, 그 대신에 활명수 등속을 마셔도 된다고 한다.

 죽염환은 찰밥에 죽염가루를 뿌려 가며 섞어 찧어 오동나무씨 크기로 빚어 만든 것이다. 죽염의 어찌 보면 연한 짠맛을 누이기도 하겠거니와 장복할 때에 쓰면 좋다. 집에서 하기 어렵다면 재료들을 한약 제분소에 가지고 가서 빚어 달라고 할 수 있겠다.

 죽염수는 죽염을 증류수나 생수에 그 비율을 일대 삼으로 하여 녹여 여과지에 거르거나 하루 이틀 앙금을 가라앉혀 쓰는 것이다. 눈이나 코, 입에 넣거나 살갗에 바를 때에 쓸 수 있다 [그러나 여기에서 죽염의 쓰임새를 다 자세히 밝힐 수도 없거니와 경우마다 그 방법도 다를테니 한의원에 상의하여 쓰는 것이 좋겠다].

 이처럼 약효로 죽염을 소개했지만 죽염은 우리 나라 법 체계로는 약에 들지 않고 흔히 생각하기 쉽듯이 건강 식품에 들지도 않는다. 그 제조 방법 때문에 '염' 곧 그저 '소금'으로 등록되어 있기 때문이다. 그러므로 법으로는 염 관리법에 따라 취급되는데, 약처럼 선전한다 하여 죽염을 만들어 파는 사람들이 한때 '약사법 위반'으로 불려 다닌 적도 있다.

 그러므로 죽염은 '좋은 음식'쯤으로 이해하는 것이 좋을 듯하다. 옛말에 '음식이 보약'이라고 했고 '약식동원' 곧 약과 음식은 그 원리가 서로 같다고 했으니 좋은 음식은 쓰기에 따라 약이 될 수 있다고 여길 수 있겠다는 말이다.

 죽염은 원래 절이나 집안에 비방으로 전해 내려오던 것이니 요즈음에도 가용이나 절집 소용으로 조금씩 만들어 쓰는 곳은 많다고 한다. 세 해쯤 전부터 시판하고 있는 죽염은 그런 가전된 방법이나 절에 전해 내려

오던 방법을 기업화하여 다량으로 생산하거나 그 방법을 배운 이가 독립하여 새로 회사를 차려 만들어 내거나 하는 것들이다. 경상남도 함양에서 나오는 인산죽염, 전라북도 부안에서 나오는 개암죽염과 한방죽염, 전라남도 장흥에서 나오는 진죽염 들이 있고 그밖에도 몇몇 회사에서 만든 것들도 있다.

회사에 따라 얼마쯤 차이는 나지만 대개 이백오십그램들이 한 통에 사만오천원쯤 하고 두 통을 한 세트로 포장하여 팔만팔천원쯤 한다. '약'으로 치더라도 싸다고는 할 수 없고 '좋은 소금'으로 치면 더더욱 싸지 않은 값이다. 사실 '재료비'라고 할 것은 그리 많이 들지 않지만 인건비 또는 '정성'이 많이 든다는 것이 생산하는 사람들의 말이다.

죽염을 한 번 구울 때에 대개 이틀이 소용되므로 아홉 번을 구워내기까지에는 스무 날이 꼬박 걸린다고 한다. 또 '기업화' 했다고는 하나 그 규모가 '대량생산'이라고 할 만큼은 못 되니 생산가가 낮추어지지 않는다는 것이다. 그러나 죽염이 더 널리 쓰이려면 값이 낮아지는 한편으로 간장, 된장을 담그거나 음식을 만들 때에 넣어 먹을 수 있도록 두세 번 구운 것으로 더 싸게 나와야 할 듯하다.

그리고 모든 병은 치료보다는 예방이 더 중요하다는 점에서나, 약으로 보다는 음식으로 먹기가 더 편하다는 점에서나, 음식에 넣어 먹는 것이 좋을 듯하다. 다행히 한 회사에서 죽염을 넣어 만든 장 등속과 두어 번 구운 죽염을 상품으로 개발하고 있다고 하니 기다려 볼 일이다. 참고로 말하자면 아홉 번 구운 것에서는 유황성분이 많아 계란 노른자 맛이 나나 두어 번 구운 것에서는 나지 않는다고 한다.

죽염을 손수 만들 수도 있다. 그럴 때에 알맞은 재료를 구하기도 그렇겠지만 가장 어려운 것이 어떻게 굽느냐이다. 죽염을 만드는 김일훈 씨가 쓴, 앞에서 말한 《신약》에는 조금씩 할 때에는 난로를, 많이 할 때에는 드럼통을 이용하라고 하였다. 여건이 된다면 한번 해볼 수도 있겠지만 도시에 산다면 엄두를 내기는 어렵겠다.

앞에서 '정제'된 소금이 나쁘다고 했거니와 죽염을 만드는 사람들이, 죽염이 너무 비싸거나 해서 쉬이 구할 수 없을 때에 소금을 쓰는 방법으로 권하는 것이 있다. 시중에서 파는 정제되지 않은 굵은 소금을, 녹아 내리지 않을 만큼 약하게 흐르는 물에 두어 번 씻은 뒤에 얼마쯤 말려서 물기를 걷어 내어 프라이팬에 볶아서 쓰는 방법이다. 그리하면 물로 얼마쯤 불순물이 씻기고 불기로 독소도 제거된다고 한다.

죽염의 효능을 시험해 볼 만한 방법 한 가지를 소개한다. 술을 마시기 전에 미리 죽염을 조금 먹거나, 마실 때에 안주처럼 조금씩 찍어 먹으면 아무리 많이 마셔도 술이 취하지 않고 다음날 머리가 아프지도, 속이 부대끼지도 않는다고 한다. 그러나 죽염을 믿고 너무 과음하는 것은 삼가는 편이 여러 모로 낫겠다.

〈월간 샘이 깊은 물 91년 6월호 · 목수현/ 샘이 깊은물 기자〉

높아지는 죽염 位相 건강염시대 개막

최근 우리 나라 식염시장은 '건강염 시대'를 맞이하고 있다. 보사부의 '짜게 먹지 말라'는 식생활 지침이 내려져 있음에도 불구하고 최근 국내 백화점 및 건강식품 취급점에는 '죽염(竹鹽)'으로 불리는 '건강염'의 판매가 부쩍 늘고 있어 식염시장에도 바야흐로 건강염 시대가 도래하고 있는 것으로 예견되고 있다.

그 동안 우리들이 식용으로 섭취해 온 소금은 대부분이 천일염이나 재제염. 그중엔 가공염으로 분류되는 맛소금 등이 있다. 그러나 천일염은 정제되지 않아 소금 속의 유해성분이 제거되지 않는 단점이 있으며, 재제염이나 맛소금 등은 고순도의 염화나트륨을 주성분으로 하고 있어 위생염이긴 하나 소금 본래의 기능을 저하시켜 온 것이 문제로 제기되어 왔었다.

따라서 소금을 인체에 유해한 것으로 인식, 가급적 섭취를 줄여왔던 것이 일반적인 관행이었다.

그러나 소금은 인간을 비롯하여 모든 동물에 있어서 없어서는 안 될 필수품이자 적당한 대체재가 없기 때문에 전시품목(戰時品目)으로 여겨져 왔었던 것. 따라서 식염업계는 소금의 유해성분은 제거되면서도 소금의 기능성을 최대한 살린 질 좋은 소금의 개발을 오랫동안 갈망해 왔었다.

이러한 식염업계의 갈망은 뜻밖에도 지난 87년 모 식품업체에서 죽염을 생산해 냄으로써 깨끗이 해결될 수 있었던 것. 죽염은 말 그대로 대나무 속에 소금을 넣어 구워 낸 것으로 소금을 고열처리함으로써 염속의 유해성분을 제거시킨 한편 소금 본래의 기능성을 최대한 강화시킨 것이 그 특징으로 설명되고 있다.

죽염은 세계 최고의 가공염

대한염업조합 손정권(孫偵權) 사무장은 "죽염은 세계 최고의 식염으로 우리 나라에서 처음으로 개발된 것"이라며 앞으로 죽염이 세계 식염시장을 지배할 수도 있을 것이라고 덧붙인다.

현재 국내에서 생산되고 있는 죽염은 '인산죽염'[경남함양] '원방죽염'[인천] '개암죽염'[전북 부안] '민속죽염'[경북 영덕] '마한무공해죽염'[이리] '대일 진죽염'[전남 장흥] '정강죽염'[경남 산청] 등으로 총 7개 공식업체에서 생산되고 있다. 이들 업체의 생산량은 아직은 판매의 한계로 영세성을 면치 못하고 있는 적은 규모. 이밖에 비공식적으로 자가 생산하는 양은 제대로 파악되지 않고 있는 실정이다.

죽염시장 규모는 전체 건강식품이 차지하는 비율에 비하면 미미한 실정이지만 87년 이래 죽염시장은 점진적으로 확대되어 왔던 것으로 나타나 있다.

즉 87년 죽염업체의 시발업체인 인산식품 뿐이었으나 88년 2개 업체, 89년 1개 업체, 90년 3개 업체가 계속 늘어나 현재에는 등록되지 않은 무허가 업체까지 포함할 경우 모두 20여 개의 죽염 생산업체가 난립하고 있는 것으로 알려져 있다.

죽염업체가 이처럼 난립하고 있는 이유는 무엇보다 죽염이 특허화되어 있지 않을 뿐만 아니라 품목허가 없이도 염제조허가만 받으면 누구나 죽염을 생산해 낼 수 있기 때문으로 풀이되고 있다.

이는 염 자체가 식품이 아닌 광물질로 분류되고 있는 특성에도 기인하지만, 죽염은 우리 민족이 오래전부터 각종 염증치료 및 소화기 계통의 질병 치료를 위해 제조되어 온 '전통민속 가공염'이었던 데에도 그 까닭이 있다.

《신약》책 발간되자 '죽염소동' 일어나

이 전통 민속 가공염은 조상대대로 민가에서 그 제조법을 아는 소수사람에 의해 비상구급용으로 구워져 왔었기 때문에 그동안 민간비방으로만 전래되어 왔던 것.

이같은 가공염이 최근 죽염이라는 대중적 건강염으로 개발, 생산되기까지에는 한의학자인 인산(仁山) 김일훈(金一勳) 옹의 공헌이 컸던 것으로 알려져 있다. 즉 그전까지 민간비방으로 전해내려온 민속 가공염의 제조방법을 개선, 오늘날 죽염이라는 새로운 물질로 재창조할 수 있도록 체계화한 것은 김옹의 오랜 연구성과였다는 것이다.

이 죽염이 세상에 처음 공개된 것은 1980년 김옹이 펴낸《우주와 신약》이라는 책에서였으며, 이것이 대중에게 폭넓게 알려지게 된 것은 86년 같은 김옹의 저서인 《신약》(神藥)책이 출간되면서부터. 이후 '죽염소동'이 일어나 이것의 대중적 보급이 절실함을 느끼게 되자 87년 김옹을 따르던 사람들이 일부 모여 염제조허가를 얻어내 88년 봄부터 죽염 시제품을 생산하게 된 것이다.

이때 처음 생산된 죽염이 바로 '인산죽염(仁山竹鹽)'으로 죽염개발에 공헌한 김옹의 호를 상표로 딴 것이다. 비록 염제조허가만을 받아 죽염이 생산되기 시작했지만 엄밀하게 말해 죽염은 '식염(食鹽)'이라기보다는 '약염(藥鹽)'이라는 게 죽염 관계자들의 말이다.

실제로 죽염은 현재 각종 공해독 피해의 예방 및 염도부족에서 오는 질병치료에 효과가 있는 것으로 전해지고 있다. 따라서 죽염은 소비자들에게

'건강염' 또는 '무공해 소금'으로 인식되고 있는 실정이다.
　이같은 죽염의 특성을 감안, 애초부터 의약품으로 허가를 받고자 했다는 게 인산식품 한 관계자의 말이다. 그러나 현행 염관리제도상 소금이 의약품으로 분류될 수 없는 점과 아울러 설사 죽염에 약성이 있다 해도 이에 대한 임상실험 등을 거쳐야 하므로 아직 영세성을 벗어나지 못하고 있는 죽염업체로서는 이를 의약품으로 허가받기에는 여러 가지로 역부족인 상태.
　결국 죽염은 이같은 염제조허가로도 생산이 가능해짐에 따라 죽염업체의 난립상을 부채질하게 된 것으로 보인다. 이 때문에 죽염업체는 시발업체인 인산식품에 이어 88년부터는 우후죽순처럼 나오게 되었다.
　88년 6월 전북 부안군에서 허가를 받아 생산하기 시작한 '개암죽염'은 죽염제조 비법을 밝힌 《신약》책의 발행을 맡았던 나무출판사의 이모 사장으로 알려져 있으며, 같은 해 9월 경북 영덕군에서 나온 '민속죽염'은 김옹의 의방(醫方)연구모임이었던 '민속신약연구회' 회원 최모씨가 생산한 것.
　또 이듬해 [89년] 5월에 인천에서 나온 '원방죽염'은 인산죽염 제조회사 [인산식품]와 개암죽염 제조회사 [녹야원식품]의 영업부장을 지낸 이모씨가 독립하여 생산한 것으로 알려져 있다.
　최근에 나온 '진죽염[90.5.4]'은 대일제약에서 나온 것으로 제약업계에서도 점차 죽염에 관심을 갖기 시작한 것. 또 '진죽염'에 앞서 '마한무공해죽염[90.3.27]' '정강죽염[90.6.2]' 등은 각각 전북 이리와 경남 산청에서 나온 죽염으로 모두가 김옹이 펴낸 《신약》책에 게재된 '죽염 제조방법'을 통해 나온 것으로 풀이되고 있다.
　이외에도 죽염은 무허가로 제조돼 현재 서울 경동한약상가나 종로5가, 대구약전시장 등에 공급되거나 개인적으로도 판매되고 있는 것으로 알려지고 있다.

죽염가격 불균형 소비자에 부담줘

　죽염업체의 이같은 난립은 죽염의 품질관리와 가격통제가 어려워 죽염 시장을 혼란시키는 요인이 되고 있다. 따라서 이같은 요인은 결과적으로 소비자들에게 부담을 주고 있는 것으로 지적되고 있다.
　현재 죽염의 유통과정을 보면, 죽염은 본사의 직거래나 각 백화점 또는 각 지방의 시도별로 개설되어 있는 대리점망을 통해 시판되고 있는 것이 일반적인데 죽염가격을 보면 업체마다 각기 다르게 나타나고 있다.
　인산죽염의 경우 죽염 2백50g짜리 1통에 4만5천원, 5백g의 경우 8만원에 시판되고 있으며, 개암죽염은 5백g짜리를 8만8천원에 시판하고 있다. 이에 비해 대일제약에서 나온 진죽염은 제약회사에서 나온 상품이라는 이미지 때문인지 이보다 훨씬 비싼 가격에 유통되고 있는데 2백50g짜리는 6만원에 5백g짜리는 12만원에 시판되고 있다.
　또 민속죽염은 용량을 달리해 2백g에 4만5천원하고 있으며 4백g짜리는 8만원에 판매하고 있다. 이같은 판매가격은 공식적인 가격이지만 업체 가운데는 이보다 훨씬 싼 가격에 덤핑 판매해 문제가 됐던 경우도 있으며, 그중엔 '식염'이라 하여 대나무에 한번 구워 내 아주 싼 가격으로 공급하는 업체도 있다는 것.
　사실 죽염은 몇 번 구워 냈는가에 따라 그 원가가 크게 달라지는데 이는 죽염의 품질을 좌우한다고 한다. 따라서 죽염 시장가격의 이러한 난맥상은 소비자들에게 유통되고 있는 죽염이 과연 죽염제조 공정을 제대로 거친 것인가를 우려케 하는 요인이 된다고 한 죽염 관계자는 말한다.
　개암죽염의 이학섭 씨는 이와 관련 "죽염을 싼 가격으로 국민들에게 공급하는 것은 좋은 일이나 이같은 죽염의 경우 상품적 가치가 의심스럽다"며 "싼 죽염보다는 양질의 죽염을 생산해 내는 것이 국민건강에 기여하는 일이다"라고 강조하고 있다.
　결론적으로 이학섭 씨는 이같은 문제해결을 위해 업체의 조합결성이 필여하다는 점을 덧붙이고 있다. 즉 '죽염업조합' 등을 업계가 결성해 죽염의 품질개발 및 관리와 함께 시장가격을 통제, 자발적인 해결책을 모색하자는 것이다.

시장가격의 불균형, 상품의 품질관리 문제와 함께 죽염업계가 직면하고 있는 문제는 홍보문제. 현재 죽염은 앞서 밝혔듯이 물질특허 없이 상표로만 등록되었기 때문에 법적으로 따지자면 의약품도 식품도 아닌 단지 광물질로 분류되는 '소금'일 뿐이다. 따라서 죽염은 그동안 과대광고라는 법적 제약으로 시장확대에 어려움이 많았다고 업주들은 말하고 있다.

지난 90년 건강식품업계의 과대광고에 대한 일제 조사시 죽염시장은 한때 치명타를 입었던 일이 있었다. 당시 개암죽염의 경우 일간신문 광고 및 TV소개 등으로 그 책임자가 구속되기도 했는데 이는 죽염이 의약품으로 오인될 과대광고의 혐의가 있었기 때문인 것으로 알려졌다.

이로 미루어 볼 때 죽염업이 발전하기 위해선 우선적으로 죽염의 물질특허를 받아내는 것이 필요한 것으로 보인다. 또한 죽염시장의 확대를 위해선 현재의 가격이 비싼 것으로 지적되는 바 이를 해결하기 위해선 죽염업의 기계화를 도입, 원가절감을 꾀하는 한편 품질을 등급별로 나누어 상품을 다양화하는 방안도 고려될 수 있을 것으로 기대된다.

'맛소금시대'에서 '건강염시대' 돌입

현재의 죽염업을 포괄적으로 점검해 보면 죽염은 식염시장 쪽보다는 건강식품 시장에서 시장확대를 개척해 나가고 있는 것으로 나타나 있다. 이는 죽염이 소비자들에게 식염이라기 보다는 '건강염' 또는 '약염'으로 인식되고 있는 때문으로 풀이된다.

한편 죽염개발을 계기로 우리나라 염업의 발전과정을 보면 그동안 국내 염업은 염생산방식과 염질의 고급화를 추진, 크게 3기(期)에 걸쳐 발전해

온 것으로 설명되고 있다.

제1기가 '천일염시대'로 1923년 일본의 제염기술을 도입, 제제염을 생산해 내기 이전까지를 말한다. 제2기는 '재제염 시대'로 1970년대 후반기계염 및 가공염이 생산되기까지의 약 55년간. 제3기가 지금까지의 기계염 및 가공염의 시대, 이 시기에는 식염으로 맛소금이 생산되기 시작했으므로 달리 '맛소금시대'로 칭하기도 한다.

최근 죽염개발로 우리 나라 염업은 다시 제4기의 '가공염 발달시대'에 들어서게 된 것이다. 이는 죽염의 특성상 '건강염시대'에 돌입했다고도 해석할 수 있는 것이다.

이러한 상황은 그 동안 수입염 증가로 침체일로를 걸어온 우리 나라 염업이 새롭게 도약할 수 있는 계기로 받아들여지고 있다. 즉 잘만 하면 우리 나라가 죽염으로 세계 식염시장을 지배하게 될 것으로 기대되기 때문이다. 그러나 현행 연관제도상 죽염업의 세계 식염시장 진출에는 많은 어려움이 뒤따를 것으로 보인다.

〈월간 시사춘추 92년 2월호 · 정상국/ 시사춘추 기자〉

아홉 번 구운 소금으로 만든 만병통치약

요즘은 소금이 매우 흔하지만 옛날에는 황금과 맞바꾸던 보물이었다. 소금 만드는 기술이 발달하지 못했던 고대사회에서는 늘 소금이 모자라 소금을 얻으려 많은 애를 썼다.

소금은 물과 공기처럼 생명을 유지하는 데 필수적이다. 그러나 현대에 와서 사람들은 소금을 음식 간을 맞추는 조미료나 방부제로 가볍게 생각하고 또 현대의학에서 소금은 1일에 3그램, 많아도 10그램을 넘지 않도록 권장하고 있다. 소금이 바로 성인병의 원인이 되기 때문이다. 그러나 중요한 것은 소금이 성인병에 해롭다고 무조건 피할 것이 아니라 올바른 방법으로 소금을 먹는 것이다.

죽염(竹鹽)은 민간요법으로 소금을 대나무 속에 넣어 아홉 번 불로 구워 낸 것이다.

죽염은 조수와 땅 밑에 있는 광석물의 영향을 받아 특유한 암약 성분이 들어 있는 서해안 굵은 소금 속의 핵비소(核砒素)와 대나무 안에 있는 맑은 물속의 핵비소를 추출해서 만든다.

핵비소란 소금 속에 들어 있는 핵을 말하는데 이를 지나치게 섭취하면 독약이 되나 적당량을 섭취하면 만병통치약이 되는 것으로 알려지고 있다.

이 핵비소는 색소의 합성물인 인체를 병들게 하는 모든 독소의 원천이므로 몸속에 암 등을 유발하는 세균을 포함한 모든 독소를 없앨 수 있는 힘이 있다.

우리 나라 서해안 염전에서 만들어 내는 천일염만이 유일하게 이 핵비소의 성분을 함유하고 있다. 따라서 천일염을 섭씨 1천도 이상의 높은 열로 처리하게 되면 인체에 가장 유익하게 사용할 수 있는 핵비소를 얻어낼 수 있다.

예부터 조상들은 대나무 속에 소금을 넣고 구워 낸 죽염을 소화제 등으로 써왔으나 굽는 방법을 잘 몰라 올바로 구워 내지 못했으며 응용 방법도 몰랐다.

죽염을 만드는 법은 쉽지 않다. 우선 3년 이상 된 왕대나무를 한쪽은 뚫고 다른 한쪽은 막히도록 마디 사이를 차례로 자른 다음 그 대나무 안에 서해안 천일염을 단단히 다져 넣는다.

산 속의 거름기 없는 진흙을 구해 모래를 없앤 다음 반죽을 되게 한다. 이것으로 천일염을 넣은 대나무 입구를 막은 다음 센 불에서 굽는다. 대나무가 다 타고 난 후에 드럼통 안의 숯을 주워 내고 그 속의 소금을 골라내어 절구에 찧어 다시 대나무 속에 채워 넣고 단단히 다진 다음 반죽한 진흙으로 위를 봉한 후 또 굽는다.

이 굽기를 여덟 번 반복한 다음 아홉번째에는 송진으로만 불을 때서 재가 남지 않도록 한다.

아홉번째 구울 때 높은 열 때문에 소금이 녹아 물처럼 흐르는데 불이 꺼진 다음 이 액체가 굳어져 '죽염'이 만들어진다.

이 죽염은 피를 맑게 하는 효과가 있으므로 염증이 많이 생기는 소화기 계통과 순환기 계통 질병에 효과가 있는 것으로 알려져 있다.

죽염을 먹는 방법은 그냥 먹는 법, 환으로 만들어 먹는 법, 죽염수를 만들어 쓰는 법 등 세 가지로 나눌 수 있다.

하루에 일정하게 식사 전후와 잠자기 전에 찻숟갈 하나 분량으로 먹는다. 처음 죽염을 먹을 때에는 쉽게 먹히지 않으므로 아주 조금씩 먹으면서 차차 그 양을 늘려가는 것이 좋다. 이 상태가 한 달 정도 지나면 찻숟갈 하나 정도는 거뜬히 먹을 수 있게 된다.

죽염환은 죽염을 먹기에 편리하도록 만든 것이다. 죽염은 단번에 정량을 먹기 어려운데 죽염환을 지어 먹으면 그런 불편이 없어지므로 오래도록 먹을 사람에게 적당하다. 죽염환을 만드는 방법은 알약을 빚을 만큼의 찹쌀을 시루에 쪄서 찰밥을 만든 다음 죽염을 가지고 한약제분소에 가서 알약을 만들면 된다.

죽염수는 죽염을 증류수나 생수에 그 비율을 1 : 3으로 녹여 여과시키거나 이틀 정도 앙금을 가라앉힌 것이다. 죽염수는 눈이나 코, 입에 넣거나 살갗에 직접 바를 때 쓴다.

가정에서도 죽염을 이용하여 간장, 된장, 고추장, 김치를 담가 먹어도 효과를 기대할 수 있다. 우선 선조들은 일찍이 간장, 된장, 고추장, 김치 등 염장법을 후손들에게 전해 주는 슬기로움을 보여 주었다.

죽염을 원료로 담은 죽염간장은 만병을 예방시켜 줄 뿐만 아니라 약해진 인체를 빠른 속도로 회복시켜 준다. 죽염간장은 해독성이 강한 쥐눈이콩으로 메주를 쑤어 여기에 소금 대신 죽염을 넣어 간장을 담근 것이다.

죽염간장은 죽염에 비해 해독 작용이 더 강하다. 공해 때문에 피가 더러워지고, 그 상한 피가 균이 되어 온몸으로 퍼져 치료하기 어려운 각종 난치병이 생기는데 이때 죽염간장을 혈관 속에 주사하면 먹는 것보다 빠른 효과를 볼 수 있다.

또한 몸속에 파괴된 조직을 신속히 아물게 하는 작용을 갖고 있어 위궤양, 십이지장궤양 등 각종 궤양에 효과가 있다. 각종 암, 피부병, 습진, 무좀, 눈병, 중이염 등에도 죽염을 먹으면서 바르면 효과가 있다.

죽염된장과 고추장은 죽염간장을 뜨고 난 찌꺼기를 모아 만든 것이나 죽염간장보다 효과는 덜하다. 죽염김치는 자연스런 식생활 속에서 환자

자신도 모르게 병을 치료할 수 있고 일반인들이 먹으면 질병을 예방, 치료할 수 있다.

죽염무 김치를 담그는 방법은 무 10근을 깨끗이 씻어 물기를 없애고 썬 다음 죽염가루를 뿌려 절인다. 약 하루가 지난 다음 여기에 생강, 대추 각 1근, 감초 5냥을 푹 삶은 물에 죽염가루를 타서 조금 짜게 간을 맞추면 된다.

죽염무 김치는 위암, 위궤양, 위하수, 소화불량, 십이지장암, 대장암, 소장암, 장궤양, 식도암, 식도염 등에 효과가 있다.

죽염은 손수 만들 수도 있으나 아홉 번을 구워 내야 하므로 집에서 만들기는 어렵다.

경상남도 함양에서 나오는 인산 죽염, 전라북도 부안의 개암죽염과 한방죽염, 전라남도 장흥에서 나오는 진죽염 등이 있고 그밖에 몇몇 회사에서 만든 죽염이 판매되고 있다. 회사에 따라 차이는 있지만 대개 2백 50그램 한 통의 가격은 4만5천원 정도로 싼 편은 아니다.

죽염이 너무 비싸거나 구하기 힘들 때는 시중에서 파는 정제되지 않은 굵은 소금을 녹아 내리지 않을 만큼 약하게 흐르는 물에서 두 번 정도 씻은 다음 말려서 프라이팬에 볶아서 쓰면 그것으로도 효과를 볼 수 있다.

죽염이 직접 주된 치료 작용을 하는 주요 병의 범위는 다음과 같다.

암 : 식도암(食道癌), 뇌(腦)암, 비(脾)암, 십이지장(十二脂腸)암, 구종(口腫)암, 설종(舌腫)암, 치근(齒根)암, 인후(咽候)암, 소장(小腸)암, 대장(大腸)암, 직장(直腸)암, 항문(肛門)암 등.

염 : 식도염(食道炎), 위염, 비염, 십이지장염, 소장염, 대장염, 직장염, 뇌염 등.

궤양 : 위궤양, 십이지장궤양, 소장궤양, 대장궤양, 직장궤양.

〈월간 오픈 92년 9월호 · 정지영/ 월간오픈 기자〉

제6장 소금건강론

소금─뭇 생명의 건강에 필수적 요소

알고보면 소금은 萬病의 통치자

문헌에 보이는 소금의 활용

자연염을 먹는 것이 건강에 이롭다 …안현필

소금과 필요한 수분섭취는 최상의 보약… 고달삼

천일염에는 소화효소의 활동을 높이는 등의 다양한 효과가 있음이 주목되고 있다 …누마따 이시무

천일염은 요리에 쓰면 맛이 더 좋아지고 부족한 미량원소도 무리없이 취할 수 있다 …마쯔시게 가쯔미찌

매일 이닦기 양치에 천일염을 활용하여 지금은 치아도 매우 건강하다… 나까야마

소금으로 이를 닦는 것만으로도 치조농루를 막을 뿐만 아니라 입냄새까지 해소된다 … 꾸와하라 다이지

볶은 소금물로 눈을 씻으면 피로한 눈이 금방 낫고 老眼이나 백내장의 예방에 더 효과적 …사까에 도오루

소금 – 뭇 생명의 건강에 필수적 요소

요즘은 소금이 매우 흔하여 천대받는 세상이지만 옛날에는 황금과 맞바꾸던 보물이었다. 고대 국가들은 소금을 얻기 쉬우냐 어려우냐에 따라서 그 나라의 흥망이 좌우되었다. 많은 대제국들이 소금으로 일어서고 소금으로 망하였다. 어느 곳 어느 때를 막론하고 소금값은 금값처럼 비쌌다.

한 보기를 들면 옛 북아프리카의 한 지역에서는 남쪽에 사는 부족들은 금광이 많은 곳에 살았고 북쪽에 사는 부족들은 소금 퇴적층 가까이에 살았는데 이 두 부족은 가운데 지점에서 만나 소금과 금을 맞바꾸었다.

마르코폴로의 《동방견문록》에도 소금을 둥글고 넙적한 덩어리로 굳혀 소금돈을 만드는 이야기가 나온다. 이 소금돈을 황금과 교환하기도 하였지만 부서지면 식용으로 쓰기에 편리하다고 하였다.

소금 만드는 기술이 발달하지 못했던 고대 사회에서는 늘 소금이 모자랐다. 암염광산은 곳곳에 있었지만 그것을 캐낼 기술이 없었다. 따뜻한 바닷가에 사는 주민들은 바닷물을 말려 웬만큼 필요한 소금을 얻을 수 있었지만 내륙지방에 사는 사람들은 가혹한 노동을 해야만 암염광산에서 소금을 캐낼 수가 있었다.

소금은 황금과 맞바꾸던 보물

이처럼 사람들이 무진 애를 쓰더라도 소금을 얻으려 했던 까닭은 소금이 물과 공기와 마찬가지로 생명을 유지하는 데 없어서는 안 될 존재이기 때문이다. 사람이나 동물은 물론 모든 식물들까지도 소금을 흡수하지 않으면 생명을 유지할 수 없다. 소금은 생존을 위한 필수품이다.

또한 소금은 닳아 없어지면 없어졌지 결코 썩거나 변하지 않는 특성이 있어서 청정함과 신성함의 상징으로 여겼다. 우리 속담에 "소금에 곰팡이 날까"라는 말이나 "소금이 쉴 때까지 해보자"는 얘기는 불변하는 소금의 성질을 잘 드러내는 표현이다. 성경에서도 소금의 변하지 않는 특성을 들어 "너희는 세상의 소금이 되라"는 말로 소금을 진리의 상징으로 삼고 있다.

소금은 그 화학명이 염화나트륨이다. 물에는 잘 녹지만 불에는 잘 타지 않는 흰색의 결정체이다. 결정체의 모양은 대체로 주사위꼴인 정육면체가 된다. 염소와 나트륨이 결합된 것인데 염소와 나트륨은 따로 놓고 보면 동물이나 식물에게 치명적인 피해를 주는 물질이다.

나트륨은 물에 넣으면 확 타오르는 물질이고 염소는 제1차세계대전 때에 독가스로 사용한 적이 있는 독물이다. 이 두 유독물질이 결합하여 생명체에 꼭 필요한 물질로 변하는 것은 자연의 오묘한 조화라고나 할까.

사람들은 대개 소금을 조미료나 방부제 정도로 생각한다. 그러나 믿을 만한 백과사전에 따르면 소금의 쓰임새는 1만4천가지쯤에 이른다. 시중에 나오는 거의 모든 공산물의 제조에 소금이 쓰이지 않는 곳이 별로 없다. 이 가운데에서도 특히 강철, 유리, 가죽제품, 플라스틱, 의약품, 컬러텔레비전 생산에 퍽 중요하게 쓰인다.

우리 주변에서 쓰이는 것을 살펴보아도 소금의 다양한 쓰임새를 짐작할 수 있다. 김장을 하고 장을 담그거나 부엌에서 갖가지 음식의 간을 맞출 때, 빵이나 국수를 만들 때, 버터나 치즈 같은 가공식품을 만들 때에도 빼놓을 수 없으며 가축의 사료에도 넣고 생리식염수 같은 의약품 제조에도 많이 쓴다.

 치약이 없던 시절에는 소금으로 양치질을 하여 이를 깨끗하고 건강하게 하였으며 축농증, 치질, 상처난 데, 치통, 화상 등에 민간약으로도 널리 썼다.
 두부를 만들 때 쓰는 간수는 소금결정에 붙은 염화마그네슘이 녹아내린 것이다. 소금 가마니 밑에 통을 매달아 녹아 흐르는 간수를 모아서 두부를 만들 때 썼는데 요즘은 간수를 구하기가 어려워 간수 대신 석회를 써서 간수와 비슷한 효과를 낸다.
 간수는 성분이 염화마그네슘으로 사람이 먹으면 죽는 독약이며 그 속에 미량의 비소를 함유하고 있어서 그것으로 엉기게 하여 만든 두부를 몸에 이롭다고 볼 수 없다. 물로 씻어 낸다고 하여도 두부 속에 간수성분이 조금 남아 있을 수 있기 때문이다.

백 가지 맛 중에서 소금이 최고

 "소금을 한 말이 넘게 같이 먹어 본 사람이 아니면 믿지 말라"는 말이 있다. 짜디 짠 소금을 한 말쯤 먹으려면 그만큼 오랜 시간을 그 사람과 함께 있어야 할 것이고 그 사람을 알 수 있을 거라는 뜻이 담긴 말일 것이다.
 "백 가지 맛 중에서 소금이 최고"라는 말도 있는데 이는 소금이 그냥 짜기만 한 것이 아니라 모든 식품이 가진 본디의 맛을 돋우어 주는 구실을 하기 때문에 주어진 칭찬일 것이다.
 보기를 들면 단팥죽에 소금을 넣으면 맛이 훨씬 좋아지는데 이는 소금이 단 맛을 더 강하게 하는 작용을 하기 때문이다. 설탕에 소금이 0.2퍼센트쯤 섞이면 단 맛이 가장 강하게 된다. 신 맛을 더해 주면 짠 맛이 덜해진다. 흔히 음식 맛을 볼 때 '간본다'고 하는 것은 소금의 이런 작용 때문이다.
 인류역사에 남아있는 기록에 따르면 지금부터 4천2백년쯤 전인 중국의 황제(皇帝)시대 때에 소금을 처음 만들었다고 한다. 우리 나라에서는 삼한

시대에 작은 규모로 갯물을 불로 말려 소금을 만들었다는 기록이 있다.

고려 때에는 소금 제조시설을 모두 국가가 소유하고 도염원(都鹽院)을 두어 소금을 만들었는데 전국에 소금 굽는 곳이 6백12개, 소금구이를 가업으로 하는 집이 8백92가구가 있었다고 한다.

조선시대에 와서는 바다를 끼고 있는 군마다 염장(鹽場)을 설치하여 국가가 운영하며 소금을 나라의 전매사업으로 삼았다. 《세종실록지리지》에 따르면 3백22개의 염장이 있었고 소금 만드는 사람에게 염한(鹽漢)이라는 명칭을 주어 신분을 보장하고 세금을 면제하는 등의 혜택을 주었다.

병자호란 후에는 소금 부족이 심각하여 육군과 수군을 동원하여 소금을 굽게 하는 등 소금생산에 국가의 총력을 기울였는데 이 때문에 소금을 굽는 데 쓰는 장작을 대느라고 나무를 함부로 베어서 나라의 삼림이 황폐해질 정도였다.

오늘날엔 바닷물을 염전으로 끌어들여 햇볕에 말려 엉기게 하는 천일염전 방법이나 바닷물을 전기로 말려 소금을 얻지만 이 땅에서 맨 처음 소금을 만든 이들은 그와 같은 방법을 쓸 줄 몰랐다. 그들은 가마솥에 갯물을 넣고 끓여서 소금을 구워 냈는데 이를 '소금구이' 또는 '벌막소금' '토염(土鹽)' '전오염(前熬鹽)'이라고 하였다.

이 방법을 간단하게 소개하자면, 먼저 바닷가 근처에 평평한 평지를 만들고 소에 쟁기를 매어 갯흙을 갈면서 바닷물을 대어 준다. 그러면 바닷물의 물기는 마르고 소금기는 흙에 섞이게 된다. 소금기가 흙에 충분히 배었을 때 이 흙을 물에 녹여 포화소금액을 만들고 이를 깨끗하게 거른 다음 솥에 넣고 끓여 소금을 만들었다.

또다른 방법으로 '전증법'이라는 것이 있는데 이것은 바닷가의 모래를 모아 한번 씻은 다음 흙을 구워 만든 솥이나 돌솥에 담아 장작불을 때서 물기를 말려 소금을 만들었다.

암염과 소금호수

 현재 세계 50억쯤의 사람들이 한 해에 쓰는 소금의 양은 어림잡아 1억5천만톤쯤 된다. 그 중에서 70퍼센트쯤을 땅속에 묻혀 있는 암염을 캐내어 만들고 나머지 30퍼센트쯤은 바닷물을 원료로 하여 만든다.
 1억5천만톤의 소비량 중에서 음식을 만들고 간을 맞추기 위해서 쓰는 소금은 5퍼센트쯤에 지나지 않고 나머지 95퍼센트는 전부 공업용으로 쓰인다. 공업이 발달하면서 소금의 소비는 폭발적으로 늘어났는데 1960년 이후 세계적으로 두 배 이상이나 늘어났다.
 그러나 소금은 태평양물이 바닥날 때까지 얼마든지 만들어 낼 수 있으므로 앞으로는 옛날과 같은 소금 부족 사태는 일어나지 않을 것으로 보인다. 땅속에 묻혀 있는 소금을 빼고 바닷물에 녹아 있는 소금만 해도 앞으로 인류가 1억년을 쓰고도 남을 분량이기 때문이다. 만일 이 소금을 여의도에 쌓는다면 지구에서 달까지 왕복할 수 있는 높이의 탑을 쌓을 수 있을 것이다.
 소금 생산의 대부분을 차지하는 암염은 땅속에 깊이 묻혀 있는 것과 땅 위로 드러나 있는 것이 있는데 땅 밑에 깊이 묻혀 있는 암염은 지층에 구멍을 뚫어 그 구멍으로 물을 부어 소금이 녹으면 물을 퍼올려서 불순물을 걸러내고 소금을 얻는다.
 암염은 소금의 농도가 진하기 때문에 공업용으로는 바닷물에서 얻는 소금보다는 품질이 좋은 것으로 친다. 그러나 식염으로는 천일염만 못하다. 암염은 미국·영국·독일·소련·루마니아·프랑스·중국 등의 나라에서 많이 생산된다.
 중동에 있는 사해나 미국 유타주에 있는 그레이트 솔트 호수는 바닷물보다 소금 농도가 8배나 더 많은 소금호수로 생물이 거의 살지 못한다. 또한 이 호수는 담수나 일반 바닷물보다 비중이 커서 수영을 하지 않아도 사람이 물 위에 뜬다. 이 소금호수가 오래 지나면 암염이 된다.
 바닷물에 녹아 있는 소금은 3.5퍼센트쯤 되는데 바닷물을 말려 소금을 얻으려면 비가 적게 오고 햇볕이 많이 나는 기후가 필요하다. 천일염을 많이 생산하는 기후조건을 갖춘 나라는 호주·멕시코·대만·중국·인도·파키스탄·태국·미국과 같은 나라들이다.

우리 나라에는 개펄이 많고 조수간만의 차이가 심한 서해안 일대에 염전이 많다. 염전이 많은 곳을 몇 군데 지역으로 나누면 경기도의 인천, 수원 화성지역, 충청남도 서산 당진지역, 전라북도 군산, 전라남도 목포지역으로 나눌 수 있는데 전체 염전 면적의 60퍼센트는 해안에, 나머지 40퍼센트는 크고 작은 섬에 널려 있다.

위기에 처한 천일염전

우리 나라의 천일염전은 1905년 인천 주안에 일본인들이 처음 만들었다. 그 후로 천일염전은 우후죽순처럼 생겨났는데 현재 1만7천 정보쯤의 염전에서 날씨상태에 따라 크게 달라지기는 하지만, 50만톤에서 80만톤쯤의 천일염을 생산하고 있다.

염전은 크게 세 가지 시설로 나뉘어져 있다. 먼저 바다를 막고 있는 둑 안쪽에 바닷물을 가두는 저수지가 있고 그 다음에는 얕고 널따란 증발지가 있다. 증발지는 경지정리를 잘 해 놓은 논처럼 반듯반듯하게, 소금농도가 다른 바닷물이 작은 둑으로 서로 섞이지 않도록 나뉘어져 있다. 저수지에서 증발지로 퍼올린 바닷물은 일단계로 증발지를 거치는 동안 점차 소금농도가 진한 바닷물이 된다.

증발지 끝에는 소금을 끌어들이는 결정지가 있어서 소금물은 여기서 소금 결정체가 되어 차츰 가라앉는다. 염부들은 이 가라앉은 소금을 고무래로 끌어모아 목도, 곧 지게에 지고 창고에다 갖다 쌓는 것이다.

결정지 바닥은 예전에는 진흙으로 되어 있어서 갯지렁이 같은 벌레들이 구멍을 뚫어 소금물이 새어 나가게 하는 일이 많았다. 요즘은 바닥에 대개

타일을 깔아 놓는다. 예전의 소금에 진흙이나 지푸라기 같은 것들이 많이 섞여 있었던 것은 그 이유 때문이다.

우리 나라의 염전은 해마다 그 면적이 줄어들고 있는데 기후조건과 바닷물의 소금농도 등에서 여러 모로 경영에 불리한 점이 많다. 먼저 우리 나라는 소금을 만드는 기간인 4월부터 10월 사이에 우리 나라 일년 강우량의 거의 대부분인 1천4백밀리가 내리는데 견주어 증발량은 1천2백밀리밖에 되지 않는다. 또 건기와 우기의 구별도 거의 없는 편이다.

바닷물의 소금농도 또한 다른 천일염을 생산하는 나라들의 바닷물 소금농도가 3.5퍼센트에서 3.8퍼센트인 것에 비하여 우리 나라 바닷물의 소금농도는 2퍼센트에서 3퍼센트밖에 되지 않는다. 이는 중국과 한반도에서 흘러내리는 강물이 바닷물에 섞이어 소금농도가 떨어지기 때문이다.

이러다 보니 인력이 많이 들고 생산력이 낮아 원가가 비싸게 먹힐 수밖에 없다. 그런데 요즘들어 심각해진 또다른 큰 문제는 바닷물의 오염으로 중금속이나 농약 등이 소금에 많이 섞이고 있다는 점이다. 이와 같은 여러 문제점들 때문에 우리 나라의 천일염 업계는 심각한 타격을 입고 있는 실정이다.

소금으로 만든 고속도로도 있어

소금에는 재미있는 성질들이 있다. 그 하나로 소금은 인류가 발견해낸 모든 광물질 중에서 다이아몬드 다음으로 단단한 물질이다. 그래서 소금으로 도로를 만들거나 건물을 짓기도 했다.

미국 뉴욕주에서는 한 도로를 거의 소금으로 만들었는데 몇 년 동안 사용해 본 결과 매우 실용적인 고속도로라는 것이 입증되었다. 소금은 눈과 얼음을 녹이는 성질이 있어서 눈이 많이 오는 지방에서는 소금을 뿌려서 도로에 쌓인 눈을 치운다.

요즈음엔 천일염 그대로보다는 천일염을 가공한 재제염이 많이 쓰인다.

'꽃소금' '곤소금' 또는 '흰소금'으로 부르는 이 소금은 천일염을 물에 녹여 불순물을 걸러내고 다시 큰 솥에 끓여 결정시킨 것으로 소금에 붙은 불순물을 다 떼어내 버린 99퍼센트의 염화나트륨만으로 구성된 소금이다.

일반 가정에서 주로 쓰는 소금이 이 소금인데 한때는 한 해에 10만톤을 넘게 만들었으나 요즘은 기계염에게 시장을 많이 빼앗겨 그 절반쯤을 만들어 내고 있다. 한국전쟁 후에 생겨난 이 재제염은 서울·부산·대구 같은 백 군데가 넘는 공장에서 만들고 있는데 그 규모와 시설이 지극히 영세하여 가내공업 정도 수준이 대부분이다.

기계염은 1970년대 말에 울산석유공단에 있는 한주소금 공장에서 만들기 시작하여 해마다 15만톤쯤을 생산하고 있다. 기계염은 바닷물을 거른 다음 전기 에너지로 농축하여 17~20퍼센트쯤의 소금물을 만들고 이것을 증발관에 넣고 열을 가해서 계속 농축한 다음 물기를 빼서 만든 소금으로 '정제염'이라고 한다.

천일염과 다른 점은, 천일염은 바닷물에서 물기만을 말려 소금을 얻지만 기계염은 바닷물 중의 소금만을 끌어내어 소금을 만든다는 것이다. 그러므로 정제염에는 바닷물에 일반적으로 녹아 있는 염화마그네슘, 염화칼륨 등의 미네랄이 하나도 들어 있지 않은 순수한 염화나트륨이다.

이 기계염은 어디나 바닷물이 있는 곳이면 공장을 세울 수 있고 깨끗한 소금을 만들 수 있으므로 세계의 많은 나라들이 천일제염에서 점차 기계염으로 바꾸고 있는 중이다.

실제로 현재 천일염을 주로 먹고 있는 나라는 우리 나라와 아프리카의 후진국 몇 나라 뿐이다. 최근에 정제염이 인체건강에 나쁜 영향을 미친다는 주장이 몇 차례 제기되고 있으나 정제염 소비는 해가 갈수록 늘어나고 있다.

예전에는 김장을 담글 때나 간장을 담글 때는 물론 음식의 간을 맞추던 것까지 천일염을 쓰던 것을 한국전쟁 후부터 음식의 간을 맞추는 데에 재제염을 많이 쓰기 시작하였고 요즈음은 적지 않은 가정에서 정제염만을 사용하고 있다.

앞으로는 정제염이 거의 보편화될 것으로 보는 사람이 많다. 실제로 수출하는 가공식품에는 정제염으로 조미할 것이 전제조건이 되어 있다. 우리 나라 광업인구의 16퍼센트가 염업에 종사하고 있고 그 대부분이 천일염을 만드는 일을 하고 있는 만큼 일손이 많이 드는 천일염이 쇠퇴하고 정제염 소비가 앞으로 보편화될 것은 거의 틀림없다.

그러나 정제염이 소금의 영양성분을 다 깎아 낸 독소금이라는 일부의 주장을 무시한다면 정제염으로 인한 건강의 피해는 자못 심각해질 것으로 보인다.

비위생적이라는 소리가 높음에도 불구하고 아직도 많은 가정에서 김치 담글 때만은 천일염을 고집하는 이유는 천일염에 들어 있는 미네랄 성분이 무, 배추의 맛을 내는 성분과 만나서 김치맛을 제대로 나게 하는 반면, 정제염으로 김치를 담그면 김치가 쉬 물러지기 때문이라고 한다.

그 때문에 요즘은 기계염을 정제하는 과정에 칼슘과 마그네슘 같은 광물질을 넣기도 하는데 그것으로 천일염과 같은 효과를 낼 수 있을지는 의문이다. 정제염이 식염으로 보편화되어 갈 앞날을 대비하여 이에 대응할 어떤 조치가 필요하다는 우려를 하는 사람들이 많다.

예부터 우리 나라 사람들에게 소금은 쌀 다음으로 소중한 식품이었다. 장 담그는 일이 살림살이에서 얼마나 중요한 위치에 있었나를 보면 소금을 얼마나 소중하게 여겼나를 알 수 있다. 곡식이 뒤주에서 바닥이 나고 땔감이 다 떨어진 집에도 소금을 녹여 만든 장이 없는 집은 없던 것이 우리네 옛 살림이었다. 장이 떨어진 것을 쌀과 땔감이 떨어진 것보다 더 부끄럽게 여긴 이유는 무엇일까.

여기에 우리 선조들의 소금을 활용하는 지혜가 들어 있기 때문일 것이다. "짜다"는 말은 근검절약을 상징하는 말이 되어 있고 소금과 관련된 속담도 스무 가지가 넘는다. 소금은 음식의 간을 맞추는 재료로만 남아 있는 것이 아니다.

소금의 지혜로운 활용 필요

소금값은 일제시대까지만 해도 소금 한 되와 쌀 한 되를 맞바꾸었고 소금 한 되로 여자를 후린다는 말이 있을 정도로 귀한 물건이었다. 그러기에 소금장수는 "평양감사보다는 소금장수"라는 말이 있을 만큼 대접을 크게 받았다. 고구려의 15대 임금인 미천왕은 임금이 되기 전에 소금장수였다.

소금에는 초자연적인 능력이 있는 것으로도 믿어 왔다. 옛적 소금을 굽던 사람들은 반드시 용왕께 제사를 지내고 소금을 구웠으며 소금에 잡귀나 부정을 쫓는 힘이 있다고 믿어 나쁜 것을 쫓을 때에 소금을 뿌리는 습속이 있다.

소금이 요즘은 너무 흔하여 그 고마움과 중요성을 잘 느끼지 못하고 있지만 여전히 생존을 위해 필수불가결한 식품이다. 옛 우리 말에 장맛 좋은 집 애가 공부 잘 한다는 말이 있는데 이 속에 우리 조상들의 지혜가 담겨 있는 것이 아닐까.

우선 장맛이 좋으면 반찬맛이 좋고 반찬맛이 좋으면 밥을 잘 먹을 것이므로 건강하게 자랄 것이고 건강하게 자란 아이들이 머리가 좋을 것은 틀림없는 이치다. 실제로 우리네 된장·간장·고추장에는 사람의 뇌에 영양을 주는 특수 영양분이 많은 것으로 판명되고 있다.

며느리감을 고를 때 얼굴생김이나 품성보다는 장을 잘 담그는 집에서 들여 오기를 원했던 우리 전통에서 '소금과 장맛'에 대한 중요성과 지혜를 터득해야 되지 않을까. 소금이 그 가치를 잃어 발에 밟히고 있으니 이제 무엇으로 세상을 짜게 하리오.

알고보면 소금은 萬病의 통치자

　소금은 세포 안에서 낡은 것을 밀어내고 새로운 것을 받아들이는 신진대사를 촉진시키고 체액의 삼투압을 일정하게 유지시키며 산과 알칼리의 균형을 이루게 한다.
　인간의 건강을 해치는 최대의 원인은 신진대사의 이상에 있다. 신진대사가 원활하지 못할 때 혈액은 산성화되고 신체의 면역성은 약화되어 암이 발병할 위험성이 높아진다. 실험에 따르면 병자의 환부에서 뽑아낸 피에 염분을 넣으면 즉시 깨끗한 피로 정화된다. 염분은 혈액뿐만 아니라 침·오줌·담즙에도 침투하여 그 기능이 원활하도록 돕고 있다.
　아무리 소금이 좋다 하더라도 과다하게 섭취하면 부작용이 생길 수 있다. 소금에 내포된 각종 불순물이 혈관을 수축하고 경화(硬化)시키기 때문이다. 그러나 소금 속의 불순물을 최대한 제거할 수 있다면 소금의 피해는 극소화하고 효능은 극대화시킬 수 있을 것이다. 죽염(竹鹽)은 그 대표적인 예이다.
　소금은 인체에 필수불가결한 요소일 뿐 아니라 의료면에서도 다양하게 활용된다. 각종 의약품이 상품으로 등장하는 현실 속에서 소금의 의료적 용도는 차츰 잊혀져 가는 듯한데 그것은 안타까운 일이 아닐 수 없다.

잊혀져 가는 소금의 약성을 재정리한다는 의미에서 한의사 한성호(韓成昊) 씨의 《식품비방》(食品秘方)에 실려 있는 〈의료면에서의 소금의 용도〉 부분을 인용해 본다. 수정 또는 요약하지 않고 원문 그대로 게재함을 원칙으로 하나 지면 관계상 일부 삭제한 부분도 있다.

의료면에서의 소금의 용도

소금은 갑작스런 卒倒 나 人事不省을 치료한다

원인 여하를 불문하고 더위를 먹거나 추위에 얼거나 혼탁한 것을 들이시거나 하여 갑자기 눈이 뒤집혀 흰꺼풀이 보이고 사지가 차고 뻣뻣할 때 속히 소금을 큰 숟가락으로 하나를 약간 검게 태워 끓는 물 한 사발에 타서 따끈하게 한번에 다 먹인다. 입을 열지 않을 때에는 억지로 벌려 먹인다. 그러면 곧 깨어난다. 만약 깨어나지 않으면 다시 만들어 복용케 한다. 설사를 하거나 토하면 속히 죽을 쑤어 먹이면 기력을 보한다.

소금은 심한 설사[暴瀉]를 치료한다

더위가 심할 때 갑자기 토하고 설사하며 열이 심하고 설사한 것이 거의 물 같은 것일 때 이런 증세를 콜레라나 '유사 콜레라'라고 할 수 있다. 양의명(洋醫名)으로 급성위장염(急性胃腸炎)이라고 하고, 한의명(漢醫名)으로는 폭사증(暴瀉症)이라고 한다. 설사한 뒤에는 탈수상태가 되어 눈은 아래로 감기고 입술은 창백하고 사지가 차고 기력이 거의 없다.

이럴 때 의사가 도착하기 전에 먼저 큰 숟가락으로 1~2숟가락 소금을 약간 볶아서 끓은 물에 풀어 양껏 마시거나 먹인다. 일변 마시고 일변 토하더라도 역시 도움이 된다. 그리고 상실한 수분(水分)을 보충할 수 있다. 이 처방은 양의학에서 링게르 주사를 놓은 것과 같은 효능을 갖는다.

 만약 배가 아프면 속히 호염 2되를 아주 뜨겁게 볶아 두 개의 주머니에 담고, 타올로 싸서 하나는 배꼽 있는 데에 대고, 하나는 허리에 대면 된다. 단 반드시 두꺼운 타올로 피부를 덮고 그 위에 주머니를 대야 피부가 상하지 않는다. 그리고 그 위에는 다시 두꺼운 타올로 덮어줘야 열의 발산을 방지한다. 이 방법은 배가 차고 아픈 데나 위경련통에 묘할 정도로 효력이 있다.

소금은 명치가 아픈 것을 치료한다.

 명치가 아픈 것은 곧 위경련이나 위신경통 아니면 위가 찬것을 받아 심하게 아프거나 등이나 가슴 및 옆구리가 심하게 아픈 것이다. 이럴 때 호염 큰 숟가락으로 3개를 아주 뜨겁게 볶아서 따끈한 술 한 사발로 풀어 〔좋은 소주나 정종이면 된다〕 양껏 마시면 된다. 토하는 수도 있으나 토하면 다시 먹인다. 토한 뒤 죽 한 그릇을 먹이되 다음엔 다시 소금물을 먹이는 등 반복하면 매우 효력이 있다.

소금은 넘어지거나 다쳐서 상처가 난 것을 치료한다

 넘어지거나 다쳐서 상처가 났을 때 또는 출혈이 있건 없건 인사불성일 때 의사가 오기 전에 속히 소금 큰 숟가락으로 반(半)을 끓인 물 한 사발로 풀어 마시게 하면 된다. 이것은 우선 깨어나게 하는 처방이고 다음에 다시 병원에서 치료하면 된다.

소금은 胃熱을 풀고 입의 냄새를 제거한다

 매일 아침 식전에 소금 1/4숟가락을 끓은 물에 풀어 복용하고 자기 전에 또 한번 복용하여 장기간 계속하면 곧 효력이 난다. 만약 이상이 없고 설사를 하지 않으면 일생을 두고 복용해도 무방하다. 이 처방은 위장의 불순물을 청소하여 주고 식욕을 촉진하며 소화를 돕고 위열을 풀어주며 또한 치아(齒牙)의 병통(病痛)을 예방하고 대소변을 이롭게 하는 효력이 있다.

소금은 脫髮症 을 예방한다

큰 병을 앓고 난 뒤에나 산후 그리고 빈혈이나 극도로 피로한 사람 또는 병을 오래 앓은 사람은 왕왕 머리가 빠지는 현상이 있다. 이럴 때 속히 소금 한줌을 물 한 되로 달여 반이 되면 이것을 머리가 빠진 자리에 잘 바르고 10여분이 지나면 따끈한 물로 깨끗이 씻는다. 이렇게 매일 아침 저녁 두번씩 약 보름 동안 계속하면 머리가 빠지지 않는다. 만약 머리에 상처가 있을 때에는 그만 두어야 한다. 머리가 아프기 때문이다.

소금은 咽喉痛 을 치료한다

소금은 내열(內熱)을 감퇴시킬 수 있으며 강한 소염능력(消炎能力)을 갖는다.

날씨가 찌는 듯 더울 때나 감기로 인한 열 또는 과로로 열이 나고 목구멍이 아픈데 그리고 급성인후염(急性咽喉炎)이 발생할 때 속히 소금 큰 숟가락으로 하나를 약간 볶아서 끓은 물 한 사발에 풀어 양치를 하면서 서서히 넘기면 된다. 이것은 하루에 3~5회 정도 한다. 만약 너무 짜면 약간 연하게 해도 된다.

이밖에 소금에 절인 감람(橄欖)이나 오매(烏梅) 또는 소금에 절인 살구씨[杏仁]를 입에 물고 있다가 천천히 녹여 넘겨도 된다. 가벼운 사람은 이 방법으로 치료 되고 심할 때는 보조치료가 된다.

목구멍에 혹이 생기는 인후벽농종증(咽喉壁膿腫症)에는 소금을 노랗게 볶아 가루를 만들고 약솜[藥綿]을 젓가락으로 집어 물을 약간 적시고 소금가루를 발라 목구멍 안의 혹을 문지른다. 이것을 하루 10여 차례 하면 매우 효력이 있다.

소금은 止血作用 을 한다

 소금물이 지혈작용을 한다는 것은 이미 알려진 상식이다. 예를 들어 닭이나 돼지 피를 한 그릇 담아도 쉽게 응고하거나 굳어지지 않을 때 여기에 소금을 넣으면 속히 응고하거나 굳어진다. 이것으로 보아도 소금은 혈액을 응고시키는 힘이 강하다는 것을 증명해 주고 있다.

 무릇 사혈(瀉血), 토혈(吐血), 비혈(鼻血)이 있는 사람은 대부분 탈수현상이거나 혈량(血量)이 부족하기 때문에 양의(洋醫)에서는 대부분 생리식염수(生理食鹽水) 주사를 사용하는 것도 이 때문이다. 그러므로 피를 토할 때 먼저 연한 소금물을 환자에게 마시게 하면 지혈도 가능하고 또한 수분의 부족을 보충할 수 있다.

소금은 脫肛과 脫腸 을 치료한다

 탈항(脫肛)이나 직장탈출(直腸脫出)로 앉기도 편안하지 못하며 왔다갔다 하다가 마찰되어 쉽게 염증이나 출혈증(出血症)이 생기는 것이 있으며, 어떤 것은 항문에 1~2치 가량 탈출하여 몹시 아픈데 이럴 때는 먼저 참기름을 많이 발라 손가락으로 탈항이나 탈장을 천천히 안으로 밀어넣고 다시 석류피(石榴皮) 5돈쭝〔약19g〕과 호염 한 줌을 물 두 사발로 달여서 자주 항문(肛門)을 씻고 침대에 누워 움직이지 않는 것이 좋다. 하루에 나으면 다시 내려가지 않는다.

 탈항이나 탈장을 앓은 사람은 대변이 굳으면 연한 소금물을 아침 저녁 공복시 한 사발씩 마시면 대변을 완화시켜 준다. 또한 아침 저녁 공복시 참기름 한 술잔을 따끈하게 복용해도 된다. 다 치료된 뒤 1년간은 대변이 잘 통하는지를 주의해야 한다. 그렇지 않으면 탈장, 탈항증이 다시 발생할 염려가 있다.

소금은 술에 취한 것을 풀어 준다

 소금은 열을 풀고 신경을 안정시키는 작용이 있다. 즉 술에 취했을 때

구역질이 나거나 크게 토할 때, 머리가 어지럽고 멍할 때, 불안초조할 때, 그리고 의식이 깨끗하지 않을 때는 진한 소금물 한 컵을 마시면 술에 취한 것을 풀 수 있다.

한의학 서적인 《주후방》(肘後方)에 "무릇 술을 마실 때 먼저 소금을 한 줌 먹으면 배(倍)로 마실 수 있다"라고 했는데 이것은 술마시기 전에 먼저 식염수 한 컵을 마시거나 술에 소금을 약간 쳐서 마시면 술을 많이 마셔도 취하지 않는다는 것이다. 이것은 중국의 케케 묵은 방식인데 서양에서는 맥주를 마실 때 컵에 소금을 약간 친다. 이것은 이뇨작용(利尿作用)을 더 하고 취한 것을 덜 해줄 수 있다. 이것 역시 중국의 낡은 방식과 비슷하다.

소금은 酸性을 완화시킨다

어떤 식품이라도 산성이 지나치면 소금을 약간 넣어서 산성을 중화시킨다. 이를테면 채 익지 않은 복숭아, 살구, 자두, 사과 같은 것에 약간 소금을 넣거나 또는 편으로 썰어서 소금물로 씻으면 신 맛이 줄어들고 단 맛을 내게 한다. 수박을 먹는데 잘 익지 않은 것이나 설익은 맛이나 신맛이 날 때 소금을 약간 치면 산을 풀고 설익은 맛을 풀기 때문에 단 맛을 증가하여 준다. 그리고 이뇨작용이 있는 동시에 해독과 냄새를 제거하는 효능이 있다.

소금에 절인 딸기, 매실(梅實), 살구[杏], 자두 또는 소금에 절인 산성 채소는 설탕이나 꿀로 절일 때 약간의 소금을 치면 산을 제거할 뿐만 아니라 또한 맛을 더 내게 한다. 그러나 소금을 너무 많이 넣으면 안 된다.

소금은 술 때문에 얼굴에 여드름이나 부스럼이 나는 것을 제거한다

애주가들의 얼굴은 왕왕 혈열(血熱) 과중으로 얼굴에 불그스레한 여드름이 나는데 이것을 주분자[酒粉刺―面泡]라고 한다. 이 여드름은 가렵고 아프기도 하며 또한 염증이 나고, 흰 기름이 뭉친 것과도 같다. 술

마실 때마다 더 많아진다.

　이런 환자는 첫째로 술의 양을 줄이거나 아니면 마시지 말아야 하며 아침 저녁마다 연한 소금물을 따끈하게 데워서 얼굴을 씻으면 염증이 차차 줄어지며 낫는다. 얼굴을 소금물로 자주 씻는 것은 얼굴의 기름기를 감소시키고 여드름을 점차 없애게 하는 데 있으며 염증이 생겨 뻘겋게 된 것을 점점 가라앉게 하는 데 있다.

소금은 주독으로 코가 빨개진 것을 치료한다

　애주가들은 알콜중독으로 얼굴과 코끝의 모세혈관(毛細血管)이 충혈되어 코끝의 빨간 줄이 가시지 않으며 심한 사람은 자홍색(紫紅色)이 되어 미관상으로도 좋지 않다. 이 병을 치료하는 데는 물론 술을 줄이거나 끊어야 한다. 이런 병이 있으면 매일 아침 저녁마다 연한 소금물을 한 컵씩 마시고 정염(精鹽)으로 코끝을 3~5분간 하루 3~5회 정도 문지르면 좋다. 그러나 너무 강하게 마찰하면 피부가 상하여 좋지 않다. 만약 3~5일에 한 번씩 코끝을 찔러 피를 내면 효력이 더욱 빨라진다.

소금은 해독과 살균작용을 한다

　두 손에 더러운 물건을 들었을 때 이것이 유독성 물질이건 유황이건 수은성이건 또한 부패한 시체를 운반하거나 상가(喪家)에 출입하거나 전염병이 성행하는 지역을 지났을 때 소금으로 손발을 씻고 이를 닦으며 세수하거나 또한 연한 소금물을 한 잔 마시면 해독이 되고 살균의 효력을 갖는다. 그늘지고 습하여 불결한 곳, 방안, 하수도 그리고 쓰레기장 등에 적절하게 소금을 뿌리거나 술 또는 소금물을 뿌리면 파리·모기의 번식을 예방할 수 있다. 부패한 것을 제거한 뒤 그 자리에 소금이나 소금물 또는 술 따위를 뿌리면 소독도 되고 냄새도 제거한다.

　사람들은 파리나 모기에 물렸을 때 적당한 약이 없으면 연한 소금물 한 컵을 마시고 다음에 약솜으로 진한 소금물을 적셔 환부에 바르거나 마찰하여 피가 나면 독을 풀 수 있다. 이렇게 해서 몇 분 지나면 쓰리고 아픈 것은 줄어지고 부은 것도 가라앉는다. 즉 중독될 위험은 없다.

벌[蜂]이나 지네에 물렸을 때에도 이 방법으로 치료하면 되고 약솜이 없을 때에는 침[唾]으로 개어 바르거나 먼저 침을 환부에 바른 다음에 소금을 뿌려 마찰해도 된다. 뱀에 물렸을 때에는 반드시 환부를 십자형(十字型)으로 째고 피를 짠 뒤 소금을 바르고 이따금 연한 소금물을 마셔서 혈독(血毒)을 소제해야 하며 또한 물린 자리는 붕대로 꽁꽁 잡아매어 혈액의 유동속도(流動速度)를 완화해야 한다. 그렇게 함으로써 독소가 내장으로 침투하는 것을 막을 수 있다.

소금은 風寒濕痛을 치료한다

소금을 냄비에 넣어 볶아서 뜨거우면 자루주머니에 담고 다시 타올로 싸서 몸이나 위장부분에 대고 찜질을 하면 저리고 아픈 것을 치료할 수 있다.

각기나 무좀으로 쓰리고 아픈 데

호염 큰되로 하나와 괴근백피(槐根白皮) 2냥쭝(75g)을 아주 뜨겁게 볶아서 자루주머니에 담고 발로 밟거나 발에 매어 둔다. 이것을 매일 두 번씩 하면 된다. 또 한 가지 처방은 밤마다 정염(精鹽)을 무릎에서 발바닥까지 문지른다. 반 시간 뒤에 따끈한 물로 씻고 연한 소금물 한 컵을 먹거나 낙화생(落花生) 한 사발을 물 두 사발로 달여 차마시듯 하면 된다. 매일 만들어 5~7회 정도 마신다. 낙화생도 속껍질 그대로 으깨서 삶는다. 이 처방은 풍습성관절염(風濕性關節炎) 및 신염수종(腎炎水腫)에도 효력이 있다.

소금은 충치를 예방한다

본초(本草)에 '소금은 치아를 튼튼하게 한다'고 하였다. 소금의 성분은 풍치나 충치를 예방하고 풍치를 치료한다. 그러나 소금은 성질이 극렬하여 볶지 않으면 자극성이 커서 잇몸을 상할 우려가 있다. 그러므로 반드시 반숙(半熟)한 가루를 사용하는 것이 좋다. 만약 날소금이나 호염의 양을 많이 써서 오랜 시간 이를 닦으면 검게 이가 변색하므로 주의하기 바란다. 소금으로 이를 닦으면 벌레를 예방하고 이가 썩는 것을 제거할 뿐만 아니라 입이 헌 데나 입덧도 치료한다. 그리고 치통증(齒痛症)도 치료할 수 있다.

소금은 齒痛을 치료한다

치통은 이가 움직이는 외에도 그 원인이 상당히 많다. 그 중 충치통 또는 풍치통이 가장 많다. 치료방법은 다음과 같다.

괴목(槐木)의 연한 잎 2~3근 (0.6~1.2kg)을 달여 1/3이 되면 즙을 짠다(약 2근 정도). 여기에 소금 1근(600g-정염이 좋다)을 넣고 다시 달여 물기가 없어지고 소금이 마르면 가루를 만든다. 이것을 매일 3~5회 정도 2~3일간 이를 닦으면 매우 효력이 있다.

또 한 가지 처방은 소금 1냥쭝(37.5g)과 조각(皁角) 1냥쭝을 80% 정도 검게 태워 가루를 만들고 이것으로 매일 3~5회 정도 이를 닦으면 좋다. 이 방법은 비단 병을 치료할 뿐만 아니라 또한 이를 고정시키며, 흔들리는 이가 있어서 아플 때에는 매일 세 차례 진한 소금물로 양치질을 백 번 정도하고 뱉아 버리면 된다. 오래 양치질을 하면 이가 고정되어 흔들리지 않는다.

소금은 이뿌리가 노출되는 것과 이사이에서 피가 나는 것을 치료한다

매일 세 차례 진한 소금물로 백 번씩 양치질하면 5일 뒤에는 이뿌리가 노출되지 않고 또한 피를 멎게 한다. 또 한가지 처방은 볶은 정염(精鹽)으로 아침 저녁으로 한 번씩 이를 닦고 아침에 일어날 때와 취침 전에 상하(上下) 치아를 30번씩 서로 마주치게 하고 이것을 점차 100번씩 하면 치아는 영원히 움직이지 않으며 또한 벌레도 생기지 않는다. 이상 사용한 소금은 외용에는 볶아서 쓰는데 대부분 호염을 사용하는 것이 좋으며 먹거나 이를 닦는 데는 정염(精鹽)을 쓰는 것이 좋다.

**소금은 배가 아프고 부은 것과 속에 덩어리가 생겨
아래 위에 충돌하여 몹시 아픈 것을 치료한다**
 ① 진한 소금물을 따끈하게 하여 마신다. 만약 토하거나 설사하면 속히 쌀죽을 한 사발 먹은 다음 다시 마시면 된다.
 ② 호염 큰 숟가락으로 하나를 검게 볶아서 따끈한 술 한잔에 풀어 마시면 효력이 있다. 이 처방은 기타 배앓이도 고치며 이것은 매일 2~3회 만들어 복용해도 무방하다.

**소금은 술과 고기를 많이 먹은 것과
과식하여 배가 불러서 답답한 것을 치료한다**
 속히 정염(精鹽)을 가루로 만들고 이 가루로 이를 닦고 온수로 양치를 하여 삼키면 된다. 이렇게 계속 3~4회 하면 곧 답답한 것을 풀어 주고 먹은 것을 소화시켜 주며 속이 시원하여진다. 만약 내려가지 않을 때 진한 소금물을 한 사발 양껏 마시면 된다.

소금은 눈을 맑게 하고 눈물을 멎게 하며 眼內障을 제거한다
 ① 매일 세 차례 아침·점심·저녁마다 소금물로 10여번 눈을 씻고 다시 따끈한 맑은 물로 씻으면 눈이 맑아진다.
 ② 정염(精鹽)을 보드라운 가루로 만들고 이 가루를 양 안각(眼角)에 약간씩 바르고 눈알을 움직이며 눈까풀을 아래 위로 여러번 감았다 떴다 한 뒤 다시 따끈한 물로 씻으면 눈물이 나지 않으며 안내장(眼內障)도 차차 없어진다. 이 방법은 눈이 빨갛고 아픈 데 그리고 안각(眼角)에 더러운 것이 끼인 것을 치료한다. 그리고 연한 소금물을 마시면 간열(肝

熱)을 푼다.

③ 정염(精鹽)을 진한 소금물로 만들고 등심초(燈心草) 가지 하나를 소금물에 찍어 두 안각(眼角)에 바르면 된다. 이것은 매일 5~7차례 한 번에 10여 분씩 점안하고 뜨겁고 맑은 물로 씻으면 된다.

소금은 귀앓이와 귀가 울리는 것을 치료한다

호염 큰 되로 하나를 찜통으로 쪄서 아주 뜨거울 때 주머니에 담고 타올로 싼 뒤에 베개같이 벤다. 아침에는 그만둔다. 이렇게 장기간하면 귀가 아프지 않으며 귀가 울리는 것도 멎는다.

소금은 방사 후 바람을 쐬어 기력이 허약하고
假死 상태에 이른 것을 구하며 사지가 냉하고 뻣뻣한 것을 고친다

속히 소금을 아주 뜨겁게 볶아서 주머니에 담고 타올로 잘 싸서 배꼽 위에 대고 그 위에 담요를 덮는다. 그리고 생강차나 도수가 높은 술을 따뜻하게 데워 한 잔 마시면 곧 회복된다. 기타 찬바람을 쏘인 데도 효력이 있다. 여자들의 음부나 아랫배가 저리고 아픈 것도 이 방법으로 치료하면 효력이 있다.

소금은 임산부가 갑자기 위경련을 일으킨 것을 치료한다

임산부의 병은 약을 쓰기가 매우 힘든다. 그러나 소금으로 구급(救急)하면 가장 안전하다. 방법은 소금 큰 숟가락으로 하나를 아주 뜨겁게 볶아서 따끈한 술 한 컵에 풀어서 한 번만 복용하면 곧 효력이 있다.

토할 것 같고 대변이 마려울 뿐 실제로는 토하지도 대변도 나오지
않는 콜레라 비슷한 병[乾藿亂]을 치료한다

이러한 증세에 걸린 사람은 토하지 않고 설사도 안하면서 속이 무지 답답하고 매우 위독할 때 속히 소금 큰 숟가락으로 하나를 80% 정도 검

게 태워 어린아이 대변 한 컵과 섞어 환자에게 복용시키면 얼마 후 곧 토하고 살아난다.

소금은 소변 불통을 치료한다

① 호염 한 줌을 배꼽에 놓고 쑥뜸[艾灸]을 3~5회 정도 하면 곧 통한다.

② 진한 소금물 한 컵을 복용하고 다음에는 죽 한 그릇을 먹으면 된다. 이것을 매일 3번 복용하고 죽도 3번 먹는데 매우 효력이 있다. 이 처방은 신장염이나 간경화증 복막염으로 인한 대소변 불통에는 그다지 효력이 없다.

소금은 대소변불통을 치료한다

호염 약간을 소주로 개어 배꼽에 바르고 마르면 바꿔 주면 된다. 그리고 내복으로 또 한가지 처방은 호염 큰 숟가락으로 하나를 백복령(白茯苓) 8냥쭝[300g]과 백출(白朮) 2냥쭝[75g]을 섞어 삶아서 이 물을 3~5회 정도 마시면 효력이 있다.

소금은 淋疾과 배앓이를 치료한다

식염 큰 숟가락으로 하나와 쌀로 만든 식초[米醋] 큰 숟가락으로 하나를 끓은 물 한 사발로 풀어서 매일 아침·저녁 식사 전마다 한 번씩 복용하면 매우 효력이 있다.

소금은 치질을 치료한다

매일 3~5회 정도 진한 호염물로 씻고 내복으로는 백반(白飯) 4냥쭝[150g], 호염 4냥쭝을 돼지 오줌통에 담아 처마 그늘진 곳에 매달아 말린 뒤 가루로 만든다. 이 가루를 매일 아침 저녁 두 차례 식전마다 5돈쭝[약12g]씩 따끈한 물로 복용하면 매우 효력이 있다. 또 호염물로 씻고 다시 호염 큰 되로 한 되를 아주 뜨겁게 볶아서 자루주머니에 담아 놓고 이 위에 항문을 대고 앉으면 혈리(血痢)에 효력이 있으며, 또한 호염을 80% 정도 검게 볶아서 물로 복용해도 효력이 있다.

소금은 遺精과 白濁을 치료한다

정염(精鹽) 큰 되로 반 되를 토기(土器)나 자기에 담고 불로 완전히 녹여서 식힌 뒤 굳어지면 먼저 1냥쭝(37.5g)을 가루로 만들고 백복령(白茯苓)과 산약(山藥)을 각각 1냥쭝을 넣고 가루로 만들고 꿀로 졸인 대추 49개를 씨를 빼고 찧어 진한 즙을 짠 뒤 상기 삼미약(三味藥)가루와 개어 머귀열매만한 크기의 환약을 빚는다. 이것을 매일 세차례 식전마다 대추 14개를 삶은 물로 30~50알씩 장기간 복용하면 매우 효력이 있다.

소금은 血痢를 치료한다

식염을 80% 정도로 검게 태워 가루를 만들어 죽에 조미하고 매일 세차례 식전마다 이 죽을 따끈하게 데워서 한 사발씩 3~5회 정도 복용하면 곧 효력이 난다.

어린이가 驚風으로 인해 입을 꼭 다물고
말을 못할 때 소금으로 치료한다

호염 볶은 것 한 주머니를 배꼽 위에 대고 식으면 바꿔 준다. 동시에 연한 소금물 한 잔을 먹이면 된다. 응급법으로서 매우 효력이 있다.

소금은 멎지 않고 크게 웃는 것을 치료한다

호염 큰 숟가락으로 두 개를 80% 정도로 볶아서 끓는 물 한 사발로 풀어 먹이면 진한 가래를 뱉게 되는데 이렇게 되면 곧 낫는다〔만약 가래가 나오지 않으면 손가락으로 목을 누르면 곧 뱉게 된다〕.

소금은 입이나 코가 헐고 냄새가 나며 피고름이 나는 것을 치료한다

먼저 호염물로 잘 씻고 밀가루와 호염을 같은 양으로 가루로 만들어 그 가루를 발라주면 된다. 이것을 매일 세 차례 바른다. 입 안이나 코 안에는 가루를 불어넣어도 된다. 그리고 볶은 소금물을 내복하면 좋다.

소금은 모진 부스럼을 치료한다

진한 호염물을 약솜에 찍어 부스럼에 붙이고 마르면 바꿔준다. 그리고 연한 소금물 한 사발을 마시면 안팎으로 같이 효력을 보이며 버짐 같은 것은 호염을 씹어서 자주 발라도 된다. 이것을 매일 두 번 정도 하면 매우 효력이 있다.

소금은 全身風濕瘙痒症을 치료한다
〔알레르기성 피부병이나 과민성 피부병 또는 풍습성 피부병을 말함〕

호염 큰 되로 5되를 물 5되로 데워서 목욕을 한다. 이것을 하루 두 번씩 5일간 계속하면 된다(한 번 만들어 5일간 목욕할 수 있다). 반드시 수시로 소금과 물을 더해서 처음의 염분(鹽分)을 유지해야 한다. 이렇게 계속하면 매우 효력이 있다. 그리고 기타 모진 부스럼은 목욕한 뒤 반드시 따끈한 물로 몸을 깨끗이 씻어야 한다.

소금은 손바닥의 종기를 치료한다

호염과 후추를 같은 양으로 가루로 만들고 이것을 매일 세 차례 먼저 호염물로 깨끗이 씻고 바르되 아침 저녁으로 연한 소금물 한 컵씩 복용하면 좋다. 이 처방은 기타 모진 부스럼에도 잘 듣는다.

소금은 지렁이에게 물린 상처를 치료한다

지렁이에 물려 풍증(風症)을 크게 일으킬 때 피부는 거칠어지고 눈썹이 빠지게 된다. 이럴 때 속히 호염을 씹어서 상처에 바르고 매일 3~5

회 바꿔주면 된다. 그리고 연한 소금물을 3~5회 정도 마시면 좋다. 지렁이는 소금을 가장 두려워하기 때문에 효력이 있다.

소금은 정강이나 종아리의 부스럼을 치료한다

부스럼이 종아리에 나면 진물이 난다. 그리고 오래 낫지 않는다. 이럴 때 염전(鹽田) 바닥의 진흙을 물기있는 것으로 매일 두 번씩 발라주면 된다. 그러나 바꿀 때 환부를 소금물로 잘 씻고 다시 발라야 한다.

소금은 온몸에 이가 있어 생기는 괴상한 병을 치료한다

이와 같은 병은 도시의 정결하고 깨끗한 곳에서는 아직 발생하지 않았다. 그러나 과거 군대 내무반(軍隊內務班)이나 노동자 숙소 또는 교도소 같은 곳에 사람이 많고 정결하지 못한 데다가 피로와 영양실조가 겹친 데에 많이 발생하였다. 이것은 하룻밤 사이에 몸에 큰 열이 나고 땀이 비오듯 흐르며 온몸에 이가 우글거려 수시로 피와 살을 먹어 가려움이 이루 말할 수 없다. 그리고 물이나 마실 뿐 식사를 못하며 밤낮으로 혀가 아프고 출혈이 멎지 않으며 몸과 치아가 검게 되고 입술이 움직이며 코가 빳빳한 것이 빠르면 10일이면 사망하고 길더라도 1개월 후에는 사망한다.

지금 말로 하자면 일종의 악성 패혈증(惡性敗血症)으로 피가 부패하여 구더기가 생기는 것이며 이[蝨]는 아니다. 필자는 30여 년 전 중국이 항일(抗日)전쟁을 치를 때 이 병을 본 일이 있다. 그들은 바다소금 큰 숟가락으로 하나를 쌀로 만든 식초[米醋] 큰 숟가락으로 하나와 섞어 물 한 사발로 달여 한번에 다 복용하는데 하루 3~5회 정도 하였다.

그리고 야채의 푸른잎 삶은 물로 죽을 쑤어 먹었다. 외부에는 쑥잎[艾葉]삶은 물에 소금을 풀어 목욕을 시켰는데 10여 일 후에 완치되었다. 지금은 이와 같은 병은 없어졌으나 이 처방만큼은 만약의 경우 참고하기 바란다.

소금은 물에 빠진 사람을 치료한다

물에 빠진 사람을 바로 눕히고 두 다리를 약간 높게 한 뒤 소금으로 배꼽을 마찰하면 속에 있던 나머지 물이 소변으로 나오게 된다. 그러나 이 방법은 다만 보조치료밖에 안된다.

소금은 가려움증을 치료한다

국부가 까닭없이 가렵거나 또는 독창(毒瘡)으로 가려울 때 소금으로 가려운 곳을 마찰하거나 독창이 난 곳을 문지르면 가려움은 곧 멎는다.

소금은 急性盲腸炎을 치료한다

소금 1냥쯤(37.5g)을 어린아이의 대변 한 그릇과 섞어 복용하면 된다. 1~2번 복용하면 곧 낫는다. 이것은 구급방법인데 병을 치료하려면 먼저 생명을 살리고 나서 다시 병을 치료해야 한다. 그러니까 먼저 소금과 아이의 변으로 응급처치를 한 뒤 다시 치료방법을 써야 한다.

소금은 손바닥과 발바닥의 부기를 치료한다

호염과 식염 각각 같은 양을 볶아서 가루를 만들고 쌀로 만든 식초[米醋]로 개어 고약처럼 되면 이것을 손바닥과 발바닥에 바르면 된다. 하루 2회 정도 하면 효력이 난다.

소금의 용도가 다양함은 그 예를 이루 헤아릴 수 없을 정도이다. 그저 조금 아는 것을 상기와 같이 열거했을 뿐인데 적합한지 여부는 각자가 골라서 응용해 봐야 할 것이다.

문헌에 보이는 소금의 활용

향약집성방(鄕藥集成方; 卷 七十七, 鄕藥本草各論, 石部中品)

식염(食鹽)

맛이 짜고 따뜻하며 독이 없다. 주로 귀고사주(鬼蠱邪疰)·독기(毒氣)·하부닉창(下部䘌瘡)·상한(傷寒)·한열(寒熱)을 제거한다. 흉중(胸中)의 담벽(痰癖)을 토하게 하고 심복(心腹)의 급통(急痛)을 그치게 하며, 기골(肌骨)을 견고하게 한다. 많이 먹으면 폐(肺)를 상하게 하고 기침이 잘 난다.

〔蜀本〕: 많이 먹으면 사람의 안색을 나쁘게 하며 피부를 검게 하며 근력(筋力)을 손상시킨다.

〔藥性論〕: 조금 독이 있다. 능히 일체의 독기·귀주기(鬼疰氣)를 죽인다.

〔陳藏器〕: 풍사(風邪)를 제거하고 오물(惡物)을 토하거나 설사하게 한다. 살충(殺蟲)하며, 눈을 밝게 하고, 오장 육부를 조화(調和)하며 묵은 음식을 소화시킨다. 그래서 사람을 장건(壯健)하게 한다. 또 오미(五味) 중에 소금을 으뜸으로 치니 온 세상에 어느 곳인들 없으리오.

〔日華子〕: 수장(水臟) 및 곽란(霍亂)·심통(心痛)·금창(金瘡)을 따

뜻하게 하며 풍루(風淚)를 그치게 하며, 대소변(大小便)을 통하게 한다.

동의보감(東醫寶鑑 ; 湯液篇三, 石部)

식염(食鹽)

성질(性質)은 따뜻하고 맛은 짜며 독이 없다. 귀고사주(鬼蠱邪疰)·독기(毒氣)를 죽인다. 중악(中惡)·심통(心痛)을 주관하며, 곽란(霍亂)·심복졸통(心腹卒痛)을 그치게 하며, 하부(下部)의 닉창(蠱瘡)을 치료하며, 흉중(胸中)의 담벽(痰癖)·숙식(宿食)을 토하게 한다. 오미(五味)를 맛나게 한다. 많이 먹으면 폐(肺)를 상하게 하며, 기침이 난다. 끓여서 모든 창(瘡)을 씻으면 종독(腫毒)을 소독한다.

○바닷물을 끓여 만들어서 눈처럼 흰 것이 가품(佳品)이다.

○서방인(西方人)은 조금 먹으니 장수하고 병이 적다. 동남인(東南人)은 잘 먹어 단명하고 병이 많다. 그러나 어육(魚肉)을 담그면 오래 되어도 썩지 않는다. 포백(布帛)에 닿으면 쉽게 썩게 한다. 각각 용도가 달라서이다. 《본초》(本草)

○오미(五味) 가운데 오직 소금은 없어선 안 된다. 그러나 조금 먹는 것이 좋다. 해수나 수종(水腫)을 앓는 자는 전혀 금한다.

○붉게 초(炒)하거나 수비(水飛)하여 쓰되 과다하면 안 된다.《입문》(入門)

방약합편(方藥合編 ; 藥性歌, 金石)

식염(食鹽)

맛이 짜다.

끈질긴 담(痰)을 토하게 한다.

심복졸통(心腹卒痛)을 다스린다.

과용하면 안색을 손상시킨다.

ㅇ해수 및 수종(水腫)에는 전혀 금한다.

ㅇ눈을 밝게 하며, 이를 튼튼하게 한다. 매일 아침 소금으로 이를 문지르고 그 물로 눈을 씻으면 밤에도 잔 글씨를 볼 수 있다.

ㅇ청염(靑鹽) : 곧 융염(戎鹽)이다. 심복통(心腹痛)을 그치게 하며, 눈을 밝게 하며, 모든 악혈(惡血)을 제거한다.《본초》(本草)

ㅇ염노(鹽滷) : 간수이다. 부인(婦人)이 이를 마시고 죽어갈 때 오리나 닭을 잡아 머리를 찔러서 더운 피를 막힌 입 속에 붓는다. 만약 독이 심하면 반드시 여러 마리를 다 써야 한다.《경악》(景岳)

설문해자(說文解字)

염(鹽)

염(鹽)은 노(鹵)이다. 천연(天然)은 노(鹵)이고 인조(人造)는 염(鹽)이다. 노(鹵)에다 감(監)을 합성(合成)한 글자인데 형성자(形聲字)는 옛적에 숙사(夙沙)가 처음으로 바닷물을 끓여 소금을 만들었다. 소금에 관한 글자는 다 염자(鹽子)를 쓴다.

본초강목(本草綱目 ; 卷 十一, 金石部)

대염(大鹽)

기미(氣味) : 달고 짜다, 차다, 독이 없다.

주치(主治) : 장위결열(腸胃結熱)·천역(喘逆)·흉중병(匈中病)은

사람으로 하여금 토하게 한다.《본경》(本經)

 상한(傷寒)·한열(寒熱)에 쓴다. 흉중(胸中)의 담벽(痰癖)을 토하게 한다. 심복졸통(心腹卒痛)을 그치게 한다. 귀고사주(鬼蠱邪疰)·독기(毒氣)·하부닉창(下部䘌瘡)을 죽인다. 기골(肌骨)을 튼튼하게 한다.《별록》(別錄)

 풍사(風邪)를 제거하고 오물(惡物)을 토하거나 설사하게 한다. 살충하며, 피부(皮膚)의 풍독(風毒)을 제거한다. 장부(臟腑)를 조화(調和)한다. 묵은 음식을 소화시킨다. 사람으로 하여금 건강하게 한다. 장기(藏器)·수종(水腫) 및 곽란(霍亂)·심통(心痛)·금창(金瘡)을 돕고 눈을 밝게 한다. 풍루(風淚)·사기(邪氣)를 그치게 한다. 일체의 충상(蟲傷)·창종(瘡腫)·화작창(火灼瘡)에 살아나게 하고 피부를 보(補)한다. 대소변(大小便)을 통하게 하며, 산기(疝氣)를 치료한다. 오미(五味)를 증진한다. 대명(大明)

 공심(空心)에 이를 문지르고 그 물로 눈을 씻으면 잔글씨를 본다. 견권(甄權)

 해독(解毒)한다. 피를 차게 하며 건조한 것을 윤택하게 한다. 일체의 풍열담음(風熱痰飮)·관격(關格)의 여러 병을 토하게 한다. 시진(時珍)

의학입문(醫學入門: 本草)

식염(食鹽)

 신(腎)에 들어간다. 맛이 짜고 차다. 능히 한열(寒熱)을 제거하며, 끈질긴 담(痰)을 토하게 한다. 심복통(心腹痛)을 그치게 하며, 고주와 닉창을 죽인다. 치혈(齒血)도 잘 마르게 한다. 약(藥)을 이끌어 신(腎)에 들인다. 상한(傷寒)과 한열(寒熱)을 주관하며 흉중(胸中)의 담벽(痰癖)을 토하게 하며, 심복(心腹)의 급통(急痛)을 그치게 한다. 귀사(鬼邪)와 고주 및 하부(下部)의 닉창을 죽인다. 이를 튼튼히 하며 잇몸의 출혈(出血)을 그치게 한다. 공심(空心)에 소금으로 이를 닦고 그 물을 토해 눈을 씻으면 밤에도 잔 글씨를 본다.

　도은군(陶隱君) : 오미(五味)에서 오직 소금이 없어선 안 된다. 그러나 담(淡)이 오미(五味)의 근본이다. 북방인(北方人)은 음식을 짜게 하고자 않기에 얼굴이 좋고 병이 적다. 옛적에 종신토록 소금을 먹지 않아 장수하고 수염과 머리털이 하얘지지 않은 이도 있었다. 대개 소금은 폐(肺)를 상하게 하고 피를 손상시키며 근력(筋力)을 떨어뜨리고 피부를 검게 한다. 해수 및 수종(水腫)을 앓는 자는 전혀 금한다.

자연염을 먹는 것이 건강에 이롭다
— 건강 연구가 안현필의 소금 건강론 —

　'쌀'을 맛이 있게 먹기 위해 '현미'를 '백미'로 가공하는 데서 엄청난 비극들이 생겨난 것과 같이 '소금'도 맛이 있게 먹기 위해서 자연염을 흰 정제염으로 가공하는 데서 또 엄청난 비극들이 생겨나게 되었다.
　현대 의학에서는 소금을 적대시해서 1일에 3g, 많아도 10g 이상을 먹어서는 큰 일 난다고 공갈을 치기 때문에 소금을 적게 먹는 것이 현대인의 공통적인 상식으로 되어 있다.
　그런데 아무리 소금을 적게 먹어도 병세가 호전되기는 커녕 오히려 악화되는 것은 웬 일인가? 그 악화된 환자들이 올바른 소금을 올바른 방법으로 먹어서 병세가 놀라울 정도로 호전되는 일이 부지기수라는 사실은 어떻게 설명할 것인가.
　내가 말한 것 중에서 최고로 중요한 것은 '올바른 소금을 올바른 방법으로 먹으라'는 것이다. 즉 올바른 소금을 올바른 방법으로 먹으면 천하의 보약이 되며 그릇된 소금을 먹으면 사람을 죽이는 독약이 된다.
　요즘 사람들은 거의 다 그릇된 소금을 먹기 때문에 몸이 시들시들 하거나 병을 앓고 죽어 가고 있다. 나 자신은 고혈압과 심장병으로 죽을 고생을 했다. 종로 복판에 큰 빌딩을 가질 정도로 부자였기 때문에 '돈'을 아끼지 않고 이 세상에서 제일 좋다는 약을 다 먹어 보고 의사들의 말대로 소금을 적게 먹기를 충실히 실행했다.

  그러나 병세는 악화일로를 걸을 따름이었다. 그래서 나는 현대 의학을 불신하고 수천 권의 책을 읽으면서 연구한 결과 드디어 건강의 참 진리를 깨닫게 되었는데, 올바른 소금을 올바르게 먹게 된 것도 그 중의 하나이다.

  올바른 소금을 올바르게 먹으면 우선 식욕이 무서울 정도로 왕성하게 된다. 그러나 과식을 하면 모든 공든 탑이 와르르 무너지고 만다.

  현대 의학에서 신부전은 암 이상으로 치료하기가 힘들고 소금은 거의 금지되어 있다. 어떤 신부전 환자가 나의 건강강의를 듣고 그대로 실행, 병이 완치된 적이 있다.

  내가 어린 시절에는 '짠 것을 너무 많이 먹어서는 안된다'는 말을 가끔 들은 일이 있으나 오늘과 같이 소금을 적대시하는 정도로 시끄럽게 굴지는 않았다.

  알고 보니까 말인데 무지한 인간들이 쌀과 마찬가지로 하느님이 주신 소금 그대로는 맛이 없다면서 중요한 영양분을 다 깎아 없애 버리고 독성이 강한 염화나트륨(NaCl)을 99.80%로까지 농축시켜 '정제염'으로 해서 먹는다는 것이다.

  얼마 전에 어떤 유명한 사찰의 스님이 찾아오셨다. 그 스님 얼굴색이 어찌나 고운지 그야말로 건강을 상징하는 동안(童顔)이었다.

  나는 얼굴색이 고운 분을 만나면 꼭 그분의 건강법을 물어서 건강공부를 내 나이 80세까지 해왔다. 그래서 나는 그 스님에게 "스님의 얼굴색이 참 고우시고 건강해 보이는데 스님의 건강법 중에서 제일 중요한 것이 무엇입니까?"라고 물었다. 그랬더니 아무런 생각도 없이 대뜸 답하시기를 "공기(空氣)입니다"라고 하시는 것이었다.

  그래서 나는 이 스님이 건강에 도통하신 분이라고 직감을 했다. 그렇다. 단 3분만 안 마셔도 죽는 '공기'가 제일 중요하다. 오염된 공기는 사람을 약하게, 병들게 해서 드디어는 죽게 한다. 그래서 나는 지금 이 글을 남해의 어느 섬에서 쓰고 있는 중이다.

공기가 탁한 서울에서는 머리의 가동이 잘 안되기 때문이다. 머리를 1백%로 잘 가동시키기 위해서는 공기가 맑아야 한다. '뇌'를 위장으로 한방울도 빼앗겨서는 안되고 머리로만 집중시켜야 한다. 즉 공복상태에서 머리를 가동시켜야 한다. 딴 잡다한 일로 충격을 받거나 방해를 받아서는 안된다.

때문에 나는 글을 쓸 때는 가정을 떠나서 그리고 남들이 잠자는 사이, 즉 오전 2시부터 택한다. 그래서인지 지금 내 나이 80인데도 30대와 마찬가지로 머리를 가동시킬 수가 있다.

그럼 공기 다음에 중요한 것은 무엇인가? 단 5일간만 안 먹어도 죽는 것이 있다. '물'이다. 우리 몸의 약 70%가 물이므로 물이 우리 몸의 주성분이다. 염소란 독약을 탄 수돗물을 먹었다간 건강이 절대로 존재할 수가 없다. 몸 전체의 세포가 독수에 잠겨 있는 섬들이니 어찌 건강이 존재할 수가 있느냐 말이다.

공기·물 다음에 중요한 것은? 아니 공기·물 다음이 아니라 공기나 물보다도 더 중요한 것이 있다. 과연 무엇일까?

'일광'이다. 양지에서 자란 야채의 무게는 음지에서 자란 것보다 곱 이상 무거울 정도로 일광에는 우리가 건강을 유지하는 데 극히 중요한 성분이 내포되어 있다. 만일 오늘이라도 태양이 없어져 보라. 이 지구는 얼음덩어리가 되어서 모든 생물이 다 사멸하고 만다. 다 죽어 버리는데 무슨 놈의 건강이 존재한단 말인가?

인간은 그 자신의 잔꾀인 문명으로 하느님이 주신 그 귀중한 공기·물·일광을 망쳐 버리고 오늘의 비극을 자초하고 있는 중이다. 그 중 공기란 참 무서운 것이다. 남극의 펭귄새를 해부한즉 수천 마일 떨어진 곳에서 뿌린 DDT(강한 살충제)의 독이 들어 있다는 것이다. 대도시의 공기는 그야말로 살인 공기이다.

공기·물·일광 그 다음에 중요한 것은 무엇일까? 우리의 몸을 만드는 것은? 넓은 의미에서 볼 때는 물론 공기·물·일광이지만 우리가 피부로 느낄 수 있는 좁은 의미의 것은 음식물이다. 그 음식물 중에서 제일 중요한 것은 물론 우리의 주식인 쌀이다.

쌀 다음에 중요한 것이 무엇일까? 콩·야채? 물론 이것들이 지극히 중요하기 때문에 쌀과 함께 꼭 먹기를 바라지만 이것들보다도 더 중요한 것이 있다. 과연 무엇일까? 바로 '소금'이다. 소금이 왜 그렇게 중요한가?

앞에서 말한 소금의 각 성분은 서로 합작을 하여서 우리 위액의 원료인 '위염산'을 만든다. 따라서 소금을 안 먹거나 적게 먹으면 위액이 만들어지지 않기 때문에 위가 약해져서 소화가 안 된다. 먹는 것이 소화 흡수되지 않으면 건강·치병 다 존재할 수가 없는 것은 명약관화한 일이다. 즉 소금은 우리 인간활동의 원동력 구실을 하는 것이다.

소금을 안 먹거나 적게 먹었던 사람이 내가 말하는 '자연염'을 먹으면 당장에 위의 활동이 왕성해지는 것을 실감할 것이다. 시골 할머니들이 손주가 배탈이 나면 소금물을 먹이는데 신통하게도 잘 듣는 것도 바로 그 때문이다. 그래서 소금은 위액의 중요 성분이다.

우리의 혈액에는 백혈구와 적혈구가 있는데 백혈구는 무슨 구실을 하나? 병균을 잡아먹는 일을 한다. 그러니까 우리가 병에 걸려도 백혈구가 병균을 잡아먹기 때문에 약을 안 먹어도 병을 고칠 수가 있다. 그러나 그 백혈구의 힘이 약해지거나 수가 줄어들면 병을 고칠 수가 없기 때문에 부득이 백혈구 대신에 약을 먹어야 한다.

약을 먹으면 일시는 병이 낫는다. 그러나 반드시 병이 도진다. 왜 도지는가? 약 때문에 백혈구의 힘이 더 약해지고 수가 줄어들기 때문이다. 병이 도지면 이번에는 약의 양을 늘리거나 강도를 높여야 한다.

또 병이 도진다. 그 다음은 약의 양을 늘리거나 강도를 높여야 한다. 나중에는 약 때문에 백혈구가 다 죽어 버리고 동시에 사람 자신도 죽어 버린다. 그래서 억만장자들이 세계 제일의 약을 먹어도 죽는 것이다.

백혈구의 식균력(食菌力)을 강화시키고, 수를 증가시키기 위해서는 몸속의 '독'을 빼야 되고 자연식을 해야 한다.

그러면 적혈구는 무슨 구실을 하는가? 영양분과 산소를 각 세포에 운반하고 노폐물을 몸 밖으로 몰아내 버리는 중요한 구실을 한다. 백혈구와 마찬가지로 이 적혈구의 활동력이 약해지거나 수가 줄어들면 세포들에게 영양분과 산소를 공급하지 못해 노폐물이 몸 밖으로 나가지 못하고 쌓이기 때문에 우리는 병과 죽음의 경로를 밟지 않을 수가 없다.

그런데 그와 같이 중요한 적혈구의 주성분은 우리가 먹는 식품 속에 포함되어 있는 철분(鐵分)이다. 철분은 해조류[미역·다시마·김]와 깨 등에 많다. 그런데 이 철분을 소화시키는 것이 앞에서 말한 위염산이다. 그러니까 소금을 적게 먹거나 안 먹으면 빈혈이 생긴다.

소금을 안 먹거나 적게 먹으면 소화가 안되고 빈혈로 되기 때문에 인생이 끝장나는 것이다. 현대 의학에서는 정제염[우리가 흔히 먹는 가는 소금]을 3g 내지 10g으로 제한하나 정제염은 염화나트륨이 99.80%나 되는 독약이기 때문에 단 1g도 먹어서는 안 된다. 자연염을 먹는 방법에 관해서는 후술하겠다.

과학자들의 연구에 의하면 인간의 선조는 물고기라고 한다. 즉 지금부터 약 30억년 전에 바다에서 동물이 생겨나고, 육지로 올라온 것이 1억 내지 3억년 전이라고 한다.

그래서 인간의 체액(體液), 혈청(血淸), 양수(羊水)의 성분도 바닷물의 성분과 꼭 같다는 것이다. 다만 그 농도가 인간인 경우는 0.9%인데, 해수의 농도는 시일이 경과함에 따라 차츰 진해져서 3.5%로 되었다는 것이다.

결론적으로 말하면 우리 인체의 약 70%를 차지하는 수분의 성분은 바닷물의 성분과 꼭 같아야 하고, 바닷물의 한 성분인 염화나트륨만 농축한 정제염은 우리 몸의 70%를 차지하는 수분을 독수화하기 때문에 몸 전체가 독수로 잠겨 건강이 절대 존재할 수가 없다는 것이다.

뉴욕 코넬대학병원 의학센터의 락락크 박사 연구진의 연구에 의하면 미국의 고혈압 환자 수는 약 5천여 만명인데 이들 모두가 소금을 적게 먹어야 된다는 과학적인 데이터는 없다.

고혈압 환자 중 약 3할 정도의 특수 환자는 소금을 적게 먹어야 하나 그

외의 7할인 일반 환자는 소금을 적게 먹으면 오히려 병세가 악화된다는 것을 알게 되었다.

미국 오레건주의 포오랜드 의과대학 교수인 레빗드 막 카론 박사를 중심으로 한 연구진이 전 미국 1만3백72명의 식생활과 건강상태를 연구한 결과 고혈압은 식품 속에 포함되어 있는 염분[소금]을 과잉 섭취하기 때문에 일어나는 것이 아니라 칼슘 섭취량의 부족 때문에 일어나며 혈압이 높은 사람은 혈압이 정상인 사람에 비해서 19.6%나 칼슘 섭취량이 부족하다는 것이 판명되었다.

앞에 있는 표를 보면 자연염의 칼슘은 0.88인데, 정제염은 0.01, 결국 정제염을 먹으면 칼슘 부족 때문에 고혈압에 걸린다는 것이다. 따라서 이 학자들의 연구는 전기 락락크 박사 연구진의 연구 결과와 일치하는 것이다.

영국의 생리학자 에스 링게르 박사는 개구리를 해부해서 심장을 꺼내어 심장의 고동이 오랫동안 지속할 수 있도록 여러 방법으로 연구했다.

처음에 생리식염수(生理食鹽水)를 만들었다. 즉 증류수[물을 증발시켜서 만드는 물]에 요즘 우리가 흔히 먹는 염화나트륨 99.80%인 정제염을 타서 주었더니 개구리의 심장이 멎었다. 그 후 여러 방법으로 고심한 끝에 '자연수'에 '자연염'을 타서 개구리의 체액과 같은 농도인 0.7%의 생리식염수를 만들어 주었더니 개구리의 심장고동이 계속되는 것을 발견했다.

여기에서 인간의 심장고동을 계속 시키기 위해서는 인간 체액의 농도가 0.9%이므로 0.9%의 생리식염수를 사용해야 한다는 결론이 나온다. 이것이 바로 '링게르 주사액'이다. 염화나트륨 99.80%인 정제염만 먹어서 병들어 죽어 가는 현대인에게는 이것이 기사회생(起死回生)의 신약(神藥)으로 되는 것이다.

따라서 염화나트륨 99.80%인 정제염은 사람을 죽이는 독약이다. 의사들은 자기들의 바로 옆에 생리식염수인 링게르 액이 있으면서도 왜 염화나트륨 99.80%의 독약인 정제염 사용에 반대하지 않는지 도무지 그 까닭을 모르겠다.

링게르 액은 말하자면 바다의 물을 4배로 희석한 것과 같은 것이다. 앞에서 말한 바와 같이 인간의 체액·혈청·양수의 성분은 바닷물의 성분과 꼭 같은데 다만 그 농도가 인간인 경우는 0.9%인데, 바닷물의 경우는 그 4배인 3.5%이다. '진리'는 만인 만고 불변이라는 것을 웅변하고 있는 것이다.

염화나트륨을 99.80%까지 농축한 정제염을 먹어서 병든 환자에게는 바닷물을 4배로 희석한 것과 같은 링게르 주사가 기사회생의 신약이 되는 까닭이 여기에 있다. 기사회생의 신약이란 이렇게도 간단한 방법으로 만들어지는 것이다.

이 바닷물 4배로 희색한 것에다가 포도당을 첨가하기도 하고, 세균성 환자에게는 항생물질을 첨가하기도 한다.

염화나트륨은 단일품으로는 독성이 강하나 앞에서 말한 자연염의 성분에서 보는 바와 같이 칼슘·마그네슘·칼륨 등과 혼합하게 되면 독성이 해소되어 오히려 약으로 바뀐다. 결국은 인간 바보들이 하느님이 주신 자연염 그대로는 맛이 없다면서 좋은 성분을 깎아 없애 버리고 독만 농축시켜서 먹기 때문에 망조가 든 것이다.

어디 옛날에 쌀·밀·소금·설탕 등을 깎아 정제해서 먹었더냐? 묘하게도 인간 바보들이 맛이 없다면서 깎아 없애 버리는 것에 하느님은 가장 많은 영양분을 포함시키셨다. 이 하느님의 고마우신 뜻을 거역해서 먹기 때문에 병이라는 천벌을 받는 것이다.

하느님 뜻에 거역해서 병에 걸려 놓고서는 하느님께 낫게 해주십사고 기도 올리는 바보가 있다. 병이 낫고 싶으면 우선 하느님이 주신 것을 그대로 먹고 순종하면서 기도를 올리는 것이 정당한 순서일 것이다. 하느님이 주신 그대로의 자연식을 하면 정신이 맑아져서 올바른 신앙·연구·사업을 할 수가 있다.

누구든지 쉽게 할 수 있는 소금 실험

【실험용의 물】 금붕어, 새, 조개 등은 물론 심지어 인간 자신까지도 생명을 오래 지속시키기 위해서 자연 생수를 사용해야 한다. 수돗물에는 소독제인 염소가 들어 있기 때문에 작은 생물은 오래 못 살고 인간은 몸이 약해지다 병→죽음의 경로를 밟아야 한다.

그리고 끓인 물은 성분이 죽어 버리고 용존산소가 증발되기 때문에 생물의 생명을 오래 지속시킬 수가 없다. 따라서 실험용의 물로는 자연생수가 제일이고 만일 자연생수가 없으면 부득이 수돗물을 하룻밤 항아리에 받아 놓았다가 위의 것을 떠서 쓰면 되는데, 소독액인 염소는 대부분 제거되나 염소로 소독할 때에 죽은 물의 좋은 성분은 영원히 다시 되살아나지 못한다.

즉 생명유지에는 큰 지장이 없으나, 물의 양분은 섭취할 수 없는 것이다. 파리를 죽이기 위해서 살충제를 뿌리면 파리가 죽는 것은 고마운데 유감천만 이것은 그 옆에 있었던 좋은 벌레인 벌, 나비, 거미 등도 죽여 버린다. 이 죽은 벌레는 영원히 다시 살아날 수가 없다.

따라서 수돗물로 무슨무슨 수(水)'를 만드는 것은 무지의 소치이니 자연수를 사용해야 한다.

【실험 1】 A단지[또는 대접, 냄비]에 이상에서 말한 물을 담고 자연염[정제하지 않은 굵은 소금]을 녹인 물을 약간 타라[약 1%의 농도로].

B단지에는 A단지에 사용한 것과 같은 물을 담아서 우리가 요즘 흔히 먹는 정제염[가는 소금]을 약간 타라[약 1% 정도].

자연염과 정제염의 성분비교표

주요성분 품명	유 산 칼 슘 CaSO$_4$	유산마 그네슘 MgSO$_4$	염화마 그네슘 MgCl$_2$	염 화 칼 륨 KCl	염 화 나트륨 NaCl
자연염	0.88	1.19	1.75	0.55	95.63
정제염	0.01	0.08	0.09	0.02	99.80

이상 A B에 각각 20개의 까막조개[모시조개, 시장의 생선가게에서 판매]를 담고 약 3일간 주의깊게 관찰하라.

A조, 즉 자연염을 탄 물속에

있는 조개들은 혓바닥 비슷한 것을 내밀면서 모래를 뱉아 내고 물을 사방으로 튀기는 등 왕성하게 활동하는데 B조의 조개들은 껍질을 꽉 닫아 숨도 안 쉬고 3일도 못 가서 다 죽어 버리는 것을 발견할 것이다.

여기에서 우리는 아무 생각도 없이 정제염을 먹어 온 인간들의 말로도 직접 눈으로 보게 되는 셈이다. 정제염은 생명을 죽이고, 자연염은 생명을 살린다는 것을 우리 눈으로 직접 확인할 수가 있다.

우리 조상들의 시대에 정제염이란 꿈도 못 꾼 일이었다.

현대인들이 옛날에 없었던 암을 위시한 각종 문명병으로 고생하고 있는 것은 옛날의 우리 조상들이 안 먹었던 소위 '하이칼라' 음식을 먹기 때문이다.

【실험 2】 금붕어를 길러 본 사람은 누구나 다 알 것이다. 즉 금붕어가 죽으려고 하면 옆으로 누워서 헤엄을 못 친다. 또 아버지가 낚시질 해온 생선들을 물에 띄워 보라. 역시 금붕어와 마찬가지일 것이다.

이때에 자연염을 약간 타 보라. 당장에 원기를 회복해서 헤엄을 칠 것이고, 만일 이와는 반대로 정제염을 주면 완전히 죽어 버릴 것이다. 그리고 오래 살려 두고 싶으면 깨끗한 자연생수로 물을 갈아 주고 시금치를 아주 잘게 썰어 주라.

나는 어릴 때 일본에서 자랐는데 여름철에는 금붕어를 파는 할아버지들이 많았다. 나는 그 할아버지 뒤를 졸졸 따라가면서 "금붕어는 무엇을 먹고 살아요? 겨울 동안은 어떻게 기르지요?"하고 물었지만 할아버지는 좀체로 대답을 안 해주셨다.

그러나 내가 오랫동안 졸졸 따라다니면서 열심히 물으니까 드디어는 나의 성의에 보답해서 왈 "자연생수에 자연염을 약간 타고 데친 시금치를 잘게 썰어 주면 된다"고 가르쳐 주셨다.

그래서 나는 그 할아버지의 금붕어를 사서 길러 보았는데, 데친 시금치보다도 생 시금치를 썰어 주는 것이 훨씬 좋았다. 시금치는 비타민의 왕이다. '시금치＋자연염＋무 ＋파＋ 멸치[또는 굴·조개]'로 국을 끓여 먹어 보라. 맛이 좋고 영양이 그만이다.

올바른 소금을 올바르게 먹는 방법

자연염을 사용하라

　자연염이란 김장이나 장을 담글 때에 쓰는 굵은 소금을 말한다. 이때까지 보통 먹어 온 정제한 가는 소금은 독약이니 단 1g도 먹지 말기를 바란다.
　소금의 원료인 바닷물이 오염되어 있으니 소금을 볶아서 김장이나 장을 담그라.

식탁용 또는 부식 요리용 소금을 만드는 법

　볶은 소금 60%, 볶은 깨 40%를 절구통에서 가루가 되도록 빻은 후 병에 담아 밀봉해서 사용하라. 공기 접촉을 하면 변질하기 쉬우니 작은 병[드링크병 등]을 많이 사용하는 것이 좋다. 꺼낼 때마다 공기 접촉이 되기 때문이다.

두부는 무엇으로 만들어지며 왜 소금 60, 깨 40% 비율로 섞는가?

　두부는 콩의 단백질을 소금의 간수로 응고시켜서 만든다. 즉 소금은 단백질을 응고시키는 작용을 한다. 우리 몸은, 약 70%의 수분을 제외하면 나머지 30% 중에서 약 75% 이상이 단백질이다.
　따라서 우리가 소금을 그대로 먹으면 우리 몸의 단백질을 응고시킬 우려가 있다. 그래서 깨를 섞는 것이다. 깨의 단백질에 응고작용을 한 소금은 우리 몸속으로 들어가도 재응고 작용을 안하기 때문이다.

소금을 얼마나 먹어야 하나

현대 의학에서는 1일 3g 내지 5g, 많아도 10g 이내로 먹어야 한다고 말한다. 그러나 그것은 정제염인 경우이다. 나는 정제염은 독약이니 단 1g을 먹어도 안 된다고 주장한다.

하느님은 우리 인간을 어떻게 만드셨는고 하니 짜게 먹으면 물이 먹고 싶어지고, 싱겁게 먹으면 짠 것을 먹고 싶도록 만드셨다. 즉 우리 인간의 몸 스스로가 염분을 자동으로 조절하게끔 만드셨다. 그러니까 우리 인간은 원칙적으로는 하느님이 주신 자연염을 식성대로 먹어도 좋은 것이다.

그러나 의사의 권고에 따라 싱겁게만 먹어 온 사람은 염분조절 기능이 마비되어 있다. 이런 사람들은 현미 중심의 자연식을 하면서 자연염을 약간씩 짜게 먹는 식성으로 바꾸도록 서서히 노력해 가면 된다.

소금은 한 번 먹으면 죽는 극약이 아니니 먹어서 혈압이 높아지거나 기타의 증상이 나타나면 소금의 양을 조절해 가면 되는 것이다.

※ 안현필 씨는 1912년생으로 60, 70년대 '삼위일체' 영어로 수험생들과 학원가에 선풍을 일으켰던 전 EMI 학원장이다.

한때 '학원재벌'로 전국 소득 순위 10위 안에 들기도 했던 안씨는 50대 후반 음주와 흡연, 무절제한 식생활로 인해 심장병 · 고혈압으로 쓰러져 20여 년간 기나긴 병마와의 싸움을 해야 했다. 국내외의 좋다하는 약은 다 구해 먹고 유명하다는 의사를 찾아 다니며 치료를 받았으나 가산만 전부 탕진한 그는 결국 앉은뱅이가 되어 충무 부근의 산골에 숨어 실의와 좌절의 생을 보내야 했다.

이런 그에게 다시 건강을 찾아 준 것은 단식 · 자연식 · 운동요법이다. 즉 단식을 통해 인체의 독물을 빼내고 자연식을 통해 맑은 피를 공급하고 이를 운동을 통해 온몸에 돌려주는 방법이었다.

소금 섭취방법은 자연식요법에서 그가 불가분의 관계로 강조하고 있는 사항. 그는 오늘날 식탁에 오르는 정제염[가는 소금]은 단 1g도 먹어서는 안 될 '독약'이나 각종 무기염류가 포함되어 있는 천일염[굵은 소금]은 아무리 짜게 먹어도 탈이 없다고 말한다. 특히 사람은 음식을 불에 익혀 먹음으로써 각종 영양분 결핍증과 소화불량에 걸리기 쉬운데 이의 보충을 위해선 천일염의 섭취가 필수적이라고 강조한다.

이 천일염을 좀 더 건강하게 이용할 수 있는 방법은 열을 가해 소금 속의 독성을 날려 버리는 것이며 된장과 김치 등 전래 염장식품을 이용한 소금 섭취방법은 소금의 독성을 완전히 제거하고 자연식까지 즐길 수 있는 최고의 식생활법이라고 말한다.

그는 최근 자신의 투병과정에서 깨달은 이런 건강지론을 책으로 발간하는 한편 전국을 누비며 강연회를 갖는 등 노익장을 과시하고 있다.

소금과 필요한 수분 섭취는 최상의 보약

서울 가락중앙교회 시무 고달삼 목사

'하나님은 흙으로 인간을 만드셨다'는 말은 《성경》에 기록된 공연한 이야기가 아니다. 그건 생명의 신비를 밝혀 주는 거대한 진리이기도 하다.

흙 속에서 흙 위에서 모든 생물들이 살아가고 그 생물들은 죽어서도 흙으로 돌아가니 흙은 모름지기 '모든 생물의 어머니'라고 말할 수 있다. 인간이 흙으로 어떻게 만들어졌는지는 몰라도 이 흙의 성질상 물이 반드시 필요했으리라는 사실은 자명하다. 흙은 물이 없으면 부스러지고, 물이 없는 흙은 어떤 생명의 씨앗도 싹트게 할 수 없다. 물 없는 사막에 죽음의 그림자만이 있는 것처럼 흙은 물 없이는 아무 의미도 없고, 물은 흙 다음의 소중한 생명의 원천이 된다.

설사 흙에서 생명의 싹이 튼다 해도 물이 부족하면 그 생물은 성장해 갈 수가 없고 건강을 유지할 수가 없다. 진짜 흙으로 인간이 만들어졌는지 몰라도 이 원리는 인간에게도 그대로 적용된다.

인간의 생명이 태초 음수(陰水)와 양수(陽水)가 만나 이뤄지는 것처럼 물은 처음부터 끝까지 생명활동에 있어 불가분의 관계를 맺고 있다. 태어나자마자 어머니의 수분을 빨아먹고 자라는 것도 생명의 성장에 필요한 것이 물이라는 것을 말해 준다. 실제로 어느 일본인이 쓴 《서식요법》이라는 책에서는 건강한 사람은 매일 1되의 물을 먹어야 한다고 밝히고 있다.

그러니 흙은 모든 '생물의 어머니', 그래서 대지(大地)는 어머니와 같다는 말이 있는 것이며, 물은 모든 생명의 원천으로 달리 '생명수(生命水)'라 일컬어졌던 것이다.

따라서 흙으로 만들어진 인간에 필요한 양의 물이 모자라면 그 생명활동에 지장을 받을 것은 뻔한 이치이다. 병든 사람 치고 말라 있지 않은 사람이 없는데 이는 몸 안의 수분이 부족하기 때문이다.

또 몸 안에 수분이 충분한 사람이라도 그 물이 심하게 변질되어 있거나 상해 있으면 건강치 못한 경우가 대부분이다. 그래서 병든 사람은 2되 이상의 물을 마셔야 하며 이를 다시 소변으로 내보내 몸 안의 노폐물을 제거하면 건강을 회복할 수 있다는 원리가 나오는 것이다.

이것이 바로 생수건강법(生水健康法)의 원리이며 한마디로 체액(體液)의 정상화(正常化)를 의미한다.

그런데 대부분의 병약자들의 경우 2되 이상의 물을 마시라고 하면 잘 마시지 못하거나 심할 경우 토하기까지 한다. 이는 몸 속의 염분(鹽分) 부족으로 물을 끌어들이는 삼투압은 체액에서 염분의 비율이 0.9%에서 가장 적당한데 건강치 못한 사람들의 대개가 이 수준의 염분을 몸 안에 갖고 있지 않다. 그러므로 적당한 염분을 섭취하는 것은 수분을 흡수하는 데 중요한 조건이 됨은 물론 건강을 지키는 필수적인 요소가 된다.

링게르 박사가 0.9%의 염분으로 링게르를 만든 것도 우리 몸 안에 필요로 하는 염분이 얼마인지를 잘 말해 준다. 수술할 때 이 생리식염수 없이는 성공을 기대하지 말아야 한다. 게다가 소금은 강한 살균력을 갖고 있어 음식물의 부패를 방지해 주고 몸 안의 모든 독소를 제거하거나 억제하는 역할을 하고 있다. 따라서 물과 소금 섭취만 잘 하면 건강을 유지시켜 줌은 물론 암까지도 치료 및 예방할 수 있는 것이다.

사실 소금은 근본적으로 물이 갖고 있는 생명활동을 원활하게 해주기 때문에 어떤 약리적인 특성보다는 인체의 생리학적인 면에서 그 특성을 논해야 할 것이다. 그래야만 소금과 물이 상호 보사(補瀉)관계에서 인체를 정상으로 유지시켜 주는 원리를 발견하게 된다. 이는 소금을 섭취하면서 체험으로 나타나는 것이다.

그렇다면 건강을 위하여 소금을 구체적으로 어떻게 사용한다는 것인가? 경험을 토대로 볼 때 건강을 위하여 소금을 사용하는 방법은 크게 다섯가지가 있다.

첫째가 위 세척법. 이는 소금 한 스푼을 컵에 넣고 물을 부어 섞지 말고 그대로 마시면 된다. 소금은 물에 가라앉아 있기 때문에 물이 밑으로 내려갈수록 짜게 되는데 물이 짜다고 생각되면 다시 물을 부어 마신다. 이렇게 해서 3컵 정도 마시면 다 마시게 되는데 그 다음엔 소금을 섞지 않은 물을 다시 서너 컵 더 마시는 것이다. 그런데 여기서 지켜야 할 것은 아침 공복에 해야 되고 물을 마실 때는 서서 마셔야 한다는 것이다[앉아서 하면 물이 내려가지 않아 힘든다].

이렇게 소금과 물을 마시게 되면 한 40~50분 후엔 화장실이 가고 싶어지는데 가서 시원하게 설사를 하면 속이 시원해지면서 숙변도 쏟아져 나온다. 이런 방법으로 3일을 계속하면 마른 분들의 경우 3일째 되는 날 황달을 일으키는 노란 색깔의 물이 쏟아져 나오기도 한다. 그런데 당뇨병환자나 관절염이 있는 사람이나 너무 싱겁게 먹은 사람은 한두 번 정도로는 설사를 하지 않는데 이는 몸 안으로 물과 소금을 모두 흡수해 버려 균형을 잡아주기 때문이다. 이렇게 위 세척법을 하고 나면 몸 안의 체액이 정상으로 돌아오고 이후 다른 질병 치료를 바르게 해준다.

둘째는 체질개선법. 건강을 회복하길 바라거든 매일 3000cc에서 4 000cc 정도의 물에 찻숟갈 2개의 소금을 타서 마신다. 건강이 회복되었다는 자신이 생길 때까지 이렇게 하고 나중에 완전하다는 확신이 생기면 하루 2000cc를 마시면 된다. 만약 소금을 안 먹고 물만 많이 마신다면 체액 속의 영양분이 물과 함께 빠져나가 기력을 잃게 된다. 이렇게 몸 안에 넉넉한 수분을 흡수해 놓으면 체내의 열과 독이 빠져 나가 건강한 체질이 이루어진다.

셋째는 변질된 체액을 제거하는 법.

물과 소금을 먹어 체질의 균형을 잡아주었다 해도 이전에 변질된 체액[피]은 빠져 나가지 않고 주로 머리와 손끝 발끝에 몰리게 되어 붓는 경우가 있다. 이것을 제거하는 방법은 사혈침을 사용하거나 소금물을 이용하는 방법이 있다. 소금물을 사용하는 방법은 발목에 물이 찰 정도로 물을 대야에 받아놓고 여기에 소금을 넣어서 매일 한 시간씩 담그는 것이다. 병은 발가락으로 빠져 나간다는 옛 어른들의 말이 있는 것처럼 이렇게 계속하면 발가락에서 부기가 빠지고 저림증이 사라지게 된다.

넷째는 소금마사지법. 욕조에 소금을 푹 집어넣고 들어가 몸을 담갔다가 샤워를 한다음 소금을 한 스푼 컵에 넣고 녹여 그 소금물을 머리위에 조금씩 부으면서 마사지를 한다. 물이 흘러내려 얼굴에 내려오면 얼굴을 마사지 하고 몸에 내려오면 몸을 마사지 한다. 물기가 마를 정도로 마사지를 하면 소금은 흡수력이 강해 피부속으로 들어간다. 그렇게 한 다음 그대로 잠자리에 들면 잠자는 동안 소금이 피부의 열, 독을 빼내고 피부를 윤기있게 해 준다. 머리의 비듬도 이렇게 해서 없어지게 할 수 있다. 건강을 위하여 해수욕을 즐기는 예를 생각해 본다면 소금 마사지법의 효능이 어떤 것인지를 짐작할 수 있다.

다섯째는 소금을 이용한 숙면법이다. 하루 종일 피곤하게 일하고 또 신경이 과민된 상태로 잠자리에 들면 잠이 안오는 수가 있고 또 잠이 든다 해도 잡몽에 시달리는 수가 있다. 이럴 경우 신경을 안정시키고 잠을 깊이 자려면 소금을 찻숟갈로 반만 컵에 넣고 여기에 물을 넣고 두 컵 정도 마신다. 소금으로 배추를 절여 보면 순이 푹 죽듯이 인체에서도 신경을 누그러뜨리는 데에 아주 좋다. 소금물을 마시고 어느 정도 지나 소변을 보고 잠자리에 들면 깊은 숙면을 할 수 있어 건강한 삶을 누리게 되는 것이다.

간단하고 값싼 소금과 물만으로 이 다섯 가지 방법을 이용한다면 누구나 건강을 유지할 수 있고 웬만한 질병은 자가치료할 수 있다. 그러나 오늘날 서양의학의 잘못된 지식으로 소금이 모든 성인병의 원인이 되는 것처럼 알려져 소금을 이용해 건강을 찾기는 커녕, 오히려 소금을 기피해 건강을 악화시키는 경우가 많아 심각한 문제가 아닐 수 없다.

 따져 볼 때 서양의학자들이 주장하는 소금 유해론은 다음 2가지면에서 근본적인 오류를 범하고 있다.

 첫째는 소금 섭취량인데 각 지역의 기후와 토질에 따라 민족마다 소금을 섭취하는 필요량이 다르다는 것이다.

 북극 에스키모인들은 소금을 전혀 먹지 않아도 건강하게 사는데 이는 소금을 직접 섭취하는 것이 아니라 물고기나 짐승을 잡아먹음으로써 간접적 섭취를 하는 것이며, 기후 조건으로 땀을 많이 흘리지 않기 때문에 소금을 따로 구해서 먹을 필요가 없기 때문이다.

 또 우리 나라에서도 지방마다 소금 섭취량이 영·호남은 많고 평안·함경지방은 적은 것도 기후조건 때문이다. 즉 더운 지방인 영·호남 사람들은 상대적으로 땀을 많이 쏟기 때문에 배설되는 염분이 많아 소금 섭취량이 많아질 수밖에 없으며 상대적으로 추운 지방인 함경·평안도 사람들은 그 섭취량이 적을 수밖에 없는 것이다.

 둘째 소금을 섭취하는 방법의 차이이다. 구미 백인들은 주로 육식을 많이 하는데 그들은 소를 키울 때 소금물을 먹여 키운다. 그 소금 먹인 소를 먹기 때문에 실제 소금 섭취량은 적어도 간접적인 염분 섭취를 하기 때문에 체내 염분은 우리 나라 사람들과 별로 차이가 없다.

 이와는 반대로 동양인들은 주로 음식이 식물성인데 식물을 통해서 얻는 염분은 육식에서 보다 적다. 또 식물성 음식 자체가 소금을 요청하고 있다. 즉 칼륨과 나트륨은 몸 안에서 밸런스를 유지하며 생명유지에 중요한 역할을 한다. 즉 칼륨과 나트륨은 몸 안에서 밸런스를 유지하며 생명유지에 중요한 역할을 하는데 식물은 다량의 칼륨을 함유하고 있어 소금을 먹지 않고 식물성 음식만 먹는다면 칼륨 과잉으로 혼수상태에 빠지게 된다.

 따라서 소금 섭취량을 인위적으로 정해서 이 이상은 안 된다는 식의 건강논리는 참으로 엄청난 바보스러움이 아니라 할 수 없다[많은 사람을 병고에 빠뜨리기 때문에]. 또 소금을 많이 먹는다고 해서 1백% 다 몸에 흡수되는 것도 아니다. 소금의 흡수조건은 체내의 수분과 관계 있으며, 소금과 물의 이상적인 비율이 갖추어지면 나머지는 전부 체내에서 배설되어 버린다. 따라서 소금 자체가 몸에 해롭다는 식의 소금 유해론은 큰 모순이 아닐 수 없다. 또 소금 섭취량의 기준도 백인들의 기준으로 전세계 사람들을 이와 맞추려 하니 나무를 보고 숲을 보지 못하는 어리석음이다.

결론적으로 말해 소금은 그것이 필요로 하는 물과 함께 먹으면 최상의 보약이 된다. 또 소금 유해론은 우리가 알고 있는 소금 자체에 문제가 있는 것이 아니라 소금을 섭취하는 방법의 문제인 것이다. 그러니 소금을 섭취하는 방법을 옳게 알아 건강을 도모해야 할 것이다.

천일염에는 소화효소의 활동을 높이는 등의 다양한 효과가 있음이 주목되고 있다

누마따 이시무/ 일본종합의학회장

각종 미네랄이 포함된 것이 진짜 소금

소금이라 하면 일반적으로 염화나트륨(NaCl)이라고 생각하고 있다 그러나 염화나트륨은 양생(養生)의 견지에서 보면 절대로 소금이라 불리는 것과 같은 것은 아니다.

바닷물에는 나트륨 이외에 마그네슘, 칼륨, 아연, 요드, 망간 등 60종 이상의 미네랄로 일컬어지는 염류(鹽類)와 미량원소(微量元素)가 함유되어 있는데 바닷물에 있는 이러한 각종 미네랄이 함유되어 있는 것이 진정한 의미의 소금이다. 유감스럽게도 이것은 지금 천일염이라 불리고 일부 사람 사이에만 사용되고 있는 데 불과하다.

일반적으로 쓰이고 있는 것은 전매공사(專賣公社)가 제조한 화학염(化學鹽)이다. 소화 47년 종래의 염전이 폐지되어 소금은 화학염으로 대체되고 말았다. 바닷물로 소금을 만들 때 소위 간수액[苦液 : 염화마그네슘]이 나오는데 이것은 앞에서 말한 마그네슘염을 주성분으로 한 미네랄의 보고(寶庫)이다. 일반에 시판되는 화학염은 이 간수를 제거한 99% 이상의 염화나트륨이다.

'소금은 건강에 좋지 않다'는 것은 하나의 상식으로 되어 있다. 확실히 이 화학염을 소금이라고 보면 이런 얘기도 성립될 것도 같다. 그러나 각종 미네랄을 균형있게 함유하고 있는 천일염이라면 이건 어처구니 없는 사고 방식이다.

왜냐하면 천일염에 함유된 미네랄은 체내에서 중요한 역할을 하므로 결핍되면 생명을 유지하기 어렵게 되기 때문이다. 간단하게 설명하면 첫째 미네랄은 뼈, 근육, 피부, 장기, 혈액 등의 조직을 구성하는데 없어서는 안 된다. 근육과 혈관의 긴장과 이완(弛緩), 체내의 산·알칼리의 평형 및 완충작용(緩衝作用), 체세포내외(體細胞內外)의 삼투압(滲透壓)에 의한 수분조절, 소화액의 생성(生成), 효소(酵素)의 활성(活性), 호르몬의 구성 등에도 중요한 역할을 하고 있다.

첫째 마그네슘을 예로 들어 보자. 마그네슘은 체온조절, 혈관과 근육의 확장·이완, 호르몬분비(Hormon 分泌), 단백질의 유지 등 여러 가지 생리기능에 관여하고 있다. 이 마그네슘이 하는 일로 최근 주목되고 있는 것은 뇌와 장(臟)등의 관계다.

일본에서는 종래 칼슘의 중요성이 강조되어 잘 섭취되고 있지만 한편으로 마그네슘과 함께 균형있게 섭취하지 않으면 혈관의 수축에 의한 뇌졸중(腦卒中)과 심장병의 발생, 더욱이 그 진행에 박차를 가하는 것으로 되어 있다.

또 마그네슘이 결핍되면 암의 발병 가능성과 관계있는 것으로 지적되고 있다. 동물실험에서는 마그네슘이 결핍되면 확실히 암이 증가한다.

소금을 고혈압의 범인으로 마구 꾸짖는 것은 시기상조

곤란하게도 일본의 냇물에는 마그네슘이 많이 함유되어 있지 않다. 그 때문에 바닷물을 무시하면 그 섭취할 길이 끊어지게 된다. 그러나 천일염이 일반에 쓰이고 있던 소화 47년[1972] 이전이면 얘기가 달라진다. 천일염에는 대량의 마그네슘이 함유되어 있는 까닭이다.

　그런데 내가 천일염의 유익함을 말하면 늘 고혈압을 들고 나와서 반론을 제기하는 사람이 있다. 이것에 관해서 적어 보고자 한다. 사실은 고혈압 환자 가운데도 소금에 의해 혈압이 오르는 사람은 일부밖에 없다. 때마침 소금 섭취량이 많은 일본 동북(東北)지방에 뇌졸중이 많았던 까닭에 소금이 고혈압의 범인으로 되고 말았는데 최근 새로운 의학에서는 그런 생각이 계속 부정되고 있는 실정이다.

　이것은 옛날의 통계를 보고도 알 수 있다. 소화 30년[1955]의 아기다[秋田]현의 소금 1일 평균 섭취량은 23g이나 되고 뇌졸중 사망율도 인구 10만명당 220명으로 높은 비율이었다. 똑같이 야마까다[山形]현도 소금의 평균 섭취량 22.5g에 뇌졸중 사망율이 165명이었다.

　이에 반해서 소금의 평균 섭취량이 18g 밖에 안 되는 교또[京都]부에서는 뇌졸중 사망률도 62명 밖에 안되는 저율이었다. 이것만 보면 아무래도 소금이 나쁜 것 같이 보이지만 그해의 까고시마[鹿兒島]현의 소금 평균 섭취량은 23.5g으로 많은 데 반해서 뇌졸중 사망률은 85명이란 저율인 사실은 어찌 된 일인가. 결국 통계만 가지고 소금이 뇌졸중의 범인이라는 말은 있을 수 없다는 사실을 뜻한다.

　시험삼아 고혈압 환자의 하루 소금 섭취량을 20g 정도로 많이 늘리든가 혹은 5g 정도 극단적으로 줄이는 일을 2주일 동안 계속해 보라. 이래도 혈압이 높아지든가 낮아지든가 하지 않으면 고혈압은 소금과는 관계가 없다. 다만 이런 실험은 신장이나 심장이 약한 사람은 절대로 하면 안된다.

　나는 지금까지 소금을, 어떤 경우에는 많이, 어떤 환자에게는 적게 주어서 많은 환자들을 치료해내었다. 소금을 올바르게 쓰면 건강의 적이 아니라 건강을 지켜 주는 강력한 우군(友軍)이 되어 주는 것이다.

천일염을 요리에 쓰면 맛이 더 좋아지고 부족한 微量元素도 무리없이 취할 수 있다

마쯔시게 가쯔미찌 / 후지야마 의과약과 대학 일한약 연구소 자원개발부문 연구원

천일염의 우수성은 아직 알려져 있지 않다

나는 전문학교 영양사(營養士) 후보생에게 정기적으로 소금강의를 하고 있다. 천일염에 대해서는 매회 반드시 언급하고 있는데 그럴 때 학생 사이의 반응을 보면 천일염의 훌륭함은 아직 일반인까지 침투되어 있지 않았다고 하는 사실을 분명히 깨닫게 된다.

바닷물을 염전에서 자연건조시켜서 만든 것이 우리 나라 소금의 시초이다. 그런데 소화 46년[1971]에 이온교환막(交換膜)을 사용한 제염법이 도입됨에 따라 소금을 만드는 방법뿐만 아니라 질적으로도 변화시켰다.

이 제조법은 바닷물 성분 중에서 염화나트륨만을 정제·추출(精製·抽出)하려는 것으로서 순도(純度)는 99% 이상으로 되어 있다. 이것이 소위 전매공사의 소금이다. 그러나 나는 소금과 식염은 근본적으로 다른 것이라고 생각한다. 전매공사의 소금은 그 순도가 높으므로 화학물질의 일종이어서 소금이지, 식염이라 부르기에는 어울리지 않는 것으로 생각된다.

사람에 한하지 않고 현재 서식하는 모든 동물은 바다에서 탄생되었다고 일컬어지고 있다. 바닷물에는 지구상의 생물이 서식하는 데 필요한 미네랄 전부가 함유되어 있다고 보면 틀림이 없을 것이다.

나는 이 사실에서 우리들 인간이 살아가기 위해서 섭취하지 않으면 안되는 식염은 될 수 있는 대로 바닷물에 가까운 성분이 아니면 안된다고 생각한다. 결국 옛날의 염전제법으로 바닷물을 정제하고 다시 그 중에서 몸에 유해한 미네랄을 제거한 것이야말로 식염이라고 생각하고 있는 것이다. 이것을 일반에는 천일염이라 부르고 있다.

그런데 이온교환막 제염법의 도입과 함께 소금의 자유로운 제조판매가 규제된 이래 10년 만에 염전은 하나도 남지 않고 폐지되는 운명의 길을 걸었다. 전매염이 국민의 생활에 침투해 간 한편에는 화학물질을 입에 대지 않으면 안되는 제도에 대한 반발도 또한 커져 갔던 것이다.

그래서 소화 47년[1972] 민간기업에 수입천일염을 재제(再製), 가공하는 허가를 주고 다음해에 백방염(佰方鹽)이 발매(發賣)되었다. 이렇게 해서 다시 우리들은 천일염을 손에 넣을 수 있게 되었다.

다음에 천일염과 미네랄의 관계에 관해서 좀더 상세히 설명해 보겠다.

천일염에 함유된 미네랄은 나트륨, 칼륨, 마그네슘, 칼슘, 코발트, 아연, 니켈 등 70~80종류에 달하는 미량(微量) 영양소이다. 이 가운데서 내가 특히 유의하고 싶은 것은 미량 영양소라 불리는 미네랄 종류다.

특히 천일염에 함유된 미량 영양소는 양적으로 적기 때문에, 영양학자 중에는 반찬에서 보충하면 좋을 것 아닌가 라고 주장하는 사람도 적지 않다. 확실히 야채와 과일, 생선, 조개, 해조류 등에서 섭취하는 것이 가장 빠른 방법인 것은 인정하지 않을 수 없다.

야채 등의 미량 영양소는 해마다 줄어들고 있다

그러나 현재 팔리고 있는 야채나 과일은 비닐하우스 재배나 화학비료를 사용한 것이 대부분이라서 여기서 함유된 미량 영양소는 무농약으로 노지(露地)에 재배한 옛날 것에 비하면 매우 적어졌다. 기타 식품에 관해서도 또한 같다.

 이처럼 반찬이 되는 식품에서 섭취할 수 있는 미량원소는 해마다 적어져 가고 있다. 이 부족분을 어떤 형태로든지 보충하지 않으면 아무래도 성장불량이나 내장기능의 저하, 뼈가 약해진다고 하는 등 미량원소의 결핍에 의한 여러 가지 증상에 걸릴 가능성도 없다고는 말할 수 없다. 그것을 방지하는 하나의 방법으로서 나는 천일염을 권하는 바이다.

 무엇보다 소금은 생명의 근원이라고 일컬어지고 있고 식생활의 기본으로서 필요불가결한 식품이다. 모두들 단 것은 먹지 않아도, 소금기가 없는 요리를 입에 대지 않는 날은 절대 없을 것이다. 매일 먹는 소금을 천일염으로 바꾸어서 적당량을 섭취하려고 유의한다면 적어도 미량 영양소 결핍증에 걸릴 걱정은 하지 않아도 될 것이다.

 또 천일염은 조미료로서 맛의 측면에서도 뛰어났다. 염화나트륨, 즉 전매염은 단지 쓴 소금맛 뿐이지만 천일염을 써서 요리하면 쓴 소금맛 가운데도 좋은 맛이 난다.

 이 차이는 국을 끓일 때 가장 현저하게 나타난다. 천일염의 맛으로도 충분히 맛이 갖추어지므로 화학조미료를 쓸 필요가 없고, 또 전매염에 비해 1~2할 적은 양을 써도 된다. 이밖에 천일염 쪽이 음식재료에 대한 침투성이 강해서 맛이 쉬 침투되고 김치가 보다 빨리 익는 이점이 있다.

 그 위에 식품의 보존성(保存性)을 높이는 역할을 함에 있어 간수를 함유한 천일염과 전매염(專賣鹽 : 화학염)과는 하늘과 땅의 차가 있다. 옛날에는 매실 장아찌를 담그면 1백년은 간다고 하던 것인데 간수를 함유하지 않는 전매염으로 절이는 경우는 몇 년 못 가서 흐물흐물 물러 버리고 만다.

 현재는 천일염의 종류도 많고 슈퍼마켓이나 구멍가게에서 쉽게 손에 넣을 수 있게 되었다. 여러분도, 요리할 때 천일염을 쓰면 맛도 더 좋고 건강유지에 필요한 미네랄을 균형있게 함유할 수 있게 된다. 천일염을 매 식사 때마다 더욱 적극적으로 넣어 먹어 보라고 권하고 싶다.

매일 이닦기와 양치에 천일염을 활용하여 지금은 치아도 매우 건강하다

나카야마 / 오사카의과대학 명예교수

소금 이닦기로 충치를 모르는 까이바라 에끼겐 씨

나는 작년 6월 고노에신궁(近江神宮)의 제사 때에 제수(祭需)를 맡아보는 대선직(大善職)을 하게 되었다. 그때 뜻밖에도, 나는 천일염과 접해 볼 수 있었다. 실은, 나는 이런 천연의 진정한 소금의 천일염을 오래전부터 찾고 있었는데 마침내 찾아낸 것이었다.

일본의 천일염 가운데 백방염(佰方鹽)은 뢰호내해(瀬戸內海)에 떠 있는 애원현(愛媛縣) 백방도(佰方島)란 섬의 주민에 의해 자연이 베풀어 준 그대로 만든 천일염이다. 이전에는 나도 몰랐지만 이러한 천일염은 슈퍼마켓에서 쉽게 손에 넣을 수가 있었다.

나는 이 자연의 진정한 소금을 요리에만 아니라 이닦기에도 사용하고 있다. 먼저 칫솔에 듬뿍 묻혀 잇몸에서 윗니의 바깥 쪽에 걸쳐서 2~3회 닦는다. 그 후 칫솔을 물로 씻고 물을 뿌려버린 다음 다시 듬뿍 소금을 묻혀, 이번에는 안쪽을 닦는다. 최후로 같은 요령으로 아랫니를, 안팎으로 한번씩 닦는다.

매일 이러한 이닦기로 잇몸이 훌륭하게 오므라든다. 이따금 딱딱한 걸 먹어 이가 흔들리는 듯한 느낌이 들 때는 그때마다 소금으로 닦는다. 시판되고 있는 치약 같은 건 일체 쓰지 않는다.
　에도막부시대(江戶幕府時代)의 유의학자(儒醫學者) 까이바라 에끼겐(貝原益軒) 선생은 천일염은 손가락에 묻혀서 이를 닦아 86살에 서거할 때까지 단 1개의 치아도 벌레먹은 것이 없고 흔들리지 않았다고 한다. 내 치아도 지금은 매우 건강하다.
　또 나는 양치질에도 천일염을 약 1% 녹인 소금물을 사용하고 있다. 목이 아플 때는 소금기의 농도(濃度)를 2～3%로 늘여서 양치질을 한다.
　백방염 같은 천일염과 지금 일본인 모두가 소금이라고 부르고 있는 화학염과는 전혀 다른 물건이라 해도 과언이 아니다. 이렇게 말해도 좋을 정도로 보통 소금이라 부르고 있는 것은 진정한 소금이 아니라고까지 생각한다.
　일본인 모두가 쓰고 있는 것은 바슬바슬한 이온교환으로 생산된 화학염이다. 이것은 우리들 의학자 등이 연구실에서 사용하고 있는 것 같은, 단순한 NaCl(Sodium Chloride : 염화나트륨)에 지나지 않는다.
　본래 소금이란 그런 단순한 것이 아니다. 염전에서 나는, 옛날의 일본인이 사용해 왔던 소금 속에는 나트륨뿐만 아니라 칼륨, 칼슘, 마그네슘, 아연, 코발트, 망간, 철, 세렌 등 다양한 미네랄이 들어 있다.
　나트륨과 칼륨, 이것에서부터 칼슘·마그네슘은 각각 부부염(夫婦鹽 : pair salt)이라 불리며, 이들 무기물이 함께 들어 있는 것이 중요한데, 심장, 간장, 신장, 대장, 소장 등 여러 내장의 기능을 돕는다.
　아연은 당뇨병을 호전시키는 인슐린의 생성(生成)과, 또 미량(微量)의 망간은 힘살의 강약과, 각각 깊이 관계하고 있다. 또 코발트는 비타민 B_{12}의 중심을 구성하고, 미량의 세렌은 남아있는 과산화지방질(過酸化脂肪質)을 청소한다. 철분은 혈액에서 큰 역할을 하는 헤모글로빈에 중요한 일을 하는등 그 중요성은 새삼스럽게 말할 것도 없겠다.

예방의학적으로도 천일염이 바람직하다

결국 자연의 천일염 속에는 인간에게 필요한 것이 잔뜩 들어 있다. 천일염 또는 거친 소금[粗鹽 ; 胡鹽]이라고도 불리는 자연의 정염(正鹽)을 필요량만큼 섭취하는 것은 인간의 자연스러운 본연의 상태다.

최근에는 곧잘 '소금을 피하라'란 말이 유행한다. 의사도 '혈압에 나쁘니까 소금을 많이 먹지 말라' 등 환자에게 주의시킨다. 인간은 혈압만으로 살고 있는 것은 아님에도 불구하고 '소금을 적게 먹으라'는 것이 과학적 진리인 것처럼 유행하고 있다.

혈압이 오르니까 소금은 좋지 않다고 하는 것은 일방적인 견해라 하지 않을 수 없다. 뇌일혈(腦溢血)로 쓰러지는 것은 단지 혈압만의 문제가 아니라 알레르기, 기타의 문제도 있어서 오는 것이다.

현대 일본인은 염화나트륨 하나만을 소금이라고 부르고 있는 셈이지만 그래도 다른 식품에서 부족한 미네랄을 보급하고 있다. 소금의 보급이 불충분한 데다가 염분이 체외로 배설되지 않을 경우[운동을 하지 아니하여 땀을 흘리지 않음], 고혈압이 되는 것이다.

결국 고혈압은 소금 하나만의 문제는 아니다. 음식은 무엇보다 맛있게 먹고 지나치게 섭취된 염분은 땀을 흘려서 체외로 배설하는 것이 좋다.

전술한 바와 같이 천일염에는 다양한 미네랄이 들어 있다. 이 미네랄에 의해 비타민이나 효모(酵母)가 활성화(活性化)된다. 현 어린이들의 근육의 힘이 약한 것, 혹은 신장염 환자가 많은 것은 이들 미네랄의 부족에도 원인이 있다.

예방의학의 관점에서도 자연의 천일염이야말로 적극적으로 여러 가지 식품에 사용하게 하는 것이 바람직하다고 생각한다.

소금으로 이를 닦는 것만으로도 치조농루를 막을 뿐만 아니라 입냄새까지 해소된다

꾸와하라 다이지 / 까루나 치료원 원장

1주일 만에 잇몸이 바짝 오므라붙어 온다

말할 것도 없이 이는 잇몸에 싸여 있지만 빈틈없이 꼭 싸여 있는 것이 아니라 이와 잇몸 사이에 아주 가는 홈이 있다. 난처한 것은 이닦기를 게을리 하여 입안을 더럽게 하여 두면 이 홈〔溝〕에 이똥과 치석(齒石)이 쌓여진다. 이똥이란 이의 때와 같은 것으로 여러 가지 세균이 집결되어 있다. 이 이똥이 석회화(石灰化)되어 굳어진 것이 치석이다.

이똥이 쌓이면 잇몸을 세균이 침범함으로써 잇몸이 붉은 자주빛이 된다. 이 단계를 잇몸염증이라고 부른다.

이 잇몸염이 더 진행되면 이빨과 잇몸 사이의 홈이 점점 더 깊어져서 치주낭(齒周囊)이 생기고 잇뿌리 밑쪽에 세균이 침입하게 된다. 이 상태가 그대로 방치되면 최후에는 이빨의 바탕〔齒槽骨〕이 녹아서 이빨이 빠지게 된다. 이것이 치주염(齒周炎), 결국 치조농루(齒槽膿漏)가 된다.

치조농루의 말기에 이르면 치아가 크게 흔들리게 되어 원상복구가 되질 않는다. 틀니 신세를 져야 한다. 그러므로 초기 단계에서 치료를 해야 한다.

조금이라도 딱딱한 음식물을 먹으면 출혈하고, 찬 걸 입에 넣어서 이가 시리게 되면 이는 치조농루의 초기다. 이 단계이면 여기에서 소개하는 방법대로 소금을 사용하여 이를 닦아 줘라. 1주일만 계속하면 잇몸이 오므라 붙어오고 출혈이 수습되며 치조농루에 따른 입의 악취도 사라진다. 여기서 또 1~2개월 더 계속하면 잇몸이 아름다운 핑크색이 되고 치조농루가 나아져 간다.

내가 여기서 말하고 있는 소금이란 그 성분의 99% 이상이 염화나트륨으로 된 화학염(化學鹽)이 아니다. 옛날의 제염법대로 만든, 마그네슘 등이 함유된 천일염이다.

아침, 낮, 저녁 3분 정도 걸려서 착실하게 닦아라

이러한 천일염이 치조농루에 좋은 것은 우선 첫째로 잇몸의 혈액순환을 좋게 하기 때문이다. 치조농루의 초기에는 잇몸이 붉은 자주빛이 되어가는데 이것은 잇몸의 혈행(血行)이 나빠지기 때문이다. 혈행(血行)이 나빠지면 잇몸의 저항력이 없어져서 세균의 침범이 쉽게 되므로 치조농루의 치료에는 잇몸의 혈행을 촉진시켜 주는 것이 제일 중요하다.

동양의학에서는 혈행이 막혀 울혈(鬱血)상태를 어혈(瘀血 ; 한의학에서는 어혈을 죽은 피, 또는 더러운 피를 지칭하는 것인데 필자는 洋醫라서 그 뜻을 좀 잘못 알고 있는 것 같다 - 필자주)이라 하는데 치조농루도 이 어혈(瘀血)의 일종이다. 천일염으로 이를 닦으면 어혈을 뽑아내어 잇몸이 건강해지는 것이다.

또 천일염은 칼슘을 이빨에 집어넣는 작용[칼슘代謝]을 촉진시키므로 소금으로 이를 닦으면 이가 강해진다. 그 위에 천일염은 살균작용이 강하여 입의 악취를 막아 주는 일도 한다.

구체적으로 천일염을 사용한 이닦기 방법을 설명해 보겠다. 칫솔을 물로 조금 축여서 콩 1알 만큼의 소금을 칫솔에 묻힌다. 축여져 있으므로 소금이 쉽게 붙는다. 다음에 소금이 묻은 칫솔로 다음과 같이 이를 닦는다. 또 잇몸과 이빨 사이 경계에 칫솔을 45도 각도로 붙이고 이 상태로 칫솔을 앞뒤로 움직여서 닦는다. 요령은 잇몸을 마사지하는 듯한 생각으로 이닦기를 하면 좋다.

문제는 닦는 시간이다. 쓱싹 단시간에 해치워서는 효과가 없다. 3분쯤 걸려서 차분하게 닦아야 한다. 이상적인 것은 아침·낮·저녁 매 식후에 이 방법대로 이닦기를 하는 것이 바람직하지만 힘들면, 아침·저녁 두 번만 닦아도 좋다.

31살의 여성 H씨는 앞니의 잇몸이 색이 나빠지고 사과를 깨물면 피가 나온다고 했다. 이것은 전형적인 치조농루의 초기다. 그래서 지금 말한 방법대로 이닦기를 실시해 보도록 했다. 이 방법대로 이를 닦으면 처음에는 피가 많이 나오겠지만 그렇다고 중지해서는 안 된다. H씨의 경우도 출혈은 있었지만 1주일 계속하니 출혈이 중지되고 그 뒤는 차츰 잇몸의 색이 곱게 되어 갔다.

요는 해내겠다는 마음에 달렸다. 이 방법대로 성실히 이를 닦으면 치조농루는 반드시 낫게 되기 때문이다.

묽은 소금물로 눈을 씻으면 피로한 눈이 금방 낫고 老眼이나 백내장의 예방에도 효과적

사까에 도오루 / 족조술보급회(足操術普及會) 회주(會主)

현대인의 눈은 혹사되고 있다

현대는 눈의 입장에서는 수난의 시대다. 나쁜 자세, 운동부족, TV 시청, 편식(偏食), 스트레스, 화제가 되고 있는 꽃가루 알레르기 등 우리들의 주변을 보면 눈을 피로케 하는 것이 무진장 있다. 그 때문에 옛날에는 드물었던 눈의 피로를 호소하는 사람이 현대에는 급증하고 있다.

이러한 눈의 피로도 일시적으로 생겼다가 없어지면 문제가 되지 않겠지만 자주 생겨서 피로가 쌓여 더욱 무거워 간다면 중년이나 노년이 되면 눈의 노화(老化)를 진행시켜 노안을 초래한다거나 백내장의 원인이 되든가 하니 문제가 된다.

우리들의 눈은 가까운 것을 볼 때, 눈의 근육[毛樣體筋]이 수축하여 안구(眼球)의 렌즈인 수정체(水晶體)를 두껍게 하여 초점을 맞춘다. 그런데 눈의 노화가 진행되면 수정체의 탄력이 없어져서 조절력이 쇠하여 초점이 맞지 않게 되어 가면 가까운 곳이 보이지 않게 되어 노안이 되고 만다.

일반 백내장에는 여러 가지 종류가 있지마는 가장 흔한 것은 눈의 노화에 의한 백내장(노인성 백내장)인데 이것은 노화현상에 의해 수정체에 뿌연 흐린 물질이 생겨서 시력이 떨어져 간다.

이들 눈병을 방지하기 위해서도 항상 눈의 피로를 해소하는 데 유의해야 할 것이다.

눈을 묽은 소금물로 씻는 방법이다. 이것을 실행하면 당장 눈의 피로가 없어질 뿐이지만 매일 행하면 눈의 노화를 늦추어 노안이나 백내장이 예방도 된다.

바로 그 방법을 소개하겠다.

먼저 세숫대야에 5분의 4쯤 물을 넣는다. 물은 보통의 냉수라도 상관없지만 될 수 있으면 미지근하게 데운 물이 가장 좋다. 이 미지근한 물에 천일염을 큰 숟가락으로 1숟가락 가득 넣고 잘 젓는다. 소금이 충분히 녹으면 세면기에 얼굴을 넣고 깜빡깜빡 눈을 5~10회 정도 떴다 감았다 한다. 소금물이니까 눈이 다소 따갑지만 오히려 그 자극이 효과가 있는 것이므로 참고 그대로 행하라.

다음에 그 소금물을 쏟아 버리고 깨끗한 물을 세면기에 채우고 거기다가 얼굴을 넣고 이번에는 10회 이상 눈을 감았다 떴다 한다. 끝낸 뒤에는 눈이 매우 시원해지면서 눈의 피로가 싹 가셔진다.

천일염의 성분은 혈행(血行)을 좋게 하고 체액(體液)의 평형을 정비하여 세포의 활동을 활발하게 하는 효과가 있어서 이것을 녹인 물로 눈을 씻으면 눈의 기능이 높아진다.

눈의 마사지도 할수록 효과적

이제 눈을 씻은 뒤 잠깐 두었다가 다음 방법을 행하면 더욱 효과적이다. 먼저 눈을 뜬 채 가리키는 손가락[示指 ; 둘째 손가락], 가운데 손가락, 가락지 끼는 손가락 등 3개의 손가락을 나란히 하여 손가락 끝을 안와(顔窩) 뼈의 윗언저리와 눈알의 사이에 댄다. 그리고서는 숨을 천천히 내쉬면서 가볍게 누른다. 그러면 눈알이 아래쪽으로 움직이는 듯한 느낌이 든다. 결코 눈알 자체를 눌러서는 안 된다.

다음에 지압(指壓)을 안와의 하측에도 하고 다시 가운데 손가락 끝으로 눈꼬리쪽, 눈머리쪽에도 한다. 이것을 전부 3회 반복하고 최후에 눈을 감고 3손가락의 배〔안쪽〕를 눈까풀에 대고 가볍게 10초 정도 누른다. 누른다고 하더라도 극히 가벼이 하는 것으로 손가락을 대고 어루만지는 정도의 강도이다.

이것은 중국에서 옛날부터 전해오는 눈의 건강법을 내 나름대로 응용한 것으로서, 요는 눈알을 지탱하고 있는 근육을 자극하여 눈의 활동을 높이는 방법이다.

이상의 방법으로 1일 1회, 눈을 씻고 지압을 한다. 하루의 눈의 피로를 제거하여 시원하게 하고 싶다면 밤에, 혹은 일하기 전에 눈이 아물아물하여 뭔가 기분이 개운하지 않거든 아침에, 이 방법을 시험해보면 좋으리라. 물론 눈이 피로할 때 바로 이 방법을 쓰면 그 자리에서 눈의 피로가 제거된다.

이 천일염으로 눈을 씻는 방법을 가르쳐주면 제일 좋아할 사람은 수험생이나 컴퓨터 등을 다루어 눈을 혹사하고 있는 사람들이다. 일전에 어떤 수험생이 눈이 피로하여 고통을 호소하기에 이 방법을 시험해 보게 했더니 불가사의라 할 정도로 눈의 피로가 가셨다고 하며 기뻐했다.

다만 중년이나 말년의 경우 계속되는 눈의 피로는 중대한 눈병이나 다른 병을 알리는 신호인 경우도 있다. 자주 눈이 피로하여 마음에 걸리는 사람은 한번 안과에 가서 원인을 확인한 뒤에 이 방법대로 해보기 바란다.

제7장 죽염으로 되찾은 건강이야기

- 너무도 신비한 '검은 소금'의 비밀…강덕지
- 각종 염증과 고혈압에 좋은 효과…강신화
- 생강 감초탕과 죽염으로 3기초 위암 극복…강재석
- 집안 위장병이 사라진 얘기…구정한
- 不治의 풍치를 죽염양치로 根治…권오균
- 회사내 화젯거리 '죽염치료담'…김귀룡
- 단식요법에 죽염을 이용해 봤더니…김동극
- 오랜 치아질환 고통을 극복…김영자
- 아이 골수암을 神方과 죽염으로 퇴치…김용천
- 만성 위장병 사라진 내막…김웅삼
- 죽염이 우리집 최고의 상비약이 된 사연…김창현
- 15년 당뇨가 죽염요법 6개월에 正常…김태균
- 죽염수 발라 고친 원형탈모증…남기민
- 죽염과 자연요법으로 후두암 극복…문두환
- 풍치와 소화불량을 동시에 해결…박동기
- 위장병 동지들에게 편 '죽염 布敎'…박두원
- 대장염·중이염·감기를 극복…박영화
- 老年 대장암 고치고 건강회복…박응담
- 가족의 '신앙'이 된 죽염건강법…반재원
- 죽염으로 면한 위장병 고생…백운경
- 28년 가족 건강의 동반자…변해림
- 칠순에 새로 난 발톱 이야기를 하기까지 … 손윤락
- 식도염·의궤양 치료결과에 감탄…유승용
- 20년 습진의 괴로움에서 해방…이국희
- 뽕나무 뿌리와 소금물로 눈병 고쳐…이상돈
- 위암수술 후유증, '마늘죽염'으로 好轉…이영모
- 죽염과 '仁山神方'으로 2기말 유방암 根治…이애리

- 선천성 위장병을 쉰살에 고친 얘기···이인우
- 짠 소금을 먹고 당뇨를 고친 사연···이종희
- 어머니 고질병을 죽염간장으로 치유···조공성
- 온갖 잡병 물리치고 건강회복···조성윤
- 술마시기 전후에 죽염을 먹였더니···최애린
- 神方과 죽염으로 3기말 치주암을 치유···한철수
- 끓는 물에 입은 화상, 신비하게 나아···허성자
- 식사·운동·죽염요법으로 건강회복···황용진

너무도 신비한 '검은 소금'의 비밀

강덕지/국립과학수사연구소 실장

1987년의 일이다. 어머니가 디스크 수술을 했는데 그 후에도 통증이 계속되어 한동안 진통제를 먹어야 했다. 그런데 통증이 멎는 건 고사하고 오래 복용한 탓에 약물중독으로 인한 위궤양까지 겹치게 되었다. 밥은 한술도 못 드시고 죽으로 연명했고 온몸에는 약물중독으로 인한 붉은 반점이 돋아났다.

치료법이 너무 막연하여 당황하던 차에 어느 잡지에서 인산 선생님의 신비한 의술을 다룬 기사를 접하게 되었다. 기사를 읽는 순간 인산 선생님이라면 어머니의 병을 고칠 수 있을 것이란 확신을 갖고 찾아 뵈었더니 냉큼 검은 죽염 한 덩어리를 주시면서 이거면 충분히 어머니 병을 고칠 수 있을 거라고 하셨다.

그 죽염을 보물처럼 소중히 집에 가져 와서 잘게 부수어 드시게 했는데, 과연 얼마 지나지 않아 반점이 사라지고 속이 편안해지면서 밥을 드시게 되었다. 참으로 신기한 일이었다. 병원에서 손도 제대로 쓰지 못하던 어머니의 약물중독 증상이 며칠 만에, 검은 소금 한 덩어리에 간단히 말끔해지다니 …….

어머니도 놀라고 집안 식구들도 감탄을 금치 못하였다. 과연 이 검은 소금엔 어떤 비밀이 담겨 있는가, 궁금하지 않을 수 없었다. 그 비밀을 쉽게 이해할 수 없었지만 다양한 효과는 속속 입증되었다. 눈에 다래끼가 나 고생하던 유치원생 아들에게 죽염을 곱게 분말해서 콩알만큼 넣어 주었더니 30분쯤 지나자 흔적도 없이 나았으며, 벌레에 물려 상처가 벌겋게 덧이 나 약국에서 3일분 약을 지어 먹어도 낫질 않던 집사람은 죽염을 서너번 바른 결과 이내 독물이 흘러 나오더니 상처가 건조해지면서 그 다음날 싹 아물었다.

이밖에 급체나 소화불량으로 고생할 때 죽염은 어김 없이 효력을 발휘하였고 목이 아프고 입안이 텁텁한 증상, 눈이 침침한 증세, 숙취와 피부 가려움증 들을 거뜬히 해결해 주었다. 그리고 집안 식구들이 죽염을 수시로 먹는 한편, 국끓일 때나 음식 만들 때 죽염으로 간을 맞추고 소금을 볶아 양치를 하고 있는데 그 후로는 피곤함이나 감기·치통과 같은 잡병을 모를 만큼 건강 체질이 되었다.

이처럼 죽염의 신비한 효과를 체험한 나는 집에서는 물론이고 가지고 다니면서 수시로 먹는 한편, 병약한 사람만 보면 죽염을 권하곤 한다. 직장동료들은 직업의식이랄까, 과학적 사고에 젖어 처음엔 짠 것을 먹으면 해롭다는 식의 소금 공포증에 걸려 믿어 주질 않았다.

그러나 직장인들 대부분에게 흔히 있는 위장장애와 숙취·치통·각종 피부질환·눈의 피로 등에 죽염의 효과가 입증되면서 얼마 지나지 않아 직장 동료들은 죽염을 높이 인정하지 않을 수 없었다.

현재 국립과학수사연구소 내에서 죽염을 상복하는 사람만도 20명쯤 된다. 그리고 이제껏 내가 죽염을 소개해 주고 나서 고맙다는 소릴 듣지 않은 적이 없다. 그들의 인사가 형식적인 것이었다면 죽염 복용이 그걸로 끝이었을 텐데 계속 죽염을 구입하여 먹는 걸 보면 인사치레만도 아닌 것 같다.

죽염의 효과를 입증하는 사례를 한 가지 더 소개하겠다. 내가 평소에 알고 지내는 사람 가운데 예순 살이 넘은 노인이 있었다. 남의 말은 좀처럼 믿지 않는 옹고집장이 영감인데 입냄새가 심해 누가 옆에 앉아 있질 못하였다. 노인은 위가 안 좋아 담이 입으로 나오기 때문에 그렇다며 위에 좋다는 약은 다 복용해 오고 있었다. 위장병엔 죽염이 특효라는 걸 어머니를 통해 경험한 지라 나는 자신을 갖고 속는 셈 치고 죽염을 한번 들어 보라고 권하였다.

노인은 위장병으로 하도 고생한 탓인지 그렇게 의심 많던 분이 쉽게 복용하기 시작하였다. 그러고 나서 한 20일쯤 있다가 전화가 왔다. 죽염 덕분에 고생하던 위장장애와 담, 구취가 많이 사라져 죽염을 하나 더 구입해 계속 먹고 있다는 것이었다.

짠 것을 먹으면 해롭다는 상식이 지배하는 이 사회에서 나 자신이나 가족, 그리고 주위 사람들의 체험을 토대로 볼 때 죽염은 결코 그렇지 않다고 자신있게 말 할 수 있다. 죽염이 보다 많은 사람에게 알려져 국민 건강에 유용하게 이용되길 바라는 마음 간절하다.

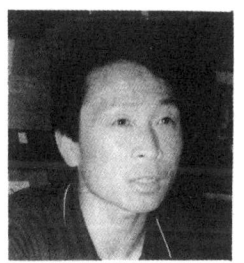

각종 염증과 고혈압에 좋은 효과

강신화/천혜약국 약사

　나는 약국의 약사로서 구강염이나 위장병·충치·안질 등의 여러 환자에게 건강보조제로 죽염을 많이 써오고 있다. 아직 죽염의 약리작용이 학술적으로 규명되지 않은 점이 아쉽기는 하지만 죽염의 살균작용과 항염효과가 상당히 높음을 환자들로부터 임상결과 체험하고 있는 바이다.
　내가 약국에서 경험한 임상 가운데 죽염의 효과가 가장 큰 것은 충치 치료인 것 같다. 동그랗게 죽염을 뭉쳐서 벌레 먹은 구멍에 넣어 주었는데 치통은 물론 썩는 것까지 방지되는 것을 볼 수 있었다.
　치근염 환자에겐 치약 대신 죽염으로 양치하도록 했는데 역시 잇몸의 부기가 내리고 나중엔 잇몸이 튼튼해지는 등 상당한 효과가 있었다. 그리고 축농증과 중이염 환자는 죽염을 증류수에 탄 다음 솜에 찍어 환부에 막아두게 했다. 유행성결막염 등 안질 환자 역시 죽염수를 안약마냥 눈에 넣게 했는데 고름이 끼고 충혈된 눈이 치료됨을 볼 수 있었다.
　한편 내가 가장 주의깊게 관찰하는 환자는 위장병 환자다. 위산과다증 환자는 죽염을 먹은 뒤 구토가 일어나는 등 치료효과가 미미했으나 위산이 분비되지 않는 저산증 환자에겐 효과가 컸다. 이 저산증 환자는 80~90퍼센트가 위암으로 변이될 정도로 위산과다증보다 위험한데 학술적으로 볼 때도 바로 위액의 원료가 소금이란 점에서 죽염 복용으로 저산증이 치료되었다는 것은 근거가 있다고 본다.

또 고혈압 환자에게는 소금이 안 좋다고 말하는데 죽염은 예외임을 발견하였다. 고혈압과 소금의 상극관계는 소금이 혈액 내에 수분을 많이 끌어들여 혈관 내의 압력을 높이기 때문이다. 그런데 고혈압 환자에게 죽염을 권했더니 일단 다른 소금과는 달리 갈증이 나지 않는다고 말하였다. 이는 죽염이 소금의 불순물을 제거, 맑은 기운만을 머금은 때문이라 생각한다.

죽염을 이야기하며 천일염과 정제염의 차이에 대해 생각지 않을 수 없다. 오늘날 우리가 식탁에서 주로 쓰는 정제염은 순수한 염화나트륨(Nacl)으로 부종(浮腫)을 유발할 수 있다. 그러나 죽염은 각종 무기염류가 균형을 이루고 있는 소금이다. 부종은 나트륨과 칼륨의 균형으로 막을 수 있다.

그러므로 각종 무기염류가 균형을 이루고 있는 천일염이나, 천일염의 불순물을 제거했다는 죽염은 이런 부종을 방지하리라 본다. 또한 현대인들은 무기염류의 부족증이 심각한데 죽염의 복용은 자연 이런 부족증도 해결하리라 본다.

요즘 병원은 많으나 병원에서 못 고치는 병은 늘어 간다. 이는 병원의 치료 방법이 대증요법인데 반해 요즘의 병이 예전의 외상이나 전염병과는 달리 만성병이기 때문이다.

만성병은 체내의 노폐물 내지는 독소에 의한 체질약화로 오는 만큼 그 치료방법은 국부적인 대증요법이 아닌 종합적인 체질개선에서 찾아야 한다.

이런 점에서 오늘의 병에는 한방의 종합적인 치료방법이 효과적이며 죽염과 같이 체질을 정화·개선시키는 건강보조식품이 의약품 이상의 치료효과를 발휘할 수 있다고 본다.

죽염의 효능과 적응력은 앞으로 밝혀질 부분이 많다. 하루 빨리 충분한 임상실험을 통해 죽염의 혈액 정화작용과, 체질과 병에 따른 죽염의 효능이 세밀하게 연구된다면 환자의 치료에 큰 도움이 됨은 물론 죽염의 활용범위도 그만큼 넓어지리라 생각한다.

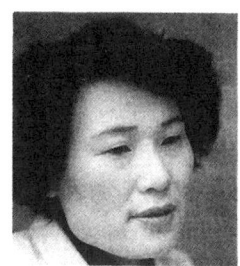

생강 감초탕과 죽염으로 3기초 위암극복

강재석/전 의령군 용덕면 부면장

나는 올해 예순한 살 난 사람이다. 나이가 들면 누구에게나 건강에 위기가 한 번쯤은 닥치듯이 나에게도 4년 전 위암이라는 죽음의 신[死神]이 찾아왔었다. 그 전에도 소화가 잘 안 되었는데 병원에선 뚜렷한 이유 없이 신경성 소화불량일 뿐이라 하였다. 별 치료방법을 찾지 못하고 소화가 안 될 때마다 위장약으로 그럭저럭 1년을 넘겨 왔었다.

그런데 하루는 살살 배가 뒤틀리더니 심하게 설사를 하였다. 가족들이나 나나 과식을 한 탓이려니 생각하고 여느 때와 마찬가지로 소화제를 복용하였으나 쉽게 통증이 가라앉지 않았다. 오히려 밥맛이 없고 매일매일 설사가 그칠 줄 모르더니 급기야 사흘째 되던 날에는 배가 끊어져 나갈 듯이 아팠다.

너무 고통이 심하여 "아이구 나 죽네, 나 죽네" 하며 배를 움켜쥐고 방안에서 나뒹굴었다. 그 길로 병원에 실려 갔다. 일주일간 입원하여 엑스레이 검사다, 시티(CT)촬영이다, 조직검사다 하여 정밀검진을 받은 결과 위암 2기 말 3기 초라는 사형선고와도 같은 판정을 받았다. 그 후 부산과 마산의 큰 병원이란 데는 다 가보았지만 가는 곳마다 검사 결과는 역시 위암이었고 암세포가 위 전체에 퍼져 어떻게 해 볼 도리가 없다고 하였다.

검사한다고 이 병원 저 병원 입원하여 보낸 기간도 그럭저럭 3개월이 되었다. 극심한 복통으로 잠도 제대로 못 자고 식사를 전혀 할 수 없었던 나는 그 사이 수척해질 대로 수척해져 누가 보아도 죽음을 바로 눈앞에 둔 사람의 몰골이었다. 병원에선 이제 거의 가망이 없다는 식이었고 나도 죽을 각오를 하고 병원에서 퇴원, 집에 돌아왔다.

그런데 나에게 아직 천운(天運)이 남아 있었던지 서울에 사는 조카가 내가 위암에 걸려 심하게 고통받고 있다는 소식을 듣곤 죽염을 보내 왔다. 그때까지 나는 죽염을 모르고 있었지만 어릴 적에 배가 아프거나 소화가 안 될 때 집안 어른들이 준 소금을 먹고 나은 기억이 나 잠도 제대로 못 자게 괴롭히는 복통이라도 조금 덜어 보고자 하는 바람으로 죽염을 먹기 시작했다.

생강·유근피·감초·밭마늘[구운 것]을 한데 넣어서 달인 물에 죽염을 타서 석 달에 걸쳐 5백그램을 먹었다. 죽염을 복용하면서 참으로 나 자신도 믿지 못할 정도의 신기한 일이 생겼다.

차츰차츰 그 극심했던 복통이 물러가더니 석 달 만에, 식사를 전혀 못했던 나는 죽은 물론 간간이 밥까지 먹을 수 있었다. 마치 하늘에 시커먼 비구름이 말끔히 걷히고 햇살이 내리비치는 듯하였다. 내가 거의 소생하지 못하리라 생각했던 동네 사람들은 밥을 먹게 된 나의 모습을 보곤 기적이라고 모두들 놀라워 했다. 식사도 못하고 극심한 복통에 밤낮으로 배를 움켜잡고 웅크리고 있던 불과 석 달 전의 내 모습과 비교해 보면 하늘과 땅 만큼이나 차이가 나는 엄청난 변화였다.

너무 신기한 결과가 믿기지 않아 내가 진짜 암 환자였는지 확인하고자 서울 모 대학병원에서 다시 정밀검사를 받았다. 검사를 담당했던 고 아무개 박사는 부산과 마산 병원의 엑스레이 필름과 자신이 검사한 엑스레이 필름을 비교해 보더니 고개를 갸우뚱하였다. 예전의 필름은 암세포가 위 전체에 번진 걸로 촬영되어 있었으나 자기가 새로이 촬영한 필름은 암세포가 다 없어지고 본체만 조그맣게 남아 있었던 것이다.

고 박사는 암세포가 불과 몇 달 만에 줄어든 게 믿어지지 않았던지 암이 아닌 종양일 수도 있으니 조직검사를 해보고자 하였다. 그러나 조직검사 결과 역시 암이었다. 그렇게 많이 퍼진 암을 죽염이 몇 달 만에 삭여 낸 것이다. 그 후엔 병원에 가지 않고 죽염만 먹었다. 죽염을 복용한 지 3년이 지난 지금은 복통이나 소화불량이 한 번도 없고, 식욕이 젊은 사람 못지 않게 왕성하다. 체력도 강해져 이제는 내가 암환자라고 생각지 않는다.

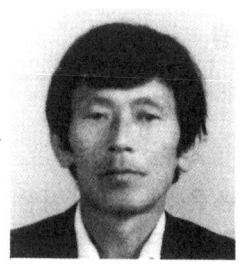

집안 위장병이 사라진 얘기

구정한/건강문제연구시민모임 회원

　인산 선생님을 10년쯤 전에 뵈온 이후 지금까지 많은 은혜를 입었던 사람으로서 늦게나마 선생님 인술(仁術)의 일단을 밝힐 수 있게 된 것을 다행으로 생각한다. 여기서는 여러 가지 경험 중 특이하다고 할 만한 죽염에 대한 체험을 나름대로 이야기해 보고자 한다.
　내 아버지는 과거에 폐기종(肺氣腫)을 앓은 적이 있다. 별다른 신통한 처방이 없어 병원에서 주는 일반 결핵치료제만 복용하였는데 너무 독한 약이라 위가 상해서 위장병까지 얻게 되었다. 속수무책으로 아버지께서 고통만 겪으시던 어느 날 인산 선생님을 뵙게 되어 아버지 병환을 말씀드렸더니 우선 위장병부터 치료하라시며 새까만 돌덩어리를 하나 주셨다.
　그 돌덩어리를 곱게 빻아서 아버지께 드시도록 하라고 일러주셨는데 내심 불신감이 앞섰던 것이 사실이다. 유명한 제약회사의 알려진 약도 효험이 없었는데 이런 돌소금이 무슨 약이 되랴 싶었지만 주시는 것이니 갖고 왔다. 집에 와서 보니 더욱 한심한 생각이 들었지만 음식도 제대로 못 드시는 아버지 모습을 보니 안타까운 마음에 혹시 효험이 있을까 하여 이 돌소금을 빻아서 아버지께 드렸다.
　예상대로 아버지는 들은 척도 않으셨지만 속는 셈 치고 한번 먹어 보라는 어머니의 권유에 못 이겨 그 날 밤에 찻숟가락으로 반 숟가락 정도를 괴로운 표정으로 드셨다. 그런데 다음날은 자진해서 그 돌소금을 드시겠다고 했다. 어제 먹고 잤더니 공복시의 복통이 없어지는 것 같다고 하시며 자진해서 드시는 것이었다. 여러 날이 지난 후 매일 아침 복통 때문에 일어나자마자 물이라도 한 컵 마셔야 했던 아버지의 습관에 변화가 생기기 시작했다.

즉 복통으로부터 해방되어 가벼운 몸으로 산책을 시작하였던 것이다. 그런데 열흘쯤 지나서 속이 울렁거린다며 구토증세를 보이기 시작했다. 황급히 함양행 버스를 타고 달려가서 선생님께 여쭈었더니 간혹 체질에 따라 그런 현상이 생길 수도 있으니 걱정말고 조금씩 양을 줄여서 먹으라고 일러주셨다.

아버지께서는 죽염을 아주 열심히, 즐거운 마음으로 복용하셨다. 사실 너무나 짜서 싫은 마음이 들 때도 많지만 병으로 고생하던 때를 생각하면 즐거이 드실 수 있다고 하셨다. 그 후 두 달이 지난 뒤에는 방법을 바꾸어 죽염양치를 시작하셨다. 치약대신 죽염을 사용하되 물로 헹궈 내거나 침을 뱉지 않고 그대로 삼키는 방법을 택했던 것이다.

이 방법은 매우 효과가 탁월하여 나 역시 오늘까지 실행하고 있다. 아버지는 물론이고 우리 가족 모두가 죽염 덕택에 위장병 걱정은 하지 않고 있으며 소화가 너무 잘되어 걱정될 정도다.

죽염에 대해서는 또 하나의 경험담이 있다. 시골에서 농사를 짓는 집안 동생 하나가 평소에 새참으로 술을 한 잔씩 마시다가 빈번히 과음을 한 탓으로 위궤양을 앓아 무척 고생하였다. 유명한 약이란 약은 다 먹어 보았지만 별다른 효과를 얻지 못했다. 그러던 중 하루는 동생이 위경련을 일으켜 밤새 고통받다가 극심한 통증을 참다 못해 새벽이 되자마자 병원을 찾았다. 몇 가지 검사를 받은 뒤 의사는 석 달 동안 입원및 통원치료를 받아야 하며 위에 부담을 주는 음식은 피하고 될 수 있는 대로 죽을 먹으라고 권했다.

그러나 형편이 여의치 못해 주사를 맞고 내복약을 받아와 집에서 어느 정도 치료를 했지만 시간이 지나니 다시 통증이 시작된다고 호소하는 것이었다. 그래서 이번에는 내가 치료해 주겠다고 나섰다. 역시 죽염으로 치료를 했는데 하루 다섯 차례, 한번에 0.5그램씩 복용하도록 하였다. 죽염을 먹고 나서 여러 날이 지나자 동생의 혈색이 좋아지기 시작했다. 소화가 잘 되고 위무력증으로 인한 경련이 없어지자 자연스레 혈색이 좋아진 것이다.

또 여름이 되어 눈병이 번졌을 때의 일이다. 동네 꼬마들이 물장난을 치느라고 눈병을 옮아 오는데 나는 그때 본의 아니게 안과의사가 되었다. 죽염수를 넣어 주면 눈병이 신통하게 나았으므로 많은 아이들이 눈병만 걸리면 나를 찾은 때문이다. 귀앓이에도 변함 없는 치료약은 죽염이었다. 그 결과 도대체 무슨 비법으로 만들었느냐, 무슨 조화냐라는 질문에서 비롯하여 나를 만병통치 박사라는 별난 호칭으로 부르기도 하고 또 별난 소문까지 났다. 모두 죽염효능 때문인 것은 물론이다.

여러 가지 체험의 결론으로 나는 죽염을 신비스런 효능을 지닌 소금이라고 자신있게 말할 수 있다. 많은 사람들에게 건강의 기쁨을 제공한 죽염이 보다 더 많은 사람들에게 보급되기를 바라는 마음 간절하다.

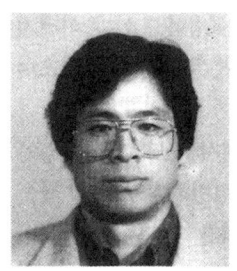

不治의 풍치를 죽염양치로 根治

권오윤/서울무역주식회사 대표

내가 죽염을 복용하게 된 것은 풍치 때문이었다. 나는 10년 전부터 풍치를 앓아 왔는데 그 고통이란 앓아 보지 않은 사람은 모른다. 풍치는 잇몸이 상해서 잇몸에 고름이 차 있는 병이다.

치과에서도 도저히 나을 수 없는 병으로 알려져 있으며, 결국 이를 뺀 다음 그 속에 든 고름을 긁어 내고 의치를 하지 않으면 안 된다. 나는 지난 세월을 소염제와 진통제, 항생제로 겨우겨우 버텨 왔고 부분적으로 이를 빼서 틀니를 하기도 했다. 진통제나 약으로 겨우 한두 달 버티다가도 몸이 피로하면 어김없이 통증이 나타나 한 일주일은 온몸을 뒤틀고 산다.

오복 중 하나가 튼튼한 이빨이라는데 이가 엉망이니 질긴 것은 물론 연한 것도 제대로 씹을 수 없고, 산해진미가 그림의 떡일 뿐이었다. 그러다 나의 오복 중 하나를 되찾아 준 게 바로 죽염이다.

내가 풍치로 고생하던 어느 날, 친구 한 명이 병원에서 도저히 치료할 수 없을 때 죽염으로 양치해 보라며 권하였다. 매번 몸이 피곤하면 시작되는 통증인지라 치과에 의지하려고 날짜를 정해 놓고 궁여지책으로 친구 말대로 죽염 양치를 시작했다. 처음 죽염 양치를 할 때의 기억은 짠 기운이 잇몸에 닿아 온통 입안을 후려 놓는 듯한 통증뿐이었다. 그러다 점차 통증이 줄어들더니 도저히 치과에서 나을 수 없다는 풍치가 치료받기로 정해 놓은 날짜가 되기도 전인 불과 며칠 만에 완전히 나아 버렸다.

십수 년간 고생하던 풍치가 며칠 만에 잇몸에서 고름이 빠져 나오고 새살이 돋으며 물러간 것이다. 너무도 간단함에 처음엔 쉽게 믿기지 않았지만 새삼 죽염의 신비한 효능에 감탄하지 않을 수 없었다. 그 뒤에도 계속 아침저녁으로 죽염 양치를 하는 한편, 조그만 통에 넣어 가지고 다니면서 은단마냥 먹고 있는데, 이젠 마른 오징어를 맘껏 씹을 수 있을 정도로 잇몸이 누구 못지 않게 튼튼해졌다.

또한 업무상 외국 바이어를 접대하면서 풍치로 인한 입냄새 때문에 상담하는 데 곤욕을 겪었던 적도 한두 번이 아니었는데 이젠 그런 염려도 사라졌다. 좀더 빨리 알았더라면 이빨을 빼지 않아도 됐을 텐데 하는 아쉬운 감이 든다. 모든 사람은 정도의 차는 있지만 누구나 풍치를 가지고 있다. 특히 나이가 들면 자연 잇몸이 썩기 마련이다. 사업하는 동료나 라이온스클럽 회원 등 내 주위의 여러 사람에게 체험담을 들려주며 죽염을 권하였는데 그들도 모두 죽염 효과를 톡톡히 보았다고 한다.

그리고 그들은 치통뿐만 아니라 내가 경험하지 못한 위장병이나 악성 안질, 외상 등에도 탁월한 효과를 보았다고 전해 왔다. 나 자신이 무역업을 하는 관계로 자주 만나는 일본 사람들에게 여러 차례 죽염을 주었더니 일본 사람들 역시 의사들이 도저히 고칠 수 없는 풍치 등 치과 질환을 모두 고쳤다고 극찬을 했다. 풍치나 치아 질환에 죽염이 탁월한 효과가 있음을 나는 국내외적으로 경험하였다고 말할 수 있다.

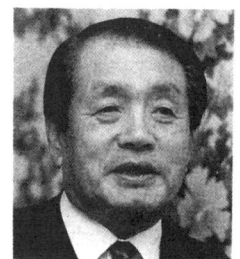

회사내 화젯거리 '죽염치료담'

김귀룡 / (주)광덕물산 대표

큰 애를 위해 나는 무엇을 어떻게 해주어야 하나 하고 많은 속을 태웠다. 모유 대신 우유를 먹고 커서 그런지 저항력이 약하고 기운이 없었다. 그래서 모유로부터 못 받은 저항력을 길러 주고 체질을 강하게 바꾸어 줄 수 있는 방법은 없을까 하고 생각했지만 별로 뾰족한 수가 없었다.

그러던 차에 인산 선생님이 발명한 죽염을 먹여 보기로 했다. 우유를 탈 때 조금씩 넣어 먹이고 계란 프라이도 죽염으로 간을 맞추어 주곤 하였다. 우유로 아이를 길러 본 부모라면 우유 먹은 아이가 다른 아이에 비해 변비도 심하다는 것을 알고 있을 것이다. 우리 아이도 예외는 아니었다.

하지만 죽염을 먹였더니 얼마 지나지 않아 대변을 수월하게 보기 시작했다. 또 동네에 감기가 돌았는데 전 같으면 감기에 걸려 보름 정도는 고생을 했을 텐데 사흘 만에 나았다. 조금 과장해서 우리 집 두 아이는 병원에서 살다시피 할 만큼 체질이 허약했다. 그러나 죽염을 먹인 뒤로는 지금까지 감기 한 번 걸리지 않을 만큼 강해졌다.

그리고 나의 경우도 위궤양 증세 때문에 구연산을 6개월쯤 복용해 본적이 있고, 영지버섯과 꿀을 먹기도 했지만 신통치 못했다. 밥만 먹으면 속이 더부룩하고 잘 체한다. 떡이나 고구마 같은 음식은 아예 손도 못댔다. 그래서 아이들한테 죽염을 먹이는 한편 나도 꾸준히 복용했다. 복용한 지 한 달쯤 되자 거북하던 속이 한결 나았다.

그래서 고구마 5개를 먹고 죽염 한 숟갈을 먹는 실험도 해보았다. 내가 생각했던 대로 탁월한 효과가 나타나 거뜬히 소화해 냈다. 그 뒤로 나는 직장 동료들에게 죽염을 권하게 됐고, 권할 때는 반드시 인산 선생님이 쓰신 《신약》 책 소개도 빠뜨리지 않았다. 그러나 맨 처음 내 말을 들었을 때는 모두들 반신반의했다. 소금이 무슨 약이 되느냐는 것이다. 나는 그럴 때마다 이런 비유를 했다.

"페니실린이 어디에서 나오는가. 바로 푸른 곰팡이다. 아스피린은 어디에서 나오는가. 버드나무에서 나온다. 곰팡이도, 버드나무도 우리 주변에서 흔히 볼 수 있다. 그러나 그 속에는 놀라운 약 성분이 들어 있지 않은가. 죽염도 마찬가지다. 처음에는 하찮은 소금에 불과하지만, 그것을 대나무통 속에 다져 넣고 아홉 번 구워 내면 신비한 약소금으로 변하는 것이다."

그래서 사람들은 나를 보고 죽염 박사니 뭐니 하며 야유[?]를 보내기도 했다. 그러던 차 우리 직원 중에 인산 선생님을 아는 사람이 하나 있었다. 그이의 매형이 인산 선생님의 처방으로 간암을 고친 것이다. 그래서 그이는 매형이 함양으로 인사 갈 때 같이 가서 인사 선생님을 한번 뵈었다는 것이다. 이 말이 퍼지자 그렇게 의심이 많던 사람들이 너도 나도 죽염을 복용하기 시작, 지금은 30명 가량이 죽염을 이용하고 있다.

그 뒤부터 회사 내에선 죽염 치료담이 새로운 화 거리로 등장했다. 상무님은 15년 동안 체증으로 고생하며 여러가지 약도 많이 썼는데 석달 동안 5백그램을 복용하곤 고질이던 체증을 말끔히 고쳤다고 밝게 웃으셨다. 또 직원 가운데 어떤 이는 편도선염으로 고생하다 죽염으로 1주일 만에 효험을 보았고 나 역시 죽염을 복용한 뒤부터 술먹고 나서 피로 회복도가 현저하게 빨라진다는 걸 느끼고 있다.

술 마신 뒤 죽염을 안 먹고 자면 그 다음날 주독이 풀리지 않아 고생하나 죽염을 먹고 잔 날은 술을 많이 마셔도 다음날 아침에 일어나면 머리가 개운했다. 이것은 7~8번 나 자신이 실제로 체험한 바이거니와 다른 사람에게도 같은 이야기를 듣고 있다.

아무튼 우리 가족이나 회사 직원 등 내 주변 사람들은 피로감이 있을 때나 설사증이 있을 때, 소화가 안 될 때엔 죽염을 효과적으로 이용하고 있다. 모쪼록 인산 선생님이 밝혀 주신 죽염의 약성이 널리 알려져 병고로 시달리는 사람이 그 고통에서 벗어나길 바라는 마음 간절하다.

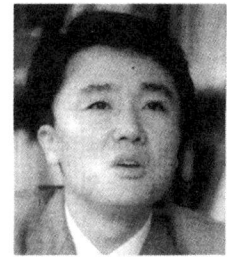

죽염은 우리가족의 건강과
회사 동료들의 건강을 지키는 보루

92년 6월 19일
김 치 룡

단식요법에 죽염을 이용해 봤더니…

김동극/수원 수봉재활원 원장

　근래 우리 주변에서 죽염의 효능이 널리 입증되어 그 애용자가 날로 확산되고 있는 추세다. 건강상담차 우리 재활원을 찾는 사람 가운데서 죽염에 관심을 갖는 사람이 늘어나고 있는데, 나는 기회 있을 때마다 이를 권장하고 있고 이용자들 또한 좋은 반응을 보이고 있다.
　이런 점으로 미루어 보아 국민건강을 위해 죽염은 적극 권장할 가치가 있는 것으로 확신한다. 나는 이렇다 할 큰 병이 없었기에 질병치료에 죽염을 직접 사용한 적은 없다. 하지만 일상생활에서 건강보전을 위해 폭넓게 애용하고 있는데 다방면에서 그것의 효능을 체험하고 있다. 그 상황을 말하자면 대략 이렇다.
　첫째, 치약 대신 죽염가루로 이를 닦고 있는데 그 뒤로 치근과 잇몸이 튼튼해지고 있음을 실감하고 있다. 이렇게 닦은 소금물은 그대로 삼키는 것을 원칙으로 했더니 위장 기능도 좋아지고 있다. 우리 조상들이 물려 준 양생법(養生法)가운데 조염(粗鹽)가루로 이를 닦고 그대로 삼키는 방법이 권장되고 있으나 죽염은 그보다 뛰어난 효과가 있을 것으로 믿는다.
　둘째, 조그만 플라스틱 통에 죽염을 넣어 가지고 다니면서 생각날 때마다 침으로 녹여 먹는다. 이 방법은 입냄새를 없애 줄 뿐만 아니라 위장 상태가 좋지 않을 때나 속이 메스꺼울 때 톡톡히 한몫을 한다. 그리고 몸이 곤할 때마다 피로회복제 대신에 죽염을 먹고 있는데 부작용이 없고 효험도 뛰어나 많은 이들에게 권장하고 있다.

특히 장거리 여행 때 죽염은 차멀미를 예방하거나 진정시키는 데 뛰어난 효과를 보였다. 이 경우는 나 자신이 아니라 옆자리에 앉은 사람에게 시험해 본 결과다. 미국행 비행기 안에서 멀미를 시작하는 일행에게 죽염을 복용시켰더니 큰 효험을 보였던 것이다. 돌아올 때는 비행기에 오르기 전에 죽염을 나누어 먹었다. 이로써 죽염이 멀미 예방에 좋다는 사실도 확인할 수 있었다. 지금은 여행하기 전에 아예 죽염을 넉넉하게 준비해 가지고 다니면서 필요한 사람에게 나눠 주고 있다.

셋째, 단식을 할 때마다 죽염을 이용한다. 나는 25년 전부터 매년 한두 번씩 단식수행을 해오고 있다. 이를테면 신체건강과 정신수양을 목적으로 하는 연중행사라고나 할까.

최근에는 덩어리로 된 죽염을 단식 중에 써보았는데 현저한 효과를 확인할 수 있었다. 이 방법은 일본에서 처음 시도했다고 한다. 일본의 단식 지도자들은 소금〔자연염〕의 이상반응을 예방하고 장기단식 중 탈진(脫盡)을 줄이는 데도 큰 효과가 있다고 해서 이 방법을 적극 권장하고 있다. 나 역시 죽염으로 시험해서 좋은 결과를 얻을 수 있었다. 때문에 지금은 나 자신은 물론 다른 사람에게도 단식수행 때 죽염을 활용하라고 권장하고 있다. 보통 소금〔자연염〕도 효험이 있다고 하니 소금의 독성을 제거한 죽염이야말로 더욱 뛰어난 효과를 거둘 것이다.

그러나 여기서 주의할 게 있다. 죽염이 좋다고 해서 처음부터 한꺼번에 너무 많이 먹는 것은 역효과가 날 수도 있으니 조금씩〔콩알 만큼〕 하루 50회 이상 자주 들면서 점차 양을 늘려 가는 게 현명할 것이다. 단식으로 쉬고 있는 위에 큰 자극이 되어서는 안 되기 때문이다.

생리적인 이치는 아직 잘 모르지만 단식 중에 죽염을 복용함으로써 공복감이나 탈력감이 줄어들어 단식을 수월하게 할 수 있고 보식 때 위장 기능의 회복이 빠르다는 사실을 확인하고 있다. 듣건대 조만간 '죽염간장'도 개발,

보급한다고 하는데 참으로 기쁜 소식이라 아니할 수 없다.

  전통적인 우리의 간장은 이미 우리네 민간요법에서 그 위력을 발휘하고 있거니와 나도 이즈음 해묵은 간장에다 죽염을 녹여 '진통제'로 대용하고 있다. 고단위 진통제〔화학약품〕를 써도 안 듣던 위경련이 죽염을 녹인 간장으로 신기한 효과를 보여주는가 하면 이〔齒〕 아픈 데도 이 죽염을 녹인 간장을 한참 물고 있으면 다른 어떤 약으로도 안 듣던 통증이 가라앉는 것을 체험하고 있다. 처음부터 죽염으로 담은 간장은 각종 약리작용은 물론 위장 기능을 촉진하고 원기를 도와주는 건강식품으로도 각광을 받을 것이다. 죽염이야말로 이 공해시대에 세상을 구하는 신약(神藥)이 되리라 확신한다.

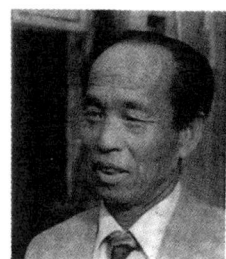

竹鹽의 훌륭한
효과를
느끼고 있다
김 동 주

오랜 치아질환 고통을 극복

김영자/주부

올해 57세의 여자다. 혈액형은 O형이고 키 1백50센티미터의 보통 체격이다. 나는 25년 전 셋째 딸을 낳은 지 한 달도 못돼서 무김치를 먹은 까닭인지 차츰 나이를 먹으면서 이에 힘이 없고 자주 입병이 나곤 했다.

그러다가 5,6년 전부터는 이에 힘이 없는 것은 고사하고 병원을 내 집 드나들 듯 했다. 이가 썩고 부서지고 새까맣게 색이 변하여 성한 거라곤 두 개뿐, 죄다 흔들거렸다. 치과에 갔더니 이를 빼고 틀니를 해야 된다는 것이었다. 하는 수 없이 그렇게 하기로 작정하고 좋은 날이 돌아오면 병원에 갈 예정이었다.

그런데 남편이 《신약》 책을 보고 죽염으로 칫솔질을 해보라기에 죽염 1백그램을 구해 양치질 했다. 아침 저녁으로 늘 칫솔질을 하고 그 물을 그냥 넘기고, 또 하루 세 번 식사 후에는 한 숟갈씩 먹었다. 한데 그렇게 흔들거리고 아파 당장이라도 틀니를 해야 할 상태였지만 10여 일을 두고 죽염을 사용하니 이게 웬일인가. 이가 튼튼해져 버린 것이 아닌가.

그래서 틀니는 필요없고 빠진 데만 이빨을 해넣고 썩은 데는 입히고 나면 괜찮을 것 같다. 다시 죽염을 구해서 계속 칫솔질과 밥먹은 다음에 복용하던 것을 같이 할 예정이다.

많은 사람들이 고생하지 말고 한번쯤은 나와 같은 방법으로 실험해 보면 좋겠다. 지면을 통해 널리 보급하여 노인들의 치아건강에 도움이 되었으면 하는 바람에서 망설이다 몇 자 적어 보낸다.

아이 골수암을 神方과 죽염으로 퇴치

김용천/개인택시 기사

　84년부터 88년까지, 이 기간은 우리 집안으로 보면 여러 가지 병마가 찾아와 가족들의 몸과 마음을 괴롭힌 고난의 연속기라 하겠다. 이때 병마로부터 우리 가족의 건강을 지켜 준 게 바로 죽염이다. 병마로 인해 집안의 앞날이 궁지에 몰린 절박한 상황에서, 죽염효과를 절실하게 본 사람의 하나로서 우리 가족들의 죽염 복용 사례 몇 가지를 적어 본다.

　84년 봄, 이제 막 중학교에 입학한 큰아들이 하루는 춥고 떨린다며 기진맥진하여 들어왔다. 처음엔 감기몸살로만 알고 감기약을 지어 먹였으나 전혀 차도가 없고 나중에 보니 오른쪽 어깨 밑으로 팔이 퉁퉁 부어 있었다.

　급한 마음으로 인천에 있는 모 병원에 가서 진찰을 해보니 만성골수염이라고 했다. 퉁퉁 부은 어깨에서 시뻘건 고름을 빼내고 당장 수술해야 한다는 병원측의 말에 따라 수술을 하였다. 그러나 병은 흔쾌히 물러가지 않고 1년만에 재발하였다. 고통스러워 못 견디는 아이를 데리고 이번엔 인천의 좀더 큰 병원에 가서 재수술을 하였다. 그러나 신통한 결과 없이 병은 점점 악화되어 갔다. 집안에 자식이 아파 점점 생명이 쇠잔해 갈 경우 부모의 심정이 어떻다는 것은 아이 키우는 사람이라면 누구나 알 것이다.

　그로부터 5년 가까이 아이를 살려 보겠다는 일념 하나로 좋다는 병원은 다 찾아다니고 또 좋다는 약을 백방으로 구해다 먹였다. 그러다 보니 재산은 있는 대로 다 쏟아붓고 이루 말할 수 없는 고생을 하였다. 그렇지만 극심한 아이의 병은 영영 나을 기미를 보이지 않고 병마는 아들의 생명을 더욱 짓눌러 갔다. 이런 아이가 기사회생하게 된 것은 죽염을 만나면서부터이다.

88년 초 어느 하루, 직장 상사가 어디서 죽염 이야기를 듣고 왔는지 아이의 병 때문에 고생하고 있는 나에게 죽염을 한번 써보라고 권했다. 물에 빠진 사람이 지푸라기라도 잡는 심정으로 그 길로 죽염의 비밀을 밝히셨다는 함양에 계신 인산 선생님을 찾아 뵈었다.

인산 선생님은 아이의 상태를 보시더니 이미 골수염이 지나쳐 골수암이 되었다며 AB형 혈액형에 알맞은 한 장의 처방전을 써주시며 그 약을 구해 달여 먹는 한편 죽염을 열심히 복용하라고 하셨다[※처방전 내용=집오리 2마리·밭마늘 큰 것 1접·작은 것 1접·대파 25뿌리·민물고둥 큰 되 5되·원백강잠(元白殭蠶;생강법제) 3.5근·석룡자(石龍子;생강법제) 0.5근·과루인(瓜蔞仁) 볶은 것 3.5근·백개자(白芥子) 볶은 것 3.5근·살구씨 볶은 것 3.5근·차전자(車前子) 볶은 것 1.5근·신곡(神曲) 볶은 것 1.5근·공사인(貢砂仁) 볶은 것 1.5근·맥아(麥芽) 볶은 것 1.5근·금은화(金銀花) 3.5근·포공영(蒲公英) 3.5근·하고초(夏枯草) 1.5근·생산약(生山藥) 1.5근·구기자(枸杞子) 1.5근·산수유(山茱萸) 1.5근·오미자(五味子) 1.5근·유근피(楡根皮) 3.5근·석위초(石葦草) 3.5근·생강 1.5근·대추 1.5근·원감초(元甘草) 1.5근].

그 처방대로 약을 지어 먹고 죽염을 복용한 지 한 달쯤 되었을까 신통하게도 극심하던 통증이 아이에게서 사라지기 시작했다. 한 달 후부턴 약물이 다 떨어져 복용치 않고 한 달에 죽염 2백50그램씩 복용하였다. 그렇게 서너 달쯤 지나자 아들은 완연히 건강을 되찾아 팔을 펴고 여느 아이들처럼 뛰어놀 수 있게 되었다.

또 병원 약을 3~4년 복용한 나머지 속까지 버려 밥먹은 뒤에는 항상 소화제를 먹어야 했는데 죽염을 복용한 뒤론 어느 사이엔가 위장병도 사라졌다. 그게 88년 봄의 일이다. 그 오랜 세월, 아이와 집안 사람을 짓눌렀던 병마의

사슬을 풀어 던진 것이다. 그 기쁨이란 지금 생각해 봐도 감개무량하다. 큰 아이는 지금 검정고시를 거쳐 건강한 몸으로 학업에 전념하고 있다.

아이가 병에서 벗어나자 88년 6월에는 75세 된 어머니가 방광암으로 쓰러지셨다. 나이드신 노인이라 수술이나 병원 약은 엄두도 못 내고 마늘을 구워 죽염을 찍어 부지런히 드시게 했다.

그렇게 한 지 일주일이 지났을까. 참으로 신기한 체험을 하였다. 식사도 제대로 못하고 거동도 못하고 고통스러워하시던 분이 식사는 물론 거동하는 데도 불편함이 없게 된 것이다.

죽염의 뛰어난 효과를 다시 한번 확인하는 순간이었다. 그 후에도 계속 마늘과 죽염을 드시고 계신데 나이가 드신 분이라 완치는 안 되었지만 4년이 지난 지금도 생활하는 데는 지장이 없다. 젊은 사람도 몇 개월 못 가서 운명을 달리하는 암이란 무서운 선고를 받고도 나이드신 분이 고통 없이 이만한 정도의 생활을 하는 것만도 얼마나 다행한 일이랴.

집사람은 88년 말 자궁제거 수술을 한 뒤로 수술이 잘못되었던지 허리가 아프고 다리에 쥐가 자주 나고 소변이 잘 안 나오는 부작용이 나타났다. 이 부작용을 극복한 것도 결국은 죽염 덕이다. 아내의 경우는 쉽게 효과가 나타나지 않았으나 1년 가까이 꾸준히 복용한 결과 현재까지 허리나 다리 아픈 데가 없고 소변을 보는 데도 별 지장이 없다.

나의 경우는 특별한 병이 있는 건 아니지만 죽염 효과를 아는지라 꾸준히 복용하였다. 그러자 위가 거북하던 증상이 사라졌다. 또 가슴에 딱딱하게 무언가 맺혀 있어 늘 바로 자지 못하고 옆으로 누워 자야 했는데 언제부턴가 딱딱한 멍울도 사라졌다. 축농증과 종기가 없어지고 안약을 만들어 눈이 피로할 때마다 넣으니 눈의 피로는 물론 머리까지 맑아졌다.

죽염을 알고 난 뒤부터는 집안의 병치레나 잔병이 말끔히 사라졌다. 이제 우리 집안은 한시도 죽염 없이 살 수 없을 정도가 되었다. 식탁에 놓아 두기도 하고 가지고 다니기도 하면서 수시로 복용하고 있다.

죽염이 없었다면 우리 가족은 어떻게 되었을까. 생각만 해도 아찔한 일이 아닐 수 없다.

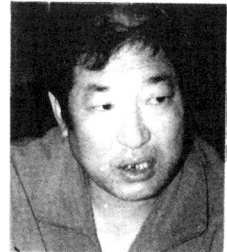

죽염으로 가정에
건강을 지키고
있습니다
김 용 천

만성위장병이 사라진 내막

김응삼/한국경영개발원 원장

요즘 의사들은 짜게 먹지 말라고 이야기한다. 또 사람들도 짜게 먹으면 해롭다는 관념 때문에 무조건 소금을 기피하는 경우를 흔히 볼 수 있다. 그러나 나는 맹목적인 소금 기피증에 찬동하지 않는 사람 중의 하나다.

오히려 소금이 인체의 건강을 위해 필수적이며 지혜롭게 이용만 한다면 오늘날 늘어가는 난치병도 능히 예방·퇴치할 수 있다고 믿고 있다. 이런 나의 생각은 생활 속에서 건강을 위해 백방으로 이용하고 있는 신비의 소금인 죽염에 대한 믿음이 있기 때문이다.

나는 직업상 자주 지방출장 강의를 해오고 있다. 이런 연유로 물과 음식을 자주 바꿔 먹어야 했고 늘 위장병에 시달려 왔다. 음식을 먹으면 속이 더부룩하고 조금만 잘못 먹으면 복통이 뒤따랐다.

또 50대 중반의 나이에 하루 3~4시간에서 8시간씩 이어지는 강의와, 피로를 잊기 위해 가끔 마시는 술은 나의 건강을 더욱 짓눌렀다. 가래가 끓고 목이 갈리는 등 목감기와 물먹은 솜뭉치마냥 중년기의 만성피로가 떠날 줄 몰랐다. 일만을 위해 정신 없이 살아왔지 건강을 전혀 돌보지 않았던 당시 나의 건강상태는 0점이었다 해도 과언이 아니다.

그런데 지난 88년 추석 때 아내의 친구를 통해 죽염을 알게 된 뒤로 나는 건강에 자신을 갖게 되었다. 한 달에 3~4백그램씩 죽염을 복용한 지 석 달쯤 되었을까. 위장약으로 살다시피 한 만성위장병이 사라지고 입맛이 어찌나 좋은지 젊은이 못지 않은, 왕성한 소화기능을 회복한 것이다. 예전의 소화불량은 말끔히 사라지고 무엇이든 거뜬히 소화시킬 수 있었다. 복통은 사라지고 속은 아주 편안해졌다.

이외에도 항상 박하사탕이나 은단으로 겨우 목을 틔워야 했던 목감기가 사라지고 본래 지니고 있던 음색·음량이 살아나 강의내용을 정확히 전달할 수 있었다. 고통스럽고 무거웠던 몸이 편안하고 가벼워졌다는 데서 느끼는 행복감이란…….

이런 까닭에 나는 자주 동료 교수나 집에 놀러 오는 성악가에게 죽염을 권하기도 하였다. 또 강의 시간이면 2~3분간 죽염소개를 하곤 했다. 이런 나의 죽염 강의가 주효했음인지 오랜만에 만난 제자들은 곧잘 "내 강의는 다 잊어버렸어도 죽염 강의만은 인상깊게 남아 있다며 자신들도 죽염을 유용하게 이용하고 있다"고 자랑삼아 보고하곤 한다.

지난해엔 미국에 살고 있는 처남이 혈당치가 3백30에 이를 정도의 심한 당뇨로 운전 하고 가다 길바닥에 쓰러졌다는 소식을 듣고 죽염을 보내 주었다. 그리곤 한 달 있다 전화해 보니 혈당이 1백80 정도로 내려갔고, 죽염을 열심히 복용하고 있다고 했다. 그 후 다시 3상자를 보내 주고 있는데 요즘은 건강하게 사회 활동을 하고 있다는 소식이다.

또 지난번에 아내가 가벼운 수술을 하였는데, 퇴원하면서 병원에서 보름치의 약을 한 보따리 싸주었다. 집에 와서 보니 전부 항생제인지라 아내와 나는 상의 끝에 항생제를 전부 버리고 대신 죽염을 복용하였다. 그 결과 불과 며칠 만에 수술한 뒷자리가 후유증 없이 예상보다 빠른 속도로 아문 것을 보고 다시 한번 죽염의 신비성을 체험하기도 했다.

이밖에 안질, 짓무르거나 상처가 난 곳 등 생활 속에서 죽염의 쓰임새나 그 신통한 효과는 다 열거할 수 없을 만치 많다. 이렇듯 죽염은 나와 가족들의 건강에 더없이 고마운 존재가 아닐 수 없다. 나의 체험으로 볼 때 각종 염증에 죽염이 백발백중 효과를 낸다고 확신한다.

또 만성피로, 만성병에 효과가 있음도 체험한 바이다. 어둠을 밝히는 것은 빛이요, 썩고 탁한 것을 맑게 하는 것은 소금이라 하였다. 죽염이야말로 인체 내의 썩은 것을 제거해 주는 이 시대의 건강 파수꾼임을 확신한다.

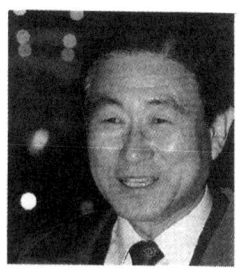

죽염이 우리집 최고의 상비약이 된 사연

김창현/재미교포 · 로스앤젤레스 거주

　요즈음은 암환자들도 많지만 암을 치료하는 방법도 많이 개발되어 있기 때문에 암이라고 해서 크게 걱정할 일만도 아닌 것 같다. 내가 위암을 앓았을 당시만 해도 암이란 영원히 못 고치는 병으로 알려졌기 때문에 환자들 대부분이 절망을 했던 것은 사실이다.
　그러나 나는 그 당시에 암절제 수술을 받아 일단은 암이라는 절망에서 벗어났지만, 결국 암은 재발이 무섭다는 주변 이야기도 있고, 또 완전히 고치고야 말겠다는 강한 신념으로 한방에만 의존해 치료했던 것이다.
　한약재를 1천첩 먹었는데 말이 1천첩이지 그걸 먹는 도중에 포기하고 싶은 생각도 수없이 들곤 했다. 돈도 돈이지만 5년이란 세월을 약으로만 살아왔다고 생각한다면 아마 이 글을 읽는 분들도 끔찍할 것이다. 그러나 그러한 고통을 이기고 나서야 건강을 되찾을 수 있었던 것이다.
　내 주변에는 환자들이 많다. 우리 집사람도 그렇고 큰 아들, 둘째 며느리가 모두 건강치 못하다. 때문에 나는 지난날의 투병생활을 생각하며 집식구들의 건강을 되찾아 주기 위해서 한시도 게을리하지 않고 무엇이 건강을 되찾는 가장 올바른 방법인가 하고 찾아다니기를 1년 가까이 했다. 병원이다, 약국이다, 침술이다, 자연식이다 등등 세상에서 좋다고 하는 곳은 다 다녀 봤지만 그곳들은 썩 마음이 끌리질 않았다.

그러던 어느 날 서점에 들러 건강 관계서적을 모두 훑어 보다가 인산 김일훈 선생님이 천부경(天符經)을 주해해 놓은 책을 우연히 접하게 되었다. 기이하게도 관심이 쏠려 한장 한장씩 넘기던 중 그 책 속에서 죽염에 대해 이야기해 놓은 것을 발견하게 되었던 것이다. 그 책을 읽는 동안 왠지 죽염을 실제로 보지는 않았지만 믿음이 앞섰고 이것이야말로 우리 가족의 건강을 되찾는 좋은 열쇠가 되리라는 확신이 들어 기쁨을 감추지 못했다.

그 당시 집사람[엄정화·68세]은 유방암을 앓고 있었다. 암세포가 퍼졌다는 증거인지 목 부위로 멍울이 여러 개 생겨 마구 돌아다니는 것이었다. 병원측에서는 지금 손쓰지 않으면 식도암까지 전이될 우려가 있으니 하루 빨리 수술을 하라고 했다. 그렇지 않으면 생명이 위험하다는 이야기였다. 죽염에 강한 확신을 갖고 있던 나는 집사람에게 죽염을 권하였지만 가족들을 설득시키지 못한 탓으로 집사람은 미국으로 건너가 수술을 받고 말았다.

그러나 별로 큰 효과를 못 보고 집사람은 다시 귀국하였다. 그래서 가족들을 모아 놓고 이제 수술도 해보았고, 본인도 마지막이라 생각하니 늦기는 했지만 지푸라기라도 잡는 심정으로 인산 선생님께 의존해 보자고 설득하였다. 그렇게 어렵사리 인산 선생님을 찾아나서게 되었다. 인산 선생님은 혈액형·나이·병명 등을 물으시곤 처방을 내려 주셨는데 그 처방대로 죽염과 함께 약을 지어 먹고 나서 아내에게 기적이 일어났다. 수술로 효과를 보지 못했던 아내가 그 후부터 지금까지 큰 불편 없이 지내게 된 것이다.

그런 연후로 죽염에 대한 신뢰는 점점 높아져 이제는 가족 전체가 상복하다시피 하게 되었다. 아내는 미국에서 준 양약을 먹었을 때는 속이 거북하고 효과가 있는둥 마는둥 했는데 죽염을 끈질기게 먹은 뒤부터는 몸이 개운해지는 효과까지 덤으로 얻게 되었다고 자랑한다. 목 부위에 생겼던 멍울들도 눈에 띌 정도로 줄어들기 시작한 것은 물론이다. 그래서 아내는 지금까지도 죽염을 계속해서 먹고 있다.

또 모 대학 부속병원 약국 책임자로 있는 나의 둘째 며느리[민순홍·37세]는 피부에 이상한 멍울이 생겨 급히 병원에 가 조직검사를 해본 결과 병명을 알 수가 없다는 진단을 받았다. 양약으로는 치료할 수 없음을 알게 되자 인산 선생님의 처방대로 약을 짓고 죽염을 구해다 열심히 먹였다. 그 결과 피부에 나타났던 멍울이 감쪽같이 없어졌다며 며느리는 신비하기까지 하다고 기쁨을 감추지 못하였다.

미국의 큰아들[김영석]로부터 간에 이상이 생겨 고심하고 있다는 소식이 왔다. 이제는 다른 방법을 취할 것이 아니라 죽염으로 일단 치료를 해야 되겠다는 생각에 죽염을 보내 계속 먹게 하고 있다. 이처럼 나 자신뿐만 아니라 우리 집 식구 모두가 죽염을 믿고, 먹고 있으니 우리는 죽염가족이라 해도 과언이 아니다. 주변 사람들에게도 죽염을 권장했는데 관심 밖으로 여기는 사람들도 혹 가다 있었지만 많은 사람들이 복용하고 효과를 보았다고 한다. 아무리 처음 먹는 사람이라도 죽염을 먹고 난 뒤부터 소화가 잘된다는 것은 확실히 느낀다.

병이란 것은, 올 때는 자기 자신도 모르는 사이에 찾아와서 서서히 몸을 악화시킨다. 급성이 아닌 다음에는 모두가 그렇게 찾아오는 것이 현실이다. 그렇다면 치료할 때도 조급히 생각하지 말고 끈기 있게 실행해야 한다. 확실히 나을 수 있다는 믿음을 갖고 죽염을 꾸준히 먹는다면 본인 스스로도 좋아지는 느낌을 갖게 될 것이다.

우리 집 식구들이 1년간 죽염을 먹은 것만 해도 5백그램짜리 10상자가 넘는다. 먹는 것이 중요한 게 아니라 식구들 모두가 죽염이 반드시 나에게 이로움을 주리라고 믿는 게 중요하다. 최근엔 죽염양치의 효험을 톡톡히 보는데, 나흘만 걸러도 잇몸이 붓고 열이나 풍치로 고생하게 된다. 그래서 죽염양치를 하루에 두세 번 하는 것을 꼭 지키고 있다. 그 결과 풍치를 치료할 수 있을 뿐만 아니라 위도 좋아지고 소화도 잘되니 누구에게나 이 죽염양치를 권하게 되는 것이다. 결국 이 모든 것이 인산 선생님의 은혜가 아닐까?

좋은 약을 만들어 주신 인산 선생님이 매우 고맙고 인산 선생님 같은 분이 우리 나라에 오셨다는 것을 큰 영광으로 생각한다. 선생님의 저서인《신약》속에는 많은 비방들이 적혀 있을 뿐만 아니라 앞으로 발생할 괴질들에 대한 묘방도 있으니 건강한 삶을 추구하는 모든 사람들이 이 《신약》 책을 열심히 읽어 자신의 병은 자신이 다스리려는 노력을 기울이라고 마지막으로 말해드리고 싶다.

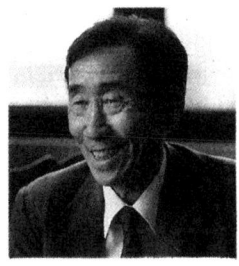

15년 당뇨가 죽염요법 6개월에 正常

김태균/전 수운회관 관리소장

나는 요즘 들어 주위 사람들로부터 화색이 좋아졌다는 말을 자주 듣는다. 얼굴빛이 온화하고 혈색이 좋다는 말인데 주위 사람들은 나의 혈색을 부러워하면서 그 건강비결이 어디 있는지 궁금해 하기도 한다. 사실 나 스스로도 요즘은 정말 건강해졌다고 사람들에게 자랑하고 있다.

내가 이처럼 스스로 건강을 자신하는 데는 그만큼 믿음직한 무언가가 있기 때문이다. 믿음직한 무엇은 다름 아닌 '이상한 소금'이다. 나는 나의 혈색을 부러워하는 사람들에게 "이것 참 좋아" 하며 이 이상한 소금을 자랑하기를 주저하지 않는다.

'이상한 소금'은 요즘 일반인들에게 건강염으로 잘 알려진 죽염(竹鹽)을 말한다. 내가 죽염을 복용하게 된 데에는 특별한 인연이 있다. 87년 내가 일하는 건물, 즉 수운회관 10층에 죽염제조업체 'ㅇㅇ식품'이 들어왔던 것. 그래서 내게는 틈틈이 죽염을 맛볼 수 있는 기회가 생기게 되었다. 그러나 내가 죽염을 적극적으로 복용하게 된 것은 무엇보다도 15년 동안 나를 괴롭혀 온 당뇨병 때문이다.

사실 나는 장장 15년 동안 당뇨병으로 고생해 왔는데, 나의 4,50십대 인생기에 있어 당뇨는 한마디로 나를 불안하게 만든 검은 그림자였다. 몸이 붓고 체중이 늘어났으며 [평균 체중 60킬로그램인데 그때는 65킬로그램 이상까지 올라갔다] 다친 상처가 유난히도 더디게 아물었다.
 또한 피로감도 몰려 왔다. 이렇게 되자 나는 병원을 찾았다. 독립문 옆에 있는 개인종합병원에서 종합진찰을 받았다. 진찰결과 혈당치 1백70으로 엄연한 당뇨였다. 당뇨에 효과적인 약이 없는 것은 예나 지금이나 마찬가지. 의사는 의례적으로 식이요법을 권장했다.
 이후, 내 밥상에는 보리밥·콩·미역국 등 전형적인 당뇨환자 식단이 올려졌다. 요즘도 같은 식사가 계속되고 있지만 처음에는 내가 당뇨환자라는 게 믿기지 않았다. 인슐린 비의존성 당뇨병이 대개 뚜렷한 증상 없이 계속되다가 갑자기 무서운 합병증을 일으키는 것처럼, 나의 경우도 인슐린 비의존성이었고 뚜렷이 나의 건강을 위협하는 증상은 없었다.
 또한 나는 고교시절 역도선수로 전국체전에 출전할 만큼 건강체가 아니었던가? 그러나 불어나는 체중은 내가 당뇨라는 사실을 가장 명확하게 보여주는 증거였고 마음을 불안하게 만드는 직접적인 요인이었다.
 곰곰이 생각해 보니 당뇨병 원인이 잘못된 식습관에 있었던 것 같았다. 가슴둘레 1백10센티미터의 건강체에 운동으로 단련된 나는 남달리 친구가 많았고 술을 매우 좋아하는 편이었다. 특히 당뇨 증상이 있기 전, 젊은 시절에는 집에도 안 들어가고 술을 퍼마시는 등 주점에서의 최고 주객(酒客)이었다. 나는 술을 마신 만큼 안주도 많이 들었는데 대개가 육류로, 돼지고기나 닭고기 같은 음식을 좋아했다. 이렇듯 젊었을 때의 편벽된 식습관은 장부의 기능장애를 초래하고 나이가 들어 가면서 각종 성인병으로 나타난다는데 나의 경우는 당뇨병으로 나타난 것이다.
 몸이 붓고 체중이 늘어나긴 했지만 생활하는 데는 별 지장이 없었던 나는 식이요법을 통한 당뇨 조절만을 꾸준히 해나갔다. 그러나 정기적으로 실시하는 직장 종합건강진단에서 언제나 혈당치가 1백70으로 나타나 당뇨 증상은 변화가 없었고 여전히 의사로부터 과음하지 말고 식이요법을 충실히 하라는 권고를 받았다.
 식이요법을 하면서 민간방으로 닭의장[달개비]풀이 당뇨에 좋다고 하여 이를 구해 한동안 끓여 먹는 등 당뇨 치료를 위한 여러 가지 노력을 게을리하지 않았다. 그렇게 당뇨와 싸워 온 지 10년이 지났다. 그러나 당뇨 증세는 조금도 차도가 없었다. 덜하지도 더하지도 않은 채 당뇨는 늘 붙어다녔다. 인슐린 의존성 환자처럼 매일같이 인슐린 주사를 맞는 고통은 없었지만 식이요법이라 해서 맛도 없는 식단을 계속 대해야 했고, 당뇨병의 특성에서 합병증이 언제 나타날지 늘 불안했다.

그렇게 지내오다 죽염을 제조, 판매하는 ○○식품이 내가 관리하는 건물에 입주했는데 처음에는 죽염이 뭔지도 몰랐고, 별로 관심이 없었다. 그런데 점차 사람들로부터 죽염이 장부(臟腑)의 기능을 회복시키고 각종 난치질환에 효험이 있다는 말을 들었다.

또 친분이 있었던 당시 종로 경찰서장이 죽염의 신비한 효능에 대한 이야기를 들었다면서 죽염을 구입해 달라는 부탁을 해왔다. 이렇게 되자, 나는 죽염이 당뇨병에도 좋을 거라는 생각을 갖게 되었다. 장부의 기능을 회복시킨다면, 나빠진 췌장의 기능도 회복시킬 수 있다고 생각한 것이다.

내가 죽염을 복용하기 시작한 것은 89년의 일이다. ○○식품이 수운회관 건물에 들어온 지 2년 지나서의 일이었던 것이다. 그만큼 죽염을 반신반의했던 나였다. 처음에는 일정한 양은 아니지만 생각나는대로 죽염을 먹었다. 대개 죽염을 입에 물고 침으로 녹여 삼키는 식으로 복용했다. 죽염이 좋다는 것은 알았지만, 그래도 확신을 갖고 싶어 아는 약사에게 죽염의 효능에 대해 물어보기도 했다. 약사는 소금은 원래 수정체(水晶體)이기 때문에 몸에 좋고 죽염은 더 나을 거라고 말하였다.

죽염을 복용한 지 여섯 달. 체중도 정상으로 돌아온 것 같고 다른 당뇨 증세도 없어진 것 같아 정말 죽염으로 당뇨가 치료되었는지 확인하고 싶어졌다. 89년 11월, 종합청사 옆에 있는 한국건강연구소에서 종합진찰을 받았다. 놀랍게도 15년 동안이나 나를 괴롭혀 왔던 당뇨가 정상이라는 결과를 접하게 됐다.

언제나 1백70이라던 혈당치가 정상치로 돌아왔고, 다소 높았던 혈압도 내렸다. 의사는 "비록 상태가 좋아진 것은 사실이나 나이가 있어 스트레스를 받거나 과로하게 되면 재발하기 쉬우니 식이요법과 건강관리를 꾸준히 하라"고 충고했다.

이렇듯 죽염 효과를 확인한 나는 이 신비한 소금덩이를 친척들에게 권하기 시작했다. 우선 속쓰림으로 고생하는 아내에게 권하여 속병을 쉽게 완치시켰고, 비슷한 증세였던 사위도 죽염을 복용한 후 톡톡히 효과를 보았다. 처제 역시 같은 증세로 고생하고 있는데 분명 이 이상한 소금이 치료약이 될 것으로 기대되고 있다.

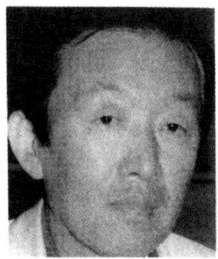

죽염으로 당뇨병고에서 벗어 났습니다

김태군

죽염수 발라 고친 원형탈모증

남기민/건강문제연구시민모임 회원

지난 87년 9월, 먼 곳의 친구가 집에 찾아와 영화구경을 가자고 했다. 먼 곳에서 벗이 찾아와 이 또한 기쁜데 더구나 영화구경까지 시켜 주겠다니 머리를 빗으면서 휘파람이 절로 나올 지경이었다.

그런데 이게 웬 날벼락 같은 선언인가. 친구가 머리빗는 내 모습을 유심히 보더니 갑자기 자신이 '대발견(大發見)을 했노라'고 소리내어 웃었다. 그는 내 머리의 정수리 부분 약간 뒤쪽 왼편에 1백원짜리 동전 크기만큼 머리털이 빠져 있는 것을 발견했다면서 계속 웃어댔다.

반신반의하면서 앞뒤로 거울을 놓고 자세히 보니 아무렇지도 않아 친구에게 농담하지 말라고 가볍게 꾸짖었다. 그러자 친구는 내 머리를 헤치고 다시 거울을 비추었는데 아닌 게 아니라 5백원짜리 동전만큼이나 머리가 빠져 있었다. 머리 뒤쪽에 위치했었고 다른 많은 머리카락에 가려져 있었기 때문에 그것을 이제껏 알지 못했던 것이다.

친구는 나의 붉으락푸르락 하는 모습을 보고 자신이 '87년 9월의 대(大)발견을 했노라'며 계속해서 웃어댔다. 나는 화가 치밀어 '너는 대(大)발견을 한 것이 아니라 단지 대신 발견한 대(代)발견(?)을 한 것에 불과해'라고 쏘아 붙였다. 이후 그 날의 모든 계획은 무기한 연기되었고 저녁에 비상 가족회의를 열었으며 그 날 불면에 시달렸다.

아버님께서 일본에서 수입한 대머리 치료제 겸 원형탈모 치료제를 '대(代)발견'을 한 다음날 저녁에 사가지고 오셨다. 설명서를 보니 원형탈모증은 정상적인 스트레스에서 생기거나 아니면 원인이 분명치 않은 균이 머리 한 부분에 번식해 그 부분의 머리가 자라나는 것을 방해하기 때문에 생겨난다고 적혀 있었다. 그리고 약 3주간은 치료해야 된다고 씌어져 있었다.

매일 아침·저녁 그 약을 바르고 또 바르기를 23일간 했는데도 잔털조차 한가닥 나지 않았다. 또다시 비상 가족회의를 열었으나 별 해결책이 없었다. 오히려 그 날은 더 많이 잠을 잤다.

아침에 조간신문을 읽다가 인산(仁山) 선생님 생각이 불현듯 났다. 신문의 의학란을 읽다가 암(癌)이라는 글자를 보자마자 '암' 하면 인산 선생님, 그리고 인산 선생님과 같이 난치병을 치료하실 수 있는 분이라면 '원형탈모증쯤이야……' 하는 생각이 들었다. 갑자기 탈모된 부분에서 머리카락이 한움큼 솟아난 느낌이었다. 그러나 그런 생각도 잠시! 인산 선생님이 쓰신 《신약》책을 뒤져 보았더니 원형탈모증에 대해서는 한 줄도 씌어 있지 않았다. 갑자기 희망이 먹구름에 가리는 것 같았다.

한편 큰 인물은 작은 일에는 능란하지 못한 예가 많음을 상기하고는 인산 선생님 같은 분은 오히려 원형탈모증 같은 사소한 병은 못 고치실는지도 모른다는 생각을 하게 되었다. 다시 마음을 가다듬어 방법을 생각해 봐도 묘안은 없고 해서 반드시 못 고치는 것만이 아니라 생각하고 함양에 계신 인산 선생님을 찾아 뵈었다.

일부러 손님이 적은 저녁 시간에 도착해 선생님께 상담을 드렸더니 선생님께서는 이렇게 말씀하시는 것이었다. "남군! 자네 죽염 가지고 있나? 있으면 그것을 빨리 발라. 물을 약간 묻혀서 말야." 나는 깜짝 놀라서 "아니 소금을 머리에 바르란 말씀이십니까?" 하고 여쭈었다. 선생님께서는 다시 "발라 보면 알게 돼" 하시는 것이었다.

나는 그전에 죽염을 가지고 편도선염이나 위염을 치료해 본 경험은 있으나 죽염을 머리에 바른다는 얘기는 도무지 들어본 적이 없어 의아해하면서도 선생님의 깊은 뜻을 헤아릴 수 없으니 그냥 잠자코 있었다. 그 날은 그 문제를 더이상 여쭙지 않고 선생님과 다른 얘기만 나누고 다음날 서울로 돌아왔다.

집에 돌아온 후 아침·저녁으로 죽염을 물에 개어 바르자 나흘 만에 잔털이 나기 시작하더니 20일 정도 계속 바르니 완전히 정상이 되었다. 이것이야 말로 진짜 대(大)발견이었다. 하도 기쁘고 신기해서 완전히 치료한 후에 다시 선생님을 찾아 뵙고 인사를 드렸다. 그리고 그 치료의 이치를 선생님께 여쭈었더니 이렇게 설명해 주셨다.

"죽염이 털을 나게 하는 발모(發毛) 작용을 하는 것은 아니네. 다만 머리카락을 빠지게 하고 다시 자라지 못하게 막는, 확실히 규명되지 않은 염증이나 균 또는 벌레 등을 죽염의 강력한 소염력, 살충력으로 제거하여 원래 털이 나는 능력을 회복시켜 주므로 머리 부분이 원상태로 되는 것이네. 그러므로 유전적으로 대머리인 사람이 죽염을 바르거나, 남자들이 가슴에 털을 나게 하려고 죽염을 바른다고 해서 발모(發毛)가 되는 것은 아니니 자네 괜히 가슴에 바르려고 애쓰지 말게나." 선생님은 말을 마치시고 크게 웃으시는 것이었다.

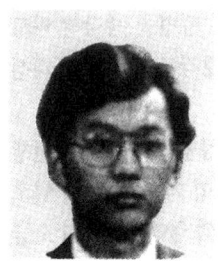

죽염과 자연요법으로 후두암 극복

문두환/대구 녹십자약품 대표

　오늘날 대표적인 난치병이 암이라지만 그 치료방법을 찾아보면 해결할 수 있는 길이 전혀 없는 것도 아닌 듯하다. 나 역시 후두암에 걸려 2년 넘게 갖은 고생을 다 하였지만 희망을 잃지 않고 투병한 결과 지금은 건강하게 살고 있다. 내 생명을 다시 찾아 준 걸 결론적으로 말하자면 죽염과 자연요법이라고 할 수 있다.

　암이 치료과정도 복잡하고 치료하기도 어려운 병으로 인식되고 있음에 반해 죽염을 이용한 암 치료법은 지극히 간단하다. 나의 경우만 하더라도 그저 죽염을 열심히 복용하기만 하면 됐다. 따라서 암 극병담 치곤 너무 간단하여 쉽게 납득이 가지 않는 부분도 있을지 모르겠다. 그러나 죽염으로 죽음의 병을 넘어선 나의 경우는 엄연한 사실이다.

　죽염 요법은 누구나 쉽게 이용할 수 있는 간단명료한 방법이지만 그 효과는 상상을 초월할 정도로 길고, 또 어떤 치료법도 쉽게 따라올 수 없는 방법이라고 확신한다. 나와 비슷한 병에 걸려 갖은 고초를 겪고 있는 사람들에게 조그만 희망의 빛이 되길 바라는 마음에서 몇 자 적는다.

　내가 후두암 판정을 받은 건 54세 때인 89년 여름이다. 혀뿌리에 혹이 보이더니 갑자기 커져 숨쉬기도, 식사하기도, 말하기도 힘들게 되었다. 초창기부터 우리 나라 약업계에서 일해 의약계에 발이 넓은 관계로 권위있는 암 전문의와 상담할 기회가 많았지만 모두들 생명유지가 어렵다고 난감해 했다.

의사는 수술을 권했지만 수술로는 병을 치유할 수 없다고 판단되어 포기하였다. 그렇다고 그저 죽음을 기다리고 있을 수만은 없는 일이라 부작용이 심한 걸 알면서 항암제 주사를 6대 맞고, 1개월쯤 방사선 치료를 하였다.

항암제 주사와 방사선 치료를 받은 뒤부터 예상했던 대로 여러 가지 부작용이 나타났다. 항암제의 독성으로 머리가 빠지고 방사선 치료 후엔 그 후유증으로 이빨이 다 빠져 버렸다. 또 침샘이 말라붙어 혀가 시멘트처럼 뻣뻣하게 굳고 입에 물을 적셔야만 겨우 말을 할 수 있었다.

외출할 때는 항상 작은 물병을 여러 개 가지고 다녀야 했다. 식욕도 없고 몸은 점점 초췌해졌다. 긁어 부스럼이라고 병은 나을 기미를 보이지 않고 오히려 부작용으로 인한 고통을 겪어야 했다.

그때 "이처럼 소모적인 치료를 할 바엔 차라리 평소의 내 방식대로 즐겁게라도 살아야겠다"고 결심했다. 그 뒤부턴 항암제나 방사선 치료는 물론, 일체의 병원치료를 단념하였다. 이렇듯 나의 건강은 거의 회복 불가능한 상태였는데 죽을 운명은 아니었나 보다.

90년 말 우연히 오랜만에 만난 후배가 몸은 수척해지고 물병을 몸에 지니고 다니는 내 모습이 이상했던지 "이게 어찌된 일이냐"고 물어왔다. 당시의 내 사정 이야기를 했더니 후배는 대뜸 자기가 가지고 다니던 죽염을 권하였다. 입에 물고 있으면 최소한 혀가 말라붙지는 않을 것이라고 하면서 말이다.

후배에게 죽염 이야기를 들은 후 죽염의 신비한 비밀을 공개한 인산 김일훈 선생님의 저서 《신약》을 구입하여 읽어 보았다. 책속에는 이제껏 어느 의서에서도 찾아볼 수 없었던 자연물에 담긴 약성의 비밀과 그 활용방법이 상세히 공개되어 있었다. 자연의 섭리를 중시하는 차원 높은 자연의술에 전적으로 공감이 갔고 이렇게 용약(用藥)과 약리(藥理)에 밝으신 분이 공개한 죽염이라면 내 병을 낫게 해줄 것이라는 묘한 확신도 들었다.

그래서 죽염을 하나 구입해서 먹었다. 첫 인상은 대단히 '짜다'는 것이었다. 그러나 뒷맛은 달고 여느 소금과는 달리 아무리 먹어도 갈증이 나지 않았다. 오히려 죽염을 입에 물고 있으면 혀를 물에 적신 듯 마냥 입안이 촉촉하였다.

죽염을 수시로 입에 물고 있다 삼키곤 하기를 한 달쯤 했을까 서서히 혀가 부드러워지더니 어느 사이엔가 입안에 침이 돌기 시작했다. 침샘이 마른 지 근 1년 만의 일이었다. 순간 내 병이 나을 거란 분명한 확신이 들었다. 그리고 죽염을 줄곧 복용한 지 6개월쯤 지나자 죽염을 안 먹어도 정상인처럼 침이 충분히 분비되었다. 모래알처럼 씹히던 밥이나 나무껍질 같았던 반찬도 부드럽게 느껴졌고 식욕도 되찾을 수 있었다.

그리고 무엇보다 특기할 만한 일은 죽염을 복용한 지 6개월쯤 지난 91년 5월경부터 혀뿌리에 밤알만하게 돋아났던 암세포가 현저하게 줄어들었다는 것이다. 죽염의 강한 거악생신(去惡生新)·청혈(淸血) 작용에 의해 암독이 사그라든 것이다.

그해 10월부터는 강원도 춘성 산골에 머물며 맑은 공기를 쐬고 자연과 벗삼아 지냈다. 또 인산 선생님이 《신약》에 공개한 염소·토종닭·홍화씨 등 '자연 의약품'을 기르면서 생활하고 있다. 죽염을 복용하는 한편 맑은 자연 속에서 마음 편히 생활한 탓인지 건강회복 속도가 예전보다 굉장히 빨랐다.

1992년은 내가 생명을 다시 얻은 의미있는 해라고 할 만하다. 2년 넘게 죽음의 사신처럼 내 목을 짓눌렀던 암세포가 완전히 사라지고 누구 못지 않은 건강을 되찾았기 때문이다. 지난날의 고통을 생각하면 참으로 기적과도 같은 일이다. 나는 그 기적을 죽염으로 이루어 낸 것이다.

우주의 비밀을 펼치신 인산 선생님의 자연 의학론은 지극히 옳다고 공감

한다. 하루 빨리 국가적인 차원에서 보사부가 이 의론을 받아들여 국민건강을 위해서 보급하는 게 절실하다고 본다.

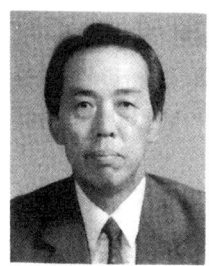

풍치와 소화불량을 동시에 해결

박동기/세계불교도회 한국본부장

　인도문명의 발상지는 거대한 히말라야 산맥을 등지고 흐르는 갠지즈강 줄기를 따라 형성됐다. 그 강의 길이는 약 2천5백킬로미터이다. 이 히말라야산과 갠지즈강을 끼고 인도인들은 사색하고 명상하면서 영원한 인류의 행복을 찾고자 했다. 그것이 베다 문학이요 우파니샤드 철학이며, 요가 수행법이고 명상이며 종교다.

　히말라야 산맥 반대쪽으로 흐르는 역사적인 큰 강이 또 하나 있다. 황하(黃河)라고 하는 그 강의 길이는 갠지즈강의 두 배가 되는 5천킬로미터쯤 된다. 중국문명 역시 황하강의 줄기를 따라 발생하고 발전을 해왔다. 광활한 대륙을 흐르고 흘러서 바다에 올 때까지 쓸고 닦은 물이 누렇다고 하여 황하라 하였다는 것이다.

　그 누런 물이 우리 나라의 서해 바다에 들어와서는 황해(黃海)가 된다. 동해 바다의 파란 물빛과는 대조적으로 항상 누런 빛을 띠는 것이 사실이다. 즉 황해바다는 히말라야 산맥의 등 뒤에서 시작하여 온갖 생명들을 쓰다듬고 닦으면서 내려온 황색의 생명수이다. 이 황하는 황색 인종과도 전연 무관하지 않을 것이다.

　그러한 황해 물을 햇빛으로 구워 만든 소금, 그 소금을 천일염이라고 한다. 이 천일염에다 앞에서 지적한 그러한 역사적인 것, 또는 문화적인 의미를 부여

해 볼 필요가 있을 것이다. 모든 지혜는 그냥 가만히 앉아서 생기는 것이 아니다. 행복을 추구하는 역사가 바로 인류의 역사일진대 그러한 행복을 만들어 가꾸려고 하는 노력이 있어야 지혜가 생겨난다. 그러한 노력의 결정 중 하나가 죽염이라 하겠다.

죽염은 앞서 지적한 천일염과 우리 나라 한반도 중앙에 우뚝 선 지리산 주변에서 자생하는 대나무, 그리고 황토를 원료로 하여 구워 만든 지혜의 덩어리이다. 탐·진·치(貪·瞋·癡) 삼독으로 생기는 모든 병들을 사전에 예방하고 치료하는 소금으로서, 신비의 발명품이라 할 수 있다. 그래서 죽염에 문화적인 의미를 부여하고 싶고 나아가서는 철학적인 의미도 가미해 보고 싶다. 따라서 지금까지 내가 경험해 온 죽염에 대한 몇 가지 사례를 적어 보고자 한다.

1988년 2월경이었다. 갑자기 이빨이 아프고 물을 마시면 시려서 견딜 수가 없었다. 즉시 치과를 찾았다. 치석을 제거한 지 얼마 안되었을 때였다. 의사는 나이도 먹고 과로하면 생기는 게 소위 풍치라고 하면서 별다른 이상은 없다고 말한다. 모 주간지의 O국장을 통해서 들은 죽염을 당장 구하여 아침 저녁으로 며칠간 양치하면서 삼켰다.

바로 이러한 것을 '신기하다'고 할 것이다. 오복의 하나인 치아문제가 해결되었을 뿐만 아니라 위와 장의 기능까지도 좋아져 왕성한 식욕과 소화력을 되찾았기 때문이다. 그렇게 되니까 시력까지 되살아났다.

사람이 숨을 쉬지 않으면 죽는다. 아주 평범한 말이다. 일찍이 인도의 성자요, 인류의 성인인 부처님께서 이러한 숨쉬는 원리와 방법을 설해 놓은 경(經)이 있다. 'Ana Pana Sati Sutra'(安般守意經)이다. [Ana(入息:安:들숨:짧게) Pana(出息:般:날숨:길게) Sati(守意. 실천) Sutra(經)]. 들어간 숨이 나오지 않거나 나온 숨이 들어가지 않으면 죽는다고 한다.

그러한 숨은 코를 통해서 하는 것이 정상이다. 부처님께선 당신이 직접 90일 동안 정진하고 성불(成佛)하였다고 했다. 사람의 머리 부분에는 세 층의 공동(空洞)이 있다. 아래층은 입안으로, 2층은 코를 통해서 숨쉬는 통로, 3층은 눈으로 통하는 공동이다. 가운데의 숨쉬는 통로가 얼마나 중요한지 대강은 이해할 것이다. 그곳에 고장이 나면 어떨까는 짐작하고도 남을 일이다.

지난 1988년 3월 하순쯤이다. 50 고개의 친구 부인에 관한 일이다. 코에 이상이 생겼다 한다. 의사로부터 비후염 판정을 받았다는 것이다. 죽염을 추천하면서 앞의 '안반수의경'의 요령을 설명해 주었다. 죽염수를 만들어 탈지면으로 적셔 한 콧구멍을 통해서 번갈아 호흡하면서 복용도 하라고 했다. 그랬더니 실천한 결과 머리가 맑아지고 통증이 줄어들면서 소화도 잘 될 뿐만 아니라 스트레스도 치료되더라고 전해 왔다.

참으로 신비스러운 체험을 하고 있다는 것이다. 요즈음에는 ㄷ신문사의 ㅅ부장이 축농증으로 오랫동안 고생하고 있었는데 위와 같은 죽염 치료법으로 기쁜 나날을 맞이하고 있다. 콧노래를 부르면서 신이 난다고 한다.

내가 자주 나가는 모임 가운데 주말이나 공휴일이면 한번도 빠짐없이 산행을 같이 하는 부부자연산우회가 있다. 한 4백10번쯤 산행을 했으니까 어지간한 모임이다. 아홉 부부가 시작했는데 지금은 열두 쌍이 되었다. 지난 시월 연휴 때 7명의 남자만 지리산 등반을 했다. 장장 70여 킬로미터를 걷고 산에서 이틀 밤을 묵으면서 고된 산행을 하였다. 지리산 능선에는 식수가 많지 않다. 먹는 것, 입는 것, 자는 것 등의 짐을 챙기니 배낭은 무겁고 거리는 지리할 정도로 멀고, 마실 물을 통제하니 속이 안탈 수가 없다.

불평불만을 안으로 삭이면서 겉으로는 즐거운 산행을 해야 하기에 이를 인욕의 공부라 할 만하다. 스스로 산을 통해서 인욕정진을 하는 것이다. 이런 때 죽염이 약이 되었다. 죽염을 물고 있으니 갈증도 해소되고 과로로 인한 피로도 거뜬히 해결되었다. 일반 흰 소금은 조금만 먹어도 쓰고 물이 키는데 죽염은 신기하게도 물이 키기는 커녕 갈증이 해소된 것이다. 죽염이 수정(水精) 기운의 결정체라는 인산 선생님의 말씀이 새삼 떠올랐다.

현직 의사도 둘이 있었는데 앉아서 쉴 때면 손바닥을 벌렸다. 혼자만 즐기지 말고 같이 먹자는 것이다. 갈증난다고 우물을 만날 때마다 한 바가지 들이키는 건 그렇게 좋지를 않다. 배가 출렁거리고 땀이 더 많이 나고 위액이 회석되어 소화도 안되고, 그러다 보면 단체 생활에서는 더더욱 곤란한 점이 많기 때문이다.

　이러한 때를 지혜롭게 넘기는 방법이 바로 죽염을 먹는 것이다. 지리한 지리산 등반을 젊은이들이 부러워하는 속에서 무사히 마친 것은 아이러니컬하게도 지리산 주변에서 자생하는 대나무와 멀리 서해 바다에서 나온 천일염으로 구워 만든 죽염 덕분이었다.

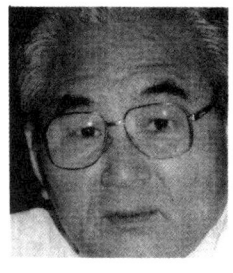

　　죽염은 만병의 근원인
　　탐·진·치 삼독을
　　예방하고 치료한다.

　　　　　　박 종 기

위장병 동지들에게 편 '죽염布敎'

박두원/중앙일보 편집부 차장

　맥주 한 잔을 마시다 배를 움켜 잡았고 모처럼 만난 선배가 병원엘 가보라고 권했을 때 나는 "올 것이 왔구나" 하고 생각, 다음날 병원을 찾았다. 3일간의 검사 결과는 심한 위궤양이라는 진단이었고 병은 자랑하라는 말을 실천하다 나는 친지의 소개로 '까만 약'과 인연을 맺게 되었다.
　대부분의 위장병 환자가 그렇듯 '까만 약'을 받아 쥔 순간 과연 이것이 내 위장병을 고쳐 줄까 하는 의심이 갔으나 원래 생약을 높이 생각했기에 믿기로 했다. 그러나 알량한 의학 지식이 발동했다. 더구나 위장의 점막이 상했다는데 생강차에 소금으로 만들었다는 '까만 약'을 먹으라니. 왠지 얘기만 들어도 속이 쓰렸으나 단 한 번의 복용으로 이러한 의심은 사라졌다.
　일주일 동안 하루 네 차례 찻숟갈로 3분의 1정도씩 먹고 나니 위장에 자신이 없어 먹고 싶어도 먹지 못했던 자장면 한 그릇을 거뜬히 비울 정도가 되었다. 이제 못 믿을 게 무언가 싶어 계속 '까만 약'을 한 달간 먹고 나니 통증도 거의 없어졌다.
　다시 병원을 찾았을 때 의사는 "그동안 직장을 쉬었느냐? 상태가 상당히 좋아졌다"고 하면서 놀랐다. 치료 효과는 당신의 약이 아닌 '까만 약'이라는 말이 목구멍까지 나왔으나 어찌 믿으랴 싶어 그냥 나왔다. 그 뒤부터 '까만 약'은 내게 종합병원 내과 과장보다 더 믿음직스런 존재가 되었다.

상당히 나은 듯 싶어 그 후 술을 못 참아 다시 마시기 시작했고 별 이상을 못 느끼자 곧 많은 위장병 동지들에게 '포교사업'을 시작, 10여 명의 위궤양 환자들이 고통에서 벗어나는 데 도움을 줬다.
　그러나 한 가지 말해 둘 것은 소화성궤양이나 체증에는 곧 찬사가 나왔으나 위염 진단을 받은 환자에게선 별로 시원한 소리가 없었다는 점이다. '까만 약'의 이름이 '죽염'이고 이것이 왕대나무통 속에 천연소금을 담아 소나무 장작으로 아홉 번 구워 내는, 매우 까다로운 과정을 거쳐 만들어진다는 것을 알게 되었을 때 나는 또 하나의 경험을 했다.
　여름 휴가로 시골에 갔을 때다. 딸 애가 갑자기 유행성결막염에 걸렸다. 얼핏 들었던 얘기가 생각나 휴대한 죽염을 쓰기로 했다. '까만 약'을 꺼내서 좀더 곱게 갈아 딸의 눈에 그것을 넣으려 하니 동네 할머니들의 눈이 커지더니 "그게 무슨 약이냐"고 묻는다. 자기 전에 한 번씩 이틀 밤을 넣어 주었더니 눈이 감쪽같이 나았다. 이번엔 할머니들이 그 약에 대해 질문 공세를 펴 제조과정을 세밀히 알려 드렸더니 모두들 만들겠다고 했다.
　그 후 '까만 약'은 계속 식구가 늘어 주변에서만도 30여 명이 죽염을 때때로 복용하기도 하고 사무실 책상에 놓아 두고 있는 동료도 많아졌다. 효과를 본 사람이 늘어가면서 점차 아쉬움이 더해가 어떻게 하면 좀더 많은 사람이 혜택을 입을 수 있을까 생각했으나 허울 좋은 '과학적 분석(分析)' 앞에는 대책이 서지 않았다. 우리 나라 약국 진열장에 버티고 앉은 약들은 대부분 외국서 원료를 수입해다 찍어내는 것으로 알고 있다. 극단적으로 말해서 생약제가 아닌 양약은 국내에서 설탕 코팅이나 하는 단계를 못 벗어나고 있다는 울분은 계속 내 마음속에 잠재해 왔다.
　마침 '죽염'을 분석했으면 좋겠다는 요청이 있어 모 제약회사 연구실에 근무하는 친구를 찾아가 부탁하니 쾌히 응했다. 우리 것을 찾겠다는 열의가 대단한 이 친구는 일주일간을 매달려 분석에 몰두, 염화나트륨이 96퍼센트가 넘는 다는 것과 함께 극약이라는 '비소'가 원래 이 '까만 약' 속에서 많이 검출되어야 하는데 〔소금이 주원료이므로〕 죽염에는 그 비소가 거의 없다는 사실을 밝혀 냈다. 그리고 보여준 외국의 문헌엔 고열을 가하면 소금 속의 비소가 없어진다는 대목이 있었다.

결국 죽염은 위궤양을 치료하는 좋은 약인 동시에 후유증이 없는 약으로 입증된 셈이다. 이런 과정을 거쳐 나는 더욱 열렬한 '죽염' 신봉자가 되었고 그 후 간질환으로 소화가 잘 안 되는 환자에게도 권해 좋은 효과를 보았다. 병을 앓다 보면 그 병을 가장 잘 아는 의사가 된다는 말이 있으니 이 기회에 감히 위장병을 아는 척하고 싶어진다. 위장병은 대부분 피부색이 흰 사람에게 많고 스트레스를 많이 받는 직업이나 성격을 가진 사람에게 많은 것 같다.

마지막으로 꼭 하나 덧붙이고 싶은 말은 욕심에서 온 위장병은 더욱 잘 안 낫는다는 것이다. 즉 과음·과식은 가장 지키기 어려우며 일단 과음·과식으로 병을 얻으면 과음·과식하던 순간의 기쁨에 몇 배의 고통이 더해지더라는 얘기다.

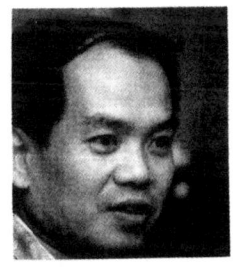

대장염 · 중이염 · 감기를 극복

박영화/서울민사지방법원 판사

공직자로서 이런 사사로운 글을 쓴다는 게 상당히 망설여진다. 따라서 나는 그간 여러 차례 이런 류의 체험담을 쓰는 것을 사절하곤 했다. 하지만 나와 같은 병으로 고생하는 사람이 의외로 많음을 알고 간략하게나마 죽염 체험기를 쓰기로 마음먹었다. 나의 진정한 뜻을 왜곡하지 말고 공정한 눈으로 바라보길 바란다.

나는 어려서부터 잔병치레를 많이 했고 겨울에는 항상 편도선이 부어, 침에 피가 섞여 나오는 경우가 많았다. 그럴 때면 으레 항생제 등 감기약을 먹어야 나았고, 나날이 항생제의 단위도 높아져 심할 때는 1천밀리그램짜리 항생제를 먹어야 했다.

1986년경부터는 한겨울에 네다섯 차례씩 감기에 걸렸고, 병원에서 혈관주사를 맞아야 낫곤 했다. 감기약을 먹으니 체력도 떨어지고 머리도 맑지 못했다. 또 변비증상도 있었는데, 1987년 말부터 배변이 쉬워지고 아랫배가 쓰리기에 단전호흡을 한 탓에 단전에 기(氣)가 쌓여서 그러려니 했다.

시간이 흐를수록 그 증상이 심해져 설사가 잦고 급기야는 아침 6시만 되면 아랫배가 쓰려 잠이 깨고, 즉시 화장실로 뛰어가야 했다. 병원에서 대장염이란 말을 듣고 치료를 받으면서 장에 좋다는 유산균제도 여러 가지를 복용해 봤으나 그때 뿐이고, 다 나은 것 같다가도 곧 재발하곤 했다. 재판 도중에 설사가 나서 급히 화장실에 다녀 오기도 했고, 식중독에도 자주 걸려 수액제를 맞으며 병원에 누워 있기도 하는 등 1년 가까이 무척 고생했다.

그러던 중인 1988년 11월경 동료 박모 판사의 권유로 죽염을 복용하기 시작했다. 병원에서 맵고 짠 음식을 먹지 말라고 했고, 그 동안 죽염이 있어도 아까워서 조금씩 복용했으나 그때부터는 병원 약을 접어 두고 죽염을 공복에 찻숟갈로 두 숟가락 이상씩 그야말로 사정없이 먹었다.

그러자 한 달 정도 지나면서 증상이 가라앉기 시작하더니 3개월 정도 지나서는 정상을 되찾았고 그때부터는 맥주·우유·찬음식 같은 것들을 먹을 수 있었다. 그 이래 지금까지 잠자기 전과 아침에 일어나서 죽염을 먹는다. 그런데 신기한 것은 장치료를 위해 죽염을 먹고 나서부터 감기에 잘 걸리지 않았고, 그 덕분에 항생제를 먹는 일이 없어졌다.

환절기엔 빠짐없이 감기를 앓던 내가 현재까지 근 3년간 2~3회 정도밖에 감기에 걸리지 않았고, 목감기나 코감기는 죽염을 먹고 땀을 내거나 수지침을 맞으면 나았다. 아내도 3년 정도 만성중이염을 앓아 귀에서 진물이 나오고, 병원 약을 먹으면 속이 쓰려 위장약을 먹어야 했다.

그러나 나의 권유로, 먹던 병원 약을 버리고 죽염을 물에 타서 면봉에 묻혀 귓속을 닦는데 2~3일 후 중이염이 나았다. 그 후 단 한 번 재발했으나 같은 방법을 써서 나았으며, 이따금 예방을 위해 죽염수로 귀를 닦는다.

우리 집에는 항상 식탁에 죽염을 놓아 두고 있다. 입속이 헐거나 소화가 안되면 먹고, 피부염에는 바르고, 눈병에는 여과지로 거른 죽염수를 넣는다. 그밖에도 다른 분들께 죽염을 권하여 좋은 결과를 얻은 경우도 있으나 내가 직접 체험한 것이 아니므로 이 글에 싣지는 않는다.

다만, 지금도 확신하고 있는 것은 죽염이 만병통치약은 아니지만 그것의 강력한 살균·소염 효과를 이용하면 상당히 여러 가지 병에 좋은 효과를 가져올 수 있는 식품이란 것이다.

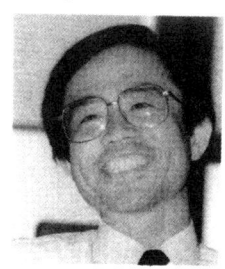

老年 대장암 고치고 건강회복

박응담/농업

　나는 올해 82세 된 사람이다. 언제부터인가 소화가 잘 안되고 아랫배가 더부룩하였는데 88년 3월 어느 하루는 배가 부글부글 끓더니 뒤틀리면서 숨이 넘어갈 정도로 고통스러웠다. 처음엔 평소와 마찬가지로 조금 지나면 나으리라고 생각하고 참고 기다렸는데 시간이 지날수록 통증은 점점 더해 갔다. 너무나도 고통스러운 나머지 배를 움켜 안고 온 방을 데굴데굴 굴렀다. 가족들은 택시를 부른다, 약을 사온다고 서둘러 댔고 집안은 갑자기 벌집을 쑤셔 놓은 듯 소란스러웠다.
　택시를 타고 천안에 있는 병원에 가서 진찰을 받았다. 진찰결과 장암이라는 진단이 나왔으나 가족들이 말해 주지 않아 나는 알 수가 없었다. 가족들은 단순한 위장병이라고 병명을 나에겐 숨기고 큰 병원에 가서 종합진찰을 받자고 했다. 인천에 있는 병원에서 종합진찰을 받고 또다시 다른 병원으로 옮겨 종합진찰을 받은 후 입원을 하였다. 하지만 20일 동안의 입원치료에도 불구하고 별 차도는 없었고 결국 퇴원하게 되었다. 나는 다른 병원으로 가고 싶었지만 가족들은 곧 좋아질 것이라고 위로하면서 집으로 가자고 하였다.
　나는 그제야 내 병이 암이 아닌가 의심하게 되었다. 왜냐하면 가족들은 곧 나을 것이라고 했지만 나는 여전히 고통스러웠기 때문이다. 나는 암이거나 병원에서조차 고칠 수 없는 병에 걸려 언제 죽을지 모른다고 생각하였다. 하루에도 몇 번씩 죽음의 공포가 눈앞에 어른거렸고 불안감은 날로 깊어져 고통스러운 나날을 보냈다. 비록 나이는 먹어 늙었지만 이대로 죽기는 싫었다. 어떻게든지 다시 살고 싶었다. 병은 자랑하라고 했듯이 살고 싶은 욕망에서 이 사람 저 사람 붙잡고 내 증상을 이야기하였다.

하지만 사람들은 한결같이 어디 가면 병을 잘 고친다고 들었다는 둥, 또 어떤 약을 먹으면 혹시 좋아질지도 모르겠다는 둥 뜬구름 같고 믿을 수 없는 이야기만 하였다. 처음엔 들은 대로 해보기도 했지만 별 효과도 없어 모든 것을 포기하고 낙담한 채 지냈다.

그러던 중 이웃 마을에 사는 김씨가 자기도 위암으로 고생했는데 죽염을 먹고 좋아졌으니 죽염을 한번 먹어 보라고 권하였다. 그런 확실한 이야기를 듣고 나니 그제야 마음의 불안감도 어느 정도 사라지고 노력하면 나을지도 모른다는 일말의 희망이 생기게 되었다. 그때부터 죽염을 구하여 먹기 시작했는데 신기하게도 한 달 만에 만성소화불량에 시달리던 증상이 사라졌고 배가 뒤틀리는 복통도 사라지기 시작했다. 소화가 잘 되니 살도 찌고 자연히 건강도 돌아왔다.

대장암으로 진단을 받은 지 4년여가 지난 현재의 상태는 식사나 활동하는데 전혀 지장이 없다. 전과 같이 잘 먹고 전과 다름없이 활동하고 있으며 최근에는 제주도 관광여행까지 다녀왔다. 집안식구나 동네사람들 누구도 이제 내가 암환자라고 생각하는 사람은 없다. 다만 식사를 많이 하면 가끔 아랫배가 따끔거리는 증상이 있어 스스로 식사에 조심하면서 죽염을 계속 복용하고 있다. 이대로 가면 멀지 않아 내 몸에서 암 뿌리가 완전히 뽑힐 것이라 확신한다.

한편 그 후 안 일이지만 입원한 지 20일 만에 퇴원할 때 병원측에서는 대장암으로 오래 가지 못할 것이니 다른 병원에 갈 것도 없이 집으로 내려가라고 했단다. 그때 병원의 말을 듣고 내가 죽을 줄로 믿었던 가족들은 이제까지 사는 것을 보고 신기하게 생각하면서 놀라움을 금치 못하고 있다. 다시 한번 말하건대 앞으로도 죽염을 계속 복용하면서 건강관리에 신경을 쓰고 기필

코 완벽하게 병을 극복해 낼 결심이다.

끝으로 당시 내가 먹은 죽염의 양은 18개월 동안 5백그램짜리 10통임을 참고로 밝혀 둔다. 처음엔 양을 조금씩 먹다가 차차 늘려 가면서 사정없이 많은 양을 먹어댔다. 건강이 회복된 지금은 약간 줄여서 먹고 있다.

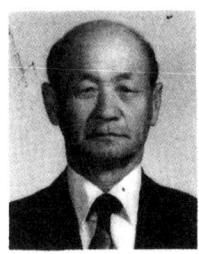

저는 약 5년에 걸쳐 계속 복용하고 있으며 불치에 가까운 대장의 병을 완치 했으며 현재 건강하게 지내고 있읍니다 감사합니다 —

81세 박응담

가족의 '신앙'이 된 죽염건강법

반재원/구정중학교 교사

내가 인산 선생님을 알게 된 것은 1988년 한국경제신문에 실린 '서재한담'을 읽고부터다. 인산 선생님의 그 기이하고도 독특한 대담 기사를 읽은 것이 인연이 되어 《신약》 책을 접하게 되었고 또 죽염이란 것도 알게 되었다. 나름대로 목적이 있어서 10여 년 전부터 각종 한의학 책을 틈틈이 보아 왔던 나에게 《신약》 책의 내용들은 참으로 경이롭고 신비롭게 다가왔다.

그 속에는 내가 여태껏 보아 온, 대부분 두루뭉수리하게 써놓아 주요 대목에서는 핵심을 흐려 버린 듯한 여느 책들과는 비교할 수 없을 만큼 분명한 내용이 담겨 있었다. 《신약》은 '이 한 권의 책만 있으면 다른 의학 서적이 필요 없다'는 결론을 내리게 한 유일한 책이었다.

이제 인산 선생님은 떠나셨다. 큰 별 하나가 떨어졌지만 아는 이는 드물다. 곰곰 생각해 보면 나같은 보잘 것 없는 인간이 3~4년간이나마 인산 선생님의 그 큰 사상과 의론을 직·간접으로 접할 수 있었다는 것이 한량없는 영광으로 여겨지지만 그분의 그늘 밑에서 좀더 지도를 받지 못한 것이 못내 서운할 뿐이다. 그 동안 《신약》 책에 실려 있는 여러 가지 내용들을 실험하고 실행에 옮겨 봤으나, 그 중 하나를 소개하자면 인산 선생님이 독창적인 혜안으로 그 비밀을 공개했던 죽염을 꼽을 수 있다.

우리 가족이 죽염을 복용하게 된 동기는 물론 인산 선생님의 독특하고 해박한 의론에 매료된 때문이기도 하지만 나와 아이들의 약한 기관지 치료 효과를 기대했던 데서도 찾을 수 있다. 각종 공해독을 없애고 만병을 예방, 치료해 주는 매력 또한 빼놓을 수 없다. 마치 신앙과도 같은 믿음으로 복용하기 시작한 지 어언 3~4년이 되었다. 그 동안 특별히 난치병에 적용해 본 적이 없어 특이한 임상경험은 없으나 우리 가족의 평범한 복용 사례나마 독자들의 건강유지에 도움이 될까 해서 소개하고자 한다.

〈사례 1〉기관지가 약함 · 15세 남자 아이 · 혈액형=A형. 원래 기관지가 약한 편이어서 감기가 돌았다 하면 건너뛰는 법이 없었다. 심한 경우에는 학교를 결석할 만큼 감기를 이기지 못했다. 약국의 감기약으로는 잘 듣지 않아 병원에 가서 주사를 맞아야 완치되곤 했으나 죽염을 3개월에 2백50그램 정도로 꾸준히 먹였더니 1년이 지난 후에는 거의 감기에 걸리지 않았다.
 어쩌다가 걸리더라도 감기약을 먹지 않고도 이길 수 있었다. 3년 이상 복용한 지금은 기관지도 대단히 좋아졌으며 감기에는 거의 걸리지 않을 정도로 저항력이 강해졌다.

〈사례 2〉잦은 감기 · 10세 남자 아이 · 혈액형=AB형. 〈사례 1〉의 동생으로서 형과 교대로 감기를 앓았으며 한번 걸렸다 하면 열이 펄펄 나도록 몹시 심하게 앓곤 했으나 죽염을 먹인 지 1년 정도가 지난 후에는 감기 횟수가 많이 줄어들었다. 3년 가까이 복용한 지금은 거의 감기에 걸리지 않는 체질이 되었다. 또 죽염과 유근피를 함께 사용하였더니 효과가 더욱 상승함을 여러 번 경험하였다.

〈사례 3〉약한 기관지 · 43세 남자 · 혈액형=A형. 기관지가 약한 편이어서 감기에 자주 걸리며 치료기간이 남보다 길고 고생도 더 많이 했으나 3개월에 5백그램씩 3년 가까이 복용한 지금은 1년에 한 번 정도 감기에 걸리며 증세가 가벼워서 죽염복용만으로 치료되었다. 요즘도 하루에 10그램 정도씩 항상 죽염을 먹고 있으며, 이제는 그것이 습관이 되어 버렸다.

〈사례 4〉약한 치아와 잇몸 · 38세 여자 · 혈액형=B형. 충치와 잇몸이 약해

치아에 늘 세심한 주의를 기울여야 했으나 죽염을 2개월에 2백50그램씩 3개월 정도 복용했더니 잇몸이 붓는 증세가 사라졌으며 6개월이 지나니까 이와 잇몸이 단단해지는 효과를 보았다. 이 경우는 복용도 했지만 죽염을 침으로 진하게 녹여 오랫동안 입에 물고 있었으며 손가락으로 죽염가루를 찍어서 잇몸 전체를 문질러 주는 방법을 사용했다.

처음에는 칫솔로 죽염을 찍어 양치질을 해보았으나 이빨이 꺼멓게 변해서 계속하기가 곤란했다. 3년 동안 꾸준히 해온 지금 죽염이 있는 한 치아 걱정은 할 필요가 없다고 할 만큼 절대적인 효과를 보고 있다.

〈사례 5〉백설풍·60세 여자·혈액형＝B형. 머리 밑이 자나깨나 가렵고 긁으면 비듬이 수북하게 떨어지며 머리카락도 자꾸 빠져 머리 밑이 엉성하였으나 맥주병 한 병 정도의 돼지기름에 죽염 2백그램을 타서 잘 때 손으로 찍어서 머리 밑을 골고루 문지른 후 베개에 신문지를 깔고 자기를 2주 정도 하였더니 완치되었다. 그 후 1년이 지난 지금까지 재발하지 않고 있다.

이제 우리 가족의 유일한 건강 파수꾼은 죽염이라 말할 수 있다. 한 번도 빠뜨린 적이 없을 만큼 지금도 꾸준히 복용하고 있으며 여행을 가더라도 제일 먼저 챙기는 것이 죽염이 되어 버렸다.

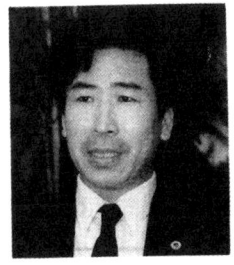

죽염은 우리 가족의
유일한 건강 파수꾼
박　재　원

죽염으로 면한 위장병 고생

백운경/○○병원 내과 근무

　아파 본 사람만이 아픈 사람의 고충과 심경을 헤아릴 수 있다는 심정으로 지난날 나의 경우처럼 위장병으로 고생하고 계신 분들에게 조금이나마 도움이 될까 싶어 몇 자 적어 본다.
　나는 30세로 모 병원 내과 검사실에서 근무하는 청년이다. 언제인가부터 [약 4년 전] 허약했지만 잔병을 모르고 지냈던 나의 몸에 이상이 오기 시작했다. 처음에는 주로 공복시의 속쓰림 증상만 나타나더니 급기야는 식사를 하고 나도 속이 쓰려 오고 통증이 심화되어 가는 것이었다. 병 증세를 확실하게 알고 치료를 하자는 생각으로 X레이 사진·위내시경 검사를 해 보았다. 검사결과는 위염증상[신경성위염]일 뿐 별다른 것은 없다는 내용이었다.
　하지만 신경성위염이 위장병 환자의 80퍼센트 정도는 될 것이고 다른 위궤양·위암 치료보다도 오히려 신경이 더 쓰이고 치료하기도 힘들 것이라는 생각이 들었다. 발등에 떨어진 불부터 끄자는 심정으로 약국에서 제산제를 구입해서 먹기도 했지만 그 증상은 약을 먹을 때만 잠시 사라지는 듯하다가 약 효력이 다 떨어지면 또다시 속이 쓰려 오고 통증이 나타나곤 하는 것이었다.
　막막했다. 내가 위장병으로 고생하고 있다는 소문이 주변에 전해지자 별별 소리가 다 들려왔기 때문이다. '위장병은 고치기가 힘들다' '위장병에는 약도 소용없다' '위장병은 평생 고질병이다' 등등. 들리는 것이라곤 거의 절망에 가까운 이야기들뿐이었다. 평생 이런 증상으로 언제나 일그러진 인상으로 살아야 하는가를 생각하니 더욱더 인상이 일그러지지 않을 수 없었다.

그래서 좋다는 위장약이란 약은 약국과 병원에서 다 구입해 복용하다가 좀 괜찮다 싶으면 중단하고 증상이 다시 나타나면 또 복용하곤 하길 어언 2년 가까이 했다. 그러다가 친구로부터 죽염이 위장병에 제일 효과가 있다는 소리를 들었다. 그 친구도 예전에는 배에서 손이 떠나지 않을 만큼 궤양으로 인해 통증이 심했었는데 죽염을 복용하고 난 다음부터는 씻은 듯이 증상이 호전되어 지금은 술과 음식을 가리지 않는다는 것이다.

그런 말을 들으니 나도 은근히 용기가 났다. 그리곤 이 기회에 나도 이 죽염이라는 것에 마지막으로 매달려 보자 하고 마음을 굳게 먹었다. 그래서 친구한테 물어서 죽염을 5백그램 구입해서 약 한 달 간 복용했는데 놀랍게도 속쓰림 증상 · 소화불량 · 위통 · 십이지장 통증은 물론, 목구멍에 무엇인가 막혀 있는 듯한 답답한 증상이 차츰 호전되기 시작했다.

그래서 나는 더욱더 용기를 가질 수 있었다. 왜냐하면 상태가 좋아지기 전까지는 별별 생각이 다 들었기 때문이다. '내가 혹시 암에 걸린 게 아닌가' '소금 성분이 들어가서 더 병이 악화되지나 않았을까' 등등.

이제 나는 위장병으로 얼굴에 주름이 잡힌 사람들만 보면 이렇게 치료했노라고 항상 자신있게 말하곤 한다. 그 비결 몇 가지를 나열하자면 이렇다. 제일 먼저 음식을 제 시간에 맞추어서 먹고, 둘째 하늘이 무너져도 태평한 마음가짐을 갖고, 셋째 술과 담배를 지나치게 하지 말며, 넷째 죽염이 아닌 일반 횐 소금 또는 인공가공 정제염으로 간을 한 음식을 피하고, 마지막으로는 죽염을 꾸준히, 그리고 자주 복용하라.

나의 권유를 받고 죽염으로 위장병을 치료하고 있는 사람들에게 가끔 전화를 해보면 그들도 효과를 많이 보고 있다고 말들을 한다. 그런데 아이러니컬하게도 턱없이 비싼 병원비 대신에 값싼 죽염으로 위장병을 고치고 나서 새로운 걱정거리가 하나 생겼다. 그것은 바로 과음이다.

술만 먹으면 설사하고 위통으로 고생하던 속이 언제 그랬느냐는 듯이 지금은 편해졌지만, 그전에 이약 저약 복용하느라 약값으로 지출되었던 게 이제는 약값 대신 술값으로 나가고 있기 때문이다. 그러나 이 푸념은 행복에 겨운 즐거운 비명에 지나지 않는다. 나의 경험을 바탕으로 해서 위장병으로 고생하는 여러분들께 말씀드리고 싶다. 이제 죽염이 있으니 걱정하지 말라고 ······.

28년 가족건강의 동반자

변해림/주부가수

　우리 식구만큼 죽염 혜택을 많이 보고, 사용하고, 주위에 권하는 사람도 많지 않을 것이다. 특히 가수 활동을 하는 나에게 죽염은 성대를 보호해 주는 소중한 '보물'이다. 목이 쉬하고 가래가 낄 때 죽염을 물고 있으면 이내 목이 맑아져 청량한 목소리를 낼 수 있기 때문이다.
　우리 식구가 죽염을 알게 된 것은 20년도 넘는다. 3대 독자인 남편은 결혼 전 대학생 시절 심한 폐병을 앓았는데 바로 죽염을 먹고 나았다.
　남편은 당시 폐병 3기로 인천 요양소에서 요양했으나 얼굴이 하얗게 뜨고 거의 치료 불가능 상태였다고 한다. 그런데 친구 아버지가 이를 딱하게 여기고 아무도 알아주지 않는 별난 영감, 인산 김일훈 선생을 소개시켜 주었다고 한다.
　인산 선생은 남편을 보더니 대뜸
　"누가 너보고 폐병쟁이라고 하더냐. 체내의 독극물로 피가 썩어 들어가서 네 몸이 이렇게 절단났다"며 먹으라고 내놓은 게 죽염과 오핵단이었다고 한다.
　당시 남편은 "무조건 하라는 대로 하겠습니다" 하고 이를 복용했는데 그 뒤 혈색이 돌아오고 폐병이 나았다는 것이다.
　이렇게 하여 우리 식구와 인연을 맺은 죽염은 그 후 교통사고로 척추를 다쳐 걸음은 물론 팔도 제대로 올리지 못하던 친정어머니의 생명을 또 한번 구해 주기도 했다.

　어머니는 당시 대학병원에서 6개월간 입원 치료를 받았으나 낫지 못하고 퇴원 후 반불구 상태에 있었다. 그러다 인산 선생을 수소문하여 죽염과 오핵단을 구했는데, 처음엔 병원에서 못 낫는 병이 알약 몇 알로 낫겠느냐 싶어 열성을 보이지 않았다.

　그러다 대여섯 번 복용하면서 전보다 몸 움직임이 가벼워지자 '이 할아버지가 세상을 못 만나 누가 알아 주지 않아 그렇지 보통 할아버지가 아니다'라고 생각을 고쳐 먹고 열심히 복용하기 시작했다. 그 결과 5개월 만에 완전 정상으로 몸이 회복되었는데, 식구나 주위 사람들이 믿지 못할 정도였다. 물론 이때 치료에 오핵단이 큰 역할을 하였지만 죽염도 그에 못지 않은 효험을 주었다고 여겨진다.

　이 밖에 사촌 오빠는 이마에 커다랗게 병명도 모를 악성 피부병이 생겨 병원에 입원도 하고 못 고친다고 야단법석을 떨었는데 불과 보름간 죽염을 먹고 바른 결과 말끔히 나아 이젠 죽염을 신주단지 모시듯 한다.

　이렇게 실체험을 통해 톡톡히 죽염 효과를 본 우리는 주위에 아픈 사람만 있으면 죽염을 권하였고, 감기몸살·소화불량·두통·벌레 물린 데 등에 죽염은 어김 없는 효과를 발휘하였다.

　일전에 세운상가 앞에서 가수 백설희 씨, 친정어머니, 그리고 나, 이렇게 셋이서 택시를 탄 적이 있다. 그때 택시 기사는 "약국에서 약을 사먹어도 낫지 않고 배가 아파 쉬러 들어간다"고 말했다. 이때 어머니가 우리를 태워 주면 신설동 로터리 돌아갈 때까지 낫게 해주겠다며 죽염을 권하였다. 택시가 동대문쯤 지났을까, 택시 기사가 반응이 있었던지 뒤를 힐끔힐끔 돌아보았다.

　"이게 무슨 약이오. 혹시 아편 아니오."

　"에이 여보쇼. 이건 아편이 아니라 죽염이란 거요."

죽염 때문에 일어난 우스갯소리 같은 이야기다.

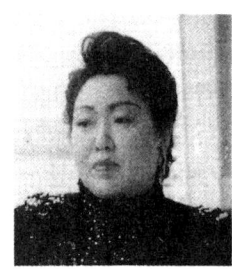

변해랑

칠순에 새로 난 발톱 이야기를 하기까지

손윤락/학생

　내가 죽염을 만나게 된 것은 87년 이른 봄 仁山 선생님의 함양 삼봉산 농장에 기거하면서 부터였다. 그 무렵 인산농장은 여러 날에 걸쳐 길을 닦고 개간을 해나가고 있었는데, 그 와중에도 선생님을 찾아오는 환자들이 줄을 이었다. 선생님은 대부분 죽염이 포함되는 처방을 내리셨고 날이 거듭하여 나는 죽염의 놀라운 쓰임을 알게되었던 것이다. 그후로 오늘까지 죽염에 관련하여 스스로 많은 경험을 가지게 되었으나 이곳에서는 밝혀도 좋고, 나의 책임하에 있고 또 죽염에 의해서 치료된 것이 분명한 예만 몇가지 말하기로 하자.
　나 자신은 항상 죽염을 지니고 다니며 복용하고 있었으나 처음에는 가족들에게 선뜻 권하지 못하였다. 그러던 어느날 집에 다니러 갔는데 아버님께서 녹내장으로 곧 수술을 받아야한다고 하셨다. 그때서야 죽염을 꺼내 놓으며 아버님께 수술을 받지 마시고 이걸 쓰시면 나으실 수 있다고 단호하게 말씀드렸다.
　먼저 아침 저녁으로 죽염을 입에 물고 있다가 완전히 녹으면 그걸 눈에 넣으시고 직장에서는 죽염수를 수시로 넣으시고 또 매일 죽염으로 양치를 하시도록 일러드렸다. 아버님은 평소에 나의 말을 신뢰하시던 터라 말씀드린 대로 꾸준히 지키셨고 2개월 반 만에 녹내장이 완치되었다. 물론 병원에는 가지 않으셨다.
　그후로 나는 다른 사람들에게 점차 적극적으로 죽염을 권하게 되었다. 내가 함양생활을 마치고 서울로 올라와서 직장을 다니고 있을 때였다. 과외지도를 받던 중학생 하나가 수영장에서 아폴로 눈병이 옮아 병원을 사흘째 다니고 있었으나 전혀 차도가 없어서 죽염수를 주며 수시로 눈에 넣으라고 했다. 다음날 그 학생은 눈병이 깨끗이 나아서 왔다. 죽염수를 딱 두번 넣었을 뿐이라고 한다. 이제는 모든 가족들에게 죽염을 일단 비치하고 있도록 했으나 모셔다 놓기만 할 뿐 쓰지는 않는 형편이었다. 그중에서도 큰형수님은 죽염을 '미신'이라고까지 말할 정도였는데 나는 별로 항변하지 않았다.
그러던 중 큰형님댁의 어린 조카가 발에 심한 습진을 앓게 되었다. 나는 물론 죽염을 권했다. 약국과 병원을 오랫동안 다녔으나 낫지 않자 급기야 큰형수님은 죽염을 써보기로 결심하셨다. 죽염을 바셀린에 섞어서 바르는 것이 방법이겠으나 조카는 죽염가루를 그냥 진무른 발에 발랐다. 오래지 않아 조카의 습진은 나았고 큰형수님댁도 이제 죽염을 '믿는' 가족이 되었다. 그즈음이 되자 우리집 식구들과 가까운 친척, 친구들은 대개 나를 통해서 죽염을 사용해 보았거나 적어도 알고 있게는 되었다. 날이 갈수록 여기저기서 죽염으로 '효과'를 보았다는 소식이 심심치 않게 전해왔다.
그중에 하나 재미있는 것은 시골에 계시는 외할머니의 이야기다. 칠순을 넘기신 외할머니께서 어느날부터 시작된 왼쪽 엄지발톱의 통증에 시달리고 계시던 차에 당신 스스로 생각하시기를 '이 발가락을 뭘로 나을 수 있을까? 딸네집에 있는 죽염이란 게 뭐에든 용하다는데 그걸 써볼까?' 그렇게 생각하시고 어머님께 말씀 하시니 어머님이 죽염을 주시며 '이러 이렇게 하시라.' 외할머님은 그날로 죽염을 가지고 발가락을 치료하셨는데, 먼저 집에 두셨던 꿀을 발톱에 바르고 거기다 죽염을 듬뿍 덮어서 천으로 싸매고 주무셨던 것이다. 두번을 그렇게 하시고는 통증이 거짓말같이 사라졌다.

칠순이 넘은 외할머니께 더욱 신기한 것은 얼마 뒤에 그 왼쪽 엄지발가락에 새로 발톱이 돋아났다는 사실이다. 내가 궁금한 것은, 외할머니께서는 노경에 새로 돋아나는 그 발톱을 보고 무슨 생각을 하셨을까이다. 혹시 오랫동안 잊고 지내셨던 당신 생명의 새싹을 거기서 보신건 아닐까?

세월이 더 흘러 직장을 그만두고 공부를 하고있는 지금은 거의 모든 주변 사람들이 죽염을 거부하지도, 또 모셔놓지만도 않게 되었다. 먼저 '믿어야' 죽염을 사용할 것이므로 죽염사용에 있어서 믿음이 큰 요소이긴 하지만 죽염은 결코 '믿어서' 쓰는 것이 아니다. 더구나 미신은 아니다. 죽염은 우리가 일상에서 얼마든지 적절히 이용할 수 있는 하나의 지혜인 것이다.

식도염 · 위궤양 치료결과에 감탄

유승용/서울중앙병원 임상병리사

　나 자신은 죽염을 보신용으로 먹고 있을 뿐이어서 특별히 체험이랄 것은 없다. 다만 등산할 때라든지 죽염을 조금씩 물고 있으면 갈증도 안 나고 덥지 않음을 느낄 수 있다. 일반 소금은 써서 못 먹는데 죽염엔 쓴 맛이 없고 조금 물고 있으면 오히려 단 맛이 나니 독성이 없다는 걸 체험으로 알고 있다. 여기선 내 주변 사람에게서 목격한 죽염의 효과를 몇 가지 적는다.

　지난 91년 겨울, 교통사고 환자가 현재 내가 근무하는 병원 신경외과 중환자실에 입원한 적이 있었다. 환자는 고등학교 2학년 학생으로 차가 전복되는 바람에 목뼈가 부러진 중상이었다. 5, 6번 경추가 부러졌는데 병원에선 재기할 수 없다는 판정을 내렸다. 담당의사는 목의 뼈조각이나 수술해서 빼내고 기구를 이용해 앉아 있을 방법을 모색하자고 권고하였다.

　당시 환자는 내가 보기에도 재기불능의 중한 상태였다. 그리고 자신의 장애를 병원에서 치료할 방법이 없음을 알고는 뼈가 살속에 침투, 피가 엉킴으로써 생길 병의 발전을 막고자 병원측에서 권유한 수술마저 거부한 채 자포자기의 상태에 있었다. 환자가 나와 친분이 있고 또 한창 나이의 학생이 멀쩡히 병신이 되는 걸 보고만 있을 수 없어 홍화씨와 죽염을 복용해 보라고 권했다. 병원에선 쓰지 않는 민간방이지만 홍화씨가 파골에 효험이 있고 죽염이 어혈을 삭이는 데 뛰어나다는 걸 믿고 있었기 때문이다.

그 결과 평생 누워 있을 거라던 환자가 홍화씨와 죽염을 복용한 지 한 달도 못 가서 완치되어 지금은 버젓이 걸어다닌다. 이건 과히 의학적으로 기적이라 할 수 있다. 그 기적을 죽염과 홍화씨가 간단히 이룬 것이다. 환자는 한 달에 걸쳐 홍화씨 1.5근에서 2근, 죽염 2킬로그램을 열심히 복용하였다. 환자의 재기에 홍화씨의 힘도 컸지만 죽염의 힘이 더 컸다고 생각하고 있다.

죽염 효능에 대한 또 하나의 간접 경험담은 나와 같이 근무하는 동료를 통해서다. 그 동료는 심한 위궤양으로 시달리고 있었다. 어려서부터 위궤양으로 고생해 왔는데 통증이 심할 때는 디스크에 걸린 사람처럼 허리를 못쓸 정도였다. 또한 예전에 결핵성늑막염을 수술한 뒤론 항상 비실비실하고 식사할 땐 땀을 비오듯 쏟았다. 병원에 근무하고 있는 사람으로서 오죽이나 많은 치료방법을 동원했을까마는 결국 병을 물리치지 못하고 지내던 터였다.

그런데 이 친구가 한 달에 걸쳐 죽염 5백그램을 열심히 복용하였는데 그 결과 고질이던 위궤양을 감쪽같이 물리치고 믿기지 못할 정도로 즐거운 마음으로 식사를 왕성하게 하는 걸 보았다. 그 놀라운 효과에 나 자신도 감탄하지 않을 수 없었다. 병원에서 근무하는 사람이, 의사들이 해롭다는 소금으로 병을 고쳤다고 말하니 이상하게 들릴 만한 일이고 또 직접 경험하지 않은 사람이라면 누구나 거짓말이라 할 만하지만 이건 부정할 수 없는 분명한 사실이다.

죽염의 신기한 작용을 하나 더 소개하겠다. 택시기사인 친구의 아버지는 항상 긴장과 과로에 시달리고 식사가 불규칙한 관계로 식도염과 장염, 위궤양으로 쓰러진 적이 있다. 병원치료도 제대로 못 받고 퇴원하여 집에서 가료 중이었는데 죽염을 먹은 뒤부터 소화가 잘되고 대변도 황토색으로 잘 나온다며 반가운 마음에서 전화를 해왔다.

이 세상엔 병도 많고 약도 많다. 모든 약과 치료방법엔 장단점이 있게 마련이다. 비단 고도의 학술이론과 어려운 전문용어를 동원한 것만이 의술이 아닐 것이다. 병 고치는 게 의술이라고, 문제는 치료효과에 있지 않을까.

죽염은 누구나 간편하고 유용하게 질병치료에 이용할 수 있는 식품의약이라 생각된다.

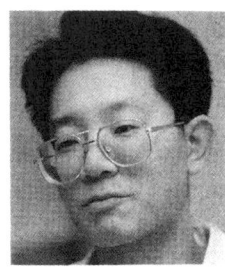

20년 습진의 괴로움에서 해방

이국희/사업

어린 시절의 일이다. 당시 나는 편도선을 자주 앓았는데 한번은 읍내 한의사 할아버지를 찾아갔더니 구멍 뚫린 대나무 대롱으로 부드러운 가루약을 쿡쿡 찍어 '아~' 하고 벌린 입에 '후욱' 하고 불어넣었다. 그때 어찌나 따갑고 혼이 났던지……

그리고는 그 가루약을 집에 가서 자기 전에 한 번만 더 쓰면 괜찮아질 거라고 말하며 조그만 종이에 싸주셨다. 그날 저녁 때쯤 거의 다 병이 나은 느낌이었지만 할아버지 말씀대로 한번 더 넣으려 하니 아픈 생각에 겁부터 났다. 하지만 그 가루약을 불어넣으니 낮보다 훨씬 덜 따가웠고 그 할아버지 이야기대로 편도선염은 깨끗이 다 나았다. 물론 그 후론 목병을 다시 앓지 않았다.

그때 들은 이름이 죽염(竹鹽)이 아니라 구염이었던 것으로 기억되는데 지금 생각해 보니 불에다 굽는다고 해서 구염(炙鹽)이라는 이름이 붙여지지 않았나 생각된다. 그 후 목병도 잊고 구염도 까마득히 잊어버렸다. 그러다가 3~4년 전 자연식 교육을 받았다. 그때 강사로 나온 분이 월간 잡지 《건강다이제스트》에 '불멸의 건강진리'를 집필하시던 안현필 선생님이었다.

나는 그분으로부터 "현대의학에선 소금이 나쁘다고 하는데 사실은 소금 자체가 나쁜 것이 아니라 소금에 함유되어 있는 이물질(異物質)이 나쁘다"는 말과 가공소금인 맛소금이나 부드러운 소금은 먹지 말고 천일염을 볶아서 빻아 먹으라는 이야기를 들었다. 그 후 인산(仁山) 선생님의 《신약》 책에서 죽염에 대한 글을 보고 두 분께선 생면부지일 텐데 소금이 체질을 강화시켜 준다는 같은 진리를 이야기 하심에 적이 놀랐다.

약소금인 죽염 이야기를 대하며 어릴 때 먹었던 구염에 대한 생각도 되살아나 인산(仁山) 선생님이 계신 함양까지 가서 찾아 뵙고 죽염 4근(斤)을 가져왔다. 그리고서 20년이 넘은 발습진부터 치료하고자 2백~3백그램 정도를 대야에 붓고 발이 잠길 만큼 물을 부어 매일 30~40분씩 발을 담갔다. 그러자 당장 가려움증이 가셨고 약 15일쯤 되니 20년 동안 별의별 좋은 약을 다 써보아도 낫지 않았던 습진이 나았다.

발을 담갔던 물은 짠물이라 버리지 않고 오래 두어도 썩지는 않았으나 염분이 증발하므로 중간 중간에 죽염을 보충하면서 치료하였다. 20년 동안 습진으로 하도 고생을 한 나머지 나은 다음에도 한동안 계속 하였더니만 "다 나았으면 마, 그만 하이소"하고 아내가 한마디 한다.

그 후 죽염의 탁월한 효과에 감탄한 나머지 이런 환자면 효과를 볼 수 있겠구나 하고 생각나는 이웃의 환자들에게 가지고 있던 죽염을 권하였더니 예상 외로 빠른 효과가 나타났다. 그로 인해 이웃에서 이웃으로 퍼져 나가면서 나는 '소금장사'라는 별명까지 얻게 되었다.

그런데 지금도 소금이 해롭다는 양의학의 주장만 믿고 죽염을 불신하고 이해하지 못하는 사람들이 있어 안타깝다. 이렇게 소금이 몸에 해롭다는 막연한 논리에 젖어 죽염 쓰기를 주저하거나 쓰다가 말다가 하는 사람들은 거의 대부분 죽염의 신비한 효과를 보지 못하기 때문이다. 소금에는 벌레가 생기지 않는다. 동식물을 막론하고 염성이 강하면 무병장수한다는 인산(仁

山) 선생님의 가르침이 다시 한번 생각난다.

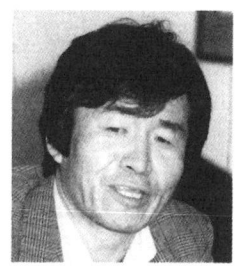

뽕나무 뿌리와 소금물로 눈병 고쳐

이상돈/단국대학교 동양학연구소

 나의 고향은 충북 단양군 적성면 파랑리이다. 그 곳은 내 어린 시절의 추억이 담겨 있는 정감어린 곳이다.
 내가 고향에 있었을 때 11세에서 14세 무렵까지 청농(靑農) 배상호(裵相浩) 선생님께서 우리 집에 파랑정사(波浪精舍)라는 한문 서당을 열고 학생들에게 한문을 가르쳤다.
 나도 그 서당의 학생이었는데 순강(旬講)을 받았었다. 순강이라 함은 열흘 순(旬)자, 강의 강(講)자로 열흘간 강의가 진행된다 해서 그렇게 이름한 것이다.
 그런데 열흘 동안의 강의가 시작되면 어떠한 일이 있어도 밖에 못 나간다. 부득이 용변이 마려우면 출입패(出入牌)라는 것이 있어 이것을 갖고 나가게 되어 있다. 이 출입패를 갖고 간 사람이 돌아오지 않으면 아무리 용변이 마려워도 또한 참아야만 하는 것이 규칙이었다. 이 순강이 끝나면 학생들은 그 이튿날 뒷글을 읽게 된다.
 그리고 열이틀째 되는 날 오전에 또 강의가 있는데 이것은 가르침을 받는 강의가 아니라 그 동안 배운 것을 시험하는 시간이다. 이것이 끝난 오후에는 비로소 놀 수 있는 시간이 주어지는데 그 얼마 안되는 자유시간은 그렇게 재미있을 수가 없었다.

자유시간 동안 나는 같이 공부하던 친구와 함께 시내에서 멱을 감기도 하고 과일 서리를 하기도 하였지만, 일단 공부에 들어가선 누구보다도 열심히 파고 들었던 것 같다.

나는 집중력이 강해서 책을 들면 여간해선 다른 곳에 한눈을 팔지 않았다. 그런데 하도 책을 보고 눈을 혹사시켜서인가, 그 당시 나도 모르는 사이에 양쪽 눈엔 빨간 고기점 같은 것이 생겨나 그것이 가장자리에서 중앙을 덮어 나가는 병이 생겼다. 그 때문에 눈이 몹시 아프고 사물이 잘 보이지 않았다.

그리하여 부모님과 함께 제천(堤川)에 있는 병원에 가서 진찰을 받아 보았더니 의사 말이 그 빨간 고기점을 잘라 내야 한다는 것이다. 나는 겁이 덜컥 났다. 부모님께서도 잘못 하다가 눈을 다치면 어떻게 하느냐고 하시면서 굉장히 염려하셨다.

결국 부모님과 나는 병원 치료를 포기하고 집으로 돌아왔다. 그때 우리 집 옆에는 학봉(鶴峯) 선생의 후손이 살고 있었는데, 그 부인되는 분이 마침 내가 그러한 눈병을 앓고 있다는 소식을 들으시고는 나의 부모님께 한 가지 방법을 일러주었다.

"뽕나무 뿌리를 구하여 그것을 삶은 물에 소금을 넣고 졸이세요. 그러면 물이 증발되고 불그스레한 소금이 남는데 그 소금을 곱게 가루내어 눈에 넣어 주세요. 제가 산후풍(産後風)으로 눈에 빨간 고기점이 나와 덮이면서 눈이 침침하고 눈물이 나고 눈꼽이 항상 낄 때 그 방법으로 완치한 일이 있어요" 하며 자기가 만든 소금을 주었다. 이 소금을 쓴 그 결과 하루가 다르게 좋아지더니 일주일 만에 깨끗이 나았다. 어린 마음에 참 신기한 방법도 다 있구나 하는 생각이 들었다.

그 후로 쉰 살이 다 된 오늘까지도 눈병을 앓아 본 일이 없다. 지금 생각해 보아도 소금을 이용한 그 처방은 참으로 고마운 일이라 여겨진다. 이렇게 보면 민간에 전승되고 있는 민간요법이 비과학적이라느니, 무지한 사람들이나 행하는 방법이라느니 하여 무시해 버릴 일이 아니라는 것을 새삼 느끼게 된다.

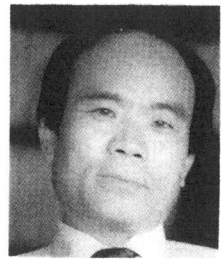

위암수술 후유증, '마늘죽염'으로 好轉

이영모 / 전국농업기술자협회 운영위원 회원

작년 가을 정기 건강진단을 한 병원으로부터 통지가 왔다. 검진 결과 위와 십이지장에 이상한 점이 발견되었으니 정밀검사를 하자는 내용이었다.

당시 나는 비록 71세의 적지 않은 나이였지만 어디 아픈 데도 없었고, 먹을 것 다 먹고, 소화도 잘 되고, 매일 나가는 인근 수봉산 궁터에 나가 강궁(强弓)으로 활을 쏴도 전혀 힘든 줄도 모르고, 60kg의 짐도 거뜬히 들 만큼 건강체질이었기 때문에 별로 대수롭지 않게 여기고 병원을 찾았다.

의사는 내 배를 눌러 보면서 "아프지 않냐, 속이 쓰리지 않느냐, 술·담배 많이 하냐"고 물었다. 술·담배는 이미 30년 전에 끊은 터이고 어떠한 통증도 느낄 수 없었던 나는 "아프지 않다"고 자신있게 말할 수 있었다. 의사는 고개를 갸우뚱하더니 심전도 검사를 한 결과 위궤양이 아주 심하고 종양이 보인다고 좀더 큰 병원의 전문의와 상의해 보라고 하였다.

그 길로 인천에서 가장 크다는 병원에 가서 내시경 검사를 받았다. 검진하던 의사들은 자기들끼리 "이 정도면 보통이 아니고 심한데…"라고 수근대면서 나에게 자각증상이 없다는 것을 의아해했다. 의사는 이상하게 보이는 조직을 5~6점 떼어 내어 조직검사를 하더니 위에서 암세포가 나왔다며 하루라도 빨리 수술해야 한다고 말했다. 너무도 뜻밖이라 그날은 약만 타 가지고 집에 돌아왔다.

그 뒤 내가 다시 찾은 곳은 서울에 있는 모 대학병원이었다. 전에 그 병원의 외과과장이었던 사돈은 일단 미심쩍으면 배를 갈라 보는 게 원칙이라고 말했다. 점점 불안감이 깊어 가고 세밀히 위 내시경검사를 한 결과 암세포가 발견되었다며 수술을 권했다. 나는 수술하는 게 선뜻 내키지 않았지만 가족들은 초기 암에는 수술하면 아무 탈이 없다고 권하였다. 결국 8시간에 걸쳐 위의 절반과 십이지장 전체를 절단해 내는 수술을 받았다.

수술 후 경과는 좋지 않았다. 나의 예후를 설명하면 다음과 같다. 방귀가 나오지 않았다. 배안에 물이 차기 시작하더니 일주일쯤 지나자 배가 개구리처럼 불룩해지고 물이 목까지 차 호흡마저 곤란하게 되었다. 관장 주사기를 목에 넣어 물을 뽑아 냈는데 작은 양동이로 1통의 양이 나왔다.

병원에선 장이 유착되었기 때문에 그렇다며 다시 수술을 권하였다. 사실 나는 수술 후 너무 고통스러워 그냥 죽으면 죽었지 다시는 '배 째는 짓'은 안하겠다고 다짐한 터였지만 숨을 제대로 쉴 수 없는 상황에선 어쩔 수 없어 수술에 응하였다.

다시 장을 수술한 후 배에 물이 차는 현상은 없어졌다. 그러나 방귀는 제대로 나오지 않고 뱃속이 늘 불편하였다. 소화가 안돼 식사를 제대로 할 수 없어 체력이 많이 쇠잔해졌다. 입원 40일 만인 작년 11월 18일 퇴원할 즈음엔 초췌한 모습이 역력해 주위 사람들은 모두 나의 건강에 우려를 금치 못했다.

이렇게 되자 아들이 현재의 치료법으로는 안되겠다 싶었던지 인산 김일훈 선생을 찾아가 위암 처방전을 받아왔다. 처방전의 내용은 밭마늘을 구워 죽염을 찍어 먹고 오리와 민물고둥 그리고 10여 가지의 한약재를 넣어 약을 달여 먹으라는 것이었다.

그래서 죽염과 약물을 구해 먹기 시작했는데 그 내용을 설명하면 다음과 같다. 죽염은 처음 한 달 동안 위가 아파 많은 양을 먹지 못하고 2백50g 정도를 먹었다. 그 후 차츰 양을 늘려 3개월째로부터는 한 달에 1.5kg 정도를 생강, 감초 달인 물에 타서 먹었다.

마늘 또한 하루에 10~20통 정도를 구워 죽염에 찍어 먹었다. 오리와 함께 달인 한약 약물과 민물고둥 죽을 퇴원한 후부터 하루에 아침 저녁으로 2번씩 빠뜨리지 않고 먹었다.

죽염과 마늘, 한약 약물을 본격적으로 복용한 지 어느덧 6개월이 지났다. 복용한 뒤로 방귀가 자주 시원스레 나오면서 속이 편해졌다. 방귀 뀌는 게 그렇게 중요한 줄 그제사 알았다. 퇴원 당시 죽을 조금씩 밖에 먹을 수 없었던 소화력도 왕성해져 이제는 밥도 한 그릇 거뜬히 비우고 후식으로 이것저것 먹을 정도가 되었다.

설사증에 시달리던 대변도 잘 나왔다. 예전처럼 인근 활터에 나가 강궁(强弓)으로 활도 쏘고 활동도 할 만큼 체력도 회복되었다. 다만 좀 무리해서 운동을 하면 피로감이 빨리 오는 게 아직은 완전하지 못한 점이라 생각한다.

요즘도 15일에 한번씩 병원에 가서 검진을 받는데 담당의사는 나의 현 상태를 보곤 신기하게 회복속도가 빠르다며 놀라워 했다. 또 주위 친구들은 내가 과연 암을 벗어던질 수 있을 것인지 관심을 가지고 지켜보고 있다.

죽염과 한약재 약물이 위암에 어떤 영향을 미치는지 객관적으로 증명이 안돼 명확히 설명할 수는 없다. 다만 나의 경우 죽염과 한약 복용 후 누가 보기에도 외관상으로 상태가 호전됐음은 분명하다. 앞으로도 나는 죽염과 마늘, 한약을 계속 복용할 예정이다.

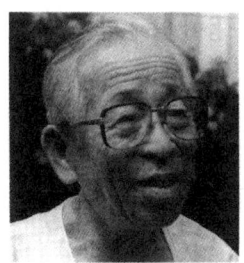

죽염과 '仁山神方'으로 2기 말 유방암 根治

이애리 / 주부

내가 죽염을 복용한 지도 어느덧 5년이 다 돼 간다. 지금은 건강을 회복하여 이렇게 옛날을 회상하며 글을 쓰고 있지만 죽염을 복용하기 전인 6년 전만 해도 나는 유방암에 걸려 죽음을 눈앞에 둔 사람이었다.

내가 유방암 진단을 받은 것은 서른일곱 살 때인 1988년의 일이다. 그 당시 두달 전부터 머리가 아프고 오른쪽 유방 부위에 땅콩만하게 응어리가 맺히더니 점점 커지기 시작했다. 처음엔 별로 대수롭지 않게 여기고 약국에서 약을 사다 먹다가 그래도 잘 낫지 않자 병원을 찾았다. 병원에 갈 당시만 해도 나나 식구들은 대수롭지 않게 여겼다. 사실 병원에도 나 혼자 갔을 정도였다.

그런데 병원에서 엑스레이 촬영도 하고 조직검사를 한 결과 유방암이란 청천벽력과 같은 말을 듣게 되었다. 평소 나는 몸이 약해 병치레를 자주 한 편이었지만 설마 나에게 암이 닥치리라고까지는 생각지 못했다. 따라서 암 선고를 받는 순간 상당히 충격이 클 수 밖에 없었다.

망연자실해 있는 나에게 의사는 다행히도 유방암 초기라 절제 수술을 하면 나을 수 있다고 위로하였다. 대수롭지 않다는 의사의 말에 어느 정도 안심이 되어 수술하기로 결정하였다.

그런데 나의 병은 병원측의 말대로 수술을 한 뒤에도 낫지 않았다. 의

사는 막상 수술해 보니 이미 암세포가 임파선 부위까지 번진 2기말이라며 회복이 불가능하다고 말하였다. 갑작스런 상황변화에 당혹감만 들뿐 아무 생각이 나지 않았다. 암·치료불능·죽음…….

이 생각만 머리 속에 윙윙거리며 맴돌았다. 조급한 마음으로 다른 병원에 가서 종합검진을 받았는데 의사는 "여기 있을 필요 없다" "집에 가서 잘 먹고 할 일이나 하라"고 하였다. 바꾸어 말해 그것은 병원에서 치료할 수 없는 환자에게 흔히 쓰는 '사형선고'였던 셈이다.

그때부터 나에겐 고통스런 투병생활이 시작되었다. 수술한 부분이 몹시 아파 밤마다 뜬 눈으로 지새워야 했다. 여섯 달 동안 항암제를 20번쯤 맞은 뒤에는 팔이 붓고 왼편 유방에도 응어리가 생기는 등 고통이 더욱 심하였다. 머리가 빠지고 피부가 생기를 잃고 누렇게 뜨는 등 죽은 사람 형상 그대로였다. 사람이 죽을 병에 걸리니 무슨 약이 그리도 많은지 남편은 좋다는 민간약이란 민간약은 다 구해 와 나에게 먹였다.

그러나 이미 쇠잔해진 나의 기력은 회복될 기미가 보이지 않았다. 너무 병이 악화되어 병원엔 무서워 가지도 못하였다. 젊은 나이에 죽어야 한다고 생각하니 너무 억울하기도 하고 자식들이 불쌍하여 눈물로 지새우지 않은 날이 없었다.

그렇게 1년 가까이 지냈던 어느 날 아는 선배 언니가 어디서 소식을 들었는지 암이나 난치병을 귀신같이 고치는 함양에 계신 인산 선생님 이야기를 하며 한 번 찾아가 뵈라고 했다. 그 길로 인산 선생님을 찾았는데 신선과 같은 풍모와 기품을 대하매 "저 분이면 나의 죽을 병을 낫게 해주실 수 있을 것"이란 생각이 저절로 들었다.

인산 선생님은 나를 그윽히 보시더니 "아직 죽기엔 너무 젊다"며 한 장의 처방전을 써주시며 죽염과 함께 열심히 복용하라고 일렀다. 참고삼아 처방전 내용을 밝히면 이렇다[아래 처방전은 혈액형이 B형인 유방암 환자에게만 해당됨].

집오리 2마리, 밭마늘 큰 것 1접·작은 것 1접, 대파 25뿌리, 민물고둥 큰 되 5되, 과루인(瓜蔞仁) 볶은 것 3.5근, 별갑(鱉甲) 볶은 것 3.5근, 백개자(白芥子) 볶은 것 3.5근, 행인(杏仁) 볶은 것 3.5근, 백두구(白豆蔲) 볶은 것 1.5근, 공사인(貢砂仁) 볶은 것 1.5근, 익지인(益智仁) 볶은 것 1.5근, 신곡(神曲) 볶은 것 3.5근, 맥아(麥芽) 볶은 것 3.5근, 당산사(唐山査) 1.5근, 당목향(唐木香) 1.5근, 적하수오(赤何首烏)1.5근, 백하수오(白何首烏) 1.5근, 금은화(金銀花) 3.5근, 蒲公英(포공영) 4.5근, 하고초(夏姑草) 1.5근, 생강 1.5근, 대추 1.5근, 원감초 1.5근, 원백강잠(元白殭蠶 ; 생강법제) 3.5근, 석룡자(石龍子 ; 생강법제) 0.5근, 유근피(楡根皮) 3.5근.

　약을 달여 와서 나는 이 약 아니면 죽는다는 각오로 하루 예닐곱 번씩 4개월 동안 한번도 거르지 않고 그야말로 죽자살자 복용하였다. 죽염도 한 달에 5백그램 정도씩 몸을 절인다는 생각으로 열심히 먹었다.

　약을 복용한 지 두달이 지났을 무렵엔 온몸이 덥다가 춥다가 하는 특이한 현상이 나타났다. 한기가 들 때는 한여름인데도 전기장판을 깔아야 했다. 또 어지럽고 전신의 전기가 심해지는 등 병과의 싸움 증후군이 나타났다. 이 일대격전을 치러야 병이 낫는다고 생각하고 꿋꿋이 참았는데 그 증상이 13일간 지속됐다.

　그 극심한 고통이 가시자 내 몸은 비온 뒤 맑은 햇빛이 내비치듯 차츰차츰 호전되기 시작했다. 가슴을 짓눌렀던 통증이 하루가 다르게 누그러지고 잃었던 기력도 다시 솟아났다. 생기를 잃었던 피부에 불그스레한 혈색이 돌고 살 수 있다는 자신감도 갖게 되었다.

　약 2개월간 탕약을 더 먹다가 그 후부턴 죽염만 열심히 복용했는데 6개월이 지났을 무렵엔 나의 몸은 정상인과 다를 바 없이 좋아졌다. 몸이 날아갈 듯 가벼웠고, 스스로 느끼기에도 더이상 암환자가 아닌 것 같았다. 암 수술을 받았던 병원에 다시 가서 종합검진을 받았는데 아니나 다를까 암세포가 전혀 없다는 판정을 받았다. 담당의사는 의아해하며 정말 기적이라고 하였다.

암을 극복한 후에도 계속 죽염을 복용하고 있다. 나는 원래 병이 잦고 여름에도 감기가 잘 걸리는 등 몸이 허약하였다. 그러나 죽염을 복용한 뒤론 감기 한 번 안 걸리고 아무리 힘든 일을 하여도 피로감을 모르고 지낸다. 아프기 전보다 더 건강하게 지내고 있으니 이것도 전화위복이라 해야 할까.

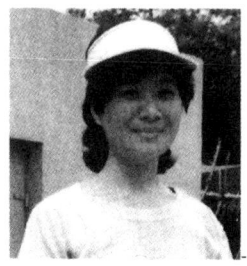

죽염 복용후 모든 병은
앓아본 적이 없다

이 애리

선천성 위장병을 쉰 살에 고친 얘기

이인우/(주) 삼진방기 대표

나는 어릴 때부터 속이 좋지 않았다. 국민학교 저학년 때다. 새앙쥐 풀방구리 드나들 듯 통시[변소]에 들락거리는 나를 보고 할머니께서 말씀하셨다.
"새벽에 닭장 앞에 가서 '닭아, 닭아, 내 속 가져 가고 니[네] 속 나 도고[나 다오]'하고 빌면 속이 괜찮아질 게다."

자라면서 나는 이 말을 얼마나 많이 했는지 모른다. 중학교 3학년 때의 어느 토요일, 학교에서 돌아오니 메주를 쑤려고 큰 대소쿠리에 밀을 가득 삶아 놓았다. 그땐 형편이 어려워 콩 대신 밀로 메주를 쑤곤 했다. 배도 고프고 해서 두어 움큼 집어 먹은 것이 단단히 체했던 모양이다.

5일간이나 의식을 잃은 채 반쯤 죽어 있었다. 그 동안 부모님들은 약도 먹여 보고 굿도 하시며 애간장을 태우셨다. 깨어나서 열흘 만에 대변을 보았다. 밀 알갱이들이 새카맣게 변해서 굵은 대추만한 크기로 똘똘 뭉쳐져 나왔다. 뼈와 가죽만 남은 몰골이었지만 대변을 본 후 몸이 좀 좋아지는 듯했다.

그런데 일어난 후 죽을 먹으려고 숟가락을 드니 숟가락이 스르르 손에서 빠져 나가 버렸다. 오른손에 힘이 없었던 것이다. 책가방도 연필도 쥘 수 없었다. 오른쪽 어깨도 처졌다. 고만고만하게 활동할 정도가 된 것은 두 달이 지나서였고, 오늘날까지도 그 후유증이 완전히 사라지지 않고 있다.

어쨌든, 선천적으로 약하게 타고 난 위장이 '밀밥사건' 이후 완전히 나빠져 쉰 살이 다 될 때까지 한번도 시원한 대변을 볼 수 없었다. 항상 대변이 불안하고 무기력하고 조금만 과식해도, 물만 좀 잘못 먹어도 탈이 났다.

출근길 동네어귀 어디어디에 급할 때 사용할 수 있는 화장실이 있는가 하는 것은 내가 알아 두어야 할 필수적인 정보였다. 먹는 것도 언제 어디서나 조심해야 하니 생활이 여간 불편한 것이 아니었다. 차가운 우유 한 잔 마셔도 소화가 안 되고 무엇을 잘못 먹거나 약간 과식해도 무사히 넘어가지 않았다.

이런 삶이 계속되니 심리적으로도 불안했던지 신경성까지 겹쳐 건강을 유지하기 어려웠다. 속이 쓰리고 신물이 넘어오고 매우 고통스러웠다. 나도 남들처럼 시원한 대변을 볼 수 없을까 하는 생각이 늘 떠나지 않았다. 왜 그런지나 알았으면……. 병원에서는 뚜렷한 위장병이 있는 것도 아니라고 하니 답답한 노릇이었다. 오십 평생 좋다는 위장약을 다 뒤지고 찾아 복용하였건만 낫지 않아 위장병을 숙명으로 알고 살 수밖에 없었다.

그러던 차에 각종 암·난치병·간질·소경·전신마비 환자들을 귀신같이 고친다는 신의(神醫), 인산 선생님 소식을 듣고 당시 목·허리 디스크까지 심해서 찾아 뵙고 여쭈었더니 나의 모습을 보시곤 병의 뿌리가 너무 깊어 죽염을 복용하는 한편 쑥뜸까지 떠야 한다고 하셨다. 인산 선생님이 주신 죽염을 받아 집에 돌아와서 열심히 먹는 한편 중완, 관원, 좌·우 족삼리에 5분 이상 타는 뜸장으로 3년에 걸쳐 1천3백장 이상을 떴다.

뜸을 뜨는 도중에는 신기하게도 대변이 시원했으나 고약을 붙이고 다 아물 때쯤이 되자 처음의 상태보다는 많이 좋아졌으나 또다시 무기력한 증세가 나타났다. 그러나 인산 선생님의 말씀을 굳게 믿은 터라 뜸을 뜨지 않는 동안에도 죽염은 계속 복용하였다.

그런데 놀라운 일이 일어났다. 지난 6월 25일경부터 대변을 사흘에 한 번, 이틀에 한 번 하는 식으로 건너뛰더니 실로 49년 만에 처음으로 상쾌한 대변을 볼 수 있었다. 화장실에 앉아 한 덩어리 쑤욱 보고 나면 그렇게 시원할 수가 없다. 다른 사람들은 눈살을 찌푸리거나 실없는 소리라며 웃겠지만 나는 이런 세상도 있는가 싶을 정도로 기분이 좋았다.

그 뒤부터 오늘까지 대변 보는 게 상쾌하고 속이 편하다. 소화가 잘되니 밥맛이 있고, 게다가 뒷걱정이 없으니 몸과 마음이 다 편하다. 아울러 목·허리 디스크 등 다른 병들이 서서히 물러가기 시작했는데, 그것들이 사라지는 것을 피부로 느낄 정도였다. 마흔아홉 살이 되어서야 정상적인 위장을 갖게 되었지만 나에게는 조금도 늦은 감이 들지 않는다. 위장에 있어서 만큼 나는 새로 태어난 사람이 아닌가!

죽염과 쑥뜸의 신비는 무어라 다 표현할 수 없다. 다만 나에게 새 생명을 주신, 절대 고독자로 사시다 지금은 이 세상의 여정을 거두시고 영면에 드신 인산 선생님의 은덕에 감사드릴 뿐이다.

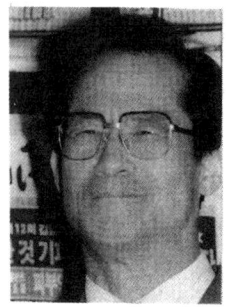

위장병 치료에
활기를 부여한 죽염에
감사합니다
송 仁 호

짠 소금을 먹고 당뇨를 고친 사연

이종희/주부

나는 40세의 주부로 아주 우연한 기회에 혈당치가 정상보다 높다는 것을 알게 되었다. 아버지[76세]가 입원한 병원에 갔다가 혈당측정을 하게 된 것이다. 아버지가 당뇨병 진단을 받은 서울 모 대학병원에 녹내장 수술을 하러 가서였다. 몸무게가 부쩍 줄고 마른 것도 당뇨병으로 인한 것이었고 녹내장도 당뇨병 환자에게 흔히 발견되는 시력장애의 하나였다.

이런 연유로 가끔 병원에 병문안하러 드나들다 복도에 혈당측정기가 있기에 나도 시험삼아 검사를 해보았다. 다른 이들은 그저 그런 것 같은데 나만 혈당치가 1백80이나 되었다. 일반적으로 혈당치는 신체의 상태에 따라 다르지만 정상은 1백~1백50쯤이라고 했다.

곰곰 생각해 보니 사실 몸이 이상했다. 혈당검사를 하기 훨씬 전부터[1988년경] 굉장히 피곤하고 무력해지면서 만사가 다 귀찮았다. 처음에는 '나이 서른여섯에 늙어가나 보다' 하고 대수롭게 여기지 않았었다.

아버지의 당뇨병 증세를 보았던 터라 유심히 나 자신의 발을 살펴보았다. 발바닥이 갈라지고 진득한 액이 흘러나오고 있었다. 다리에도 힘이 쭉 빠져 아프고 걷기가 힘들고 밤에는 자다가 자주 쥐가 났다. 그때서야 나는 확실히 '당뇨병에 걸렸구나' 하고 느끼게 되었다. 그렇지만 심각하게 호들갑을 뗄 수는 없었다.

그래도 사람 마음이 병을 걱정스러워하는 것은 당연한지라 부평에 있는 모 병원에 진찰을 받으러 가봤다. 의사는 당뇨병 초기이니 집에서 당검사를 자주 해보고, 약도 먹고 상황 봐가며 치료하자고 했다. 그러나 집에 와서는 병원에 다녀야겠다는 생각이 선뜻 들지 않았다.

그러다가 부부 동창모임에 참석한 친구로부터 죽염복용 경험담을 듣고 죽염을 알게 되었다. 환(丸)으로 된 죽염을 구입하여 생강 달인 물에 하루 20알씩 한 달에 5백그램 정도를 먹었는데, 죽염을 복용한 지 넉 달쯤 지나자 몸에 여러 가지 변화가 왔다.

우선 발이 깨끗해졌고, 가끔 집에서 직접 해보던 소변검사 결과도 그전에는 당이 아주 진했었는데 혈당치가 많이 낮아졌다. 몸이 나를 듯이 가벼워지고 기분도 상쾌했다. 전에는 뭘 먹으면 부담이 되고 몸이 찌뿌둥하였는데 지금은 밥을 많이 먹어도 몸에 부담이 없고 살이 안 찌는 것 같다.

작년부터 몸무게가 조금씩 줄어들더니 군살도 적어져 주위 사람들에게 얼굴이 더욱 좋아졌다는 말을 많이 듣고 있다. 소화도 잘 되고 하니 마음이 편하다. 요즘은 운동으로 볼링을 하는데 전혀 피곤함을 느끼지 못한다. 살림 하느라 이것저것 많은 활동을 해도 몸이 무겁지 않으니 무슨 일이든지 즐거운 마음으로 할 수 있어 여간 다행이 아니다.

봄에 병원에 가서 당수치를 검사했는데 1백50의 정상이라 했다. 나의 경험으로 보건대 당뇨병 환자가 죽염을 꾸준히 복용하면 부작용 없이 탁월한 치유 효과를 거두리라 확신한다. 요즘엔 두 딸에게도 따라다니면서 죽염을 먹으라고 한다. 처음엔 애들이 "엄마가 죽염에 미쳤나 봐"하면서 거부반응을 보이곤 했는데, 큰 딸[15세] 아이의 얼굴에 난 여드름을 죽염을 발라 깨끗하게 치료하고부터는 이젠 말아이들도 좋아라 한다.

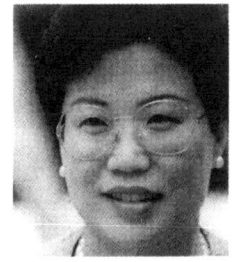

저에게 죽염을 소개해주신
분께 감사드립니다.

이 종 희

어머니 고질병을 죽염간장으로 치유

조공성 / 무진전자 대표

　죽염의 효과는 너무 무궁무진하고 암이나 각종 난치성 질환 치료에 묘력이 있음이 이미 여러 사람을 통해 입증된 터라 죽염으로 위장병이나 풍치를 고쳤다는 따위의 이야기는 이제 특이한 체험이 아닌 듯하다. 따라서 나로서는 특이한 체험이라고 해서 내세울 만한 게 없다.
　다만 어머니께서 겪은 일이 다른 사람들에게 도움이 될까 해서 몇 자 적는다. 내 어머니는 올해 나이 일흔셋이시다. 20여 년간 악성 담으로 무척 고생해 온 터였다. 입안이 담으로 끈적끈적하게 엉겨 붙고 냄새가 나고 몸이 붓는 등 고통이 이만저만이 아니었다
　어머니는 죽염을 구해 드렸지만 대수롭지 않게 여기고 대신 장녹 열매와 뿌리를 구해 와 잡수셨다. 그 약재가 상당히 독하다는 걸 알고 말렸지만 듣지 않으시고 최근 몇 년 사이엔 단위 높은 마이신까지 복용하셨다. 그런데 금년 초 어머니를 모시고 있던 형님한테서 전화가 왔다. 어머니가 온몸에 반점이 돋고 숨쉬기도 어렵다는 다급한 내용이었다. 독한 약을 너무 잡수신 나머지 독이 밖으로 분출된 모양이었다. 병원에 가서 찾아 뵈었더니 말도 제대로 못하시고 모습이 말이 아니었다.
　그 길로 나는 속초에 가서 명태를 1백마리쯤 구해 달여 드리는 한편 죽염간장을 구입하여 하루 대여섯차례 드시게 했다. 그렇게 2～3일쯤 하

자 온몸의 반점이 싹 빠지고 말도 하게 됐다. 그 정도로 효과가 빠르리라곤 미처 생각지 못했었는데 나 자신도 놀랄 만큼 죽염간장의 효과는 뛰어났다. 그래서 "어머니 앞으로 다른 약은 일체 끊으시고 죽염과 죽염간장만을 열심히 드세요."하고 집으로 돌아왔다. 그러나 어머니는 고집이 센 분이라 여전히 "의사가 짠 것은 먹지 말라"고 했다며 죽염을 드는 둥 마는 둥 하셨다.

그런데 지난 5월 초엔 외출했다가 육교 계단에서 굴러 떨어져 이마가 깨지고 팔이 부러지는 중상을 당하였다. 병원측에선 나이 드신 분이라 뼈가 아물기까지는 여러 달 걸릴 거라고 했다. 우선 깁스를 한 뒤 다시 죽염간장을 드시게 하는 한편 부러진 뼈를 잘 아물게 한다는 홍화씨를 볶아 분말하여 드렸다. 그렇게 한 일주일 하니 신통하게 부기가 빠지고 깁스붕대 한 게 헐렁해질 정도가 되었다.

10일 만에 다시 병원에 갔더니 담당의사가 신경질부터 내었다. 부기가 빠지는 바람에 깁스가 헐렁해졌는데 뼈가 다시 어긋나면 어쩌려고 그 사이에 안 왔냐는 거였다. 의사는 다시 엑스레이 촬영을 하고 법석을 떨더니 촬영한 필름을 보고 나서는 뼈가 깨끗하게 붙었다며 고개를 갸웃거렸다. 다시 한 번 그 심한 상처를 죽염으로 열흘 만에 거뜬히 물리치신 어머니. 요즈음 죽염을 꽤나 믿는 눈치이다. 가끔 안부전화를 드리면 "죽염을 먹을 수 있는 데까지 먹을게"하고 먼저 말씀하신다.

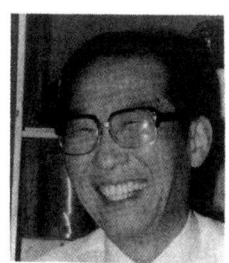

죽염 덕분에 가족들이
병원에 갈 일이
없어졌습니다.

趙 公 成

온갖 잡병 물리치고 건강회복

조성윤/상업

나의 나이 53세, 지난 세월을 되돌아보면 병 보따리를 싸짊어지고 고난의 산을 넘어야 했던 나날들이었다. 그런 내가 죽염을 알게 됨으로써 환갑을 바라보는 시점에서 병마를 물리치고 그 사슬에서 풀려났으니 즐거운 마음으로 이 글을 쓴다.

어려서부터 크고 작은 병치레로 고생하던 나는 1973년 초 위경련으로 병원에 입원하였다. 그때 회복은 하였으나 후유증으로 자주 음식물을 토하였다. 그 후부터 10여 년간 더욱 잦은 질병에 시달리고 병원 약으로 살다시피 했다. 여기에다 85년에 와서는 축농증을 수술한 쪽의 머리가 무겁고 심한 두통이 따르는 증상이 겹쳤다. 좋다는 약이란 약은 다 먹고 좋다는 병원을 여기저기 전전했지만 병세는 호전될 기미를 보이지 않고 오히려 악화만 되어 갔다.

음식을 먹으면 장(腸) 속에 가스가 차고 답답하니 토해야 하고, 신물이 넘어오며 속이 쓰리고, 변은 가늘고 손발은 차갑고, 근력은 떨어지고 화를 잘 내고, 기억력도 떨어지고 잠을 설치기 일쑤였으니 인생이 다 된 느낌이었다. 결국 나의 병을 고칠 수 없다는 걸 알고 불안 속에 암울한 나날을 보내야만 했다.

이런 내가 어둠 속에서 한 줄기 생명의 빛을 찾았으니 그것은 88년 어느

날 한방서원에 들러 《신약》이란 색다른 책을 발견하면서부터이다. 그 책 속에는 내가 깨닫지 못했던 오늘날의 병이 오는 이유와 그에 따른 치료원리가 밝혀져 있었다.

내 건강을 찾을 수 있는 지혜가 '바로 여기 있구나' 하는 생각에 가뭄에 단비 만난 듯 《신약》에 푹 빠져 읽기를 2~3일간, 먼저 가장 간단히 할 수 있는 쑥뜸과 죽염요법을 택해 썩어 버린 내 몸을 태우고 염증으로 꽉찬 몸을 소금으로 절인다는 생각으로 정신없이 쑥뜸을 뜨고 죽염을 사정없이 먹었다. 그러길 4~5일. 내 몸에선 서서히 정화작용이 일어났고 나는 살 수 있다는 가능성을 영감으로 알 수 있었다.

죽염을 먹고 나서부터 가래와 담이 없어지면서 목소리가 맑아지고 여기저기 신체의 답답하던 부분이 사라졌다. 또 위산과다로 인한 속쓰림이 없어졌고 대·소변이 적당하게 배설되었다. 그리고 불면증에 시달리고 식은 땀을 많이 흘렸는데 그런 증상이 완전히 사라졌다. 오랫동안 고생해 왔던 두통이나 위통, 만성피로도 사라졌음은 물론이다.

몸속의 썩어 빠진 노폐물이나 불순물은 걸러지고 몸이 깨끗이 씻긴 듯한 느낌이었다. 짜게 먹으면 해롭다는 세상에, 소금으로 그토록 오랜 세월 고생했던 지병을 완전히 고쳤으니 병치레로 고생한 나를 알고 있는 주위 사람들은 선뜻 믿으려 하지 않았다. 그러나 소금도 소금 나름이다. 오늘날의 병은 독(毒)에서 오고 죽염이 보통 소금이 아닌 인체의 독을 빼내는 신비의 소금임을 안다면 충분히 수긍하리라.

아황산가스가 가득한 공기, 농약과 식품첨가물로 오염된 음식, 화학물질로 둘러싸인 생활환경, 현대인은 어느 곳이든지 공해 속에서 살고 있으니 살과 피로 움직이는 사람이 어찌 견딜 수 있겠는가. 알고 보면 어느 누구든 여기저기 신경이 가고 결리는 곳이 있다면 이 모두는 독으로 인체가 썩어 가는 것일 터이다. 예로부터 썩는 곳엔 소금이라고 했는데, 죽염은 바로 이 독으로 썩어 가는 인체의 염증을 삭이고 방지해 주는 역할을 하는 것 같다.

수술이다 병원 약이다 해서 밑빠진 독에 물붓는 격으로 돈은 돈대로 쓰고 몸은 몸대로 만신창이가 된 내가 간단히 죽염으로 제2의 인생을 살고 있으니 이제 나의 인생은 나처럼 병을 짊어지고 방황하는 사람들에게 죽염을 권하는 게 일이 되어 버렸다.

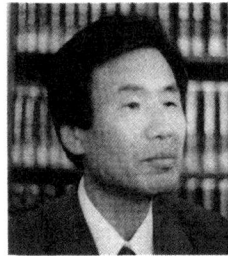

죽염을 먹는 가족들은
다늘는 혜택이
주 어진다는것은
확실하다고 믿는다
조성훈

술마시기 전후에 죽염을 먹었더니……

최애린 / 건강문제연구시민모임회원

언젠가 남편이 죽염을 '신비한 소금'이라며 집에 가져다 놓았다. 포식했을 때 소화가 안된다며 조금씩 먹기 시작하더니 이가 아플 때도 죽염을 찍어 넣었고 죽염으로 이를 닦기도 했다. 그러면서 자꾸 먹어 보라고 권하는 것이었다. 그러나 평소에 짜게 먹는 것이 나쁘다는 상식을 갖고 있던 나로서는 그저 남편이 먹을 때 '얼마나 짤까?' 생각하며 인상만 찡그리는 것이 고작이었다.

그런데 우연하게 갑자기 집에 손님이 오게 되면서부터 죽염을 즐기게 된 얘기가 있다. 그날 따라 비가 와 시장도 보지 않은 채 느긋하게 아이와 놀고 있는데 남편이 연락도 없이 친구 둘을 데리고 현관으로 들어섰다.

서둘러 차를 끓여 내고 돌아서는데 저녁을 준비하라는 것이었다. 앞이 막막했다. '시장도 보지 않았는데 어쩌지. 이 시간에 시장에 갈 수도 없고…….' 이런저런 생각 끝에 우선 국 한 가지에 밑반찬 몇 가지, 냉동실에 있는 생선을 생각했다.

배추와 콩나물이 보이길래 고기를 조금 넣고 배추된장국을 끓이기로 했다. 이리저리 바쁘게 움직였다. 국이 한소끔 끓어 간장을 넣으려 하니 너무 시커멓게 될 것 같아 소금통을 열었다. 그런데 맙소사! 소금통에 소금이 하나도 남겨져 있지 않고 깨끗이 비어 있는 게 아닌가.

당장 사러 나가려 해도 시장은 한참을 걸어가야 했다. 어쩔까 망설이다 찬장을 열어 보니 그이가 가져다 놓은 죽염이 언뜻 눈에 띄었다. '그래, 죽염도 소금이니까.' 조금도 망설임 없이 죽염으로 간을 맞춘 뒤 식탁에 내었다.

은근히 걱정이 되었다. 혹시 맛이 이상하다고 먹다 숟가락을 놓아 버리는 것은 아닐까? 조바심을 하고 있는데 친구 한 분이 "국에 무엇을 넣었는데 이렇게 시원하고 맛있습니까?" 하고 물었다. 그러자 옆에 있던 남편도 덩달아, 마치 조개를 넣은 것 같이 시원하다며 맞장구를 쳤다. 순간 안도의 한숨과 함께 피식 웃음이 나왔다. "소금이 떨어졌길래 소금대신 죽염으로 간을 했어요. 맛이 괜찮아요?" "죽염, 그게 뭐죠?"

남편은 자세한 설명과 함께 만병통치약이라고 선전했다. 그때부터 우리 집엔 죽염이 소금 역할을 대신 하고 있다. 고기를 구워서 죽염에 찍어 먹고 나물 무칠 때나 생선 구울 때, 김을 구울 때도 죽염을 사용하고 있다. 죽염은 인체에 유익한 미네랄이 듬뿍 들어 있음인지 그때마다 어김없이 음식맛을 담백하고 고소하게 해주었다.

또 남편에게 술마실 일이 생기면 아침에 꼭 죽염을 챙겨서 넣어 주고 있다. 죽염은 술에 빨리 취하지 않게 할 뿐 아니라 술 마시고 자고 일어난 다음날 몸을 훨씬 개운하게 해주기 때문이다.

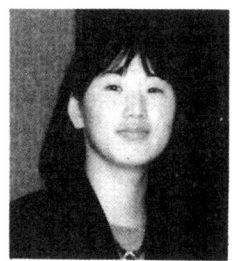

仁山神方과 죽염으로 3기말 치주암을 치유

한철수/농업

나는 올해 57세 된 남자로서 죽음의 병이라고 하는 암을 죽염으로 극복했기에 나와 비슷한 병에 걸려 고생하고 있는 사람들에게 조그만 보탬이라도 될까 해서 체험담을 공개한다.

그전부터 잇몸이 몹시 약했다. 잇몸에서 자주 피가 나고 이빨이 하나 둘씩 빠지다가 결국은 틀니까지 해야 했는데, 이 틀니가 잇몸을 자극하여 여전히 잇몸에선 피가 나고 염증이 생겼다. 그때마다 약국에 가서 약을 지어 먹고 근근히 버텨 오고 있었는데 90년 겨울엔 오른쪽 아래 어금니 부분에서부터 송곳니까지의 잇몸이 퉁퉁 부어 오를 정도로 상태가 악화되었다.

그 해 12월, 나는 심한 통증과 함께 잇몸이 점점 부어 오르는 몸을 이끌고 서울에 올라와 강남 모 병원에 입원하여 종합검진을 받았다. 검진을 하고 난 의사는 이미 암세포가 잇몸에 번져 치주암 3기 말이라고 말해 주었다.

참으로 청천벽력과도 같은 소리였다. 순간 '이제는 죽는구나' 하는 생각과 함께 집에 돌아와서도 어떻게 해야 할지 몰랐다. 혹시 진단이 잘못 되지나 않았나 하는 생각에 2주일쯤 있다 서울 모 대학병원을 찾아 다시 20일간에 걸쳐 정밀검사를 받았다. 결과는 역시 치주암 말기였다. 의사는 혀와 턱을 자르라고 했다. 그러나 수술할 경우 성공 가능성은 30퍼센트쯤이고 수술에 성공한다 해도 2년 이상 살 수 없다고 담당의사는 설명해 주었다.

그래도 죽음을 받아들이고 싶지 않은 게 사람의 본능인가 보다. 91년 3월 다시 암 전문병원이라는 O병원에 가서 종합검진을 받고 치료방법을 구하였다. 이때는 상태가 더욱 악화되어 어금니에서 앞니 밑까지 살점이 푹 파여 턱뼈가 보일 정도였고 혀도 퉁퉁 부어올라 입안에 가득찼다. 임파선도 부어 오른쪽 얼굴은 마치 커다란 혹이 달린 것처럼 부풀어 올랐다.

의사는 이미 암이 혀와 임파선까지 전이되어 소생 가능성이 없다고 통보할 뿐이었다. 내가 치주암에 걸렸다는 건 이제 받아들일 수 밖에 없는 엄연한 현실이고 나는 죽음을 기다리고 있을 수 밖에 없었다.

병원에서 권하는 수술과 항암제 투여를 생각해 봤지만 같은 병실에 입원해 있던 다른 치주암 수술 환자의 결과를 보곤 엄두가 나지 않았다. 그 환자는 수술을 3번 하고 항암제를 맞고 있었는데 암세포 제거수술 후 오히려 암세포가 다른 데까지 번지고 머리를 못들 정도로 기력이 쇠잔해졌다며 환자 보호자는 나에게 차라리 수술 않는 게 편하다고 일러주었다. 친척들도 수술하면 암세포가 더 퍼지니 절대 수술하지 말라고 했다.

그 후 나는 수술 대신 병원측이 권하는 방사선 치료를 했는데 40일간 치유 중에 방사선을 맞고 여러 번 쓰러지기도 하고 침샘이 완전히 말라붙는 결과만을 얻었다. 병은 나을 기미를 보이지 않고 오히려 방사선 치료로 악화만 되고 체력도 버티지 못할 정도로 쇠잔해져 결국 모든 걸 포기하고 집으로 내려갔다.

이처럼 나의 병은 전혀 소생의 기미가 보이지 않는 중증이었다. 그러나 사람이 죽으라는 법은 없고 하늘이 무너져도 솟아날 구멍이 있는가 보다. 91년 6월, 여동생이 어디에서 소식을 듣고 왔는지 친구 남편이 췌장암에 걸렸다가 죽염으로 나았다며 죽염에 마지막 희망을 걸어 보자고 했다.

그 길로 인산 선생님이 계신 함양으로 내려갔다. 인산 선생님은 나의 상태를 보시더니 대뜸 치주암 3기 말이지만 이 정도면 70세 이전은 죽염으로 충분히 나을 수 있다며 희망을 주셨다. 그곳에서 선생님과 약 30분 가량 이야기를 나누었는데 너무도 확신에 차신 말씀에 대화중에 그토록 나를 짓눌렀던 좌절감은 어느 사이엔가 사라졌다. 선생님께 죽염과 치주암 처방전을 받아들고 돌아왔다.

집에 돌아와서 죽염을 세 숟갈씩 하루 예닐곱 차례 상처 부위에 들이부었다. 그 고통이란 말로 다 표현할 수 없었다. 하늘이 노래지고 몸이 뒤틀리고 울음이 절로 나왔다. 죽염을 들이붓고 물고 있을 때마다 온 방을 헤집고 다니면서 요동을 쳐야 했다. 죽음을 물리치려면 이처럼 엄청난 고통을 치러야 하는 것인가.

모든 인내심을 다 하여 죽염을 30분 이상 입안에 물고 있다 뱉었다. 그렇게 한 일주일 했을까. 혀의 부기가 내려 혀와 입천장 사이에 틈이 벌어지기 시작했다. 그리고 서너 달쯤 했더니 잇몸과 혀의 부기가 현저히 내리고 통증이 사라졌다. 죽염으로 암을 물리치고 살아날 수 있다는 확신이 들었다. 죽염을 들이붓고 물고 있다 뱉을 때마다 느른한 고름물이 흘러 나왔다.

그러나 암세포도 지독하여 하나가 터져 흘러 나오면 그 밑에 거무튀튀하게 썩은 세포가 있고 그게 터져 흘러 나오면 그 밑에 푸르스름한 게 또 박혀 있었다. 참으로 상상도 못할 정도로 암세포는 겹겹이 나의 턱에 틀어박혀 있었다. 약 6개월에 걸쳐 오물 치우듯 입안 여기저기 자리잡고 있는 암세포를 샅샅이 찾아 삭혀 냈다.

92년 3월에 전에 검진받았던 병원에 가서 다시 암세포 조직검사를 했다. 담당의사는 그 전에 혀 밑으로 암세포가 많았었는데 이제는 암세포가 발견되지 않고 상태가 아주 좋아졌다며 나의 결과에 대해 놀라워했다.

내가 "그간 죽염을 복용하고 이렇게 좋아졌다"고 실토하니 담당의사도 죽염의 효능에 대해 자신도 얘기를 들은 적이 있다며 계속 열심히 복용하라고 격려해 주었다.

암으로 진단받은 지도 벌써 1년 6개월이 지났다. 이제 모든 생활은 불편이 없다. 식사를 전혀 못했었는데 죽염을 복용한 뒤로 죽을 먹다가 이제 물을 말아 밥을 먹고 있다. 지금도 재발을 막기 위해 죽염을 먹고 있는데 잇몸에 서서히 새살이 돋아나고 있다.

참고로 나는 죽염 복용 중에 처음 석 달간은 쇠잔해진 몸의 체력회복을 위해 인산 선생님이 처방해 준 대로 약을 지어 먹었는데, 그 처방 내용은 다음과 같다.

집오리 2마리, 밭마늘 큰 것 1접·작은 것 1접, 대파 25뿌리, 민물고둥 큰되 5되, 원백강잠[생강 법제] 3.5근, 석룡자[생강 법제] 0.5근, 백개자[볶아서] 3.5근, 행인[볶아서] 3.5근, 차전자[볶아서] 3.5근, 금은화 3.5근, 포공영 3.5근, 생산약 1.5근, 산수유 1.5근, 오미자 1.5근, 유근피 3.5근, 석위초 3.5근, 생강 1.5근, 대추 1.5근, 원감초 1.5근, 당산사 1.5근, 당목향 1.5근, 신곡[볶아서] 3.5근, 맥아[볶아서] 3.5근 ※이 처방전은 혈액형 O형인 사람에게만 해당됨. 금기사항은 돼지고기·닭고기·술·밀가루 음식·녹두죽·땅콩·두부·현미·찬 음식·음료수·과일·인스턴트 식품·부부관계.

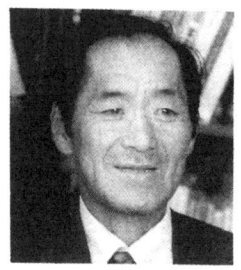

죽염으로 새 생명을
구하(셨)습니다

한 칠 수

끓는 물에 입은 화상, 신비하게 나아

허성자/상업

나는 서울 강동구 명일동에서 흑염소집을 운영하고 있다. 89년 8월 14일에 일어난 일이다. 여느 때와 다름없이 손님이 부탁한 개소주를 달여서 탈수기에 붓던 중 펄펄 끓는 개소주 한 들통을 실수로 엎지르고 말았다.

한순간 왼쪽 손을 놓쳤기 때문에 나의 왼쪽 몸은 뜨거운 개소주를 뒤집어 쓰는 꼴이 되고 말았다. 개소주를 중탕하려면 펄펄 끓는 상태에서 탈수기로 옮겨 짜야 하므로 언제나 위험이 따른다. 나는 너무나 뜨겁고 아픈 나머지 어찌할 바를 모르다가 수돗물을 틀어 놓고 뒤집어쓴 개소주를 정신 없이 씻어 냈다. 나의 비명소리와 소란으로 식구들이 몰려 나왔고 그때 마침 다니러 와 있었던 언니는 "죽염 죽염, 죽염이 어디 있느냐"고 찾아 댔다.

끓는 물에 덴 부분이 너무 화끈거리고 따가워 멍하니 서 있는데 언니가 나의 젖은 몸에 죽염가루를 마구 뿌려 주었다. 가까스로 정신을 가다듬고 보니 온 가게 안은 개소주로 범벅되어 엉망진창이었다. 더운 날씨에 7시간 동안 정성들여 달인 개소주를 다 엎질렀으니 아깝기도 하고, 기다리고 있는 손님에게 미안하기도 했다. 손님은 자기 약을 짜다가 그랬으니 난감한 표정이었고 나는 나대로 손님에게 무어라 사과의 말을 해야 할지 몰랐다.

그날은 너무 아프기도 하고 정신이 없어서 손님에게 다음날 개소주를 다시 만들어 주겠다고 약속하고 가게 안을 치울 겨를도 없이 집안으로 들어와 다시 목욕을 했다. 너무 쓰리고 아파서 문지르지도 못하고 겨우겨우 비누칠을 하여 끈적끈적한 개소주 기름을 씻어 냈다.

그리고 물기가 마르기 전에 쓰라림을 참고 다시 죽염을 듬뿍 발랐다. 그런데 팔 안쪽 겨드랑이 밑이 유독 더 쓰리고 아파서 보니 물집이 잡혀 있었다. 처음 데었을 때 죽염을 발랐던 부분은 통증도 덜 하고 물집도 없었는데 경황 중에 미처 겨드랑이 부분은 죽염을 바르지 않았던지 물집이 잡혀 있다.

통증을 참고 화상을 입은 부분에 골고루 죽염을 바르고 다음날 아침에 일어나서 보니 흉터 하나 없이 말끔히 나아 있었다. 참으로 신기한 일이었다. 다만 물집이 잡혔던 겨드랑이 부분은 완전히 딱지가 떨어지기까지 일주일 정도 걸렸는데 지금은 깨끗이 나았다. 무더운 여름철에 온몸에 물집이 생기고 화상이 쉽게 치료되지 않았다면 얼마나 고생하였을까를 생각하니 죽염이 고맙기만 하였다.

나의 경험으로 보건대 나와 같이 불을 가까이 두고 일하는 사람은 죽염을 상비약으로 마련해 두면 생활에 큰 도움이 되리라 생각한다. 데었을 때 바로 죽염을 발라 주면 분명히 아무런 상처 없이 깨끗이 나으리라고 믿기 때문이다. 그런 사람들의 생활에 혹시 도움이 될까 해서 서툰 글이나마 몇 자 적어 보았다.

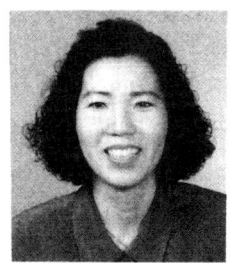

허 성 자

식사 · 운동 · 죽염요법으로 건강회복

황용진/○○방송국 국장

　내 나이 벌써 50 고개. 누구나 이만큼 살다 보면 인생에서 한두 번의 위험한 고비를 겪게 마련이고 특히 40대에 들어서면 자신의 건강에 대한 경각심을 되새기게 된다.
　행복해 보이던 친구가 갑자기 교통사고로 운명을 달리 하는가 하면, 멀쩡해 보이던 직장 동료들이 어느 날 갑자기 간경화니 폐암이니 하면서 쓰러지는 경우도 드물지 않게 접하곤 한다. 그래도 나는 아내의 정성과 나 자신의 의지가 있었던 까닭에 지금까지 건강관리를 제대로 해왔던 것 같다.
　그러나 7년 전 나도 당뇨병으로 주심이 내미는 '옐로 카드'처럼 건강이 위험하다는 경고를 받았던 적이 있다. 직장에서 정기 건강진단을 했다가 오줌에서 당이 검출되었으니 당뇨병을 조심하라는 통보을 받았다. 그러나 나는 처음 당뇨라는 사실에 수긍이 가지 않았다. 조금 피로하긴 했으나 당뇨 환자에게서 볼 수 있는 증상을 찾을 수 없었고, 당분이 많은 쥬스를 마시고 얼마 안돼서 검사했기 때문에 그럴 수도 있다고 여겼던 것이다.
　그러나 점차 피로감에 몸이 무거워지면서 당뇨라는 의심이 굳어져 갔다. 배고픈 것이 심해졌으며 자꾸 갈증이 나기 시작했다. 또 다친 상처가 매우 더디게 나았고, 발바닥이 뻣뻣하여 잘 갈라지기도 했다. 이렇듯 당뇨병 환자에게서 발견할 수 있는 증상이 하나 둘씩 늘어가자 부득이 병원을 찾지 않을 수 없었다.

　내가 찾아간 곳은 당뇨 치료로 잘 알려진 ○○병원. 대한당뇨병학회를 창설했고 당뇨 치료에 이름이 높았던 김○○ 원장으로부터 진찰을 받았다. 진찰 결과 당뇨였고 혈당치가 무려 1백90이나 되었다.

　단 것을 줄이고 규칙적이며 계획적인 식사요법을 준수하라는 당뇨 지침을 들은 후 병원에서 지어주는 보름치의 약을 들고 집에 돌아왔지만 내가 당뇨 환자라는 게 믿기지 않았다. 사실 나는 1백79센티미터의 키에 몸무게 72~73킬로그램의 건강한 체격인 데다 술·담배를 즐기지 않는다. 또 식사습관이 나쁘지 않기 때문에 당뇨 환자가 될 이유가 적었다. 그러나 곰곰이 생각해 보매 지난 몇 년간 과로와 스트레스를 계속 받아 왔음에 생각이 미치게 되었다.

　내가 당뇨라는 사실을 발견할 무렵 부친이 갑자기 뇌졸중으로 쓰러져 1년 반 만에 돌아가셨고 그 이전에 아내와 딸애도 수술을 받는 등 개인적으로나 가정적으로 심한 스트레스를 받았었다. 당뇨로 진단받은 나는 병원에서 지어주는 약을 먹고 의사가 시키는대로 식사요법을 준수해 나갔다. 그러나 잡곡밥 얼마, 갈치구이 얼마, 콩나물 몇 그램, 미역국 몇 그램 하는 식으로 하루 열량이 몇 칼로리 이하라야 하는, 병원에서 제시한 식사요법은 지키기도 까다로웠고 그대로 지키자니 더욱 피곤해져 나 자신을 지탱하기 어려울 지경이었다.

　이후 나는 병원에서 지어 준 보름치의 약을 다 먹음과 동시에 약을 끊고 식사요법도 그만두었다. 그러나 단 것과 지방질 있는 음식은 피해 가며 과식을 하지 않는 범위에서 적당한 음식섭취를 했다. 그와 동시에 알맞은 운동을 꾸준히 지속했다. 아침 5시 반에 일어나면 늘 새마을본부가 있는 화곡동 우장산까지 1시간 정도 가볍게 달리기를 하였는데 달리는 도중 몸굴리기와 맨손체조 같은 운동을 했다.

　달리기를 한 후 언제나 샤워를 했고, 아침 식사를 들기 전 검정콩을 불려서 살짝 갈아 탄 생우유를 마셨다. 가능한 한 약에 의존하지 않고 움직일 수 있는 한도 내에서 운동함으로써 체력 관리를 열심히 하였다.
 집사람은 야채와 같은 생식 요리를 해주었는데 특히 계란의 경우는 기름기를 없애기 위해 튀기기 보다는 삶아서 식탁에 내놓았다. 그 덕분에 나의 당뇨 증상은 다소 호전되어 갔다. 한 달에 한 번 정도 검사했던 병원의 진단에서도 혈당치가 평균치를 약간 웃도는 정도였다.
 그러나 좀 과로했다고 생각되거나 스트레스를 받는다 싶으면 혈당치는 위험한 수치를 가리켰다. 또 외식은 잘 하지 않았지만 어쩌다 인스턴트 음식을 먹으면 혈당치는 높게 나타났다.
 당뇨의 위험은 언제나 남아 있었고 좀 게으르고 과로하거나 스트레스를 받았다 싶으면 재발되기 일쑤였다. 당뇨 증상이 있은 지 6년째, 몇십 년 동안 당뇨로 투병생활을 해왔던 사람에 견주면 별 것 아니겠지만, 나에게 6년이란 기간은 꽤 오랜 세월이었다.
 그 동안 여러 가지 방법으로 적극적인 당뇨 관리를 해왔지만 당뇨는 묵은 체중처럼 나를 여전히 답답하게만 하였고, 자꾸만 건강에 자신이 없어지며 모든 일에 적극적이었던 성격도 소심해지는 것 같았다. 당뇨의 공통적인 증상인 다음(多飮)·다식(多食)이 계속됐다.
 그런데 이러한 증상이 뚜렷이 없어지게 된 것은 너무나 우연한 계기로 인해서였다. 재작년 이웃 집 사람에게서 난데없는 죽염(竹鹽) 이야기를 들었던 것이다. 대나무통에 여러 번 구운 소금이라니 별 희한한 소금도 다 있구나 싶었다. 짜게 먹으면 몸에 해롭다는 의사들의 말이 생각나 선뜻 내키지는 않았지만, 효험을 본 주위 사람들의 이야기를 듣고 소금의 생화학적 효능을 생각해 보았다.
 먼저 옛날 어른들이 아이들이 체했을 때 소금을 먹였고, 이를 닦는 데도 소금을 사용했던 것이 기억났다. 간장·된장·고추장 등 소금을 많이 쓰는 식생활로도 건강하게 생활했던 옛 사람들을 생각할 때 소금이 몸에 해롭다는 집착을 던져 버리지 않을 수 없었다.
 재작년 6월, 이웃 집 사람으로부터 죽염 이야기를 듣고 나서 죽염을 사다 복용하기 시작했다. 알약[丸]으로 된 것과 가루로 된 죽염을 구입했다. 짜서 직접 먹기 힘들었기 때문에 나는 알약처럼 생긴 죽염을 주로 먹었고 가루로 된 것은 음식에 간을 맞추어서 먹었다. 죽염을 먹는 동안 검정콩을 갈아 섞은 생우유를 먹었는데 죽염으로 간을 맞추니 그렇게 고소할 수가 없었다.

그런 식으로 한 달에 5백그램을 먹었다. 죽염에 대한 믿음이 강했기 때문일까? 꼭 4개월간 죽염을 먹었더니, 그림자처럼 나를 따라다녔던 당뇨 증상은 씻은 듯이 사라졌다. 우선 갈증이 사라졌고 애들처럼 이것저것 먹고 싶던 욕구가 없어졌다. 평소 운동으로 건강관리를 해온 덕택도 있겠지만 분명 죽염을 복용한 후 당뇨 증상이 없어졌다.

10월 초 ○○병원에 가서 검진을 받았다. 특별하게 나쁜 상태가 아니라니 좋아졌다는 말인데, 병원에서는 주는 약물도 복용하지 않고 하라는 식사요법도 집어던졌으면서 이렇듯 정상이니 믿기지 않았던 모양이다.

"끊임없이 운동을 하고 식사관리를 계속해야 한다"는 상투적인 말을 듣고 나왔다. 죽염복용 후 "흰 머리칼이 많이 없어졌다"는 딸애의 재롱섞인 말을 들으며 나는 진짜 겪어야 할 40대의 인생 고해(苦海)를 이제야 넘겼구나 하는 생각을 했다.

부록 / 韓・英・日 죽염 설명문

황금보다 소중한 건강염—죽염

REVOLUTIONARY HEALTH SALT "JUKYOM"

神祕なる健康食品 '竹鹽'

황금보다 소중한 건강염 – 죽염

　죽염(竹鹽)은 천일염을 대통 속에 넣고 아홉 번을 거듭 구워서 만든 소금으로 위염·위궤양·장염·장궤양 같은 갖가지 소화기관 질병, 축농증·비염·안질과 같은 눈·코·입·귀의 여러 질병, 암·당뇨와 같은 성인병, 탈모증·무좀·습진·화상·상처 등의 갖가지 외과질병에까지 인체의 여러 질병에 두루 뚜렷한 치료·예방 효과가 있는 약소금이다.

　죽염의 기원은 한국의 오랜 민간요법의 전통에서 비롯된다. 본디 한국에는 소금을 볶아서 쓰거나, 대통 속에 넣고 한두 번 구워서 체했을 때나 소화가 잘 안 될때, 상처가 났을 때 지혈제나 소독제, 이를 닦는 재료 등으로 써 왔다. 이 민간요법은 지금도 한국의 경상남도 일부 지방에 남아있는데 이를 '구염(灸鹽)' 또는 '약소금'이라 불렀다.

　조상 대대로 전해져 오던 약소금 제조법에서 단서를 얻어 이를 깊이 연구·발전시켜 지금과 같은 '죽염'을 개발한 사람은 한국에서 옛 중국의 화타·편작을 능가하는 명의(名醫)로 알려진 민속의학자 인산 김일훈(仁山 金一勳) 선생이다. '죽염'이란 명칭은 어떤 옛 의학책이나 문헌에도 없는 것으로 선생이 1981년에 펴낸 책《우주와 신약》(宇宙와 神藥)에서 처음 나온 말이다.

죽염은 한반도 서해안에서 만든 천일염을 세 해 넘게 자란 대를 잘라 만든 대통 속에 다져 넣고 깊은 산에서 파온 붉은 진흙으로 대통 입구를 막은 다음 쇠로 만든 가마에 넣고 소나무 장작불로 아홉 번을 구워서 만든다.

소나무 장작불로 한 번 구우면 대는 타서 재가 되고 소금은 녹으면서 굳어 하얀 기둥처럼 된다. 이러는 동안에 대나무 속에 들어있는 대기름[竹瀝]이 불기운에 밀려 소금 속으로 스며든다. 굳어진 소금 덩어리를 가루로 빻아 다른 대통에 넣고 굽기를 여덟 번을 거듭한다.

한 번씩 구워낼 때마다 소금 색깔이 점차 회색으로 짙어지는데 마지막 아홉번째 구울 때에는 송진을 뿌리고 또 특별히 만든 기구를 써서 불의 온도를 1천5백도 이상으로 올리면 소금이 녹아 용암처럼 흘러내린다. 이것이 식어 굳으면 돌덩어리나 얼음덩어리 모양이 되는데 이것을 먹기에 편하도록 작은 알갱이나 가루로 만들거나 느릅나무 껍질에서 나온 진으로 개어 알약 모양으로 만든 것이 완성된 죽염이다.

죽염의 주요 재료는 천일염·대·소나무·진흙 이 네 가지인데 모두 한국에서 난 것을 쓴다. 그것은 한반도 서해안에서 난 소금에 약성분이 가장 많이 들어 있고 대나무 또한 한국 땅에서 자란 것에 필요한 약성분이 많이 들어 있기 때문이다. 시험삼아 일본·대만에서 난 대를 써서 죽염을 만들어 보면 대통이 터져 버리므로 만들기도 어렵고 약 효과도 훨씬 적게 난다.

죽염이 한국에서 널리 알려지고 일반적으로 쓰이기 시작한 것은 1986년 김일훈 선생이 지은 책인 《신약》(神藥)이 크게 호응을 받으면서부터이다. 《신약》은 죽염을 비롯, 암 치료약인 '오핵단(五核丹) 삼보주사(三寶注射)'와 같은 신비한 약물과 전통의 쑥뜸을 더욱 연구·발전시킨 영구법(靈灸法) 등을 이용하여 암·난치병을 고치는 독창적인 이론과 비방을 수록한 책이다.

이 책은 '의학의 새로운 경지를 연 신비의 책'이라는 찬사와 난해해서 이해하기도 믿기도 어려운 책이라는 논란을 일으키면서 전문의학 책으로는 드물게 베스트셀러가 되었고 지금도 꾸준히 팔리고 있다.

죽염의 제조법과 약성·원리에 대해서는 《신약》에 자세하게 언급되어 있는데 이를 한 부분 옮겨 보면 다음과 같다.

"죽염(竹鹽)은 조수(潮水)와 땅 밑에 있는 광석물의 영향을 받아 특유의 암약 성분을 함유하고 있는 서해안의 굵은 소금[天日鹽] 속의 핵비소(核砒素)와 대나무 속에 함유된 맑은 물속의 핵비소를 추출·합성하여 만든다. 눈에는 눈약, 귀에는 귀약, 위에는 위장약, 암(癌)에는 암약 등 가벼운 외상에서부터 심화된 암에 이르기까지 인체의 거의 모든 질병에 두루 불가사의한 효력을 발휘하는 식품의약이라고 하겠다.

우리 나라 서해안의 바닷물은 암약 성분을 제대로 그리고 많이 함유하고 있다는 천연적인 조건을 갖고 있다. 이에 따라 서해안의 바닷물로 만드는 천일염은 갖가지 유독성(有毒性) 광석물과 활인성(活人性) 약[核砒素] 등의 혼합체이다.

핵비소는 바닷물 속에 있는 각종 광석물 가운데 비상(砒霜)을 이룰 수 있는 성분으로 수정(水精)의 핵(核)이다. 핵비소는 지나치게 섭취하면 살인물이요, 적당량을 섭취하면 활인물(活人物)로서 만병의 신약이 된다.

핵비소는 처음 바다가 이루어진 뒤 바닷물이 오랫동안 지구 속의 불기운을 받아 독소 중의 최고 독소로 변화된 것이다.

이 핵비소는 색소의 합성물인 인체를 병들게 하는 모든 독소의 왕자이므로 체내에서 암 등을 유발하는 세균을 포함한 모든 독성을 소멸할 수 있는 힘이 있다.

대나무는 수정(水精)인 동짓달 기운을 근원으로 화생한 물체로 땅속의 유황정(硫黃精)과 수분 속의 핵비소(核砒素)를 흡수, 생장하므로 종기나 창증(瘡症)의 치료제인 유황성분을 다량 함유할 수 있게 되며 특이한 보음(補陰)·보양(補陽) 효능도 지니고 있다."

선생의 언어는 사물에 대한 특유의 혜안과 깊은 철리, 심오한 직관에서 나온 것인 만큼 일반인이 이해하기에는 어려운 점이 많이 있으나 죽염에는 나름대로 깊은 지혜가 깃들어 있음을 느낄 수 있다.

선생에 따르면 만물은 염성(鹽性), 즉 소금의 힘으로 화생(化生)한다고 한다. 봄에 풀과 나무에서 싹이 트고 잎을 피게 하는 힘이나 생물이 썩지 않게 하는 힘은 모두 소금에서 나온다고 한다.

요즘은 '소금을 먹으면 해롭다'는 이론이 올바른 상식처럼 되어 있는데 이는 잘못된 것이다. 세상의 어떤 것이나 약이 아닌 것이 없으며 또 약속에 독(毒)을 함유하지 않은 것은 거의 없다.

소금 속에도 독과 약이 함께 있지만 독보다는 약으로의 기능이 훨씬 높아서 인간이 지혜의 눈을 뜨기 시작한 이후로 식생활에서 빼놓을 수 없는 필수품으로 정착되어 왔다. 우리 선조들이 만든 전통 음식인 간장·된장·고추장·김치 등은 소금 속의 독을 중화하거나 없앤 훌륭한 건강식품의 좋은 보기이다.

죽염은 이처럼 소금 속의 독을 없애고 유익한 약 성분을 합성하여 만든 대표적인 식품이며 의약이라 할 수 있다.

소금의 가장 뛰어난 약성은 세상 모든 것을 썩지 않게 하는 데 있다고 할 수 있다. 인체 역시 몸 안에 소금이 모자라면 질병에 대한 내성(耐性)이 약해져 쉽게 병에 걸리게 된다.

봄철에 소금이나 간장 등이 싱거워지는 것은 봄에 새순을 돋우고 꽃과 잎을 피우느라고 염성을 대량으로 빼앗아 가기 때문이다.

염성이 부족하여 갖가지 공해독이나 다른 질병의 원인이 되는 독을 견디지 못하면 여러 질병이 생긴다. 염성이 부족하면 수분이 염(炎)으로 변하여 갖가지 염증을 일으키고 염증이 오래되면 갖가지 암이 되는 것이다.

죽염은 이처럼 염성이 부족하여 생기는 모든 질병을 예방·치료하는 효과가 있다. 이뿐 아니라 소금 속에 함유된 핵비소의 독이 모든 독을 없애고 세포조직의 부패와 변질을 막으며 새살이 빨리 자라게 하는 효과가 있다.

《신약》책에 기록된, 죽염으로 치료할 수 있는 병은 수십 가지가 되는데 이를 인용하면 다음과 같다.

암 : 식도암 · 뇌암 · 비(脾)암 · 십이지장암 · 구종(口腫)암 · 설종(舌腫)암 · 치근(齒根)암 · 인후암 · 소장암 · 대장암 · 직장암 · 항문암 등

염 : 식도염 · 위염 · 비염 · 십이지장염 · 소장염 · 대장염 · 직장염 · 뇌염 등

궤양 : 위궤양 · 십이지장궤양 · 소장궤양 · 대장궤양 · 직장궤양

기타 : 구체(久滯) · 육체(肉滯) · 토사곽란(吐瀉霍亂) · 식중독 · 소화불량 · 위궤양 · 식도종양 · 위하수 · 위확증(胃擴症) · 구종(口腫) · 설종(舌腫) · 구순창(口脣瘡) · 아감창(兒疳瘡) · 악성피부병 · 습진 · 무좀 · 수족단절 · 외상 · 적리 · 백리(白痢) · 설사 · 각종 안질 · 공해독으로 인한 여러 질병.

이밖에도 죽염은 거의 모든 질병에 보조치료 효과가 있는데 그 주요 병명을 적어 보면 다음과 같다.

암 : 비선암 · 폐암 · 기관지암 · 폐선암 · 신장암 · 방광암 · 명문(命門)암 · 간암 · 뇌암축농증 · 뇌암중이염 · 담낭암 · 담도암 등

적병 : 신적 −분돈(腎積奔豚), 심적 −복량(心積伏梁), 폐적 −식분(肺積息賁), 간적 −비기(肝積肥氣), 비적 −비기(脾積痞氣)

염 : 폐렴 · 기관지염 · 폐선염 · 신장염 · 방광염 · 간염 · 뇌막염 등

기타 : 제반 심장병 · 폐결핵 · 폐옹종 · 간경화 · 간옹 · 간위증 · 뇌종양 · 비치 · 후발종 등

죽염은 엷은 회색에 달걀 노른자 맛이 약간 나는데, 처음 먹는 사람은 구토가 나거나 몹시 짜서 먹기가 조금 불편하지만 습관이 되면 먹기도 편하고 독특한 맛을 느낄 수 있다.

죽염을 먹거나 이용하는 방법은 여러 가지가 있다. 보통은 죽염을 아주

적은 분량[찻숟가락1/3쯤]을 입에 물고 침으로 녹여 삼키기를 틈나는 대로 하루에 여러 번 거듭하지만, 생강과 감초로 차를 끓여서 그 찻물과 함께 죽염을 2그램씩 먹기도 하고 약국에서 쉽게 구할 수 있는 활명수나 위청수, 까스명수, 박카스 등의 드링크제와 함께 복용하기도 한다. 신장이나 방광에 이상이 있는 사람이 죽염을 먹으면 일시적으로 붓는 사람이 있으나 분량을 조금 줄이면 되고 다른 부작용은 없다.

　죽염을 여러 질병에 이용하는 방법을 간단하게 알아보면 다음과 같다.

　1. 치아·잇몸 등 입안의 병과 편도선 식도 등의 병에는 죽염 1~2그램을 입에 물고 침으로 녹여 삼키기를 하루 7~20번씩 한다.

　2. 피부병·무좀·습진·땀띠·백납·백전풍 등에는 죽염가루에 물을 타서 자주 바른다. 안티푸라민 같은 피부연고제에 죽염가루를 섞어서 발라도 효과가 있다.

　3. 백내장·녹내장·각막염·바이러스성 안질·다래끼 등 눈병에는 죽염을 증류수나 생수에 타서 녹인 다음 커피 여과지나 고운 천으로 걸러내어 그 물을 안약병에 넣어 눈에 떨어뜨린다.

　4. 축농증·중이염 등은 죽염을 녹인 물을 솜에 찍어서 잠자기 전에 코나 귓속에 넣어 둔다.

　5. 치질에는 죽염을 질적하게 개어서 환부에 발라 반창고로 봉한 후 아침 저녁으로 갈아 붙인다. 품질 좋은 꿀을 구하여 꿀에다 죽염가루를 섞어 반죽하여 환부를 바르고 감싸 주어도 된다.

　6. 상처로 피가 나거나 손가락·발가락이 잘렸는데도 병원이 멀어 치료하기가 어려운 때에는 출혈 부위에 죽염을 뿌리고 잘린 부위를 원상태로 잘 맞춘 후 죽염가루를 옆부분에도 잘 뿌려 준다.

　7. 위궤양, 위염, 장궤양, 장염, 당뇨 등 갖가지 궤양과 염증에는 밭에서 난 마늘을 장작불로 구워 죽염에 찍어 수시로 먹는다.

　8. 유행성 출혈열·독감·열병·고혈압·속쓰림·두통·과음 후유증 등에는 죽염을 그냥 먹거나 생강·감초차 등과 함께 먹는다.

9. 원형탈모증에는 죽염을 물에 진하게 타서 하루 3~5번쯤 환부에 바른다.

이밖에 일일이 다 열거하지 못한 질병을 위의 방법과 비슷한 방법으로 다양하게 활용할 수 있다.

대개 소금을 먹으면 갈증이 나지만 죽염은 많이 먹어도 갈증이 나지 않으며 등산이나 운동으로 땀을 많이 흘릴 때 수시로 죽염을 콩알만큼씩 입에 물고 있다가 삼키곤 하면 갈증을 멎게 하고 탈수증을 예방할 수 있다. 술을 마시기 전에 죽염을 먹어두면 훨씬 덜 취하게 되고 숙취에도 죽염을 먹으면 쉽게 깨어난다.

죽염의 구성 성분과 작용에 대해서는 아직 학자들의 깊이있는 연구가 없으므로 자세히 알기는 어렵다. 현재 한국과학기술원과 일본식품분석센터의 성분 분석이 나와 있는데 이를 보면 죽염은 인체에 중요한 역할을 맡고 있는 필수 미량 광물질이 천일염보다 훨씬 많은 반면 인체에 해를 끼치는 납·비소 등은 검출 한계치 이하로 떨어지는 것으로 나타났다.

광물질은 갖가지 영양소가 몸 안에서 제대로 이용될 수 있도록 도와주고 질병의 치료와 해독 등 고유의 작용도 상당히 많아서 광물질이 부족하면 여러 가지 질병과 장애가 생긴다는 것은 잘 알려진 사실이다.

천일염에는 칼슘·마그네슘·철·망간·인·유황 등 갖가지 광물질이 들어 있는데 죽염으로 구우면 이들 광물질의 함량이 상당히 변한다. 나트륨·칼륨·염소·칼슘·마그네슘·철·망간·인·실리콘·유황·아연의 함량이 상당히 늘어나는데 특히 아연의 함량이 크게 증가한다. 죽염에는 종합미네랄원이라고 해도 좋을 만큼 많은 광물질이 들어 있다.

몸 안에 광물질이 부족할 때 신경과민·구루병·발육부진·빈혈·성기능 저하 및 성기관 발육부진·근육위축·피부병·뼈의 성장장애·질병에 대한 저항력 감소 등이 나타나는데 죽염에는 인체에 필요한 극미량의 광물질이 고루 들어 있어 광물질 부족으로 오는 질병을 예방·치료

한국과학기술원 분석 결과

시료번호	나트륨 (Na)	칼륨 (K)	염소 (Cl⁻)	칼슘 (Ca)	마그네슘 (Mg)	철 (Fe)	망간 (Mn)	구리 (Cu)	인 (P)
천일염	30.5	0.31	50.7	0.32	0.80	0.0078	0.0009	1이하	0.0004
1회구운소금	34.3	0.35	57.7	0.41	0.73	0.0068	0.0009	1이하	0.0016
3회 ″	34.0	0.50	57.3	0.53	1.05	0.013	0.0027	1이하	0.0046
6회 ″	33.0	0.85	55.4	0.33	2.01	0.030	0.0026	1이하	0.012
9회 ″	34.2	0.66	57.5	0.51	1.06	0.026	0.0056	1이하	0.0054
(Unit)	(wt %)								

시료번호	실리콘 (Si)	유황 (S)	아연 (Zn)	비소 (As)	납 (Pb)	수은 (Hg)
천일염	0.23	0.67	1이하	0.1이하	1이하	0.01이하
1회구운소금	0.14	0.72	1이하	0.1이하	1이하	0.01이하
3회 ″	0.23	0.70	2.8	0.1이하	1이하	0.01이하
6회 ″	0.35	0.88	3.6	0.1이하	1이하	0.01이하
9회 ″	0.33	0.56	5.6	0.1이하	1이하	0.01이하
(Unit)	(wt %)		(㎍/g)			

※ 이하 표시는 불검출로서 검출한계치를 나타냄

하는 효과도 매우 크다.

 특히 아연은 요즘들어 인체의 피부와 골격 발달, 모발의 유지, 소화와 호흡작용·생식작용·면역작용 등에 큰 관련이 있는 것으로 알려져 많은 학자들에게 연구대상이 되어 있는데 아연 함량이 천일염에는 1이하이던 것이 죽염에는 5~6으로 다섯 배가 넘게 늘어났다. 죽염이 뼈를 튼튼하게 하고 상처를 치료하여 새살을 나게 하고 인체의 면역을 강하게 하는 등의 작용은 아연과 깊은 관련이 있다고 하겠다.

 그러나 죽염과 같은 복합물질을 기계적 분석으로 그 성분을 정확히

시료번호	요구분석성분(조성표시 wt %)								
	나트륨 (Na)	염소 (Cl⁻)	칼륨 (K)	칼슘 (Ca)	마그네슘 (Mg)	구리 (Cu)	아연 (Zn)	철 (Fe)	망간 (Mn)	비소 (As)
천일염	30.7	46.5	0.44	0.29	1.74	0.001 이하	0.0004	0.0033	0.001 이하	0.00001 이하
정제염	38.4	56.1	0.17	0.016	0.12	0.001 이하	0.0002 이하	0.0002	0.001 이하	0.00001 이하
인산죽염	36.0	59.2	1.41	0.092	0.75	0.001 이하	0.0023	0.079	0.0049	0.00001 이하
	인 (P)	유황 (Total S)								
천일염	0.0004	0.77								
정제염	0.0001	0.059								
인산죽염	0.074	0.27								

밝혀내기도 어렵고 밝혀낸다 하더라도 그 성분 하나하나가 인체에 어떤 작용을 하는가에 대해서는 현대 과학으로서도 완전히 알아낼 수는 없으므로 죽염의 성분을 분석하여 그 약성의 신비를 완전히 풀 수는 없다.

　죽염의 주된 재료를 하나씩 살펴보는 것도 죽염의 비밀을 푸는 단서가 될 수 있을 것이므로 소금·대·소나무·진흙, 이 네 가지의 약성과 성질을 간단하게 살펴본다.

소금

　소금은 세포 안에서 낡은 것은 밀어 내고 새로운 것은 받아들이는 신진대사를 촉진하고 체액의 삼투압을 조절하며 산과 알칼리의 균형을 이루게 한다.

　소금은 독을 풀고 종기를 낫게 하며 살균 작용을 하며 소화를 잘 되게 하는 등 여러 가지 작용이 있는데 소금을 사용하는 민간요법이 수백 가지나 있다.

대나무 기름

대나무 또한 오랫동안 민간이나 한의학에서 중요한 약재로 써 왔다. 열을 내리고 담을 삭이는 데, 담열로 인한 기침, 중풍으로 가래가 심할 때, 경풍, 간질, 파상풍 등을 치료하는 약으로 쓴다.

송진

소나무는 한국에서 가장 흔하면서도 중요한 민간 약재이다. 송진은 새 살을 나게 하고 아픔을 멎게 하고 벌레를 죽이고 고름을 빨아낸다. 종기, 불에 덴 데, 습진, 악창, 옴, 머리 헌 데 등에 바른다.

진흙

진흙에는 독이 없다. 설사를 멈추게 하고 배 안의 열로 인해 생긴 독을 풀어 주고 여러 약의 독과 고기의 독을 풀어 준다. 흙 속에는 만 가지 성분이 다 들어 있다.

죽염은 약으로도 인체의 거의 모든 질병에 뛰어난 치료효과가 있지만 이밖에 죽염으로 간장·된장·고추장·김치·무짠지 등을 담그면 죽염 본래의 약성이 훨씬 강화되는 한편 음식의 맛도 훨씬 좋아진다. 죽염으로 음식을 만들어 먹으면 만병이 예방·치료되는 식생활의 혁명이 일어나게 될 것이다.

특히 죽염간장은 그 효능이 무궁무진하여 위궤양 같은 질병을 죽염간장 한두 숟갈로 치료할 수 있고 암환자에게 죽염간장을 주사하여 치료하며 중환자들이 먹는 미음에 죽염간장을 타서 먹여 건강회복을 앞당기거나 할 수 있는, 식생활은 물론 의료분야에까지 대혁명을 가져올 신비의 식품이자 약이라 할 수 있다. 죽염간장은 다른 콩보다 약성이 훨씬 강한 것으로 알려진 쥐눈이콩(鼠目太)으로 메주를 쑤어 만든다.

　이밖에 죽염의 효과는 무궁무진하다. 죽염으로 이를 닦으면 충치예방과 잇몸질환에 뛰어난 효과가 있는 것이 입증[연세대학교 손우성 씨 논문 '죽염과 소금의 구강내 세균증식 억제효과에 대한 비교연구 ; 구강보건학회지 1992. 3.]됨에 따라 '죽염치약'이 상품화되어 인기를 얻고 있고 죽염비누와 죽염피부연고 등도 개발되어 시판되고 있다.

　앞으로 죽염은 간장·된장·김치 등 민족고유 음식을 만들 때 국·찌개·반찬 등의 간을 맞추는 데, 의약품 화장품 등으로 그 용도와 수용자가 늘어날 것임에 틀림없어 보인다. 죽염은 5천년 민족의 지혜와 이 시대 최고 명의의 지혜가 한데 어우러져 창조해 낸 신비의 보물이라 할 수 있다.

REVOLUTIONARY HEALTH SALT "JUKYOM"

Revolutionary Salt for Human Health and Food Seasoning. No More Fear Against Salt

1. Historical Background of "Jukyom"

"Jukyom" was originated from Korean folk remedies with thousand years history. From the ancient days, people used to parch salt by burning bamboo trunks stuffed with sea salt. They used the left over product as digestive medicine, styptic, disinfectant, or tooth brushing material. This was a simple form of "Jukyom"salt.

2. "Jukyom" Great Development by Il-Hoon(In-San)Kim, The Great Master

There was not any systematic methodology of Bamboo-Salt manufactruing, analytic study on its ingredients, proper application or even an officially recognized name of the mysterious salt until il-Hoon(In-San) Kim. Insan Kim, The Great Master of Oriental Medicine gave the name of "Jukyom" to the product for the first time in his book "The Universe and God's Medicine" in 1981.

It is nothing short of a miracle in the Korean publication history that The Great Master In-San's other book "God's Medicine" of 1986 became a book of best sellers among the normal readers. It is quite strange that a very specialized medical text book became a best seller. It is no doubt that a full information of "Jukyom" was introduced for the first time in the book.

3. How to make "Jukyom"

For the sub-materials for genuine Jukyom we need the sun dried salt from the Western Sea Coast of the Korean Peninsula, bamboo tree of more than three years old, pure red clay from deep valleys, pine tree firewood and furnace made of steal drum. Those four major sub-materials;sun dried salt, bamboo, pine tree and clay should be Korean origin due to their unique ingredients and their powerful medical value. The reason is grounded on the fact that certain herbs such as ginseng or bamboo have a totally different ratio of its major ingredients according to its country of origin.

First cut the bamboo tree trunk so that one end is hollowed and the other end is closed. Then fill the bamboo tubes with the sun dried sea salt and close the opended end with kneaded red clay from deep valleys.

The Bamboo tubes are then stacked inside the furnace, and burned with pine tree firewood. While the bamboo container becomes ash, the melted ingredients of bamboo soaks into the salt. The stuffed salt is also melted and then becomes hardened into white column.

These hardened salt columns are crushed in by the hand mill, Then new bamboo tube containers are filled with the crushed salt and heated again. This type of heating process is repeated 9 times. On 9th time it is burned at 1500 degrees Centigrade by sprinkling pine-resin on the fire wood and other heating agents.

Through this process, the salt is completely melted and becomes hardened like stones of ice. This is "Jukyom" 「which means "Bamboo Salt" in Korean」. People can take this salt in a type of powder or tablet mixed with elm tree resin or garlic resin.

4. Ingredients Analysis of Jukyom Comparing with Other Salts(Normal Sun Dried Salt and Refined Salt)

Analyzed Ingredients(wt%)

Sort of Salt	Na	Cl	K	Ca	Mg	Cu	Zn	Fe	Mn	As	P	S
Sundried Salt	30.7	46.5	0.44	0.29	1.74	0.001 below	0.0004	0.0033	0.001 below	0.00001 below	0.0004	0.77
Refined Salt	38.4	56.1	0.17	0.016	0.12	0.001 below	0.0002 below	0.0002	0.001 below	0.00001 below	0.0001	0.050
Jukyom (Bamboo-Salt)	36.0	59.2	1.41	0.092	0.75	0.001 below	0.0023	0.079	0.0049	0.00001 below	0.074	0.27

As seen in the above chart,
the portion of minerals as K, Ca, Mg, Zn, Fe, Pg, S, has been
greatly increased in the Jukyom.

5. Revolutionary Effects of Jukyom for Human Health?

Is salt essential to keep our body healthy? Yes. Is taking too much salt bad? Yes. Are there any bad ingredients of salt? Yes. Is there any good salt not containing the bad ingredients of refined salt? Yes. What is it? It is "Jukyom"

Salt is a very essential element for the human body. The amount of salt in our body is 3% and this is to prevent blood from spoiling, helping the liver function, and removing the waste out of the body.

In case of lack of salt in our body, our body cannot be protected from germs' invasion effectively, so the body gets diseases.

Recently people tend to avoid taking salt completely because of exaggerated propaganda against salt taking. This kind of misunderstanding is dangerous. The real problem is the noxious elements of salt. Jukyom is a salt in which those bad elements of table refined salt are eliminated.

Through thousands of years of history and hundreds of modern clinical reports, it is proven that Jukyom is effective for curing or preventing diseases such as Gastritis, Intestinal trouble, Eye trouble, Mouth trouble, Tympanitis, Hemorrhoids, Influenza, Fever, Epilepsy, Ringworm, etc. It is said to be well known to be effective for curing or preventing against cancer and other none or hardly curable diseases.

Through this unique manufacturing process and from its special sub-materials, the salt loses its moisture and noxious parts, and it is getting "Hack Biso(The Nuclear Arsenic)" and sulfur which preserves the cells from deterioration and revitalizes the cells.

6. Major Application —Diseases to be cured or prevented with Jukyom (According to The Book "God's Medicine" 1986)

(1) Inflammation
Esophagus, Stomach, Spleen, Duodenum, Small & Large Intestines, Rectum, etc.
(2) Ulcer
Stomach, Duodenum, Small & Large Intestines, Rectum, etc.
(3) Others
Chronic Dyspepsia, Dyspeptic Ailment Attributed to the Eating of meat, Acute Gastroenteritis(Vomititng & Diarrhea), Food Poi-

soning, Indigestion, Esophagus Tumour, Gastroptosis, Mouth Tumour, Tongue Tumour, Skin(Cutaneous) Disease, Eczema, Athlete's Foot, External Wound, Dysentery(Bloody Flux), Dysentery with Diarrhea(that becomes white with mucus), Diarrhea, Various Eye Diseases, Various Symptoms from Pollution.

7. Secondary Application(According to The Book "God's Medicine" 1986)

(1) Inflammation

Pneumonia, Bronchitis, Nephritis, Bladder, Liver, Meningitis, etc.

(2) Cancer

Lung, Bronchus, Bladder, Liver, Ozena(Empyema), Tympanitis, Gallbadder, etc.

(3) Others

Heart Disease, Tuberculosis, Liver Cirrhosis, etc.

8. How to use for Medical Purpose(According to The Book "God's Medicine" 1986)

(1) For the diseases of mouth, throat, teeth, or tooth root, take 1−2g Jukyom, dissolve slowly in the mouth and swallow. Repeat this 7−20 times a day.

(2) For skin diseases such as athlete's foot, eczema and heat rash, knead Insan Jukyom powder with clean water into a paste and spread on the troubled part. You may also apply an ointment which is mixed with Jukyom powder.

(3) For eye diseases such as cataract, glaucoma, corneitis, sty and virus eye inflammation, dissolve Jukyom into pure spring or distilled water. Then filter out the impurities and drop the filtered

salt liquid into eyes by using an eyewash bottle.
(4) For the diseases of nose and ear such as ozena or tympanitis, dip cotton balls into the Jukyom dissolved in distilled water to a small degree and then put into nose or ear before sleeping.
(5) For hemorrhoids, apply Jukyom paste to the troubled part and cover with a bandage. Every morning and evening, change the salt paste with a new application. You may make Jukyom paste with high quality pure honey.
(6) For the first aid treatment of an external wound such as cutting of finger or toe, sprinkle Jukyom powder onto the troulbled part.
(7) For stomach problems such as stomach ulcer or stomach inflammation, eat parched garlic with Jukyom several times a day.
(8) For influenza, febrille, high-blood pressure, headache, sequela from excessive drinking, just take some Jukyom or take it with ginger and licorice root mixed tea.
(9) For round shape alopecia, spread the densed paste of Jukyom on the troubled part.

9. Magic Seasoning for both Taste and Health

It is needless to say that salt is the most important seasoning for almost every food. In America people take too much refined salt from their favorite foods such as potato chips, nacho chips, hot dogs, French fries, cookies, etc. Almost everywhere in modern countries, home cookers and hotel chefs are in a great pain at the temptation of using salt as much as they want. Because they have been warned against using salt by medical doctors and mass media's campaign.

"Jukyom" is the only harmless salt. It has been proven by inductive methodology for thousands of years. Wise ancient people did not take salt directly, but took salt indirectly by eating Kimchi, bean-paste, or soysauce in which the harmful parts of salt had weakened. Nowadays Jukyom can be also understood to get rid of toxic ingredients of salt and to promote it's medical value. To say nothing of its medical effects, we should replace refined salt with the revolutionary health salt "Jukyom" for our Food seasoning for both taste and health.

Hotel Shilla, '88 Seoul Olympic headquarter hotel had her special Jukyom seasoned food festival and had great responses from their guests by feeding them tasty food seasoned with Jukyom. Every first class restaurant may replace table refined salt with Jukyom for upgrading her food or have an extra menu with Jukyom seasoned food. Sensitive guests of high class restaurants will surely welcome these upgraded foods in taste and be pleased to pay for their "freedom from salt fear"

10. Normal Usage for Health Keeping (Not the purpose of curing or preventing of any specific disease)
   (1) Take 10 to 20 pills 5 or 7 times a day at your conveniences.
   (2) Take 1 tea spoon of Jukyom powder(2gr) 5 or 7 times a day, 30 minutes before meal or sleeping and at your convenience between meals.
   (3) Take in the above mentioned way with a tea which is made of decocting ginger(38gr) and a licorice root(38gr). Adding a jujube(38gr) is better for women.
   (4) It is not harmful to take Jukyom with other medicines If you are uncomfortable or have kidney or bladder troubles, decrease the dose 1/3 tea spoon(2/3gr) temporarily. There is no reported adverse reaction of Jukyom.

11. For Your Inquiries on Jukyom
   Any inquiries are directed to the following address quoting the ex-

port division.
Addrres : Insan Inc.
　　　　♯902 Baek sang Bldg.
　　　　198−28 Bunji Kwanhoon-Dong, Jongro-Ku.
　　　　Seoul, Korea 110−300
　　　　Tel : (02)739−3668, (02)736−3171 /2 Fax : (02)732-3919

神秘なる健康食品「竹塩」

　竹塩は天日塩を竹筒の中に入れて9回も繰り返して炙りつくった塩として、胃炎・胃潰瘍・腸炎・腸潰瘍の如きいろいろな消化器官疾病、蓄膿症・鼻炎・眼疾のような眼鼻口耳等の疾病、癌・糖尿病のような成人病、脱毛症・水虫・湿疹・火傷・傷等の種々の外科疾病にまでの人体各種疾病に至るまでみな著しく治療・予防の効果がある薬塩である。

　竹塩の起原は韓国の長い間の民間療法の伝統からはじめられて、もともと韓国には塩を煎て使われるとか、竹筒の中に入れて1～2回ぐらい炙り、飲食物の当ったときや消化不良のとき、又は傷が生じたときの止血剤や消毒剤、歯磨の材料等に使われてきた。この民間療法は今も韓国の慶尚南道一部の地方に残っているが、これを"灸塩"、又は"薬塩"と呼ばれている。先祖代々にわたって伝えられてきた薬塩の製造法から手掛りを得てこれを深く研究・発展させることにより、現在の如き"竹塩"を開発した人は、韓国で昔の中国の華佗・扁鵲よりも優る名医としてから知られていた民俗医学者の仁山・金一勲先生である。竹塩とはその名称があらゆる昔の医学書や文献にも無く、先生が1981年に編集した書

物である《宇宙と神薬》においてはじめて使われた言葉である。

　竹塩は韓国半島の西海岸でつくられた天日塩を三年以上育った竹を切ってつくられた竹筒内に詰め込んで、深山で掘って持ってきた赤い泥土で竹筒の入口を塞いだ後、鉄製の釜に入れて松の薪火で9回炙りつくられるのである。松の薪火で1度炙れば竹は焼かれ灰となり、塩は溶けながら塊となり白い柱のようになる。このような過程にて竹内に入っている竹瀝が火力に押されて塩の中に染み込まれる。堅くなった塩塊を粉にして他の竹筒に入れ炙ることを8回をも繰り返すのである。1回ずつ炙って出される度毎に塩の色彩はだんだんと濃い灰色となり最後の9度目を炙るときは松脂を撒き又特別につくった器具を使って火の温度を1,500度以上に上昇させれば塩が溶けて熔岩の如く流下される。これが冷えて堅くなれば石塊とか氷の形のようになるが、これを食べやすくするために小さい粒とか粉につくり、又は楡の皮からでる脂で捏ねて丸薬模様につくられたのが完成された竹塩である。

　竹塩の主要材料は、天日塩・竹・松脂・泥土4種類だが、みな韓国で生産されるものが使われるのである。それは韓国半島の西海岸生産の塩がもっとも薬成分が多く含まれており、竹も又韓国土地で育ったものが必要な薬成分が多く含まれているためである。試みに日本・台湾で生産された竹を用いて竹塩をつくれば、竹筒が破裂されてしまうためにつくることが難しく、薬効果もはるかにおとるものとなる。

　竹塩が韓国で広く知られ一般れに使いはじめらたのは1986年に金一勲先生が書いた本の《神薬》が大きく呼応を受けてからである。《神薬》は竹塩をはじめ癌治療薬の"五核丹"、"三宝注射"のような神秘の薬物と伝統の蓬灸を更に研究・発展させた霊灸法等を利用して癌・難治病を直す独創的の理論と秘法を収録した本である。

この本は医学の新しい境地を開いた神秘の本であるという讃辞とともに難解であるため、理解することと信ずることも難しい本であるという論難を起しながらも、専門の医学書としては珍しくもベストセラーとなったものであると今もなお引き続き売られている。竹塩の製造法と薬性原理に対しては《神薬》で詳細に言及されているが、この一部分の例を挙げれば次の通りである。

「竹塩は潮水と土の地下にある鉱石の影響を受けて、特有の癌薬の成分を含む西海岸の太い塩(天日塩)の中の核砒素と、竹の中に含まれた清水内の核砒素を抽出合成してつくられるのである。眼には眼薬、耳には耳薬、胃には胃腸薬、癌には癌薬等、又は軽い外傷から深化された癌に至るまで人体のほとんど全ての疾病に不思議な効力を発揮する食品の薬と言えるものである。

韓国西海岸の海水は癌薬成分をそのまま、かつ、多く含まれている天然的の条件を持っている。これに従って、西海岸の海水でつくられた天日塩は各種の有毒性の鉱石物と活人性の核砒素等の混合体である。核砒素は海水の中にある各種の鉱石物のうち砒霜（注：砒石を焼き昇華させて作った結晶体の毒薬の漢方薬名）があり得る成分としての水精の核である。核砒素は摂取しすぎると殺人物であり適当に摂取すれば活人物として万病の神薬である。

核砒素は海がはじめて成り立った後、海水が長期間地球内の火気を受けて毒素中の最高の毒素に変化されたものである。この核砒素は色素の合成物である人体に発病させる全ての毒素の王者であるため、体内にて癌等を誘発する細菌が含まれたあらゆる毒性を消滅させることの出来る力があるのである。竹は水精の11月(陰暦)の精気を根源に化生された物体で土の中の硫黄精と水分の中の核砒素を吸収生産するので、出来物又は瘡病の

治療剤の硫黄成分を多量含ませるもので特異の補陰、補陽の効能も有している。」

　先生の言語は事物に対する特有の慧眼と深い哲理、奥深い直観より出たるものであるため、一般人が理解するのには難点が多かろうが、竹塩にはそれなりの深い知慧が含まれていることを感ずることができる。先生にしたがえば、万物は塩性即ち塩の力で化生するという。春において草と木が芽生えて葉を咲かせる力や生物を腐らせない力はみな塩から出るものであるという。最近塩を食べれば有害であるとの理論が正しい常識のようになっているが、これは誤っているものである。世の中の如何なるものであっても薬でないものはなく、又薬の中に毒が含まれていないものはほとんどない。

　塩の中にも毒と薬が共にあるけれど毒よりは薬としての機能がはるかに高いので、人間が知慧の眼を開きはじめた以後、食生活にて欠かすことのできない必須品として定着されてきた。我々の先祖がつくった伝統飲食物の醬油・味噌・とうがらし味噌・キムチ等は、塩の中の毒を中和させ又は無くすものとしてのすばらしい健康食品のよいなりである。

　竹塩はこのように塩の中の毒を無くし有益の薬成分を合成させてつくった代表的な食品であり、医薬と言えるものである。塩のもっとも目立った薬性は、世の中の全てのものを腐敗させないところにあるものと言えよう。人体もやはり体内に塩分が足りなければ、疾病に対する耐性が弱くなり容易に発病することとなるのである。春季において塩や醬油等が水っぽくなるのは春に新しい芽が生え花と葉を咲かせるため塩性を大量抜きとられて行く由縁である。

　塩性が足らずして各種の公害毒や他の疾病の原因となる毒に堪

えられなければ、各種の疾病が生ずる。塩性が不足するならば水分が炎に変りいろいろな炎症を起こさせ、炎症が長く続けば各種の癌となるのである。竹塩はこのように塩性が足りなくて生ずる全ての疾病を予防・治療する効果があるのみならず、塩の中の核砒素の毒があらゆる毒を取り除き細胞組織の腐敗と変質を防ぎ、早く体の新しい肉つきとなられるようにする効果がある。

《神薬》の本にかかれた竹塩で治療可能なる病気は数多くの種類があるが、これを引用すれば次の通りである。

癌には食道癌、脳癌、脾癌、十二指腸癌、口腫癌、舌腫癌、歯根癌、咽喉炎、小腸炎、大腸癌、直腸癌、肛門癌等であり、炎には食道炎、胃炎、脾炎、十二指腸炎、小腸炎、大腸炎、直腸炎、脳炎等、潰瘍には胃潰瘍、十二指腸潰瘍、小腸潰瘍、大腸潰瘍、直腸潰瘍、其の他は久滞、肉滞、吐瀉霍乱、食中毒。消化不良、胃潰瘍、食道腫瘍、胃下垂、胃拡症、口腫、舌腫、口唇瘡、児疳瘡、悪性皮膚病、湿疹、水虫、手足断絶、外傷、赤痢、白痢、下痢、各種眼疾、公害等に因る各種の疾病等である。

この外にも竹塩はほとんど全ての疾病に補助治療効果があるが、その主要病名を挙げれば次の通りである。

癌においては脾腺癌、肺癌、気管支癌、肺腺癌、腎臓癌、膀胱癌、命門癌、肝癌、脳癌蓄膿症、脳癌中耳炎、膽嚢癌、膽道癌等、積病には腎積奔豚、心積伏梁、肺積息賁、肝積肥気、脾積痞気、炎には肺炎、気管支炎、肺腺炎、腎臓炎、膀胱炎、肝炎、脳膜炎等、その他諸般の心臓病、肺結核、肺凝腫、肝硬化、肝凝、肝位病、脳腫瘍、鼻痔、喉発腫等である。

竹塩は薄い灰色に卵の黄身の味が少しするけれど、はじめて食べる人には嘔吐を催すとか甚だ塩からいので食べるのに少し不便ではあるが、習慣となれば食べるのにも便利であり、独特の味を

感ずることができる。

　竹塩を食べるとか利用する方法はいろいろとある。普通は竹塩を非常に少ない分量(茶スプーンの1/3ぐらい)を口の中に入れ唾で溶かして飲みこむことを暇ごとに1日に幾度か繰りかえすが、生姜と甘草で茶を沸かしてそのお茶と一緒に竹塩を2グラムずつ食べたり、薬局で溶易く求め得られる活命水や胃清水、ガス命水、バーカス等のドリンク剤と共に服用することもある。腎臓や膀胱に異常がある人が竹塩を食べれば一時的に腫れ上る人がいるが、分量を少なめにすればいいし他の副作用はない。竹塩を各種の疾病に利用する方法を簡単に説明すれば次の通りである。

1. 歯・歯根等口内の病と扁桃腺・食道等の病には、竹塩1～2グラムを口内に入れて唾で溶かして飲むこと1日に7～20回ずつする。
2. 皮膚病・水虫・湿疹・汗疹・白癬・白癬風等には、竹塩粉に水を交ぜて度々つけることである。アンテプラミン(メンソレターム類)のような皮膚軟膏剤に竹塩粉を交ぜてつけても効果がある。
3. 白内障・緑内障・角膜炎・バイラス性眼疾・麦粒腫等の眼の病には、竹塩を蒸溜水や生水に交ぜて溶かした後、コーヒーの濾過紙やきれいな布地でこしてその水を眼薬びんに入れて眼に使用されるのである。
4. 蓄膿症・中耳炎等は、竹塩を溶かした水を綿に浸して寝る前に鼻や耳の中に入れておく。
5. 痔疾には、竹塩をじめじめに捏ねて患部につけて絆瘡膏で封じた後、朝夕に付け替える。品質の良き密蜂を求めて密蜂に竹塩粉を交ぜ捏ねて患部に付けることもできる。
6. 傷により出血するとか、手指、足指が切断されたときも病院

が遠くてその治療が難しいときは、出血部位に竹塩を撒き切断された部位を原状通りに良く合せた後、竹塩粉を周辺にも撒きつけておく。
7. 胃潰瘍・胃炎・腸潰瘍・腸炎・糖尿等のそれぞれの潰瘍と、炎症には畑で生産されたニンニクを薪火で焼いて竹塩をつけて随時金べる。
8. 流行性出血熱・毒感・熱病・高血圧・腹痛み・頭痛・飲み過ぎの後遺症等には、竹塩をそのまま食べるか、生姜・甘草茶等と一緒に飲む。
9. 円形脱毛症には、竹塩を水に濃く交ぜて1日3～5回ぐらい患部につける。

このほか、一つ々みな列挙できなかった疾病を上記の方法と似通った方法で多様に活用することができる。

大抵塩を食べればのどがかゆくが、竹塩は澤山食べても喉渇きすることがなく、山登りや運動で汗を多くかくとき、いつも竹塩を豆粒ほどぐらいずつ口に入れて飲みこめば、喉の渇きがとどまることとなり脱水症を予防することができる。酒を飲む前に竹塩を食べておけば、はるかに少なく酔い又宿酔にも竹塩を食べれば容易く醒めるのである。

竹塩の構成成分と作用に対しては、まだ学者の深度ある研究がないので詳細に知ることは難しい。現在韓国科学技術院と日本食品分折センターの成分分析が出ているが、これを見れば竹塩は人体に重要なる役割を果している必須微量の鉱物質が天日塩よりはるかに多い反面、人体に害を及ぼす鉛、砒素等は検出限界値以下になるものと示された。

鉱物質は各種の営養素が体内でありのまま利用できるように協力して疾病の治療と解毒等、固有の作用も相当に多いので鉱物質

が不足すれば、いろいろな疾病と障害が生ずることは良く知られている事実である。天日塩にはカルシューム、マグネシューム、鉄、マンガン、燐、硫黄等の各種の鉱物質が含まれているが、竹塩で炙ればこれらの鉱物質の含量が相当に変化する。ナトリューム、カルシューム、塩素、カルシューム、マグネシューム、鉄、マンガン、燐、シリコン、硫黄、亜鉛の含量が相当に増えるのだが、特に亜鉛の含量が大きく増加される。又竹塩には綜合ミネラルの源といっても良いほどに多くの鉱物質がはいっている。体内に鉱物質が不足するとき神経過敏・痀僂病・発育不振・貧血・性機能低下及び性器管発育不振・筋肉萎縮・皮膚病・骨の成長障害・その外の疾病に対する抵抗力の減少等が現われるところ、竹塩には人体に必要な極めて微量の鉱物質が一様にはいっているので、鉱物質の不足でくる疾病を予防・治療する効果も甚だ大きい。

　特に亜鉛は最近に至って人体の皮膚と骨格発達、毛髪の維持、消化と呼吸作用、生食作用、免疫作用等に大きな関連があるものと知られて多くの学者達に研究の対象となっているが、亜鉛含量が天日塩には1以下のものが竹塩には5.6で5倍を超え増えている。竹塩が骨などを丈夫にさせ傷を治療して新しい肉つきは勿論、人体の免疫を強くする等の作用は、亜鉛と深い関連があるものと言えよう。

　しかし、竹塩の如き複合物質を機械的の分析でその成分を正確に示すことも難しく、例え明らかに示されたとしてもその成分一つ一つが人体にどのような作用を及ぼすかに対しては、現代科学的にも完全に知り得ることは不可能であるために、竹塩の成分を分析してその薬性の神秘を完全に解くことはできないのである。

　竹塩の主なる材料を一つずつ説明することも竹塩の秘密を解く手掛りとなり得るので、塩、竹、松、泥土の四種の薬性と性質を

簡単に察することにする。

塩

塩は細胞の中で古いものを排出させ、新しいものを受け入れる新陳代謝を促進させ、体液の滲透圧を調節して酸とアルカリの均衡をとるものである。尚、塩は毒を取り除き出来物を直し殺菌作用を行い消化を良く行わせる等のいろいろの作用があるが、塩を使用する民間療法は数百種もある。

竹瀝

竹もまた長い間、民間又は漢方医学で重要な薬材として用いられてきた。熱を下し胆には有益であるところ、胆熱に因る咳・中風で痰唾が激しいとき、癇癪・破傷風等に薬として使われる。

松脂

松の木は韓国でざらにありながら重要なる民間薬材である。脂は新しい肉付きを直して痛みをとどめ、虫を殺し、膿を吸い取る。なお、出来物、火傷、湿疹、疥癬、悪瘡、頭の出来物等につける。

泥土

泥土には毒がない。下痢をとどまらせて腹の中の熱により生じた毒を解消させ、種々の薬の毒と肉の毒を取り除くのでおり、土の中には数万種の成分がみな含まれている。

竹塩は薬として人体のほとんどの全ての疾病に著しい治療効果があるけれど、このほか竹塩で醤油、味噌、キムチ、とうがらし味噌、大根の漬物等をつくれば、竹塩本来の薬性がはるかに強化さ

れる一方、飲食物の味も非常に良く味われるのである。したがって、万病の予防、治療される食生活の革命を起させるものと言えるのである。

特に竹塩醬油はその効能が尽きることなく無限なるもので、胃潰瘍のような疾病を竹塩醬油1～2さじで治療することができ、癌の患者に竹塩醬油を注射して治療し又は重患者達が食べる重湯に竹塩醬油を交ぜて食べさせれば、健康回復をはやめられるし食生活は勿論のこと、医療分野にまで大革命をもたらす神秘の食品であり薬であるとも言えるのである。竹塩醬油は他の豆より薬性がはるかに強いものとして知られた鼠目太で大豆のコウジをつくるのである。

このほか竹塩の効果は限りがないものである。竹塩で歯を磨けば虫歯の予防と歯根疾患に目立つほどの効果があることが立証（延世大学校 Sohn U Seon 氏の論文 "竹塩と塩の口腔内細菌増殖抑制効果に対する比較研究：口腔保健学会誌1992.3."）されるにしたがって、竹塩歯磨が商品化されて人気を得ており、竹塩セッケンと竹塩皮膚軟膏等も開発され市販されている。今後、竹塩は醬油、味噌、キムチ等民族固有の飲食をつくるとき汁物類、おかず等の味を調整する役割があるけれど、医薬品、化粧品等でのその用途と需要は多く開発増加されることは間違いないものと見られる。竹塩は5,000年民族の知慧とこの時代最高の名医の知慧が一致調和されて創造された類例を見出すことの難しい神秘の宝物と言える。

실용민간요법정보
한민족의 지혜가 깃든 경험 醫方

竹鹽療法

엮은이 · 펴낸이 / 김윤세

인쇄 / 초판 14쇄 2024년 7월 20일
발행 / 초판 14쇄 2024년 7월 25일

발행처 / (주)인산가
발행인 / 김윤세
등록 / 1988년 7월 2일 제 1-758호
서울시 종로구 관훈동 197-28 백상빌딩 4층
전화 : 1577-9585 팩스 : 02)732-3919
www.insanga.co.kr

이 책의 저작권 및 판권은 주식회사 인산가에 있습니다.
신 저작권법에 의해 보호를 받는 저작물이므로 무단전재나 복제를 금합니다.

값 15,000원